KLOSTERHEILKUNDE

Wichtiger Hinweis

Dieses Buch wurde nach dem aktuellen Wissensstand sorgfältig erarbeitet. Dennoch erfolgen alle Angaben ohne Gewähr. Der Verlag haftet nicht für eventuelle Nachteile und Schäden, die aus den im Buch gemachten praktischen Hinweisen resultieren. Die in diesem Buch enthaltenen Ratschläge ersetzen nicht die Untersuchung und Betreuung durch einen Arzt. Vor Durchführung einer Selbstbehandlung sollte ein Arzt konsultiert werden, insbesondere wenn Sie an Gesundheitsbeschwerden leiden, regelmäßig Medikamente zu sich nehmen oder schwanger sind.

KLOSTER HEILKUNDE

Praxis Rezepte Kultur

Inhalt

5

Einführung

Klöster verfügen über einen jahrhundertealten Schatz an medizinischem Wissen und
wertvollen Heiltraditionen. Unglaublich, aber
wahr: Ohne dieses bis in die Antike zurück-
reichende heilkundliche Wissen, aufgezeich-
net von Mönchen in den Klosterschreibstu-
ben, den *Skriptorien*, und ohne eine auf das
Heilsein von Körper, Geist und Seele zielen-
de Klostermedizin wäre unsere soziale Welt
überhaupt nicht denkbar.

Was heute als ganzheitliches Heilkonzept bezeichnet wird, auf dem beachtliche Erfolge
beruhen, ist daher keine Errungenschaft der
modernen Medizin, sondern hat seinen Ursprung in der Klosterheilkunde: Umfassende
Krankenversorgung existierte bereits als
ganzheitliches Behandlungssystem im Spi-
talwesen mittelalterlicher Klöster.

Ein Mönch im neu angelegten Kräutergarten
des Benediktinerstifts Admont in der Steiermark.
Mit diesem Garten soll die alte Tradition des
Klostergartens fortgeführt werden.

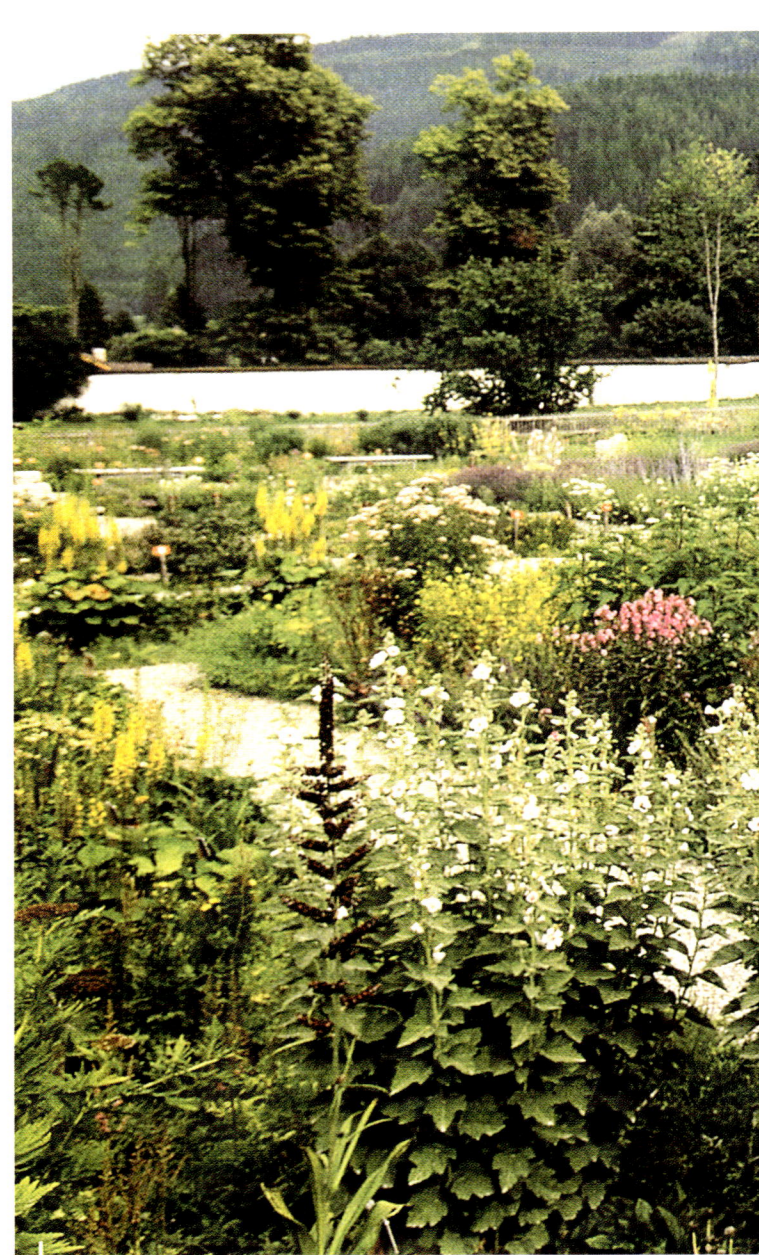

6

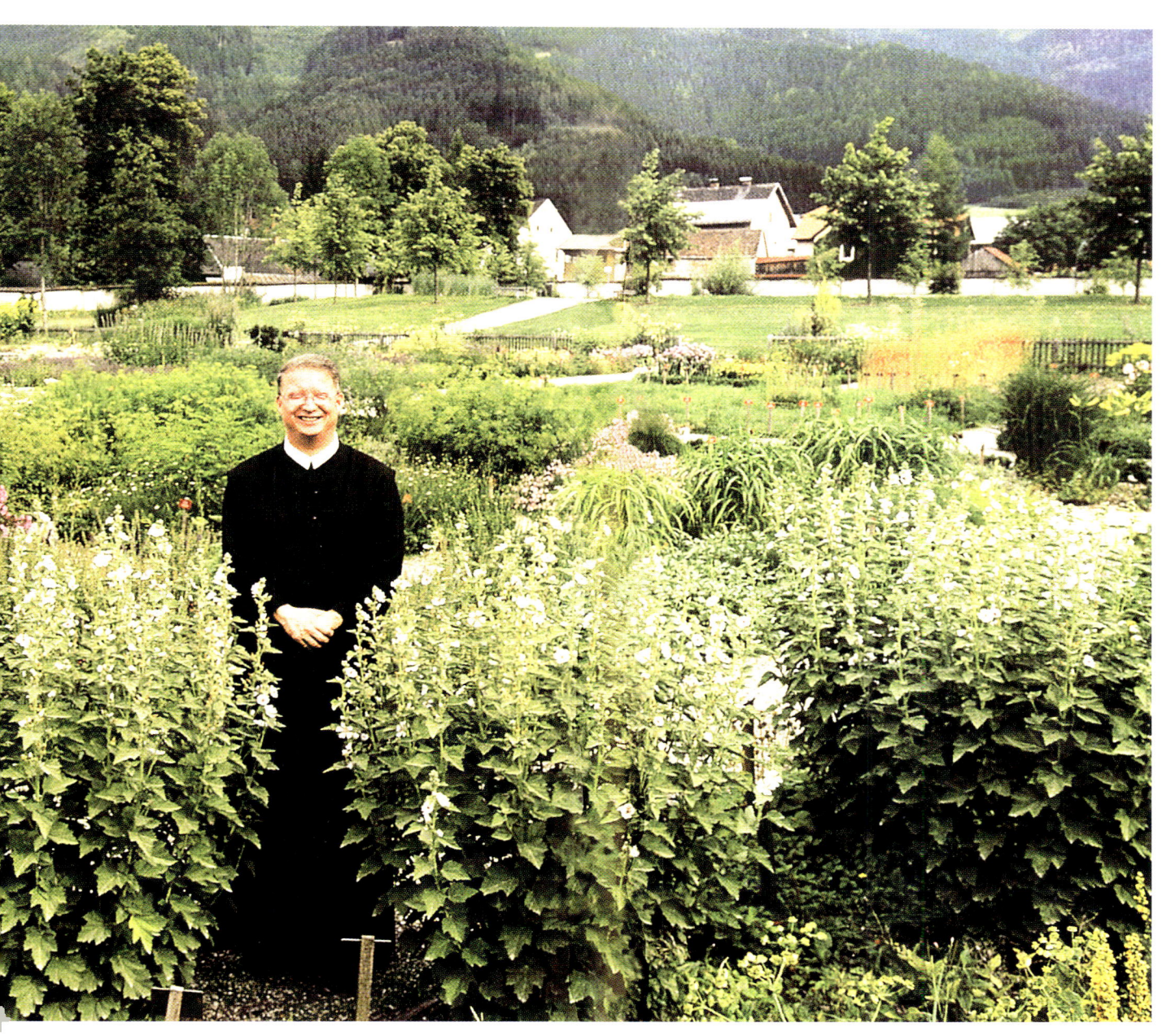

7

Klosterkultur im Spiegel ihrer Heiltraditionen

Wenn die historische Forschung vom Früh- und Hochmittelalter als einer *Klosterkultur* spricht und sie von der *Stadtkultur* der Antike gleichermaßen abhebt, so wird hier etwas von der Bedeutung sichtbar, die den Klöstern und Stiften generell als Impulsgebern für das Werden und Wachsen des christlichen Abendlandes zukommt.

Umfassendes Heilwissen und ebenso ganzheitlich orientierte Heilpraxis für Körper, Geist und Seele, Bildung und Wissenschaft, Malerei und Kunsthandwerk, Technik und Wirtschaft – es gibt kaum einen Bereich des menschlichen Lebens, der nicht durch die Klosterkultur wesentlich mitgeprägt worden wäre. Denn die Klöster waren und sind nicht nur religiöse und geistige Zentren dem Himmel zur Ehre, sondern sie dienten und dienen als Träger des sozialen Lebens bis heute auch dem Menschen.

Vor allem bedeutete die Gründung des Benediktinerordens und des ersten Klosters in der westlichen Welt durch Benedikt von Nursia im Jahr 529 auf dem Monte Cassino einen wesentlichen Meilenstein nicht nur für die abendländische Medizin, sondern auch für die Praxis der Kranken- und Gesundheitspflege. Grundlage ist die *Regula Benedicti*, die Benediktregel – über die Jahrhunderte hinweg auch heute noch verbindlich.

Die Benediktregel ist weniger durch asketische Forderungen als durch eine Alltagshygiene mit stark psychologischem Einschlag gekennzeichnet, die menschlichen Bedürfnissen und Schwächen durchaus entgegenkommen und der Gesundheitserhaltung der Klosterbewohner dienen sollte. Sie weist den Mönchen einen Mittelweg zwischen Eremitendasein und dem Aufgehen in der Gemeinschaft zu und zielt auf eine umfassende Präventivmedizin, wobei dem Verhältnis zu Gott naturgemäß besondere Aufmerksamkeit ge-

Schmuckinitiale in einer Handschrift um 1070 des Klosters Monte Cassino, das Benedikt von Nursia gegründet hatte. Dem Eifer und der Sorgfalt der schreibenden und malenden Mönche verdanken wir die meisten schriftlich überlieferten Quellen auch zur Klosterheilkunde.

8

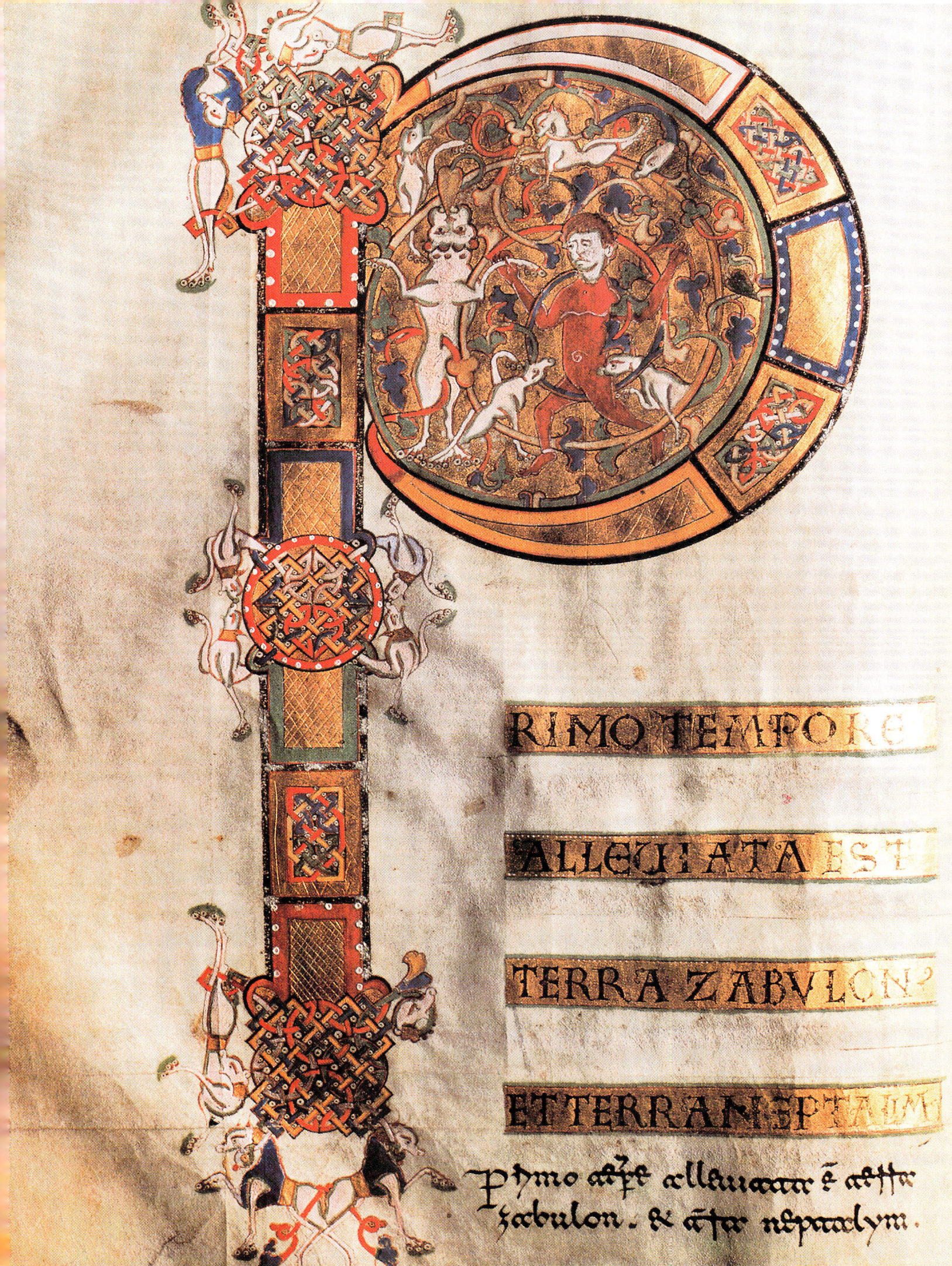

RIMO TEMPORE

ALLEVIATA EST

TERRA ZABVLON

ET TERRAM NEPTALIM

Primo tempore alleuiata e terra
zabulon. & terra nepthalym.

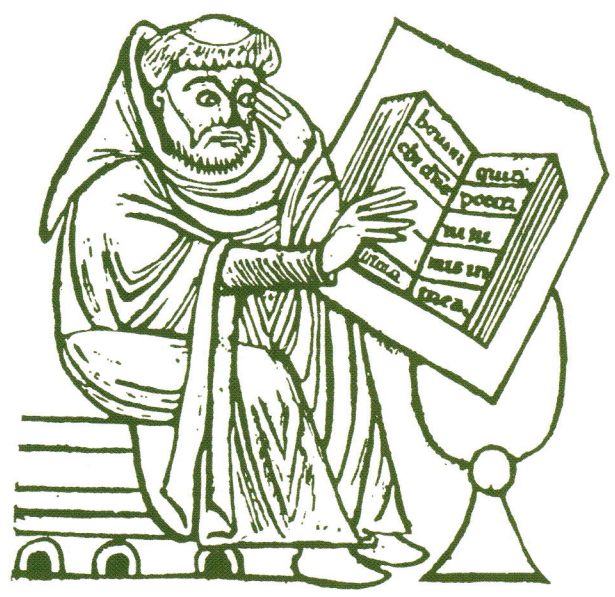

Meditierender Mönch; eine von vier Figuren eines Glücksrades vom „Rad der guten Mönche", Skriptorium von Heiligenkreuz, um 1250.

schenkt wird. Berühmt werden sollte die Devise *Ora et labora (Bete und arbeite)*, die zwar in dieser Form erst im Mittelalter bekannt wurde, aber den benediktinischen Pragmatismus treffend charakterisiert.

„Wie ein weiser Arzt" hat der Abt die Mönche zu führen, wobei der Vergleich mit einer „Therapie" bewusst gewählt wurde (28. Kapitel der Benediktregel). Benedikts Sorge galt in besonderer Weise denen, die krank sind, denn – so auch die biblische Aussage – „nicht die Gesunden brauchen den Arzt, sondern die Kranken" (27. Kapitel).

In ihrem Kern beinhaltet die Benediktregel eine *Ars vivendi*, eine Lebenskunst. Sie schützt nicht Schwächen, wohl aber den *schwachen* Menschen, Kranke und Arme, Kinder und Greise.

Rücksicht und Freundlichkeit werden als gesundheitsfördernde Faktoren erkannt, Sensibilität und Besorgnis des Einzelnen respektiert. „Der Abt sei sich bewusst, dass er die Sorge für gebrechliche Menschen übernommen hat, nicht die Gewaltherrschaft über Gesunde" (27. Kapitel). Der gesunde Mönch sollte über den Mitbruder nicht rhetorisch oder therapeutisch siegen, sondern Mitleid zeigen: „Vor allem übe er Demut. Kann er einem Bruder nichts geben, dann schenke er ihm wenigstens ein freundliches Wort" (32. Kapitel). Wolle man die Menschen gleich behandeln, müsse man ihre Ungleichheit und menschlichen Unzulänglichkeiten berücksichtigen.

Benedikt mahnt die Äbte, nicht Normen wie Mauern zu schaffen, an denen der einzelne Mönch zerbrechen könnte, sondern „dem einen mit gewinnenden, dem anderen mit

10

tadelnden, dem dritten mit überzeugenden Worten zu begegnen" (22. Kapitel). Der „Mönchsvater" versuchte, im christlichen Kontext eine umfassende Harmonie des Lebens zu realisieren, die von Begriffen wie Gerechtigkeit, Rücksicht, Maß, Mitte, Bescheidenheit, Klugheit, Wahrheit, aber auch Frömmigkeit und Fasten gekennzeichnet ist. Die Würde des Einzelnen wird sensibel gegen kollektive Ideen oder den moralischen Druck der Gemeinschaft geschützt.

Von Prophylaxe und rücksichtsvollem Umgang untereinander abgesehen, stand und steht die Sorge für die Kranken bei den Benediktinern „vor und über allem" (36. Kapitel); die Vorstellung des im Kranken immanent „leidenden Christus" wurde zur zentralen Mahnung: „Was ihr für einen meiner geringsten Brüder getan habt, das habt ihr mir getan" (Matthäus 25, 40).

Die „Werke der Barmherzigkeit" („Arme bewirten, Nackte bekleiden, Kranke besuchen, Tote begraben, Bedrängten helfen, Trauernde trösten") werden daher in der Benediktregel als „Werkzeuge der geistlichen Kunst" empfohlen (4. Kapitel).

Klösterliche Fürsorge galt zu allen Zeiten nicht nur Angehörigen des eigenen Ordens,

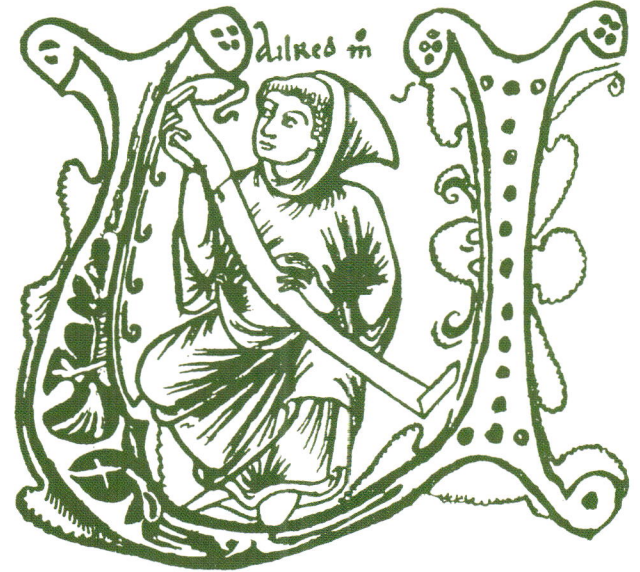

Aelred, Abt eines Zisterzienserklosters. Miniatur aus Aelreds Traktat über die Freundschaft, entstanden um 1040.

sondern jedem Menschen: „Vor allem bei der Aufnahme von Armen, Kranken und Fremden zeige man Eifer und Sorge, denn besonders in ihnen wird Christus aufgenommen" (53. Kapitel, „Von der Aufnahme der Gäste", Vers 15).

Benedikt von Nursia hatte mit seiner Ordensregel die Basis für ein umfassendes Behandlungssystem geschaffen und genau festgelegt, was alles zur Krankenversorgung und Sozialfürsorge erforderlich ist.

11

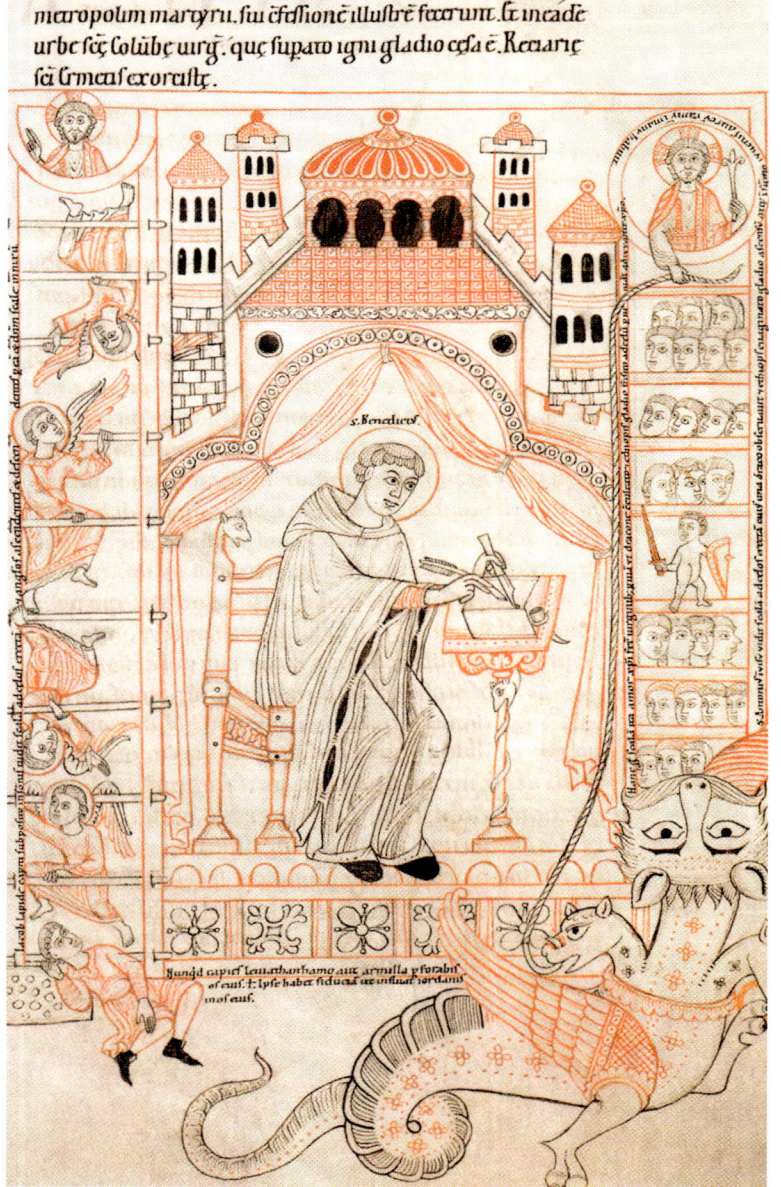

ce potenuani. q aponufice romano ad p̄dicandū direm. cande
miaropolim maryru. siu c̄feffione illustrē feceru̅t. Et ineade
urbe sc̄e Colübe uirḡ. que supato igni gladio cefa ē. Reuarie
sc̄ī Ermeas exorast̄e.

s. Benedict

Hungd capies lauiathanham aut̄ armilla p̄forabit
of eius. t. Ipse habet fiducia ut influat iordams
inos eius.

Klöster als Träger des sozialen Lebens

Die Klöster boten so stets allen Notleiden-
den Zuflucht und Hilfe – Kranken und Armen ebenso wie Witwen und Waisen, Ob-
dachlosen und Pilgern. Sie praktizierten von
Beginn an umfassende Sozialfürsorge, zu
deren Realisierung eigene Gebäude innerhalb des Klosterkomplexes errichtet wurden:
die Hospitäler, in denen die von Benedikt
geforderte Krankenfürsorge und Nächstenliebe auch nach außen praktiziert wurde.
Basis des Hospitalwesens und Grundpfeiler
des sozialen Lebens ist das Hospiz. Die durch
das Konzil von Nicäa im Jahr 325 jedem Bischof vorgeschriebenen Hospize – *Xenodo-
cheia* (siehe auch Seite 84) – wurden Keim-
stätten des Hospitalwesens christlicher Prägung. Ihre Gründung verhinderte die körperliche und seelische Verelendung vieler Armer,
Alleinstehender, Waisen, Kranker und Pilger.
Wie der Prototyp einer solchen Spitalanlage

*Benedikt von Nursia schreibt die klösterliche
Lebensregel; Codex des 12. Jahrhunderts.*

beschaffen war, lässt sich anschaulich anhand des St. Gallener Klosterplans (siehe dazu Näheres Seite 84 ff.) darstellen. Im St. Gallener Klosterplan ist exemplarisch dokumentiert, wie komplex und umfangreich die medizinische und soziale Versorgung durch die Klöster war. Dieser Plan für eine Klosteranlage zu Zeiten der Karolinger gilt in der gesamten westlichen Architektur- und Kulturgeschichte als einzigartig. Er setzt die zentralen Inhalte benediktinischen Mönchtums baulich um und beinhaltet alles, „wessen ein wohlbestelltes Kloster bedürftig ist".

Im Auftrag des Abtes Gozbert vom Benediktinerkloster St. Gallen – nach heutigen Schätzungen zwischen 820 und 830 von einem unbekannten Mönch auf der Bodenseeinsel Reichenau entworfen – ist dieser Klosterplan vom Geist jener Zeit geprägt, in der Alt und Neu zu einer großartigen, bis dahin nie erreichten Synthese verschmolzen. Schon kurz nach seiner Fertigstellung wurde der Plan durch Karl den Großen allen Klöstern innerhalb seines Herrschaftgebietes als verpflichtende Norm vorgegeben. Dass zu den elementaren Belangen kösterlichen Lebens auch die Pflege und Versorgung der Kranken gehört, zeigt sich darin, dass der Plan für Heil

und Heilung eine eigene Spitalanlage in all ihren Einzelheiten vorsah. Vor diesem Hintergrund besitzt der Musterplan eine eminent medizinhistorische Bedeutung.

Die Spitalanlage hatte sich aus der seinerzeit von Benedikt den kranken Brüdern zugedachten eigenen Krankenzelle entwickelt. Im östlichen Bereich des Klosters gelegen, umfasste das Spital, *Infirmarium* genannt, einen Komplex von Gebäuden. Eine in sich geschlossene Anlage, die sich bei genauerem Hinsehen als hoch spezialisiertes Gebilde erweist, mit allem Erforderlichen zur Behandlung, zur Bereitung und Aufbewahrung der Arzneimittel wie zum Anbau der Heilpflanzen. Zur Spitalanlage gehörten unter anderem: Apotheke, Ärztehaus, Haus für Aderlass, Einlauf und andere ambulante Behandlungen. Ebenso ein Badehaus, ein Schlafraum für Schwerstkranke – eine Art Intensiv- oder Wachstation –, eigene Wohnungen für Spitalvorsteher und leitenden Arzt sowie natürlich eine Kirche für die Kranken, die so genannte Marienkapelle. Im Plan enthalten war auch ein großzügig angelegter Heilkräutergarten. Welche Heilkräuter in dem 16 Beete umfassenden Apothekergarten angebaut werden sollten, war ebenfalls

13

exakt festgelegt. Außerdem waren ein Ge-
müse- und Obstgarten vorgesehen, von deren Inventar auch einiges heilenden Zwe-
cken diente.

*Im linken Teil der Miniatur: Paulus Diaconus,
Benedikt und der Abt Johannes; rechts: Christus
inmitten der Evangelistensymbole und anbeten-
der Engel; aus einer Handschrift des Klosters
Monte Cassino um 1070.*

Wegbereiter der Klosterheilkunde

Die Ordensregel Benedikts und seine Motivation zu klösterlicher Heilkunde, die noch
an anderer Stelle dieses Buches näher be-

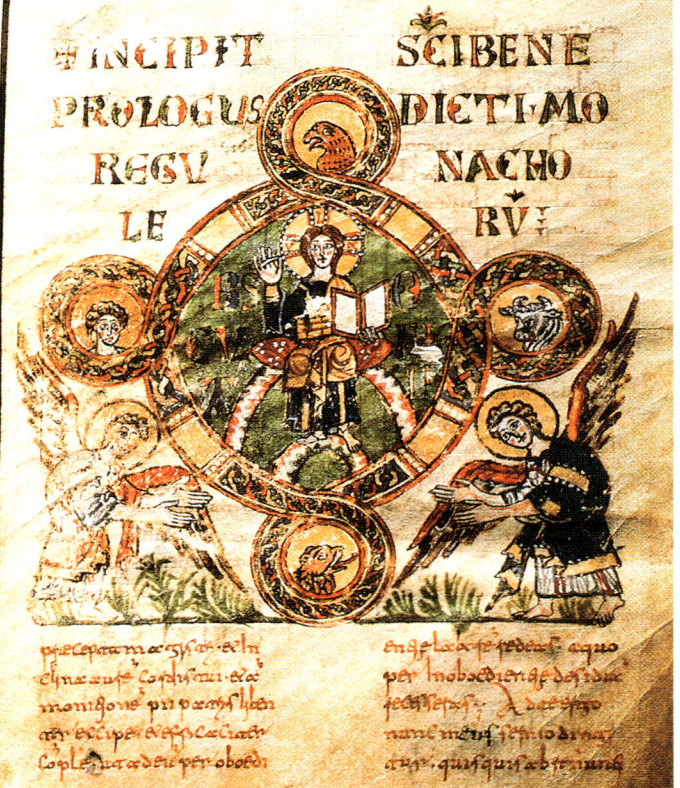

leuchtet werden (siehe Seite 37 ff.), wären ohne Kenntnis überlieferten antiken Wissens kaum denkbar. Im 6. Jahrhundert wurden große Anstrengungen unternommen, das bestehende Wissen zu bewahren. So richtete zum Beispiel der Theologe Cassiodor (um 490 bis 583), der selbst kein Mönch war, in dem italienischen Kloster Vivarium eine Bibliothek ein mit dem Ziel, das geistige Erbe der Antike zu bewahren. Außerdem arbeitete er einen Studienplan für Mönche zum Erwerb antiken Wissens aus. In unsere heutige Zeit übertragen, könnte man sagen, Cassiodor richtete eine Art Mönchsakademie ein, und seine Weisungen beinhalteten auch wesentliche Aufgaben der Klostermedizin: „Euch hervorragende Brüder spreche ich an, die ihr die Gesundheit des menschlichen Körpers mit eifriger Wissbegierde studiert. Von jenem werdet ihr den Lohn empfangen, von welchem für Irdisches das Ewige erworben werden kann. Lernt deshalb die Wirkkräfte der Heilkräuter und die Mischungen der Spezereien mit sorgfältiger Überlegung anzuwenden. Aber setzt die Hoffnung nicht in die Kräuter und die Rettung nicht in menschliche Ratschläge, denn es heißt, dass die Medizin von Gott begründet worden sei, und

deshalb wird jener heilen, der das Leben ohne Ende gewährt. Wenn euch die Sprache der griechischen Schriften nicht bekannt sein sollte, so benutzt vor allem das Kräuterbuch des Dioskurides, der mit bewundernswerter Charakterisierung die Heilkräuter erörtert und darstellt. Danach eignet euch den in lateinischer Sprache übersetzten Hippokrates und Galenus, vorzugsweise die Wissenschaft von der Behandlung der Kranken des Galenus an, praktiziert an dem Philosophen Glaukon. Schließlich studiert den Traktat des Caelius Aurelius über die Medizin, den des Hippokrates über die Kräuter und deren Anwendung, aber auch verschiedene andere Sammlungen über die Heilkunst, die ich euch mit Gottes Hilfe in unserer Bibliothek hinterlassen habe."

Diese Bemerkungen Cassiodors veranschaulichen einerseits die wissenschaftlichen Impulse, die Benedikt aufgriff, und andererseits wie sich beide Persönlichkeiten brillant ergänzen. Benedikt sieht in seiner Ordensregel die Nächstenliebe als wesentlichen spirituellen Aspekt und stellt die Pflege der Kranken in den Mittelpunkt. Cassiodor verweist auf die praktischen Hilfsmittel der Krankenfürsorge, indem er ausdrücklich das Studium

15

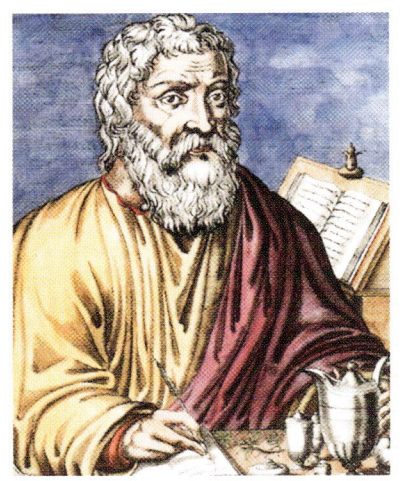

Der griechische Arzt Hippokrates (um 460 bis 370 v. Chr.)

der Medizin empfiehlt. Beide Ansätze, der ideelle Benedikts wie der rationale Cassiodors, waren – jeder für sich – grundlegend für die Klosterheilkunde.

Ende des 8. Jahrhunderts schließlich machte Karl der Große die Klöster im Rahmen seiner umfassenden Reformen endgültig zu Zentren der medizinischen Bildung.

Karl der Große befahl, dass der Lehrstoff der Mönchsakademie von Cassiodor an allen Kloster- und Kathedralschulen gelehrt werden sollte. So bekam die Medizin, damals als *Physica* bezeichnet, von höchster Stelle ihren festen Platz im Lehrplan der *Artes liberales,* der *Sieben Freien Künste,* zugewiesen. Auf dieser Grundlage, die im Wesentlichen Dioskurides, Hippokrates und Galenus schufen, konnte sich die Klosterheilkunde zu einer eigenständigen Disziplin entwickeln. Deshalb seien im Folgenden die wichtigsten Quellen skizziert, aus denen sich das klös-

terliche Heilwissen entwickelte und die Cassiodor, der Wegbereiter der Klosterheilkunde, den Studenten seiner Mönchsakademie empfahl.

Der Grieche Dioskurides (1. Jahrhundert n. Chr.) führte in seiner fünf Bände umfassenden *De materia medica* alle damals bekannten und angewandten Heilmittel – sowohl pflanzlichen, tierischen als auch mineralischen Ursprungs – auf. Das war etwas absolut Neues, vor allem wegen der Genauigkeit, mit der Dioskurides Wesen und Wirkung von Arzneimitteln charakterisierte. Allein über 800 Heilpflanzen beschrieb er detailliert hinsichtlich Erscheinungsform, Wirkung und Anwendungen. Diese Beschreibung sollte zur Grundlage der Pharmakologie bis in die Neuzeit werden.

Ein weiterer bedeutender Vertreter antiker Arzneimittelkenntnis war Plinius der Ältere (23 bis 79), der sich vor allem für Naturwissenschaft interessierte. Was er aus dem Studium Hunderter von Schriften antiker Autoren zusammengetragen hatte, legte er in seinem 37-bändigen Werk *Naturalis historia* nieder.

Der jedoch wichtigste Wegbereiter der Klosterheilkunde war ein Arzt aus Kleinasien,

16

Claudius Galenus (129 bis 199), genannt Galen. Er prägte die abendländische Medizin von der Antike bis in die Neuzeit hinein so nachhaltig wie kein anderer. Seine Lehren beherrschten über ein ganzes Jahrtausend hinweg die Medizin. Galen fasste die zu seiner Zeit geltende medizinische Anschauung, die antike Viersäftelehre, in ein einheitliches und schlüssiges System. Mit zu Galens Lebenswerk gehört die Begründung der Lehre von der Verabreichung der Arzneimittel, der die Nachwelt noch heute mit der Bezeichnung „Galenik" gedenkt.

Zur unerlässlichen Pflichtlektüre der Klosterärzte zählten ebenso die so genannten *Herbarien*, praktische Handbücher über Wirkung und Anwendung von heilkräftigen Pflanzen. Die bedeutendsten, die in keinem Bücherschrank der Klosterärzte fehlten, waren das *Lorscher Arzneibuch*, der *Pseudo-Apuleius*, der *Macer floridus* und die *Circa instans*. Auf diese Werke wird im Rahmen des klösterlichen Heilpflanzen-Repertoires auf den Seiten 128 ff. immer wieder Bezug genommen.

Schließlich sollen auch die Textquellen der Heilkunde, die *Canonae medicinae*, verfasst von Ibn Sina, genannt Avicenna (980 bis 1037), nicht unerwähnt bleiben. Einer grö-

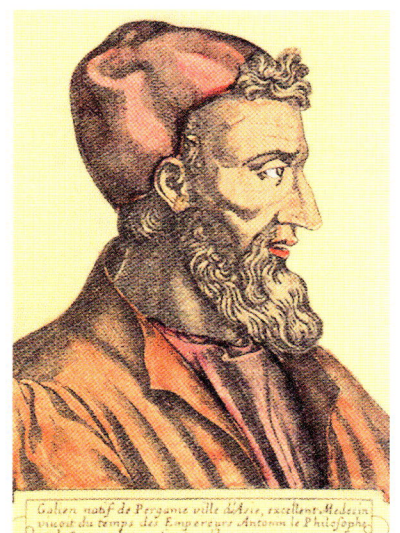

Claudius Galenus, Arzt aus Kleinasien (129–199).

ßeren Öffentlichkeit ist der Perser durch den Bestseller *Der Medicus* bekannt geworden. Berühmt war er aber schon lange Zeit davor. Seine Empfehlungen galten als das Beste, was der heilkundig Tätige lesen und wonach er sich in seinem Handeln richten konnte. Als sinnvolle Ergänzung zur Lektüre des Avicenna empfahlen sich die Heilpflanzenkommentare von Ibn Baithar. Dieser spanisch-maurische Kräuterkenner schrieb seine Kenntnisse und Erfahrungen in einer über 1400 verschiedene Pflanzen umfassenden Sammlung nieder.

Unter den Heilerinnen war Hildegard von Bingen, eine der großen und weisen Frauengestalten des Mittelalters, die bedeutendste Wegbereiterin der Klosterheilkunde. Nach der Lektüre von Hildegards Schriften rief schon damals Abt Rupert von Königsthal begeistert aus: „So etwas bringen die scharfsinnigen Professoren des Frankenreiches ein-

17

Altbewährtes neu entdeckt

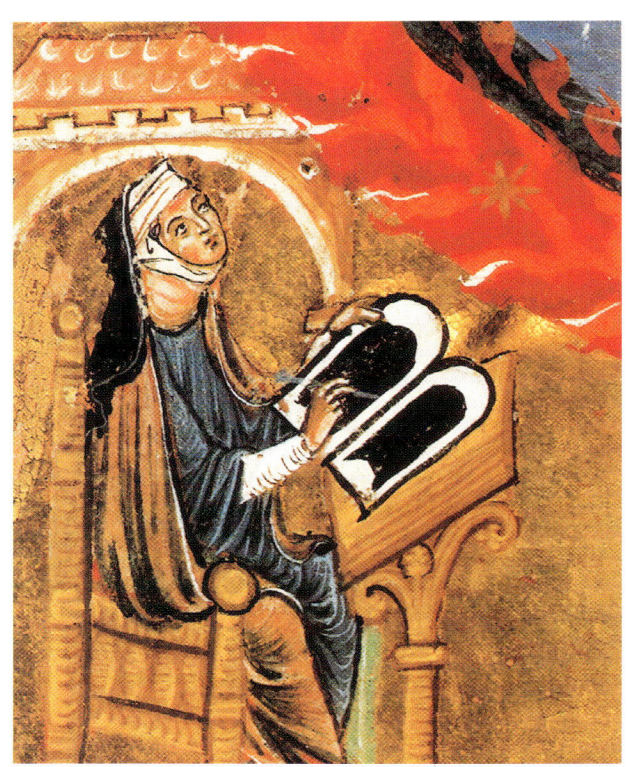

Hildegards Vision (Detail); Liber divinorum (Buch der Gotteswerke) *entstanden um 1230.*

fach nicht zustande. Diese gottselige Frau aber, sie betont nur das Eine, Notwendige. Sie schöpft aus ihrer inneren Fülle und gießt sie aus."

Hildegards Wirken als Heilerin und ihr Erbe, das bis heute Gültigkeit hat, ist im nächsten Kapitel „Die Säulen klösterlicher Heiltraditionen" ausführlich beschrieben.

Klosterheilkunde – damit ist bis heute eine ganz bestimmte Art der Vorbeugung von Krankheiten, der Krankenversorgung und der Heilung verbunden. Sie stützt sich auf bewährte Verfahren und auf die Pflanzenheilkunde, die hier in Text und Bild anschaulich dargestellt werden:

❏ Der umfassende Therapiekanon der christlichen Klöster.
❏ Hildegard von Bingen als Heilkundige und ihr wertvolles Erbe.
❏ Fasten nach der Klosterheilkunde.
❏ Steckbriefe in Bild und Text der wichtigsten Heilpflanzen – wann sie eingesetzt werden und wie sie wirken.
❏ Schritt-für-Schritt-Anleitungen zur richtigen Zubereitung von Kräutertees sowie Rezepte aus der Klosterküche.
❏ Heilwissen und Heilpraxis der buddhistischen Klostermedizin.
❏ Schätze georgischer Klostermedizin.

Darüber hinaus bringt dieses Buch nahe, weshalb die Klosterheilkunde mit ihren praktischen Anwendungen eines der wenigen Gesundheitskonzepte darstellt, das sich ganzheitlich nennen darf:

Weil sie sich nicht nur auf die direkte Behandlung von Krankheiten mithilfe von bewährten Therapien und Heilkräutern beschränkt, sondern alle Aspekte des Lebens mit einbezieht.

Obwohl das Interesse an der Naturheilkunde und Volksmedizin, die die Klosterheilkunde zu allen Zeiten war, in den letzten Jahren enorm gestiegen ist, liegen noch einige Schätze der Klostermedizin in den Schriften der Klosterbibliotheken verborgen. Sie zu heben und bekannt zu machen, ist ebenfalls Anliegen dieses Buches.

Ein Serviceteil am Ende des Buches mit vielen Adressen von Klöstern im gesamten deutschsprachigen Raum und Bezugsquellen von Heilmitteln, Literaturhinweise zu Spezialfragen und ein ausführliches Register runden die Darstellung ab und erhöht den Informationswert dieses Buches. Verlag und Autor wünschen allen Leserinnen und Lesern eine anregende Lektüre!

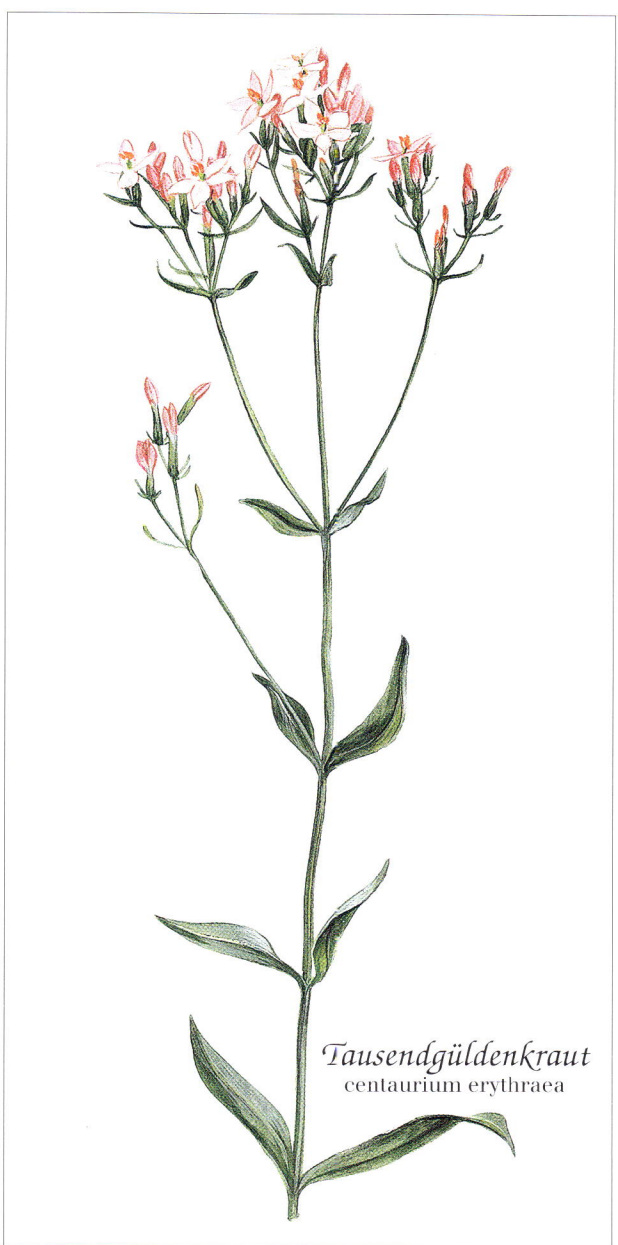

Tausendgüldenkraut
centaurium erythraea

19

Die Säulen klösterlicher Heiltraditionen

Jesus als Heiler

Jesus erscheint im Neuen Testament häufig als Heiler, dessen Hilfe Kranke und Leidende erflehten, denn „nicht die Gesunden brauchen den Arzt, sondern die Kranken" (Lukas 5, 31). Krankenheilungen wurden zu Schlüsselszenen der vier Evangelien und der Apostelgeschichte. Ihre Propagierung nicht nur durch die frühe Theologie, sondern auch in der seit dem 3. Jahrhundert aufblühenden christlichen Kunst ließen Christus als *den* Hoffnungsträger bei allen seelischen und körperlichen Leiden erscheinen. „Es ging

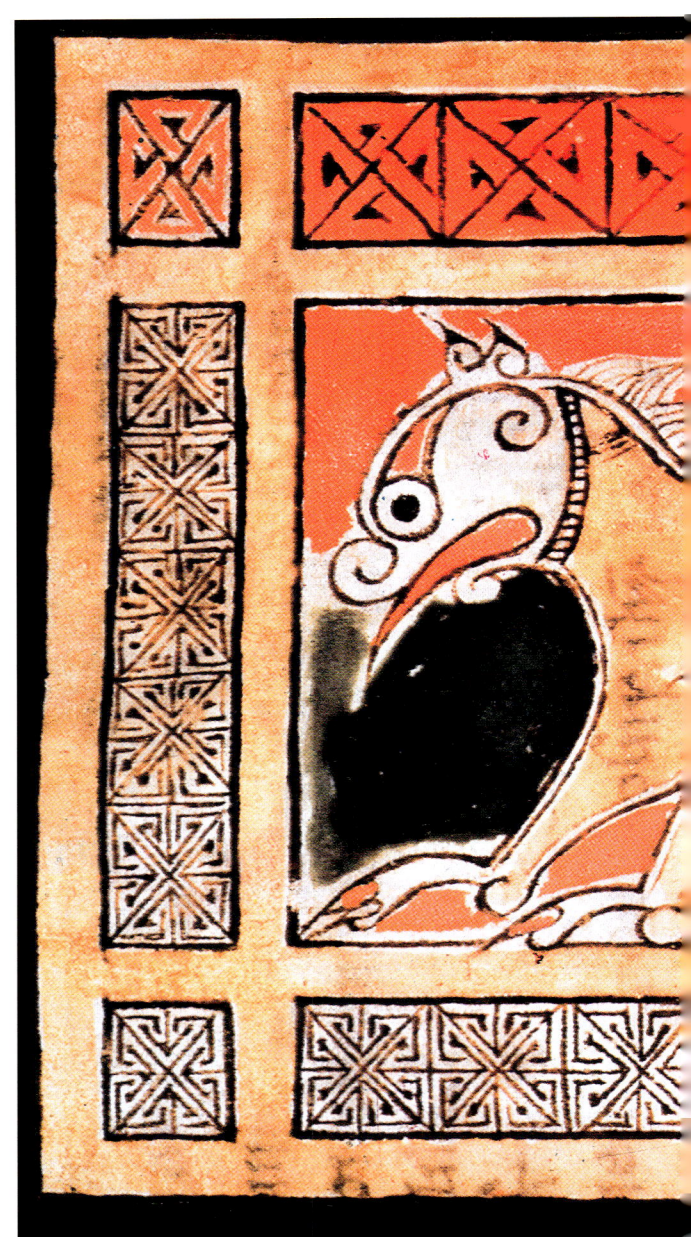

Der Löwe, das Emblem des Evangelisten Markus, symbolisiert Stärke. Schon im ersten Kapitel des Markus-Evangeliums wird von Krankenheilungen durch Jesus berichtet; um 1150.

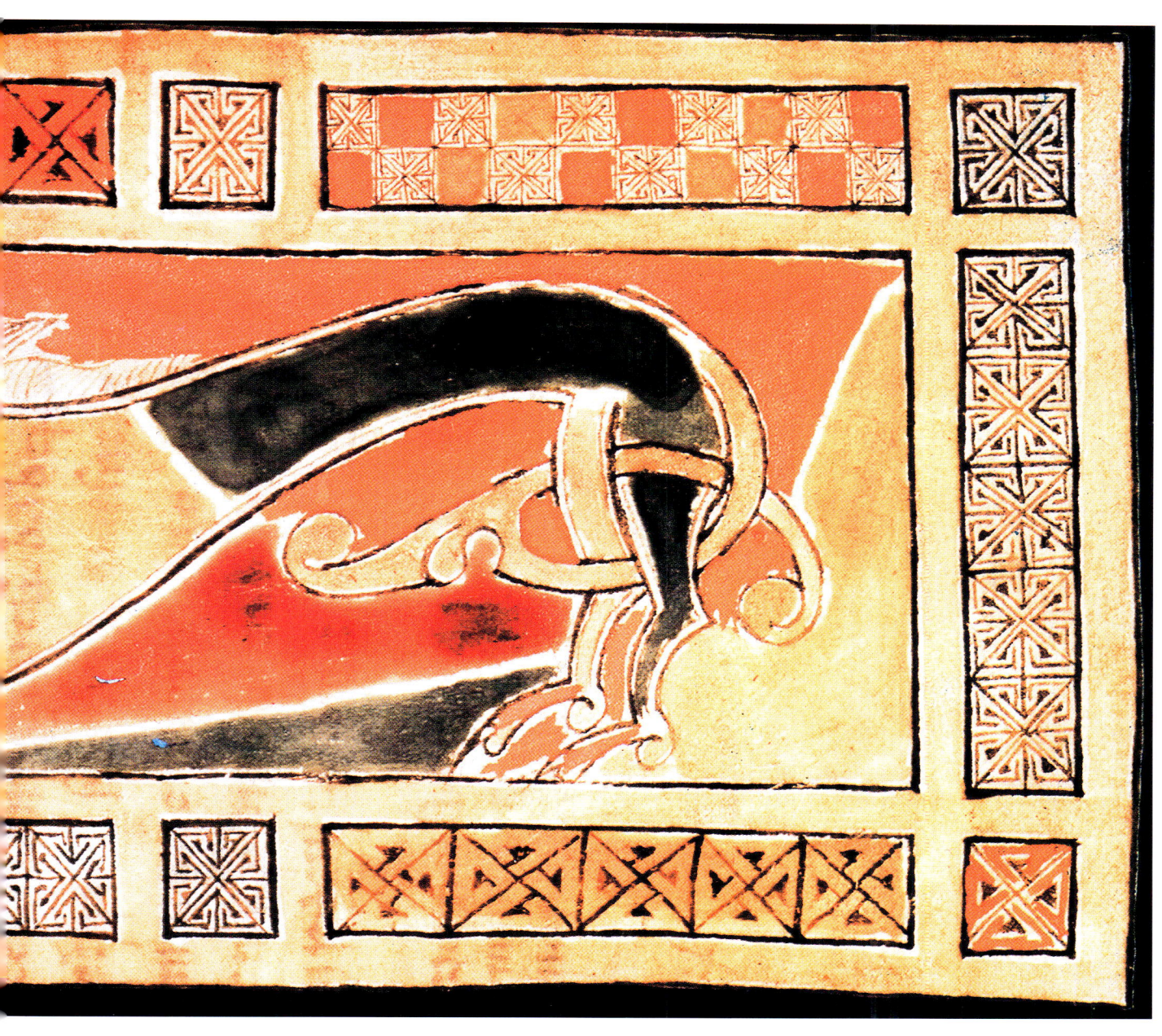

21

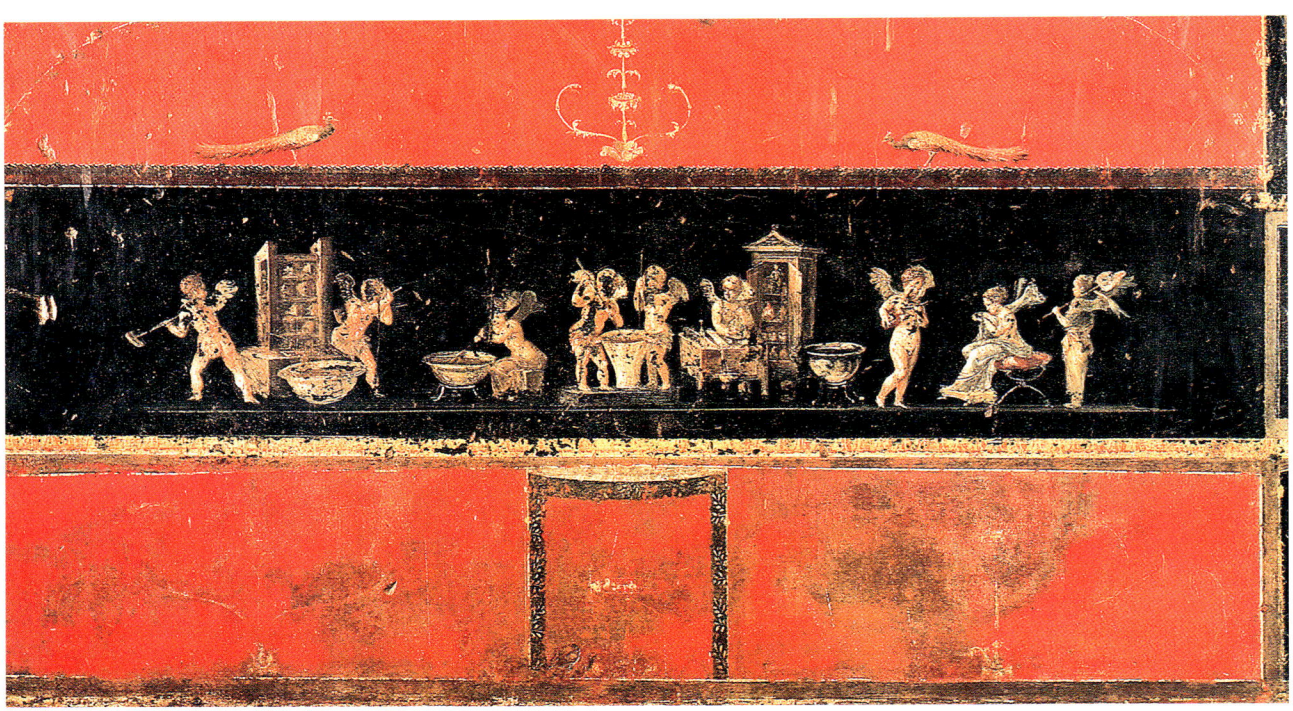

Putten bereiten Arzneien zu; Freskenfries vom Säulengang des Hauses der Vettier, Pompeji, 1. Jahrhundert n. Chr.

eine Kraft von ihm aus, die alle heilte", heißt es im Lukas-Evangelium (Lukas 6, 19). Matthäus zitierte Jesajas Prophezeiung: „Er hat unsere Leiden auf sich genommen und unsere Krankheiten getragen" (Matthäus 8, 17). Die Massen verfolgten Jesus zunächst wohl weniger wegen seiner Predigten, sondern weil sie von ihm Heilung erhofften: „Alle wollten ihn hören und von ihren Krankhei-

ten geheilt werden" (Lukas 6, 18). Das Reich Gottes wurde zudem in unmittelbarer Zukunft erwartet und mit ihm die Befreiung von allen Übeln.

Jesus trieb auch Dämonen und böse Geister aus – im Altertum kaum bestrittene Verursacher von Leiden aller Art. Dass Gott – und

Jesus bereitet als Heiler Arzneimittel, um die Leiden der Menschheit zu kurieren. Die Inschriften auf den Gefäßen beinhalten religiöse Themen, und die Waage wiegt nicht nur Arzneien, sondern auch Sünden.

22

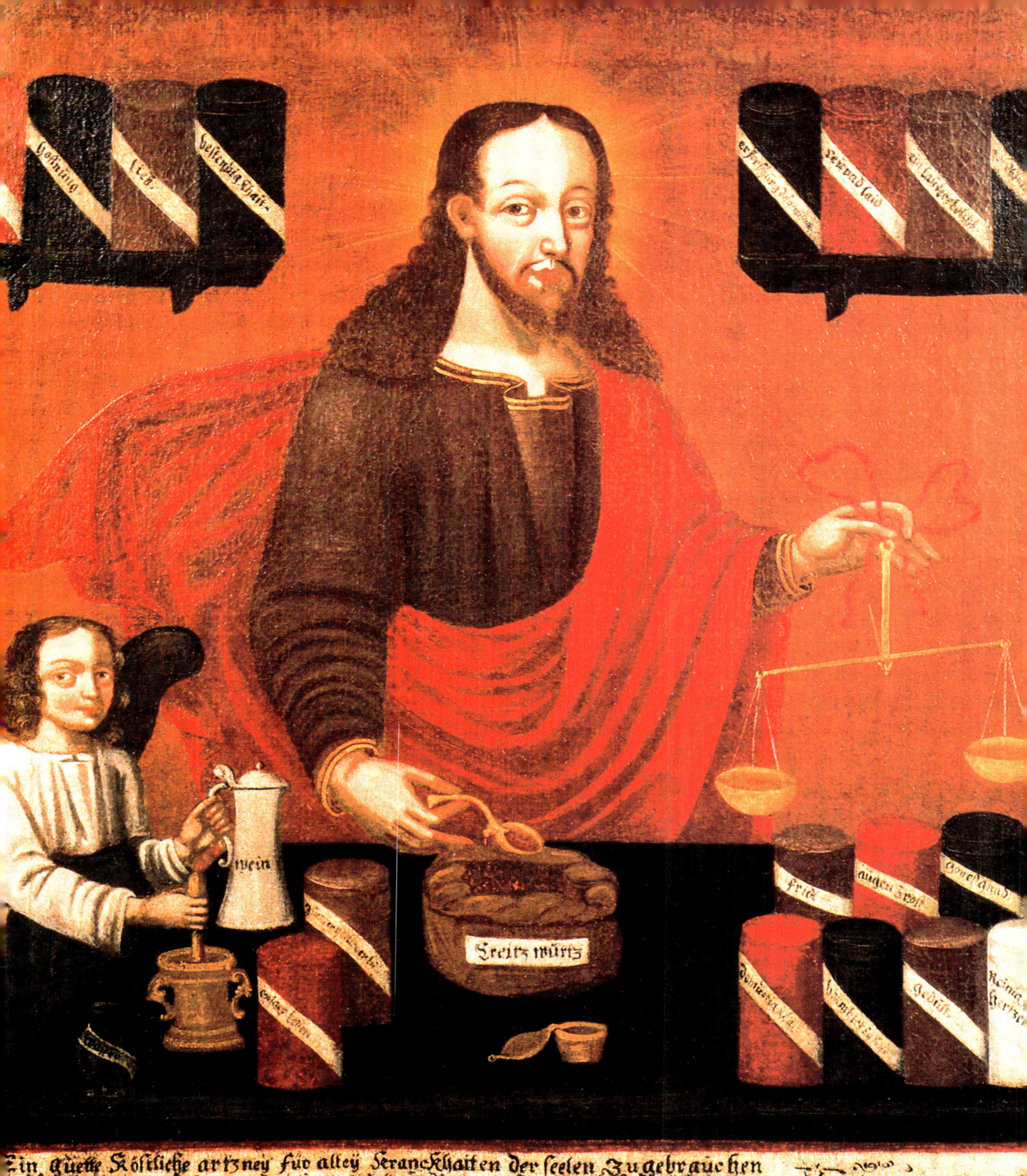

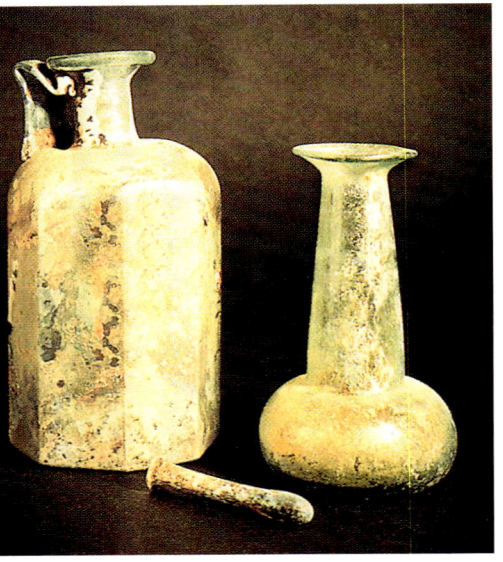

*Römische Arznei-
gefäße aus Glas,
gefunden in Israel.*

für die gläubigen
Christen sein Sohn
– Krankheiten hei-
len konnte, ist plau-
sibel. Konsequen-
terweise dienten die
Kranken aufgrund
ihrer Heilung auch
der „Ehre Gottes",
weil sich in ihnen
beziehungsweise
durch ihre Heilung die Göttlichkeit Christi
offenbarte (Johannes 9, 1–3, 11, 3 f.). Obwohl Jesus einen geheilten Gelähmten er-
mahnt, nicht mehr zu sündigen, „damit dir
nicht noch Schlimmeres zustößt" (Johannes
5, 14), gilt Krankheit – wie im Alten Testament – primär nicht mehr unbedingt als Folge von Schuld und Sünde. Sie hilft vielmehr,
Gott zu erkennen und damit zu einer höhe-
ren Form der Gesundheit zu gelangen. Trotz
vieler in den Evangelien anklingender Pa-
rallelen zum Körper-Seele-Dualismus des
Platonismus wird dieser überwunden: Ausdrücklich betont Jesus (Johannes 7, 23), er

habe „am Sabbat einen Menschen als ganzen gesund gemacht".

Im Johannes-Evangelium spielen Quellen
und Wasser eine wichtige Rolle, da sie der
Bedeutung des Gesundheit spendenden
Quells Rechnung tragen. Nach Johannes 4, 14
bietet Jesus Wasser an, das ewiges Leben
schenkt und nie mehr dürsten lässt.

Jesus, der sich selbst nie als Arzt bezeichnete,
wurde erstmals von dem Kirchenvater Igna-
tius von Antiochien (als Märtyrer um 110 in
Rom gestorben) als solcher gesehen: „Einer
ist Arzt, aus Fleisch zugleich und aus Geist,
gezeugt und ungezeugt, im Fleisch erschie-
nener Gott, im Tod wahrhaftiges Leben, aus
Maria sowohl wie aus Gott, zuerst leidensfä-
hig und dann leidensunfähig, Jesus Christus
unser Herr." Auch in den Johannesakten des
2. Jahrhunderts, der ältesten apokryphen
Apostelgeschichte, erscheint Jesus – in dezi-
dierter Gegenüberstellung zu heidnischen
Konkurrenten beziehungsweise Vorläufern –
als „Beschützer deiner Knechte und Arzt".
Auch Clemens von Alexandrien (gestorben
um 215) propagierte das Bild des göttlichen
Arztes: „Deshalb heißt der Mensch gewordene Sohn Gottes auch *Heiland*, denn er hat
für die Menschen geistige Arzneien gefunden

zu ihrem Wohlbefinden und zum Heil. Er bewahrt Gesundheit, deckt die Schäden auf, bezeichnet die Ursachen der Leidenschaften, amputiert die Wurzeln unvernünftiger Begierden, schreibt die Diät vor und verordnet alle heilsamen Gegengifte für die Kranken." Immer wieder wird die Überlegenheit, ja Allmacht Christi als *Heiler* gegenüber normalen Medizinern herausgestellt. „Dem Arzt, der keinen Rat für die Gesundheit weiß, zürnen die Kranken", während Jesus stets erfolgreiche Hilfe anbietet. Gesundheit bedeutet nach der Auffassung des Kirchenvaters Clemens von Alexandrien zwar vor allem Geborgenheit in Gott, schließt aber, wie die Beispiele des Neuen Testaments zeigen, durchaus körperliches Wohlbefinden ein. Auch viele andere Kirchenväter sahen in Christus den überlegenen *Gesundheitslehrer*.

In der Nachfolge Christi ging die Fähigkeit des Heilens, das sich nach Auffassung der Gemeinden immer mehr auch auf die körperliche Gesundung bezog, auf die Apostel und die Jünger, später auf Bischöfe, Priester und vor allem Mönche über. Neben der eigentlichen Heilung trat auch immer mehr die von Christus geforderte Hilfe für Arme, Kranke und Notleidende in den Vordergrund.

Im vierten Buch seines 20-bändigen Werkes Etymologien, *in dem das gesamte Wissen seiner Zeit dokumentiert ist, behandelt Isidor von Sevilla die Medizin; Handschrift des 13. Jahrhunderts.*

In den *Apostolischen Konstitutionen* (um 380), der größten kirchenrechtlich-liturgischen Sammlung des Altertums, wird der Bischof aufgefordert, „wie ein mitleidiger Arzt" zu

25

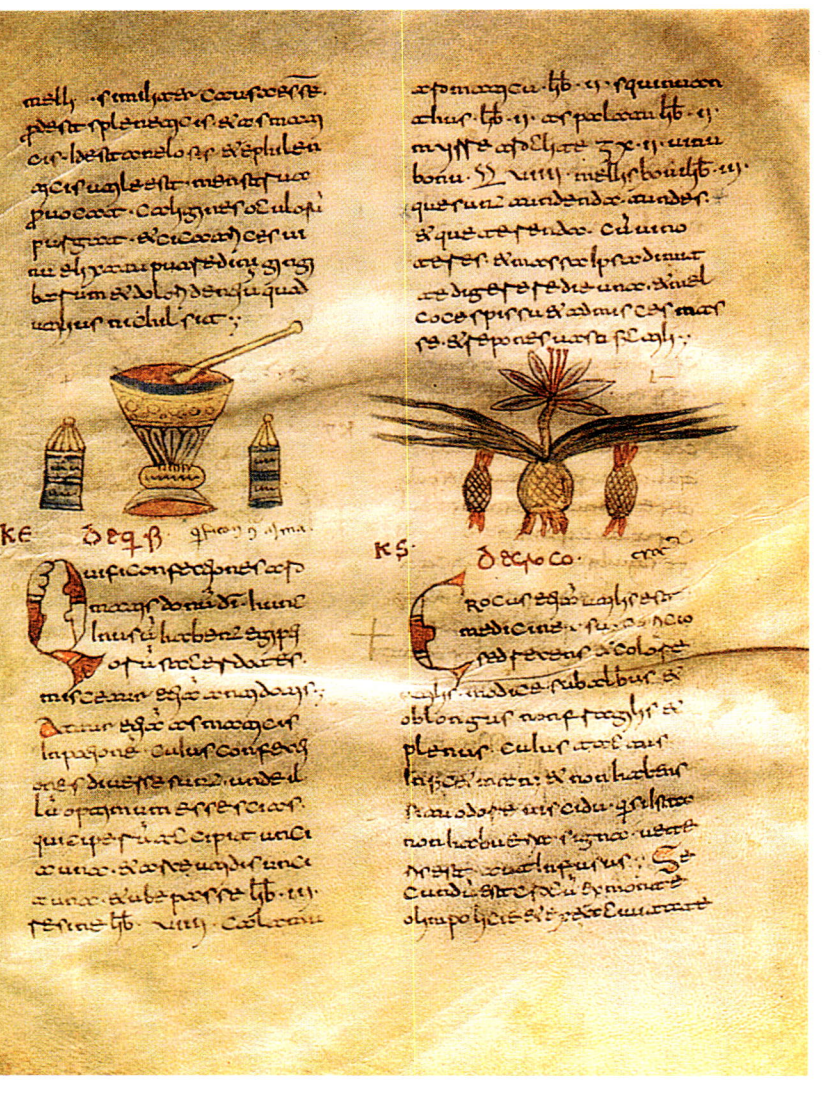

Textseite aus dem Dioskurides-Codex des Benediktinerklosters Monte Cassino mit Darstellungen von Pflanzen und frühmittelalterlichen pharmazeutischen Geräten; 9. Jahrhundert.

26

heilen. Dabei werden Methodik und Instrumentarium des Chirurgen mit den seelsorglichen Mitteln des Gemeindeoberhauptes verglichen: „Beschränke dich nicht auf Schneiden und Brennen und auf die Anwendung austrocknender Streupulver, sondern gebrauche auch Verbandszeug, gib milde und zuheilende Arzneien und spende Trostworte als mildernde Umschläge. Wenn die Wunde aber eitert, dann reinige sie mit Streupulver, das heißt mit einer Strafrede, wenn sie sich aber durch wildes Fleisch vergrößert, so gleiche sie mit scharfer Salbe aus, das heißt durch Androhung des Gerichts, wenn sie aber um sich frisst, so brenne mit Eisen und schneide das eitrige Geschwür aus, nämlich durch Auferlegen von Fasten ..." Sicher im Hinblick auf den Heiligen Geist, aber immerhin mit einer auch in der zeitgenössischen Medizin gängigen Wortwahl charakterisiert schließlich der einflussreiche Theologe Origenes den Christen: „Als Arzt wirkt unter seinen Brüdern und Schwestern der vollkommene Christ. Er dient in selbstloser und verantwortungsvoller Liebe den unwissenden, schwachen und kranken Gliedern der Kirche als geistlicher Lehrer und Hirt, als Seelenführer und Seelsorger, als geistlicher Arzt."

Im 3. und 4. Jahrhundert gewann so Christus als Retter und Hoffnungsträger schwer und hoffnungslos Erkrankter an Bedeutung. So wie er Blinde und Gelähmte geheilt hatte, hoffte man, selbst von Krankheiten befreit zu werden. In der Literatur der Kirchenväter sind viele Wunderheilungen in seinem Namen beschrieben. Basilius der Große (330 bis 379) unterschied erneut Krankheiten, die Gott als Folge oder Strafe von Sünden beziehungsweise zur Läuterung geschickt habe, von solchen, die körperliche Ursachen haben. Im ersten Fall forderte er den Verzicht auf Therapieversuche. Grundsätzlich widersprach er aber Ketzern wie Marcion oder Tatian, die jede Behandlung als unchristlich ablehnten. Im Gegenteil – Basilius verteidigte die Medizin der Ärzte gegenüber heidnischer Magie, Zauberei und Beschwörung. „Denn dass Gesundheit notwendig ist, kann jedermann, auch der Nichtarzt sagen; wie man sie aber erlangen kann, das kann nur der in der Heilkunde Erfahrene angeben." Eusebios, Bischof von Caesarea bestätigte, dass viele Christen um 200 den Werken Galens, das heißt der Schulmedizin, große Verehrung entgegenbrachten. Dass freilich der Erlöser und die von ihm autorisierten Heiler, die Apostel und ihre Nachfolger, die Priester und vor allem die Mönche den berühmtesten ärztlichen Autoritäten überlegen waren, stand außer Zweifel.

Askese und frühchristliche Gesundheitslehren

Das frühe Christentum wurde von vielen geistigen Strömungen beeinflusst. Lange Zeit gab es eine gewisse Körperfeindlichkeit, entstanden durch die Verklärung des Martyriums, dann im Zeichen der Nachahmung des Leidens Christi. Vor allem die Einsiedler des Ostens lehrten die Askese. Basilius der Große zum Beispiel betrachtete extreme Magerkeit als einen erstrebenswerten Zustand. Unter Berufung auf das Pauluswort „ich züchtige und unterwerfe meinen Leib" (1 Korinther 9, 27) verteidigte auch Antonius der Einsiedler die Körperverachtung. Versuchungen durch Dämonen und Teufel konnte nur durch körperliche Kasteiung widerstan-

27

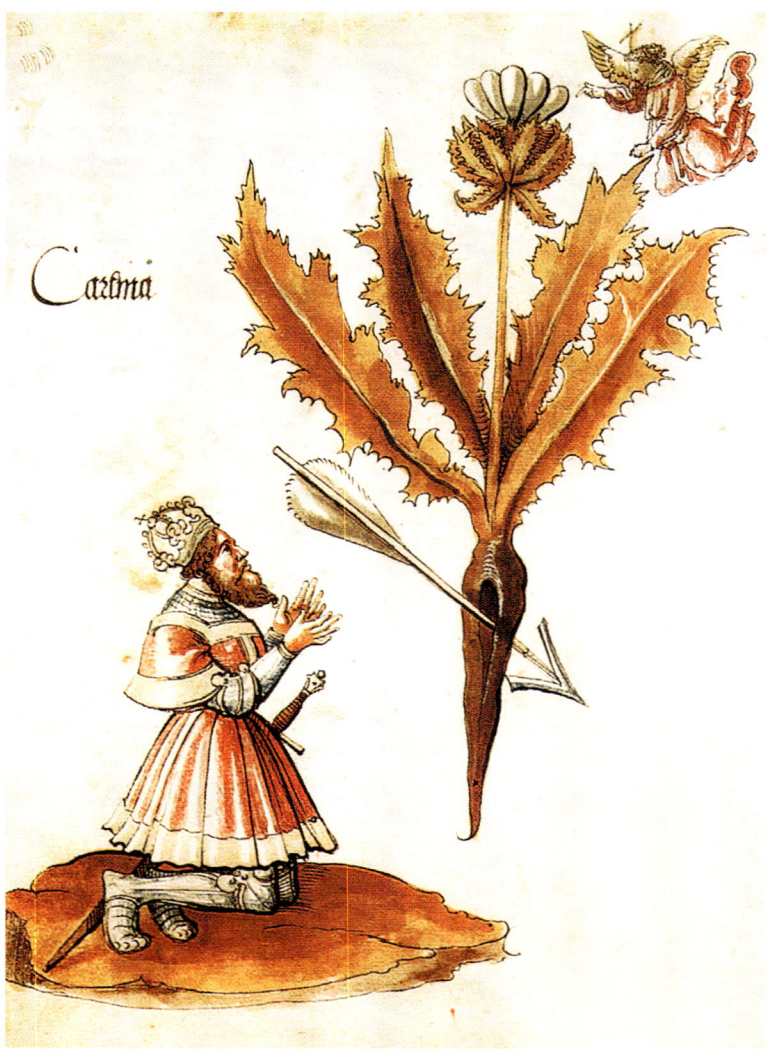

Carlina

Miniaturbild des 15. Jahrhunderts zu einer Legende um Karl den Großen, der auch in der Geschichte der Klosterheilkunde eine bedeutende Rolle spielte: Als er sein Heer durch die Pest vom Untergang bedroht sah, erschien ihm ein Engel, der ihm offenbarte, dass ein mit seinem Bogen abgeschossener Pfeil auf eine Pflanze treffen würde, die der Krankheit Einhalt gebieten könne. Der Pfeil traf auf eine Distel, die seither den Namen Carlina, Benediktinerkraut *oder* Heildistel *trägt.*

Schlaf aus und blieb dabei – so die Legende – kerngesund. Ziel eines solchen Verhaltens war die Vereinigung von Seele und Körper in jenem Urzustand, der durch den Sündenfall verloren gegangen war.

Es ging einigen Kirchenvätern auch darum, durch ein Leben in Frömmigkeit und Tugend der Forderung des Maßhaltens zu genügen. „Schön ist die Tugend der Sittsamkeit und hold ihr Reiz. Nicht nur im Handeln, selbst im Reden tritt sie zutage. Man überschreite nicht das Maß beim Sprechen, die Rede lasse nichts Unziemliches verlauten ...", schrieb zum Beispiel um 391 Ambrosius, der in seiner Schrift *Über die Pflichten* eine sittlich-moralische Diätetik auf der Basis der vier Kardinaltugenden – Weisheit, Tapferkeit, Besonnenheit und Gerechtigkeit – entwarf. Auch Marcion (siehe auch Seite 27) brand-

den werden. Antonius nahm einmal am Tag Brot, Salz und etwas Wasser zu sich, aß nie Fleisch oder trank nie Wein, kam mit wenig

28

markte die Pflege des menschlichen Körpers als unchristlich und verschwieg in seinem Kommentar zum Kolosserbrief den Beruf des – dort von Paulus erwähnten – Evangelisten Lukas als Arzt. Marcion stützte seine Argumentation sogar auf Galen, der – in einer allerdings umstrittenen Stelle – für körperfeindliche Strömungen Verständnis gezeigt haben soll.

Doch die jungen Christengemeinden legten zunehmend auf medizinische Betreuung Wert. Schon früh lassen sich deshalb außer dem Apostel Lukas christliche Ärzte nachweisen. In vielen Märtyrerakten des 3. Jahrhunderts sind Vertreter des Heilberufs vermerkt. Aetius, ein führender Arianer, war ebenso medizinisch gebildet wie Aglaophon von Patara, der die Auferstehung des Körpers mit medizinischen Argumenten zu widerlegen suchte. Mit der Verehrung der Märtyrerärzte Kosmas und Damian begann die Tradition heiliger Schutzpatrone gegen Krankheiten. Ärztliche Hilfe galt in der Frühzeit des Christentums allerdings nur dann als karitative Leistung, wenn sie ohne Geld gewährt wurde.

Die frühchristliche Diätetik, wie sie bereits Justin der Märtyrer (2. Jahrhundert) in Kom-

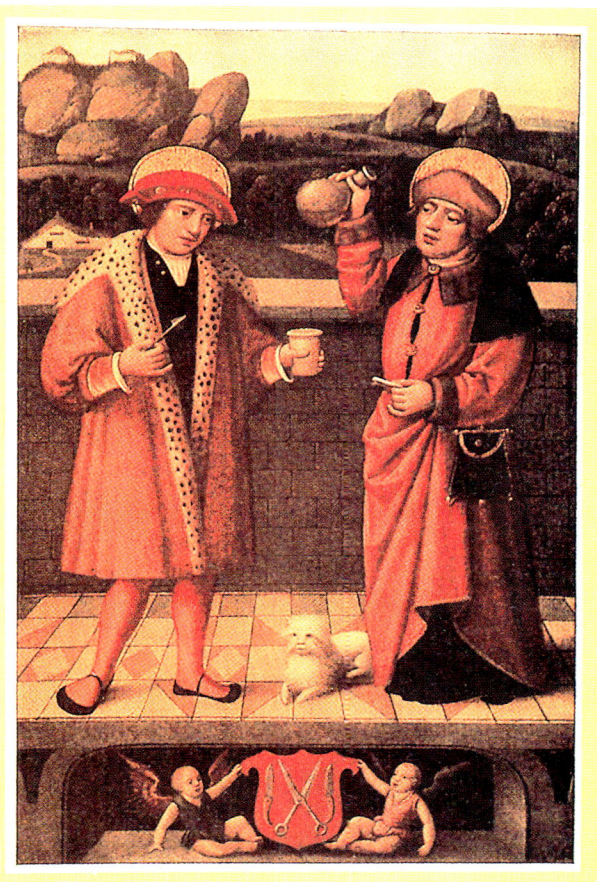

Die berühmten Ärzte Kosmas und Damian, Patrone der Ärzte, Apotheker und Kranken. Ihre Verehrung war bereits um 560 weit verbreitet. Traditionsgemäß wird Kosmas (rechts) mit dem Harnschauglas als Arzt, Damian mit Salbgefäß als Apotheker dargestellt; Gemälde um 1525.

mentaren des Neuen Testaments entworfen hatte, basierte auf der Überzeugung, dass die

29

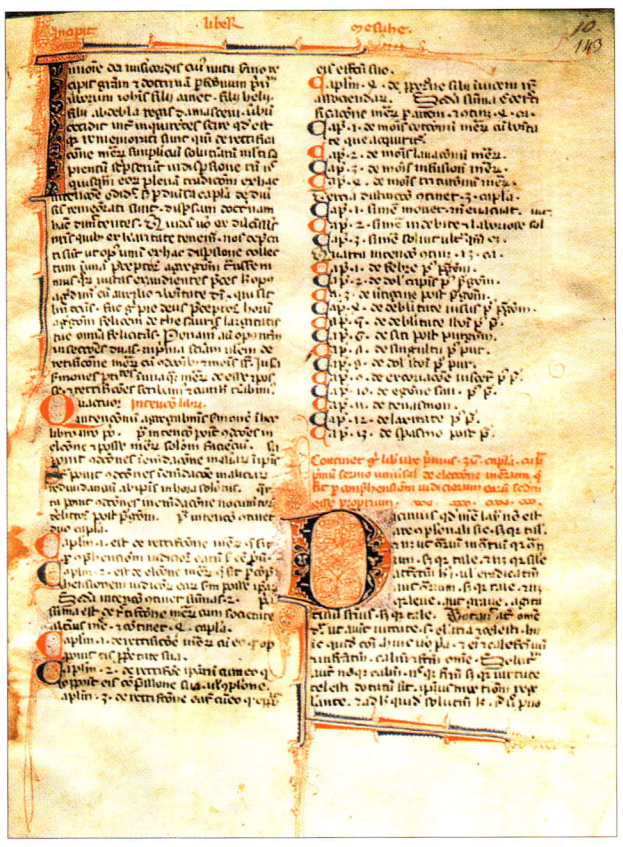

Titelblatt mit künstlerisch verzierten Initialen eines mittelalterlichen Arzneibuches der Klosterheilkunde; Handschrift aus dem Franziskanerkloster München, 14. Jahrhundert.

Seele unsterblich sei und nach dem irdischen Tod paradiesische Freuden erwarte. Diese Hoffnung erforderte keine Verdammung des Körperlichen, verwarf aber eine Überschätzung der irdischen Gesundheit.

Im Kampf gegen das Böse galten Ärzte und Arzneimittel als Werkzeuge des Allmächtigen: „Auch wenn ihr euch durch Arzneien heilen lasst, muss man wenigstens Gott das Zeugnis geben."

Auch Boethius (480 bis 524), der christliche Kanzler Theoderichs, beschrieb in der *Consolatio philosophiae* (Trost der Philosophie) einen Weg zu umfassender Gesundung. Er beruht auf Demut und Einsicht und wird von Gott gewiesen. „Dank sei ihm, dem Urheber der Gesundheit, dass dich deine natürliche Kraft noch nicht im Stich gelassen hat. In deiner richtigen Auffassung vom Weltregiment, dass es nämlich nicht vom planlosen Zufall, sondern vom Ratschluss Gottes abhängt, erkennen wir einen Funken zu deiner Wiederherstellung", heißt es dort. Gott, der die Weisheit verkörpert, zeigt Mittel der Rettung. Es ist die Anerkennung des göttlichen Heilsplans, der sich dem Intellektuellen eröffnet, der sich in Meditation und Denken übt.

Von theoretischen Übungen abgesehen, bemühte man sich im frühen Christentum seit Justin auch um *praktische Gesundheitsanleitungen*. Hierzu wurden zunächst Passagen aus dem Neuen Testament herangezogen, zum Beispiel die Empfehlung des Apostels Paulus an Timotheus: „Trink nicht nur Wasser, sondern nimm auch etwas Wein, mit Rücksicht auf deinen Magen und deine häufigen Krankheiten" (1 Timotheus 5, 23).

Tatsächlich gab es bereits Christengemeinden, die das Abendmahl nur mit Wasser feierten – offenbar nicht ohne Grund, denn bereits Paulus sah sich genötigt, diejenigen zu rügen, die sich beim Herrenmahl betranken beziehungsweise nur das Essen im Auge hatten (1 Kor. 11, 21). Im Brief an die Epheser heißt es: „Berauscht euch nicht mit Wein – das macht zügellos" (Epheser 5, 18).

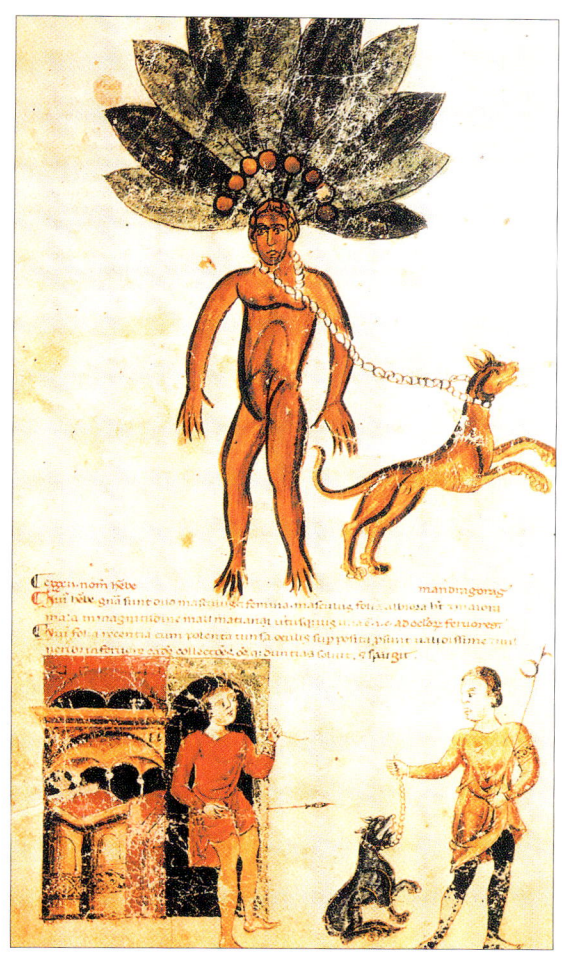

Eines der ersten Rezepte zur Herstellung von Schlafmitteln aus Mandragora-Extrakt (Alraune) findet sich im Benediktinerkloster von Monte Cassino. Die Abbildung in einer Handschrift zeigt einen Hund, der vor dem Schrei flieht, den die Mandragora-Wurzel der Legende nach beim Herausziehen aus der Erde ausstößt.

Für Clemens von Alexandrien stellte der Wein dagegen ein Arzneimittel dar, das freilich – wie jedes Medikament – unmäßig gebraucht zur Gefahr werden kann: „Ich erinnere mich, dass ein gewisser Artorius in seiner Makrobiotik die Meinung vertritt, man solle nur so viel trinken wie zur Befeuchtung der Speiseröhre notwendig ist, um sich eines längeren Lebens zu erfreuen ...", mahnt der Kirchenvater des 2. Jahrhunderts.

Auch Spazierengehen, Gymnastik und Arzneien werden zur Erhaltung der Gesundheit empfohlen. Julianus Africanus preist zum Beispiel die Wirkung von Bädern im Toten Meer.

31

Häufig wird auch an die von Gott gewährte Heilkraft einfacher Kräuter, Steine und Tiere erinnert. Hieronymus vermutete – in Anlehnung an Galen – vor allem in den einfachen Substanzen eine heilende Kraft. Von Clemens von Alexandrien stammt die berühmteste Kampfschrift gegen Völlerei und Leckerei in der altchristlichen Literatur: „Unsere Lebensaufgabe ist nicht die Nahrung im Überfluss, unser Lebensziel ist nicht das Vergnügen ... Ein Vielerlei an Speisen muss man meiden, da es manches Übel zur Folge hat. Körperliches Unbehagen, Revolutionen des Magens entstehen, wenn der Gaumen durch jene teuflische Kunst der Leckerbissen, durch die eitlen Bravourstückchen der Küche verdorben wird. Nahrung wagen sie es zu nennen ..., diese Quellen der schlimmsten Lüste!"

In ähnlicher Weise verurteilte auch Hieronymus die Schlemmerei, wobei sein moralisches Anliegen mit schulmedizinischen Argumenten untermauert wird: „Hippokrates lehrt in seinen Aphorismen, dass die fetten, feisten Körper, wenn sie über das Maß hinaus stark werden, gern an Gicht und anderen schlimmen Krankheiten leiden." Den vollen Fleischtöpfen, die uns „wie Sklaven anziehen", zieht Hieronymus ein Mahl von Kohl, Gemüsen und Früchten vor. Zudem habe bereits Diogenes behauptet, man habe luxuriöser Speisen wegen oft genug Kriege geführt, nie aber wegen eines einfachen Lebensunterhalts. Es geht dem Kirchenvater nicht allein um die seelische Rettung, sondern um eine solide, vernünftige Alltagsdiätetik: „Wer krank ist, gewinnt die Gesundheit nur durch leichte Kost und durch eingeschränkte Lebensweisen, was man ‚magere Diät' nennt. Und mithilfe der Speisen, durch die wir Gesundheit erlangen, kann diese auch erhalten werden. Niemand glaube, dass Gemüse Krankheiten erzeuge ..." Der Christ habe es nicht nötig, ein „Produkt von Fleischspeisen" zu werden – eine Anspielung auf den unter Athleten verbreiteten Körperkult. Die Kirchenväter verbanden Sport eher mit Eitelkeit als mit Gesundheit. Augustinus zum Beispiel behauptete, der zum Tod bestimmte Mensch würde vor allem vom Vergnügen eingeschläfert. Heilung bringe, so Augustinus, allein das Erlösungswerk Christi, der sich im Abendmahl

Miniatur aus einer illuminierten Handschrift der Materia medica *des Dioskurides aus dem 13. Jahrhundert.*

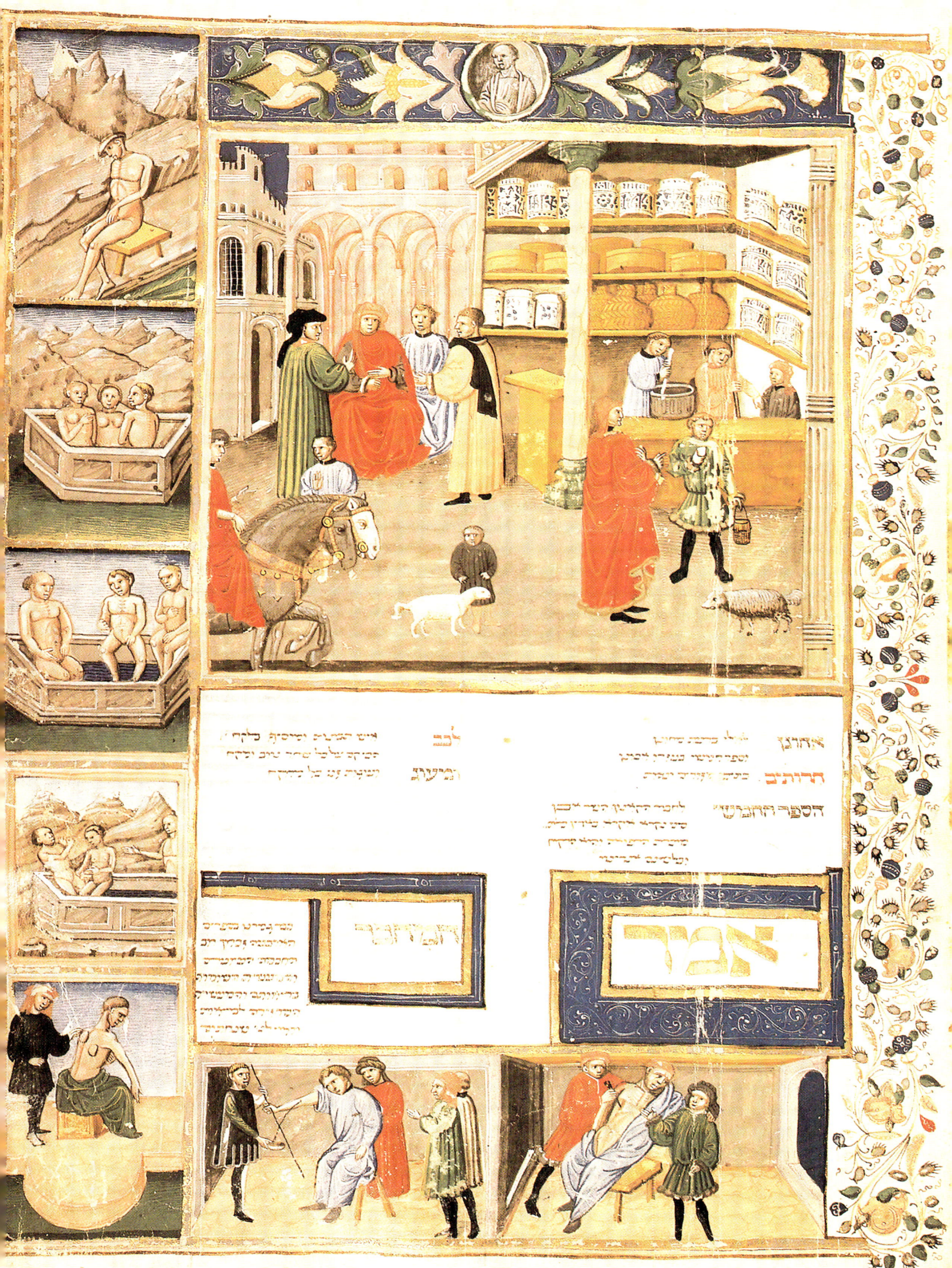

in ein wirkungsvolles Medikament verwandle. Weltliche Ablenkung, Begierde, Rausch, Machtsucht und Fleischeslust gelten als krankheitsfördernd.

Das Aufkommen christlicher Heilkunde bedeutete jedoch nicht das Ende der „weltlichen" Medizin, zumal das Christentum bis zum Sieg Konstantins an der Milvischen Brücke im Jahr 312 immer wieder durch Verfolgungen behindert wurde. Im 4. Jahrhundert verdient die Diätetik des Oreibasios, des Leibarztes von Julian (des Abtrünnigen des christlichen Glaubens), besondere Beachtung, der am Hof des zur altrömischen Religion konvertierten Kaisers auch als Philosoph glänzte. Er hatte in Alexandria studiert und galt als der letzte bedeutende nichtchristliche Arzt der Antike. In den intellektuellen höfischen Zirkeln verteidigte er eine geistige Diätetik, die christliche Traditionen negierte. Dabei spielten zum Beispiel Astrologie und die Lehre von der Seelenwanderung als Vorrang seelischer Gesundheit und Befreiung eine wichtige Rolle. „Die Freundschaft ... der Seele mit dem Leib" führt nach Auffassung des Oreibasios zur Befriedigung und zum Zusammenspiel „der im ... sterblichen Körper verborgenen gegensätzlichen Kräfte".

Der Weise bemüht sich um die Harmonie aller Körper und Seele beeinflussenden Faktoren, Säfte und Elemente, wobei Enthaltungen, Kasteiungen, Schweigen, Fastenperioden, Konzentrations- und Gedächtnisübungen eine wichtige Rolle spielen.

Auch bei den Christen waren – als Folge der Bibelauslegungen durch die Kirchenväter – ähnliche Konzentrations- und Entsagungsübungen bekannt. Doch fand lange Zeit auch die klassische Diätetik Beachtung. Caelius Aurelianus, ein aus Sicca in Numidien stammender Medizinschriftsteller des 5. Jahrhunderts, unterschied in seinen *Regulae ciborum* (Speiseregeln), die der Genesung von Kranken dienen sollten, von solchen, die die Erhaltung eines optimalen körperlichen Zustands förderten. Seine Gesundheitslehre erforderte – je nach der zwischen Anspannung und Erschlaffung hin und her pendelnden Befindlichkeit des Patienten – eine individuelle Korrektur. Unter Berücksichtigung der Krankheitsstadien wurde zwischen Enthaltung – zu Beginn des akuten Krankheitsstadiums –, einfacher Nahrung, abwechs-

Versorgung Kranker aus dem Klosterbrunnen. Typisches Brunnenhaus im Kreuzgang des Zisterzienserklosters Poblet.

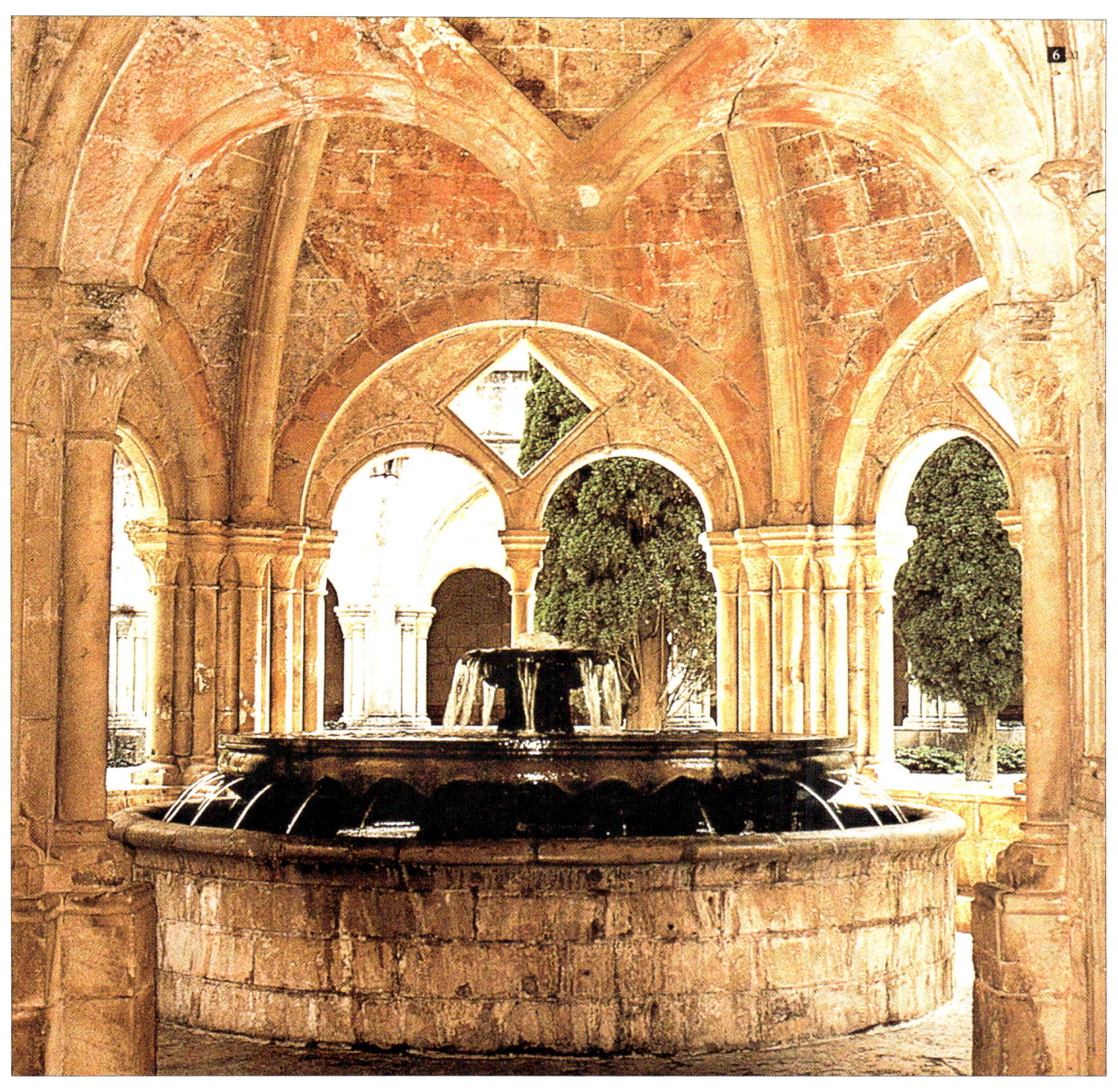

35

lungsreicher Kost und Mischkost unterschieden. Caelius empfahl, Diätpläne nicht autoritär gegen den Willen des Kranken durchzusetzen und die Speisepläne abwechslungsreich zu gestalten.

Wie Galen und einige Hippokratiker maß er aktiven und passiven Bewegungen große Bedeutung zu: „Es ist demnach angebracht, den Körper durch intensive und andauernde passive Bewegung zu üben, mit einem Gespann von Tieren oder durch die Bewegung eines Wagens, durch Reiten oder in einem Boot, ferner durch Lesen und Stimmübungen von großer Intensität oder die Beschäftigung mit einer musikalischen Darbietung, wie sie bei Wettkämpfen üblich ist ..., ferner durch Laufen, trockene Massagen mit sauberen Händen oder einem rauen Leinentuch und durch das Aufstreuen von Sand, dann durch verschiedenartige Betätigungen in der Sporthalle..., mit dem Ball und durch schnelles Ringen und viel hartes, trockenes Massieren."

Nach 511 verfasste auch der aus Byzanz geflohene Arzt und Diplomat Anthimos am Hof des Frankenkönigs Theuderich eine Schrift über die Speisendiät. Ziel war es, den König von Magenleiden und Krankheitssorgen zu

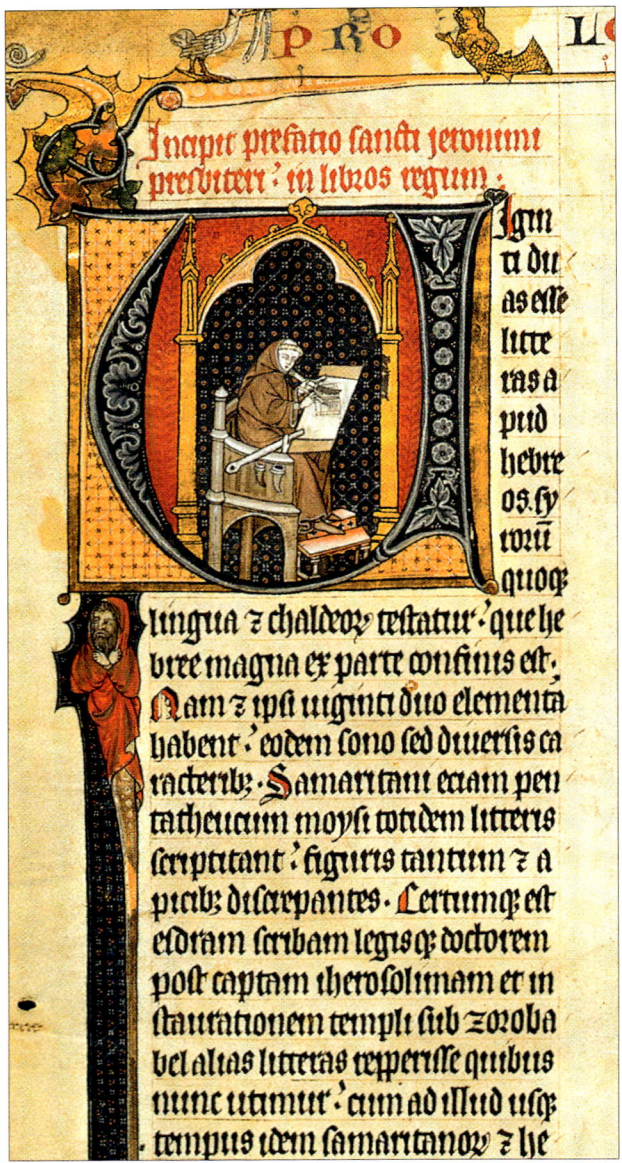

Schmuckinitiale mit dem Schreibermönch Rutger von Berka.

36

befreien, „nach den Vorschriften der ärztlichen Autoren ... und weil der erste Schritt zur Gesundheit ... in der heutigen Speisenauswahl besteht". Anthimos stand in der Tradition Galens, weist aber darauf hin, dass jede Genesung letztlich nur mit Christi Hilfe möglich sei, „durch dessen Gnade wir ein längeres Leben, besonders aber Gesundheit erlangen". Anthimos plädiert wie Hieronymus für wenige und einfache Speisen, wie es „wilden", aber in der Regel gesunden Völkern eigen sei, denn „gerade die geringe Menge ist offensichtlich Ursache ihrer Gesundheit. Wir jedoch, die wir in unserem Leben vielerlei Speisen, Leckerbissen und Getränke genießen, haben es nötig, uns in der Weise zu zügeln, damit wir uns nicht infolge des Übermaßes Beschwerden zuziehen, sondern durch mäßiges Verhalten die Gesundheit bewahren." Gekochte Mahlzeiten seien rohen vorzuziehen, Brot wird als Grundlage jeder gesunden Mahlzeit empfohlen. Der *Brief des Anthimos über Nahrungsdiät an den Frankenkönig Theuderich* ist ein frühes Beispiel der im Mittelalter beliebten Gesundheitsregeln, die zunehmend auch großen Einfluss auf die Mönchsärzte hatten.

Begründung der Klosterheilkunde durch die Benediktiner

Das Mönchtum geht zurück bis auf die Ursprünge des christlichen Lebensstils. Gründer dieser neuen Lebensweise ist Christus, als erstes Muster wird Johannes der Täufer angesehen. Er tauft in ein neues Leben, das vorbereiten soll auf die letzten Tage. Getauft auf Christus sind Christen in seinen Tod versenkt, auf dass sie in einem neuen Leben wandeln. Taufe ist nichts als Akt der Eingliederung in den Leib dieses Christus. Aus diesem Geist heraus geht Antonius aus der Welt, um in der Wüste die Kultur der Seele zu üben und das Heil zu finden. Andere, wie Pachomius, gründen Kultstätten in der Welt, die Klöster. Vom Osten her erobert dieser Geist – über Hieronymus – das Abendland. Gespeist wird die neue Kultur des Abendlandes also letztlich aus der christlichen Wurzel einer apokalyptischen Gemeinde, die sich – soweit wir den historischen Quel-

37

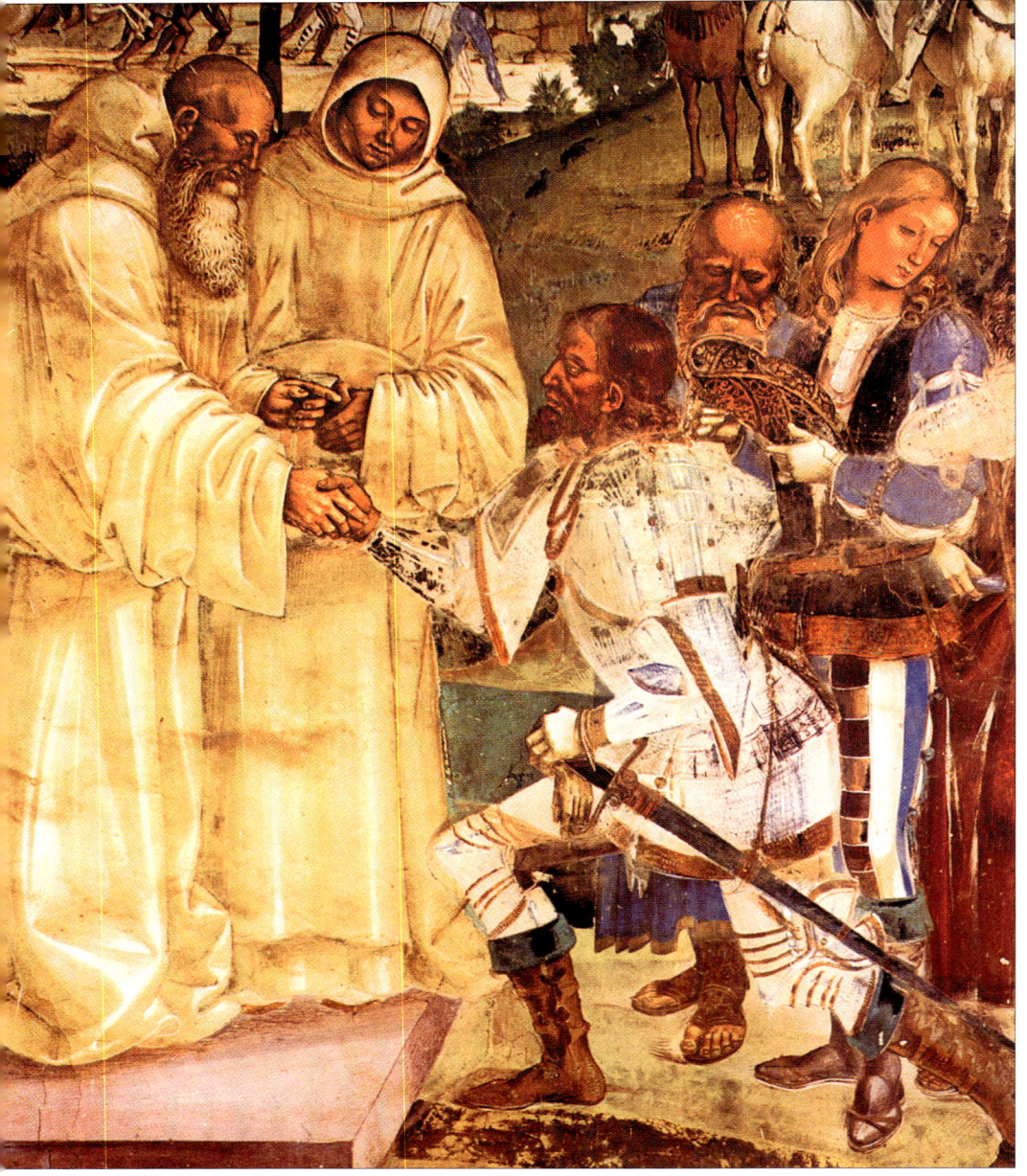

len zu folgen vermögen – gegründet weiß auf Johannes
den Täufer.

Aus diesem Geist hat Bendikt
von Nursia seine *Regula* gegeben, kein Lehrbuch über
mönchische Lebensform, sondern eher ein Gesetzbuch der
Lebensführung im Sinne eines *Kanon*, wie ihn der Arzt
Avicenna für die Medizin gab,
eines Regelwerks wie die
scholastische Diätetik dies
auffasste. Von „Gottes Regi-
mentsordnung" spricht in diesem Sinne später auch Para-
celsus. Die neue Lebensweise
basiert auf einer prinzipiel-
len *conversio*, einer Bekehrung, auf der grundsätzlichen
Absage an die Welt, den Verzicht auf weltliche Güter, Ab-

*Die Regel Benedikts und die
Gründung seines Klosters auf
dem Monte Cassino waren rasch
in ganz Italien bekannt. Auch
der Gotenkönig Totila
besuchte den Mönchsvater und
sank vor ihm in die Knie.*

38

sage schließlich vom agierenden Weltwirken zugunsten der Praxis eines kontemplativen Lebensstils.

Wir wissen, dass auch im vorbenediktinischen Mönchtum die Pflege der kranken Brüder mit viel Engagement ausgeübt wurde; die Altväter des Klostertums können nicht genug rühmen, mit welchem Eifer man den Kranken Hilfe und Erleichterung zu verschaffen suchte. Hieronymus erzählt von den Brüdern, die unter der Leitung des Pachomius standen: „Es ist wunderbar zu sehen, mit welcher Sorgfalt und erfinderischen Liebe man die Kranken bediente und für ihre Nahrung sorgte."

Mit der Sorge für Gesunde und Kranke ist dem Mönch eine umfassende Fürsorge für Körper, Geist und Seele aufgetragen. Er wird zur Gesundheit verpflichtet – Krankheit wird nur dann zu einer Gnade, wenn man sie im Geist Christi geduldig erträgt. So ist das 36. Kapitel der Benediktregel zu verstehen, wo es heißt: „Für die Kranken muss man *ante*

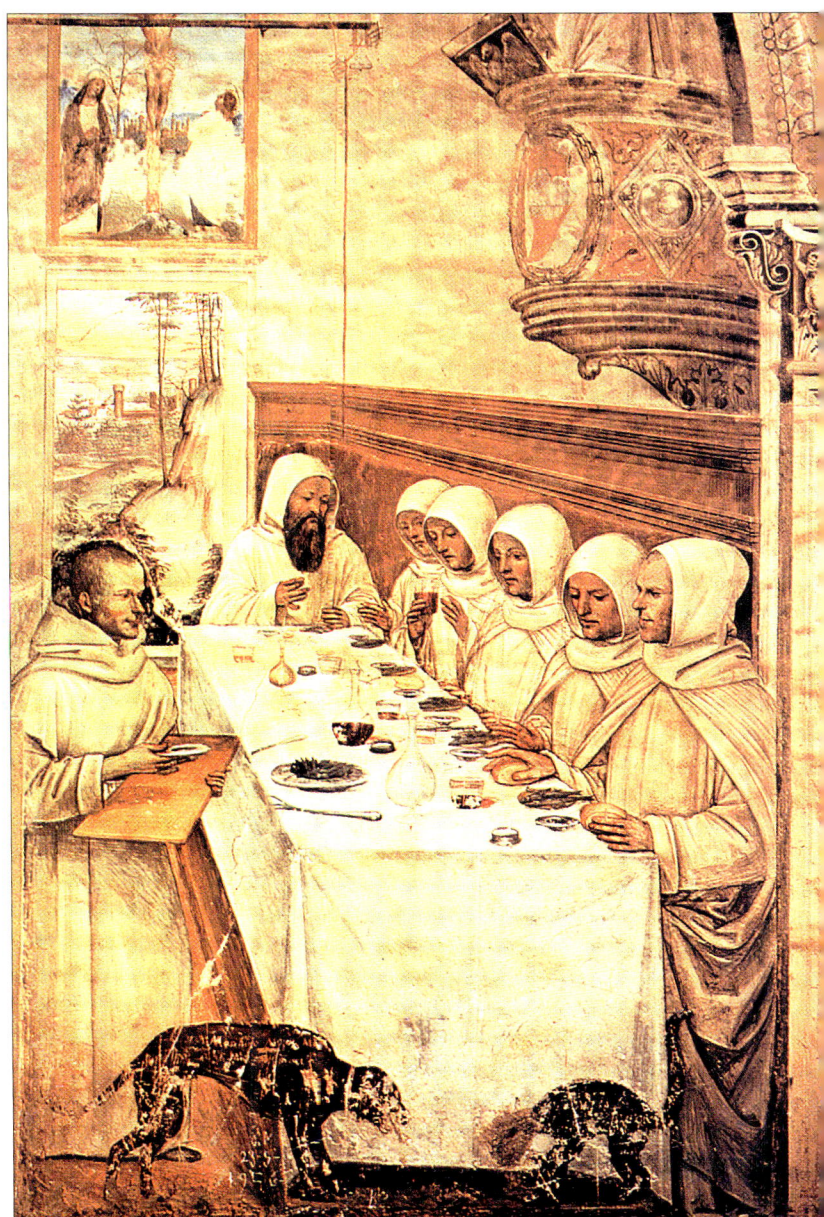

Im Kloster auf dem Monte Cassino bildet sich die Regel, die Benedikt seinen Mönchen gab, immer deutlicher heraus. Bestandteil der Regel ist auch das gemeinsame Mahl im Refektorium, bei dem ein Mönch aus der Heiligen Schrift vorliest.

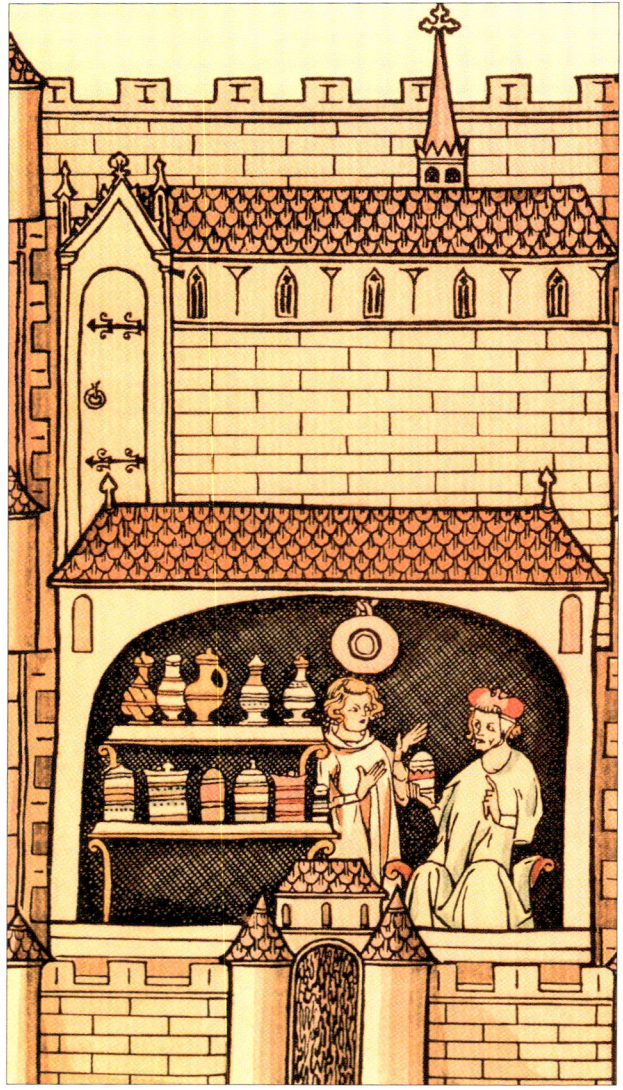

Miniatur aus einer klosterheilkundlichen Abhandlung über Wundmedizin. Die Apotheke ist – für das Mittelalter typisch – zur Straße hin offen.

40

omnia et super omnia – vor allem und über allem – besorgt sein. Man soll den Kranken dienen wie Christus selbst, dem man ja wirklich in ihnen dient. Denn er hat gesagt: ‚Ich war krank und ihr habt mich besucht‘ und ‚Was ihr einem von diesen Geringsten getan habt, das habt ihr mir getan‘.“ Wie die Klosterheilkunde vom benediktinischen Lebensstil geprägt wurde, veranschaulicht die folgende Charakterisierung durch einen Bamberger Klosterarzt im frühen Mittelalter.

Dieser anonyme Bamberger Klosterarzt hat um 800 eine Charakterisierung der Heilkunst vom Standpunkt eines praktizierenden Mönchsarztes niedergeschrieben. Die kostbare Handschrift befand sich im Besitz Ottos III. und ging aus dessen Nachlass über Heinrich II. an das Bamberger Domkapitel. Nicht mit eigenen Worten will der Arzt sich hier äußern, nicht also im Stil nach Manier der eleganten Humanisten, sondern mit den einfachen Worten der Bibel und seiner Klostertradition.

Wie sieht danach das ganz elementare Bild von Welt und Mensch aus? Aus Gott geht alles, die Fülle der Schöpfung ist deshalb total gut. Wenn Böses da ist und das Übel, dann ist es sich selbst sein Urheber und nicht Gott.

Der Arzt darf also zur Ehre Gottes alles Natürliche benutzen, selbst die Schriften der in ihren Augen heidnischen Gelehrten, diese allerdings mit Kritik und Distanz, nach dem Wort, dass man Gold auch auf dem Misthaufen findet!

Das Gerüst seiner Wissenschaftstheorie ist denkbar einfach gehalten: Es gibt drei Wissenschaften: die Logik, die Physik, die Ethik mit ihren vier Kardinaltugenden. Medizin wird darin eingebaut als die Wissenschaft von der Heilbehandlung. Sie sei erfunden zum Erhalten des Körpers (*ars conservandi sanitatem*) und zur Heilung des Körpers (*ars restituendi sanitatem*). Der Wert dieser Wissenschaft werde schon im Alten Testament dokumentiert sowie bei Paulus, der die Medizin als ein Geschenk des Heiligen Geistes betrachte.

Warum aber befallen Krankheiten den Menschen? Um das Heilmittel Gnade und das Heilmittel Medizin den Menschen umfassend schenken zu können, jenem Menschen, der wegen seiner Verschuldung oder zur Erprobung oder einer Unmäßigkeit wegen in Krankheit fällt. Ein dialektisches Zwischenspiel scheint dem Bamberger Klosterarzt hier unvermeidlich: warum überhaupt Heilkunst,

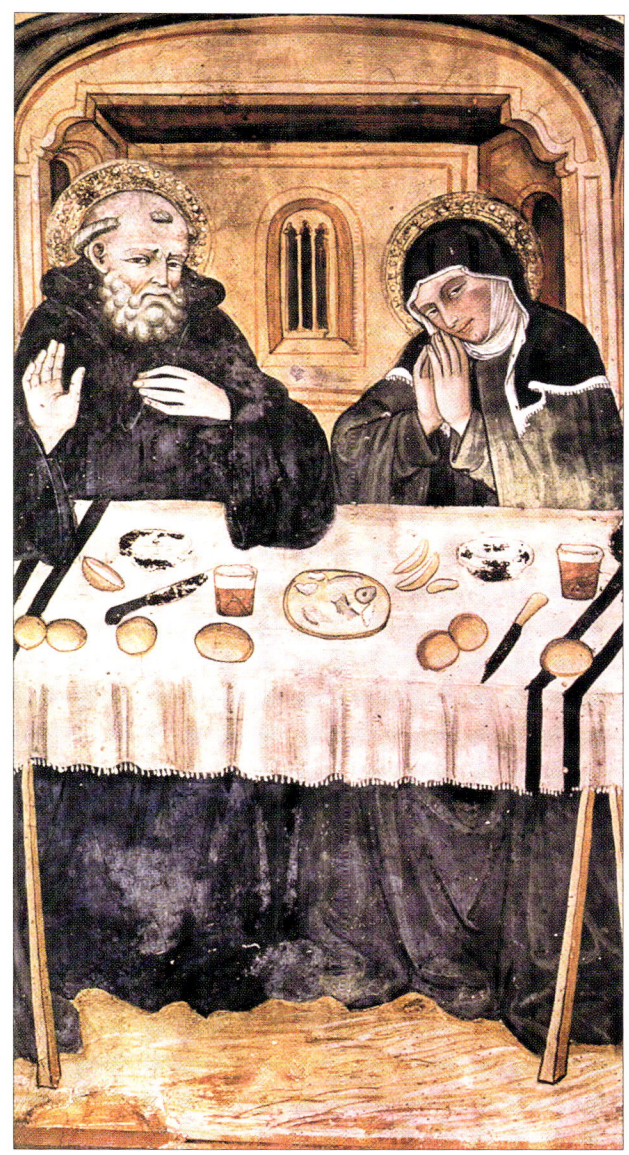

Mit seiner Schwester Scholastika, die Nonne geworden war, traf sich Benedikt einmal im Jahr.

41

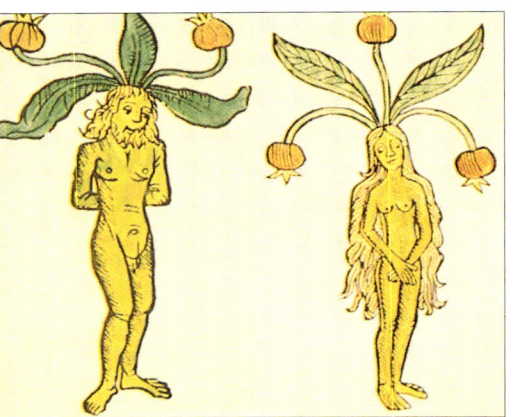

Alraunenwurzel (Mandragora) in männlicher und weiblicher Form. Daraus stellten die Mönche unter anderem Betäubungs- und schmerzlindernde Mittel her. Holzschnitt aus Hortus sanitatis *(Garten der Gesundheit), Mainz 1491.*

da Gott doch absoluter Herr ist über Leben und Tod? Warum nicht alle Sorge werfen auf den Herrn, der unser Heil doch in seiner Hand hat? Gewiss: Gott hat alles Heil in seinem Wort, aber er wollte *uns* die Sorge in die Hand geben; denn nicht die Gesunden bedurften seines Wortes, sondern die da Übel leiden. Warum aber dann noch die Heilkunst, wo wir alle in dieser Mühsal stehen, in der Situation eines Hiob, wo wir alle mit dem Apostel die Krankheit zu tragen haben? Aber auch hier zeigte Christus selbst, dass er Menschenhilfe nicht verschmähte und sich von einer Sünderin salben ließ. Und der Bamberger Klosterarzt fügt an: „Sehr heilsam nämlich ist eine Krankheit, die den Sinn des Menschen in seiner Verhärtung aufbricht, und sehr gefährlich ist eine Gesundheit, die

den Menschen zur Unbotmäßigkeit führt." Zur Begründung seiner Tätigkeit als Heilkundiger bedient sich der Klosterarzt des alten Bildes von *Jesus als Heiler*. Bereits im Alten Bund sei Gott als Arzt aufgetreten. Bei Moses etwa oder Elias. Auch Christus bekannte, dass er Arzt sei und Gottes Heilmittel verwalte.

Lukas habe offensichtlich Erfahrungen in der Heilkunst gehabt. Und auch Kosmas und Damian benutzten Heilmittel und betrieben eingehende Studien der Medizin.

Zum Abschluss seiner Charakterisierung wird dann der Rat erteilt, jederzeit für seinen Körper zu sorgen, auf dass er, so viel er wert sei, gehegt werde. Auch habe man um Heilmittel zu bitten, die einem allerdings nicht dazu dienen sollen, weiter den Begehren zu frönen, sondern als einem Gesunden Gutes zu tun.

Keine beliebige Verwendung der Gesundheit wird also deklariert, keine neutrale Wiederherstellung der Gesundheit! Auch bei unheilbarer Krankheit bleibe noch ein Heilmittel: die Geduld im Leiden. Leben wir doch – so der Bamberger Klosterarzt weiter – in der Zeit der Weinlese und sollen in die Kelter gestampft werden, um später Wein beim Kö-

42

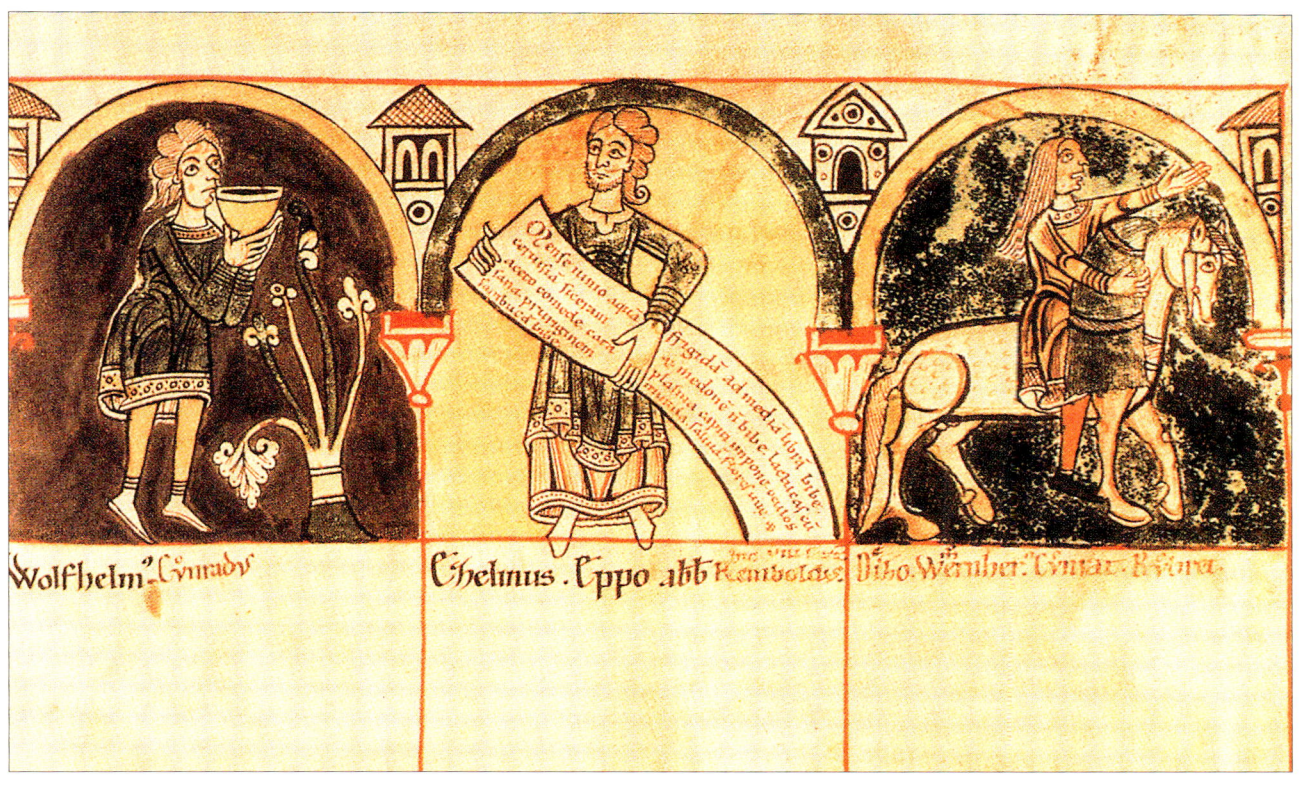

Beispiel für klostermedizinische Ratschläge im 12. Jahrhundert: Im Monat Juni soll man frisches Wasser trinken, kein Bier und keinen Most zu sich nehmen. Salbei-, Reben- und Holunderblüten schützen vor Augenentzündungen.

nigsmahl zu sein. Wie Weizen, so führt er weiter aus, werden wir mit einem Mühlstein zerstoßen, um als Brot beim Mahl des großen Königs aufgetragen zu werden. Wir werden von den Trübsalen geplagt, um einst geläutert zu erscheinen; die letzte Entscheidung über Krankheit oder Gesundheit und über die Wirksamkeit eines Mittels sollen wir deshalb Gott überlassen: Er will ja, dass alle Menschen heil werden!

Die Persönlichkeit des Arztes und seine reale Existenzweise in der Welt ist darüber hinaus für den Klosterarzt ein Anlass, mit dieser Rolle auch einen mystischen Sinn zu verbinden. All das ist Anlass genug, den höchs-

43

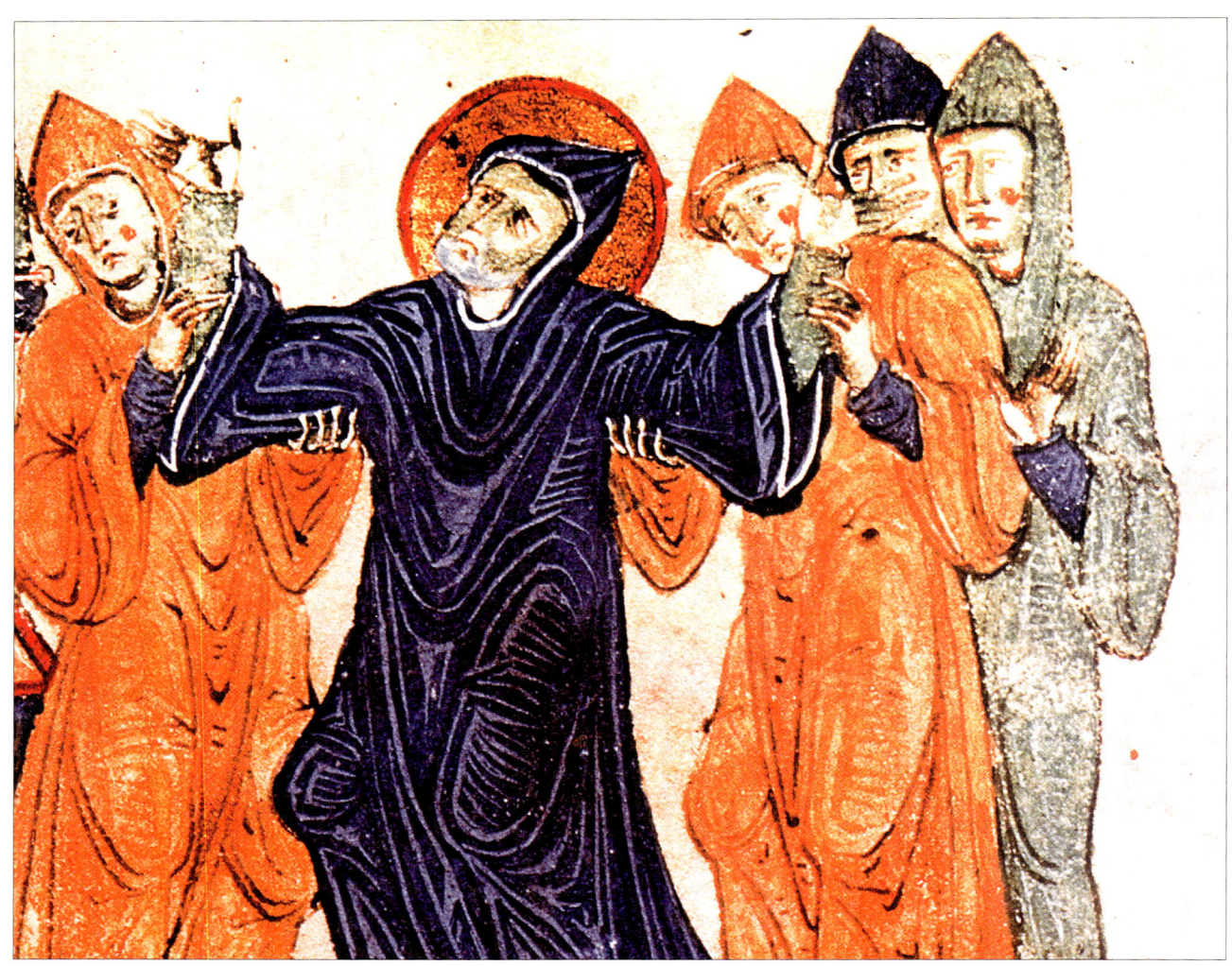

Stehend und mit betend erhobenen Armen, die seine Brüder stützten, starb Benedikt im Jahr 547 in der Kirche seines Klosters auf dem Monte Cassino; Miniatur in einer Handschrift aus dem 11. Jahrhundert mit 65 Szenen aus dem Leben Benedikts.

ten Respekt vor dem ärztlichen Stand zu fordern: „Schaff deinem Arzt Genugtuung, solange du gesund bist, damit du im Krankheitsfall verdienst, seiner Wohltaten teilhaftig zu werden.“

Die Eingliederung der Klosterheilkunde in die „Freien Künste"

Um die wissenschaftliche Handhabung der Klosterheilkunde auch im praktischen Klosterleben in den Blick zu bekommen, müssen wir uns mit der systematischen Eingliederung ihrer Grundelemente in das mittelalterliche Lehrsystem vertraut machen. Wir stoßen damit abermals auf jene Fundamentalordnung der *Freien Künste*, die das erste halbe Jahrtausend des Mittelalters „akademisch" maßgeblich geprägt hat.

Die Systematik dieser *Künste*, mit ihrer Unterteilung in die formalen Fächer des *Trivium* (Grammatik, Rhetorik, Dialektik) und die Sachgebiete des *Quadrivium* (Arithmetik, Geometrie, Astronomie, Musik), wurde eifrig von der Klostermedizin als die wissenschaftliche Formel aufgegriffen, weil damit neben dem elementaren Werkzeug auch der enzyklopädische Charakter der Fachgebiete

selbst in einleuchtender Weise zur Entfaltung kommen konnte. In souveräner Weise hat sich, bei allen Varianten und wesentlichen Modifikationen, auf die wir zum besseren Verständnis eingehen müssen, dieses Schema vom 6. bis zum 11. Jahrhundert halten können. Im Verlauf des 12. Jahrhunderts wird diese Formel gesprengt durch den Einbruch der aristotelisch-arabischen Wissenschaftstheorien, durch die zunehmende Spezialisierung der profanen Wissenschaften wie auch durch das Übergewicht der Laienschulen. Schon bei Thomas von Aquin können die *Freien Künste – Artes liberales –* nicht mehr als Prinzip einer Wissenschaftssystematik dienen.

Als weitere *Freie Kunst* erwies sich vor allem die Medizin. Sie wird im 12. Jahrhundert nicht nur ein selbstständiges Fachgebiet, sondern auch der tragende Pfeiler in der stark aufblühenden Universitätsbildung. Die Heilkunde muss deshalb auch als ein selbstständiger Teil der mittelalterlichen Geistesgeschichte gesehen werden: „Das Studium der mittelalterlichen Medizin sollte nicht nur als selbstständiges Gebiet neben den anderen Zweigen der mittelalterlichen Geschichtsforschung gepflegt werden, wie es schon mit

45

Erfolg geschehen ist, sondern man sollte auch versuchen, es aus seiner Isolierung heraustreten zu lassen und es als einen unentbehrlichen Teil der mittelalterlichen Geistesgeschichte zu betrachten" (Paul Oskar Kristeller).

Wie sehr die Heilkunde auch in den Jahrhunderten der Mönchsmedizin bereits als ein Teil der Geistesgeschichte zu betrachten ist und welche Rolle der Klosterarzt gerade im Rahmen der *Artes liberales* zu spielen vermochte, soll ein kurzer Überblick vermitteln.

Alcuin, der an der Palastschule Karls des Großen eine Art von Kultusminister war, hatte 806 eine Verordnung erlassen, aus der hervorgeht, dass eigentlich damals schon die Klosterheilkunde zu den *Artes liberales* zählte. Dass die Medizin im *Quadrivium* selbst ihren legitimen Platz einzunehmen hat, dass aber auch bereits das *Trivium* dem Arzt seine zentrale Position vorbereiten soll, hat Isidor von Sevilla prinzipiell zum Ausdruck gebracht, wenn er folgendermaßen argumentiert: „Von einigen ist die Frage aufgeworfen worden, warum unter den übrigen Freien Künsten die Heilkunde nicht enthalten sei. Darauf ist zu antworten: Jene enthalten nur die einzelnen Grundlehren, diese aber das Gesamt. Denn auch die Grammatik muss der Arzt kennen, damit er einsehen und auseinander setzen kann, was er studiert. Ebenso bedarf er der Rhetorik, damit er mit glaubwürdigen Argumenten zu vertreten versteht, was er verordnet; nicht weniger der Dialektik ..." Isidor von Sevilla geht so systematisch sämtliche Disziplinen durch, um den Stand der Medizin generell festlegen zu können. Selbstverständlich gehören auch die Fächer des *Quadriviums* dazu, unter denen die Stellung der Musik besonders betont wird. Eine besondere Rolle für die medizinische Ausbildung spielte auch das weit gefasste Gebiet der Geometrie, unter dem man außer der Geografie und einer allgemeinen Naturgeschichte auch noch die Anthropologie und Meteorologie zusammenfasste. Als Autorität hierfür wird Virgilius Maro aus dem 6. Jahrhundert angeführt, bei dem es unter anderem heißt: „Geometrie ist eine Disziplin, die die Erfahrungen in allen Kräutern und Gräsern vermittelt, weshalb man auch die Ärzte als Geometer bezeichnet, da sie ja im Kräuterwesen bewandert sind."

Den dreifachen Nutzen der Geometrie für das menschliche Leben, wobei abermals die dominierende Rolle der Medizin hervorsticht,

46

hatte auch Boethius betont. Neben dem Nutzen für die Technik stehe die Gesundheit des Körpers und die Gesundheit der Seele. „Für die Gesundheit bedienen sich der Geometrie die Ärzte, für die Seele die Philosophen. Diese Kunst erleuchtet unseren Sinn mit großer Klarheit und lässt uns den Schöpfer der Welt erkennen, der so große und tiefe Geheimnisse verhüllt hat."

Ähnlich wie bei der Geometrie vermochte der mittelalterliche Mensch auch die Musik in Einklang mit der kosmischen Ordnung zu setzen, und die Musik ist es denn auch, die in allen Jahrhunderten bevorzugt mit der Medizin als einer elementaren Proportionskunde am menschlichen Körper verglichen worden ist. Und wie von einem Kreuzweg vier Wege abgehen, so sieht auch Roswitha von Gandersheim, die um 935 geboren wurde, von der Philosophie aus eine Abzweigung der vier Fächer des *Quadriviums*, wobei der Musik eine besondere Anziehungskraft wiederum zur Medizin zugesprochen wird. Besonders in einem Drama, das die Bekehrung der Buhlerin Thais behandelt, zieht Roswitha von Gandersheim die Analogie der Musik zur Medizin heran. Der Einsiedler Pafnutius drückt das mit einfachen, aber gewichtigen Versen

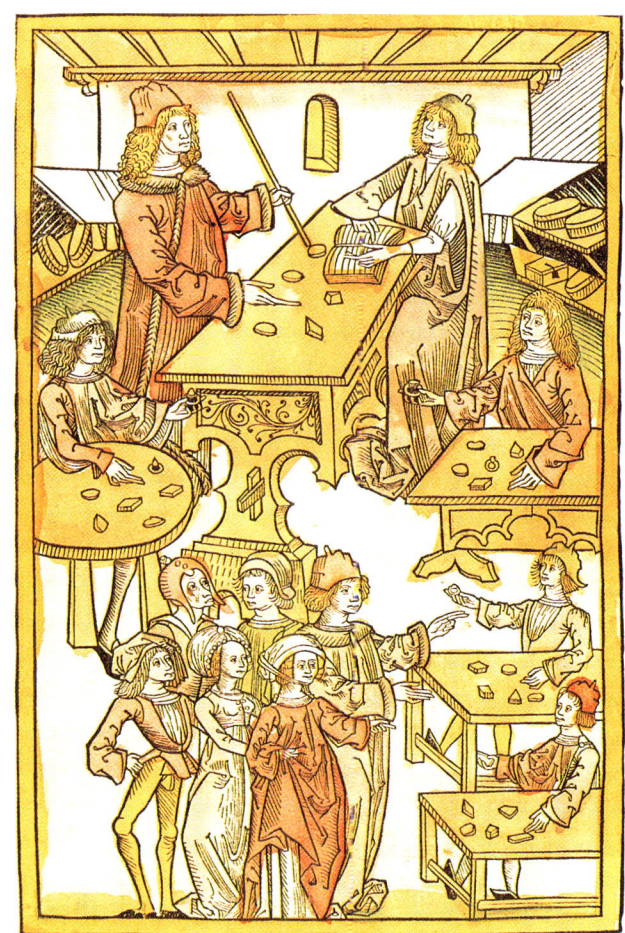

Edelsteinverkauf in einer klösterlichen Steinhandlung. Edelsteine dienten schon sehr früh Heilzwecken; Mainz 1491.

aus: „Menschliche Musik besteht nicht allein / im Verein von Körper und Seele / nicht nur im hohen und tiefen Ton unserer Kehle / man findet sie in unserer Ader Pulsschlag

47

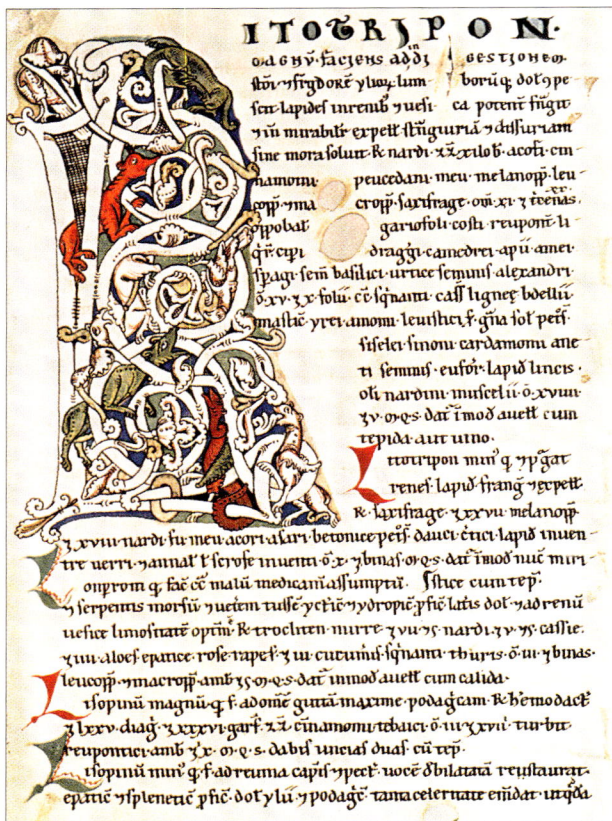

In der Initiale L des Liber antidotarius magnus *sieht man verschiedene Dämonen und Tiere.* Litotripon *bedeutet „Steinzerreiber" und bezeichnet ein Arzneimittel der Klosterheilkunde, das gegen Blasen- und Nierensteine eingesetzt wurde.*

wieder / und in dem Maß der einzelnen Glieder / und ebenso in den Fingerteilen wieder / und überall sehen wir dieselben Maße walten / die in den Konsonanten sind enthalten /

denn Musik ist nicht nur Zusammenklingen von Stimmen / sondern auch von anderen ungleichen Dingen."

Dass genau diese medizinale Harmonie auch das liturgische Leben durchzieht und ein Grundtenor kultischer Texte ist, wird von heutigen Christen, die allzu sehr an eine „süße Seelenspeise" und den „Seelenbräutigam" gewöhnt wurden, kaum mehr gesehen, obwohl in den liturgischen Texten zur Messfeier und zum Abendmahl immer wieder die Rede vom „Heil des Körpers und der Seele", vom „Schutz des Geistes und Körpers", von der „Behandlung der Seele und des Körpers" oder einer „Medizin als Geschenk" die Rede ist.

Das verdeutlicht, wie sehr die Jahrhunderte der Klostermedizin die innere Ausgestaltung des *Quadriviums* und seine spirituelle Verwandlung betrieben haben. Bereits Papst Gregor der Große (540 bis 604) hat versucht, einen christlichen Sinn, der die bloße Erkenntnishaltung durch eine demütige Glaubenshaltung ersetzt, gerade in die Fächer des *Quadriviums* hineinzulegen.

Es ist keine autonome oder systematisierende Bedeutung, die etwa innerhalb einer Wissenschaftstheorie liegen könnte, sondern mehr und mehr und immer eindeutiger der eine und einzige Weg, der in aller sachlichen Spezialisierung zu Gott führt.

In einer solchen Weise hat noch um die Mitte des 12. Jahrhunderts der Scholastiker Honorius Augustodunensis die Seele auf dem Weg vom Exil der Unwissenheit zum Vaterland des Wissens und der Weisheit gesehen. Er lässt einen Menschen, der den Weg der Wissenschaft beschritten hat, die Städte der *Artes liberales* passieren. In der „achten Stadt", um in diesem Bild zu bleiben, lässt er Hippokrates residieren, der den Wanderer in den Geheimnissen der Heilkunde unterrichtet, und über das Heil des Körpers wird der Mensch dann auch zum Heil seiner Seele geführt.

Über Honorius Augustodonensis liegt uns keine Biografie vor, und wir wissen nicht einmal, was der merkwürdige Beiname bedeutet. Honorius kommt aus der Klosterschule von Canterbury und lässt sich als Einsiedler in der Nähe von Regensburg nieder, wo er auch im Jahr 1150 verstorben ist. Sein Hauptwerk *Imago mundi* (Bild von der Welt) ist Abt Christian von der Schottenabtei St. Jakob in Regensburg gewidmet.

Was uns von ihm erhalten blieb, sind 38 größere Schriften, die ein guter Spiegel der Naturkunde seiner Zeit sind. Die Quellen sind unter anderem Plinius, Isidor von Sevilla, Hrabanus Maurus und vor allem Johannes Eriugena, der auch als Naturphilosoph große Autorität in der Frühscholastik besaß. Wir greifen nur eines von diesen Werken heraus, das für die Medizin am interessantesten ist, den *Clavis physicae* (Schlüssel der Natur).

Hier wird – wie der Titel verspricht – die Geheimkammer der Natur geöffnet. Dazu braucht man nach der Auffassung des Autors einen besonderen Schlüssel, denn die Natur liebt es, sich zu „verstecken" und zu „kostümieren". Der Weg zu diesen Verstecken – so Honorius weiter – ist die Vernunft, die immer weiter vordringt. Der Mensch ist dann ganz und gar eingebettet in diese Natur. Er braucht und verbraucht ständig *physis* (Natur). Darin ist er das biologische Mängelwesen, das sich zeitlebens als abhängig erweist von seiner physischen Umwelt, das aus diesem Anreiz heraus aber auch ständig die Natur zu sublimieren versucht. Honorius sieht in diesem Mängelwesen ein geistiges Lebewesen, das sinnliche Existenz auflöst zu Geist und so die äußere Natur umzuwandeln versteht zu einem geisthaften Kosmos: Aus dem äußeren Weltbild wird auch

49

hier – in diesem leibhaftigen Assimilationsprozess – nach und nach eine innere Bildungswelt.

Mit diesem Schlüssel und auf diesem Weg kommen wir näher heran an das geheime dynamische Gefüge des Universums, an die Mechanerie der äußeren Welt. Der Kosmos wird vorgestellt als das Weltei. Wasser durchströmt ihn in einem universalen Umlauf wie das Blut die Adern im Organismus. Die Elemente fungieren als die Bindeglieder und der Leitfaden dieses gewaltigen Universums, dieses Organismus im Großen, nämlich dieses Weltenspiegels.

Auch die Heilige Schrift bildet für diesen großen Symbolisten des 12. Jahrhunderts einen einzigen „Körper". Die Heilige Schrift besteht aus 72 Büchern – wie der Mensch aus 72 Gliedern. Die vier Paradiesflüsse gleichen nach Honorius den Evangelisten: Matthäus bedeutet die Milch der Kindheit Jesu, Lukas das Öl der Krankenheilung, Markus den Wein der Freude, Johannes den Honig der Gottheit, der ständig auf die Christenheit tropft.

Man erkennt hier unschwer die heilige Vierzahl wieder: der Elemente, der Säfte, der Temperamente, der Qualitäten, der Weltgegenden, der Windrichtungen, der Lebensalter. Die ganze Welt ist nach Auffassung des Honorius in dieser elementaren Zusammensetzung harmonisch gegliedert. Der Mensch ist gleicherweise in Rhythmus und Harmonie geordnet, und zwar durch seine Seele. Nach demselben Gesetz gliedern sich nun die Stände der weltlichen Gesellschaft und der Kirche: die Patriarchen, Mönche, Witwen, die Ritter, Handwerker und Spielleute – alles hat darin seinen festen Platz. Auch die Geschichte zeigt sich als eine solche Spiegelung von Riesenräumen und ihrer Symbolik. Für Honorius ist die ganze Welt wie in einem Gemälde kunstvoll zusammengestellt. Der Mensch in dieser symbolisch verschlüsselten Realität ist Bild der kleinen Welt, des Mikrokosmos, ein Kompendium der Natur und ein Haus Gottes. Und auch das wird wörtlich verstanden als der Tempelbau des Herrn. Die Kreuzform der Basilika entspricht dem ausgespannten Körper. Aufgabe unserer Sinne ist es, das Gotteshaus zu schmücken und darin Gastmahl zu halten. Aber bleiben wir bei der Medizin:

Der Mensch begegnet nach Honorius und in seiner Symbolsprache der Heilkunst als einer Wissenschaft der *Freien Künste* auf einer

50

langen „Pilgerfahrt". Auf dieser Reise hat er „zehn Städte" zu passieren, die wiederum symbolisch verschlüsselt sind und deren Tore, Straßen, Türme, Brücken und Bauwerke jeweils etwas Besonderes der Wissenschaft zu offenbaren haben. In der achten Stadt auf diesem Pilgerweg, der aus dem Exil in das Vaterland führt, residiert Hippokrates und lehrt die Wanderer die Medizin; er lehrt die „Heilkräfte der Natur und der Kräuter, der Bäume, der Steine und der Tiere". Heilung des Körpers bewirkt schließlich Heilung der Seele – nach der alten christlichen Vorstellung vom *tutamentum animae et corporis* (der Glaube als Schutzmittel für Seele und Körper).

Das Bild von der Pilgerfahrt durch die *Artes liberales* lehrt darüber hinaus noch etwas Charakteristisches: Die Situation des Gelehrten ist in dieser Bilderwelt des Honorius von Natur aus die Wüste – und nur ab und zu

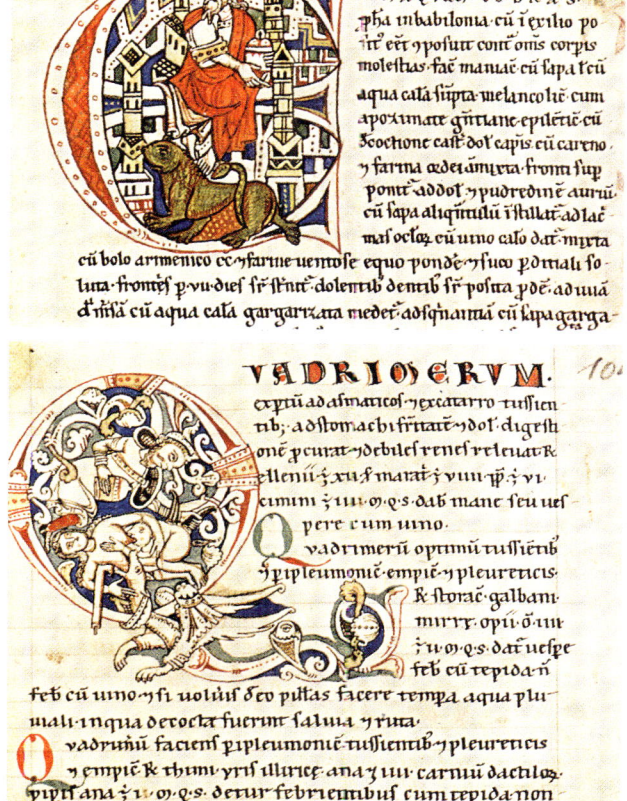

Initialen E und Q aus dem Liber antidotarius magnus, *einem prächtigen Pergamentcodex aus Salerno, bei dem es sich um ein alphabetisch geordnetes klostermedizinisches Rezeptverzeichnis handelt. Initiale E oben: Der Prophet Esdra sitzend zwischen Tempeln und Türmen und dem berühmten Löwen von Babylon hält in der Hand eine Büchse, worin sich das Allheilmittel Esdra Magna mit über 140 Bestandteilen befindet. Initiale Q unten: Eine Mutter, die ihr Kind nährt, wird von einem Dämon belästigt. Oben der Arzt, in der rechten Hand hält er das Arzneigefäß, während er mit der linken zwei Schröpfköpfe aufsetzt. Quadrimerum bedeutet das „Vierteilige" und enthält vier Arzneimittel. Es wurde gegen Asthma und Lungenleiden verabreicht.*

51

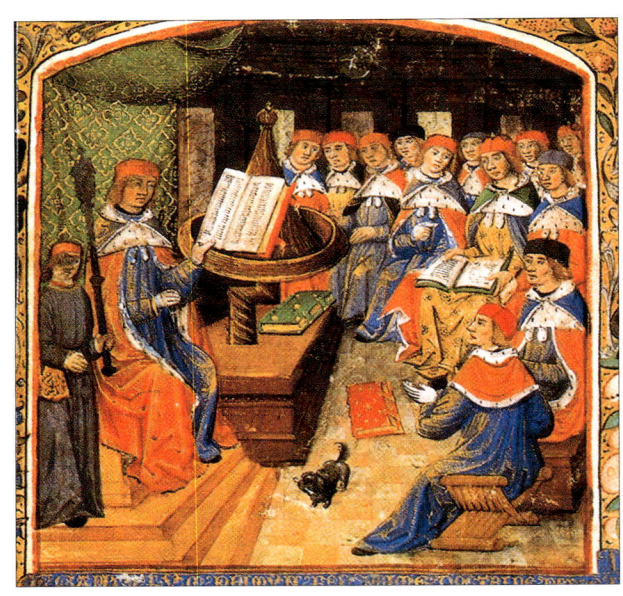

Avicenna (links) erteilt Medizinunterricht; Miniatur in einer Handschrift des 12. Jahrhunderts.

kommt er in eine Oase oder darf in einer der zehn Städte Rast machen. Die Wissenschaft aber führt aus der dunklen Wüste in die lichten Räume und auf die Weide. Das ist die Situation des *homo viator* (des Menschen als Wanderer) – viel Sand, wenig Sterne und hin und wieder eine Oase. Die Pilgerfahrt lehrt uns, wie provisorisch auch alles in der Wissenschaft ist und alles nur dienen kann und vorbereitend wirkt. Die ganze Welt wird als Entwurf für ein großes Kunstwerk gesehen, das ein großartiges Bild von der Welt und vom Menschen vermittelt.

Von der Benediktregel geformt: Hildegard von Bingen

Um Hildegard von Bingen ins richtige Blickfeld zu rücken, muss hervorgehoben werden, dass sie, „literarischer Höhepunkt der mittelalterlichen Klosterheilkunde" (Heinrich Schipperges), als Benediktinerin ihr ganzes Leben hindurch von der Benediktregel geistig und charakterlich geformt wurde. Ein immer wieder neu vollzogener starker Glaube bildete das Fundament ihres spirituellen Lebens.

Die Hoffnung verlieh ihr die Kraft der Geduld zum Ausharren in Leiden und Schwierigkeiten. Und ihre Liebe zu Gott und seinem Dienst, zu den Menschen und allen Geschöpfen war von jenem glühenden Eifer beseelt, in dem Benedikt von Nursia im 72. Kapitel seine ganze Regel zusammenfasst. Als Benediktinerin lebte Hildegard aus dem Geist der Liturgie, sie kannte die Kirchenväter, ganz besonders aber war sie mit der Bibel vertraut. Mit dem biblischen Denken verbindet Hildegard eine Gabe, aus der ihre eigentliche schöpferische Kraft wächst, das kosmische Schauen. Hildegard steht in der Vorscholastik. Wenn auch scholastische Ansätze in ihren Werken anzutreffen sind, so dominiert doch das Denken in Bildern. Diese sind nicht – wie bei vielen ihrer Zeitgenossen – bloße Allegorien oder Metaphern. Ihre Bild-Welt ist eine große, universale „Schau", zunächst auf der natürlichen Ebene.

Versagen und Sünde sind im Hinblick auf die Beziehungen zwischen Mensch und Kosmos nach Hildegards Auffassung mehr als ein Widerspruch des Einzelnen gegen Gott, sie sind ein Vergehen am Kosmos. Hildegard vertritt immer wieder die Auffassung, dass das Handeln des Menschen in den Kosmos hineinstrahlt. „So oft die Elemente durch die bösen Handlungen der Menschen befleckt werden, so oft reinigt sie Gott durch die Qualen und Schmerzen der Menschen, denn er will, dass alles rein sei vor seinem Blick."

„Vollbringt der Mensch gerechte Werke, so nehmen die Elemente ihren richtigen Weg. Tut er ungerechte Werke, so zieht er die Elemente mit ihrer peinigenden Strafe auf sich herab." Es ist bezeichnend, welche Strafe Hildegard zum Beispiel einem Mörder aufer-

legt wissen möchte. „Eine Zeit lang soll ihm das Licht entzogen werden, er soll im Dunkeln leben, denn er hat die Luft verpestet und gegen die Erde gesündigt, die Blut getrunken hat." Solange der Kosmos besteht, steht der Mensch in seinem Elementarverband. „In der Welt

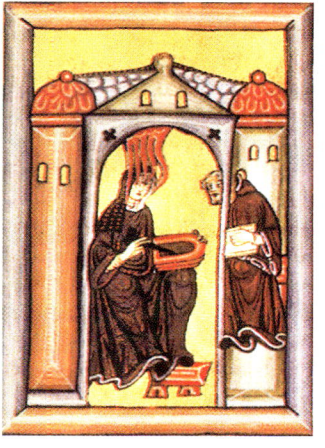

Hildegard und ihr treuer Diener Volmar; Darstellung im Rupertsberger Codex der Abtei St. Hildegard Eibingen, um 1190 entstanden.

stehen die Elemente mit dem Menschen und im Menschen mit den Elementen im Verkehr." Anders wird dies – nach Hildegard – am Ende der Welt sein, wenn der Mensch in der Anschauung Gottes der Elemente nicht mehr bedarf.

Das Erfassen des Ganzen charakterisiert auch Hildegards *Heilkunde* mit dem Titel *Causae et curae* (Ursachen und Behandlung). Schon der systematische Aufbau des Werkes macht diesen Wesenszug deutlich. Hildegards *Heilkunde* beginnt mit der Schöpfung der Welt und geht vom Bauwerk des Kosmos auf die

53

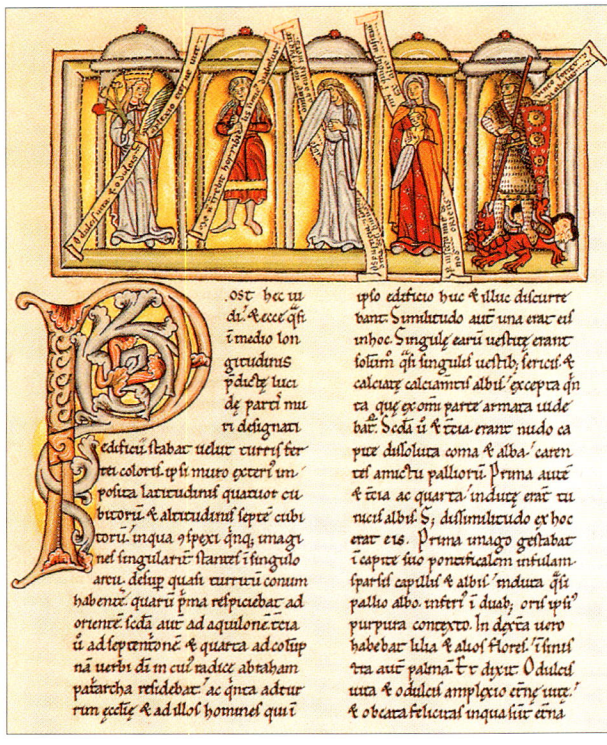

Hildegards Schau von fünf Tugenden (von links nach rechts: Liebe zum Himmlischen, Zucht, Scham, Barmherzigkeit und Sieg über das Böse), die zu Gott führen; Rupertsberger Codex der Abtei St. Hildegard Eibingen, um 1190 entstanden.

Weltelemente über. Dann folgen Ausführungen über die Bildung des Menschen, den gesunden und den kranken Körper und das Kapitel „wie ein Mensch wird". Hildegard spricht weiter vom geschlechtlichen Verhalten, vom Schlafen und Wachen. Sie be-

schreibt die Krankheiten von Kopf bis Fuß und vieles andere (siehe dazu auch Ausführungen Seite 95 ff.). Es ist erstaunlich, wie genau Hildegard von Bingen den Menschen in seiner körperlich-seelischen Verfasstheit, seiner Ganzheit beobachtet und was sie von den psychosomatischen Zusammenhängen weiß. Sie geht den Gemütsbewegungen nach, beschreibt die verschiedenen Arten des Weinens und Lachens und zeigt die Beweggründe von Trauer und Freude auf. „Wenn die Seele bei aller Traurigkeit aus ihrer Einsicht heraus immer wieder sich erinnert, dass sie ja himmlischen Ursprungs ist und auf dieser Welt nur eine Pilgerin, oder wenn ihr Leib dem Guten beistimmt, sodass sie in den heiligen Werken sich mit ihm als eine Einheit fühlen kann, dann sendet sie ohne Nebel und ohne Verwirrung mit den Seufzern der Freude und Fröhlichkeit in milder Weise die Tränen zu den Augen und lässt sie wie einen süßen Quell ausströmen."

Die Krankheiten werden von Hildegard unter einen einheitlichen Aspekt gestellt: Sie sind Folge des Sündenfalls durch Adam und Eva. Das ursprüngliche Schöpfungsbild des Menschen erfuhr durch den Sündenfall eine grundlegende Veränderung. Durch die

54

Menschwerdung Gottes und die durch Christus erwirkte Erlösung ist im Menschen die Heilsmöglichkeit gegeben.

Diese Schlüsselworte durchziehen wie ein Leitfaden Hildegards *Heilkunde*. Auch in den anderen Werken Hildegards sind sie anzutreffen. Nicht nur die Gesundung des Körpers, sondern das Heil des ganzen Menschen wird von Hildegard ins Auge gefasst. Sie denkt auch an die sakramentale Heilkraft. So schreibt sie: „Wenn jemand infolge körperlicher Schwäche an Erbrechen leidet und mit großer Andacht nach dem Herrenleib verlangt, sich aber aus Vorsicht und Ehrfurcht vom Empfang enthalten muss, halte der Priester den Leib des Herrn über das Haupt des Menschen und rufe Gott an." Von der Sündenschuld, die ihn „verwundet" hat, wird der Mensch durch das Bußsakrament befreit und wieder „heil". So schreibt Hildegard am Schluss eines Briefes an Abt Philipp von Park: „Nun aber, milder Vater, der du Christi Stelle vertrittst, nimm diese Frau Ida auf, die ihre geheimen Wunden (= Sünden) noch nicht völlig bekannt hat. Versorge sie und die übrigen, die zu dir ihre Zuflucht nehmen, mit dem Heilmittel der Buße." Das Leitbild des Arztes ist auch für Hildegard Jesus, der *Salvator mundi et Medicus hominum* (Retter der Welt und Arzt der Menschen). Alle, die Gott berufen hat, Menschen zu führen, zu betreuen und ihnen zu helfen, haben Jesus zum Vorbild. Ihn müssen sie nachahmen in der *discretio* (Maßhaltung) und in der *misericordia* (Barmherzigkeit). Diese Tugenden aus der Benediktregel, die der Mönchsvater dem Abt eindringlich ans Herz legt, waren Hildegard bestens vertraut und haben in ihrem Welt- und Menschenbild zentrale Bedeutung. In vielen Briefen ruft Hildegard zur weisen Maßhaltung und zur Barmherzigkeit auf. Ihrem Neffen, dem Erzbischof Arnold von Trier, gibt sie in einem Schreiben den Rat: „Lerne die Wunden der Sünder richterlich und doch barmherzig zu heilen, wie der höchste Arzt euch das Beispiel des Heilbringens hinterließ zur Rettung des Volkes." Während die „Herzenshärte" ein Herz von Stein hat und nur auf sich selbst, nie aber auf das Wohl der anderen bedacht ist, lässt Hildegard die „Barmherzigkeit" sprechen: „Die Kräuter mit ihren Blüten schenken den anderen Kräutern den Duft, ein Stein verleiht dem anderen Glanz, und jeder Teil der Schöpfung zeigt durch sein Sich-Neigen ein liebevolles Umfangen. Alle Kreaturen dienen dem Menschen

55

werden mit ihrer *Naturkunde*, die in späteren Jahrhunderten auch *Physica* genannt wurde. In diesem Werk hat Hildegard das aus der Volkstradition und der persönlichen, jahrzehntelangen Beobachtung und Erfahrung gewonnene naturkundliche Wissen zu einem Arzneibuch verarbeitet, das für den praktischen Gebrauch bestimmt war. Die in neun Bücher gegliederte Schrift handelt über Pflanzen, Elemente, Bäume, Steine, Fische, Vögel, Tiere, Reptilien und über den Ursprung der Elemente. Es ist bezeichnend, dass Hildegard in der Vorrede des Werkes auf die Erschaffung des Menschen zurückgreift und ihn in Zusammenhang mit der ganzen Kreatur bringt. „Bei der Erschaffung des Menschen aus Erde wurde eine andere Erde genommen, die den Menschen darstellt, und alle Elemente waren ihm untertan, weil sie fühlten, dass Leben in ihm war, und sie halfen ihm in all seinen Bemühungen und er ihnen. Und die Erde spendete ihre Kraft (*viriditas*) nach dem Geschlecht, nach der Natur, nach der Lebensweise und dem ganzen Verhalten des Menschen." Wir kehren deshalb noch an anderer Stelle (Kapitel „Klösterliche Heilkunde" Seite 95 ff.) zu Hildegard von Bingen und ihrem Erbe für unsere Zeit zurück.

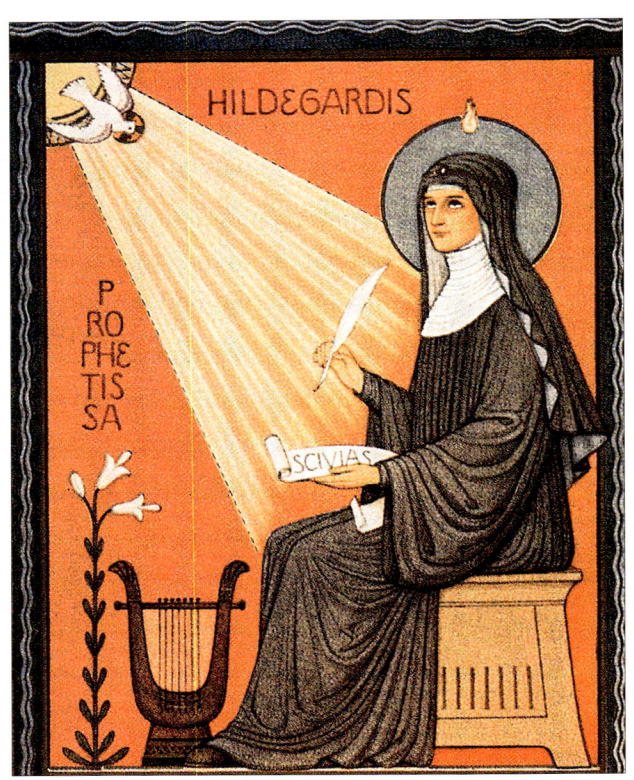

Hildegard von Bingen. Im Mittelpunkt ihrer geistigen Schau: Heilskunde und Heilkunde.

und bringen in diesem Dienst freiwillig den Menschen ihren Ertrag. Ich bin in Luft und Tau und aller Grünkraft wie mildes Gras. Mein Herz ist ganz erfüllt, jeder und jedem Hilfe zu leisten. Ich war in dem ‚Es werde!‘, aus dem die ganze Schöpfung erstand, die nun mehr dem Menschen dient." Die *Heilkunde* Hildegards muss zusammengesehen

56

Zusammenfassung

Dass die Gesundheit vorwiegend durch religiöse Bemühung erreicht werden kann, verstand sich für den Asketen des frühen und mittelalterlichen Mönchtums von selbst: „Wer den Herrn liebt, wird frei von Sorgen sein, denn die vollkommene Liebe treibt den Kummer aus."

Es leuchtet deshalb ein, dass der Zisterzienser Caesarius von Heisterbach in seinen Visionen die gesundheitsschädlichen Folgen der „Traurigkeit" darstellt. Dennoch war die asketische Form nur *eine Variante* mönchischen Lebens.

Immer mehr setzte sich die auf Verantwortung sowie kulturelle und wissenschaftliche Leistung bauende Benediktregel durch, die auch die *cura corporis* und *cura animae* (Behandlung des Körpers und der Seele) zu den gottgewollten Pflichten zählte. Sie sind die Wurzeln der Klosterheilkunde.

So kam es, dass die abendländische Medizin nicht nur durch benediktinischen Geist zu hohem Ansehen gelangte, sondern auch von den benediktinischen Mönchsärzten getragen und repräsentiert wurde. Dieser Klosterheilkunde verdanken wir neben der Tradierung des antiken Bildungsgutes eine formale Ordnung und Klarheit, die vom 12. Jahrhundert an die theoretische Medizin der frühen Universitäten begründen half. Neben der formalen Schulung entstanden dadurch nicht zuletzt äußerst fruchtbare Anwendungen in der Klosterheilkunde und Ansätze für eine christliche Anthropologie.

Wie bei jeder historischen Betrachtung werden wir auch hier nicht nur an das erinnert, was an Leistungen im heilkundlichen Bereich dank der Klostermedizin erreicht wurde, sondern auch an das, was wir verloren und vergessen haben, wie das folgende Kapitel über wegweisende klostermedizinische Anwendungen zeigt. Aus der historischen Distanz heraus sind wir aber auch am besten in der Lage, neue Beziehungen zu dieser alten Heilkunde aufzunehmen, die sich dann durch intensive Beschäftigung mit ihr als ein Korrektiv zur heutigen Apparatemedizin erweisen könnten.

Die Klosterheilkunde könnte so zur Komplementärmedizin der modernen Schulmedizin werden und damit die Eigenverantwortung für unsere Gesundheit stärken.

57

Klösterliche Heilkunde

„Tu deinem Leib etwas Gutes, damit deine
Seele Lust hat, darin zu wohnen!"
Theresia von Avila

Cura corporis – Sorge für den Körper

Im Selbstverständnis der Benediktregel (siehe Seite 38 f.) war die Gesundheitsvorsorge
seit Bestehen des Bendiktinerordens, der
die Klosterheilkunde maßgeblich prägte, ein
zentrales Anliegen. Vor diesem Hintergrund
wird verständlich, weshalb der Mönchsvater
Benedikt der *Cura corporis* hohen Stellenwert einräumte. Sie wird noch heute in den

*Maria Laach. Die Vorhalle der Abteikirche,
„Paradies" genannt, ist ein Meisterwerk spät-
romanischer Steinmetzarbeit.*

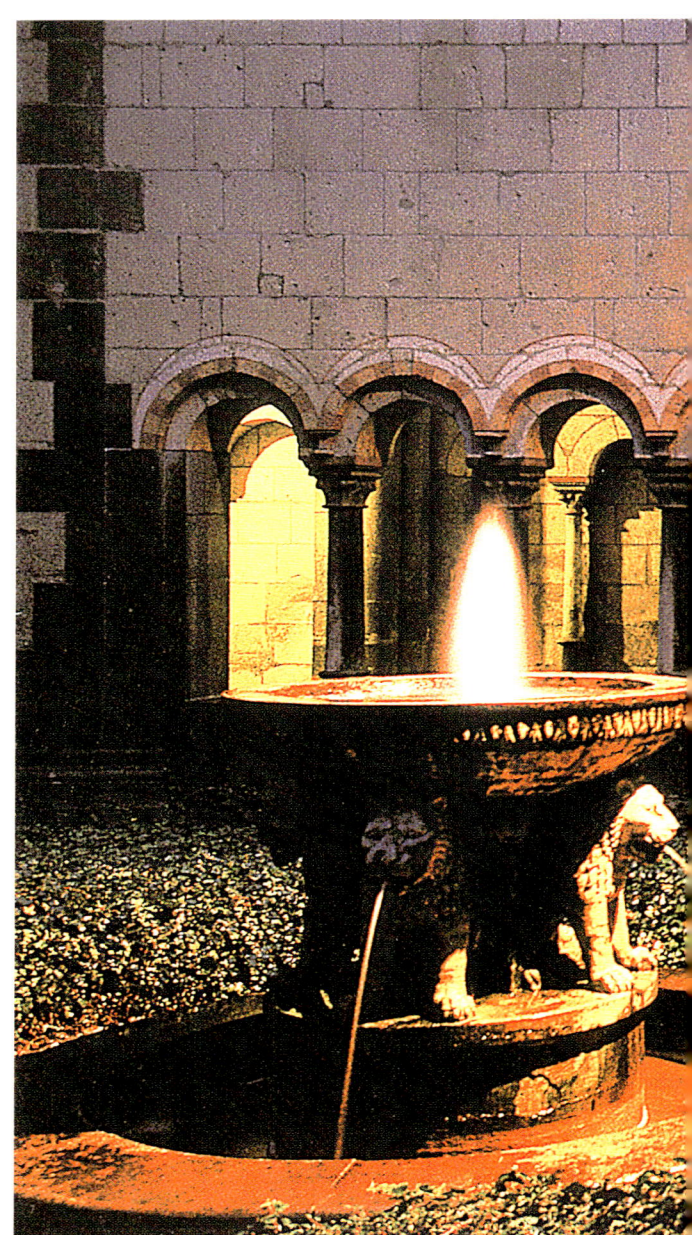

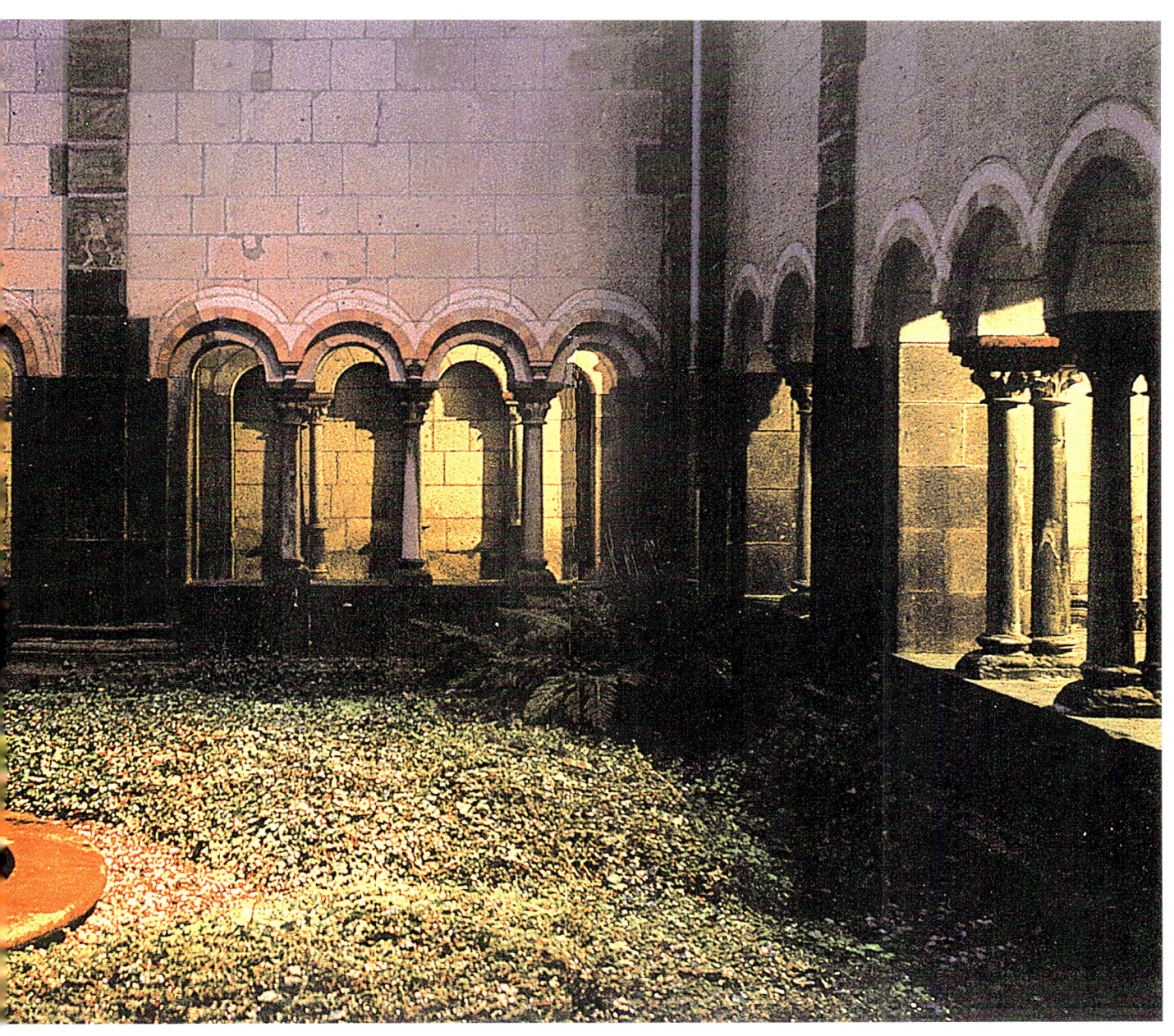

59

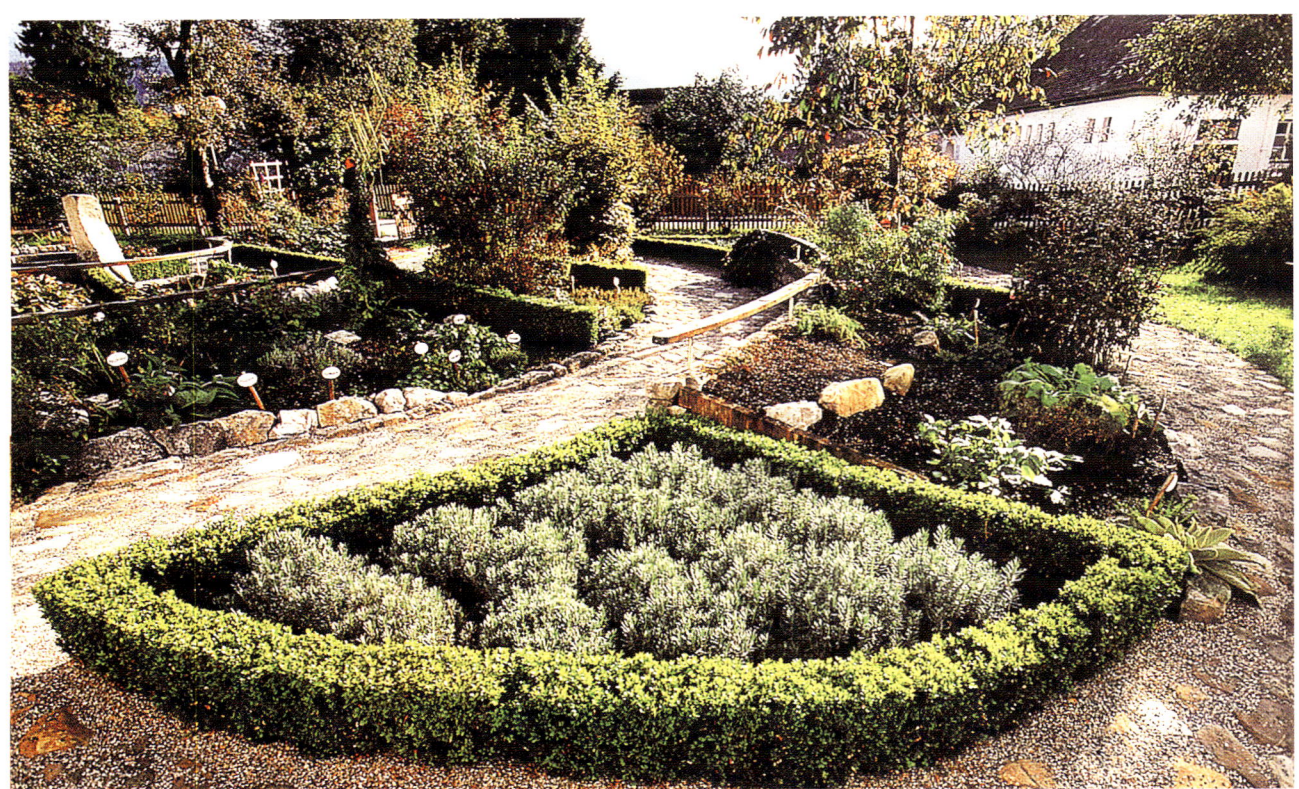

Der Kräutergarten am Maierhof des Klosters Benediktbeuern.

Klöstern zusammen mit der *Cura animae*, der Sorge für die Seele, als Einheit gesehen und gelebt: beide – *Cura corporis* und *Cura animae* – bedingen einander und sind die Grundlage für ein gesundes und erfülltes Leben.

Wie sehr man im Mittelalter in den Klöstern die komplexen Zusammenhänge von Ge-

sundheit und Ernährung, Lebensumständen, Klima und anderen Einflüssen beachtete, belegen die entsprechenden Ordensvorschriften, die *Constitutiones*. Diese sind – auf unsere heutige Zeit bezogen – bemerkenswert fortschrittlich und dem heutigen Bemühen der Medizin erstaunlich ähnlich, nämlich die

Bibliophile Schätze der Benediktinerabtei Maria Laach.

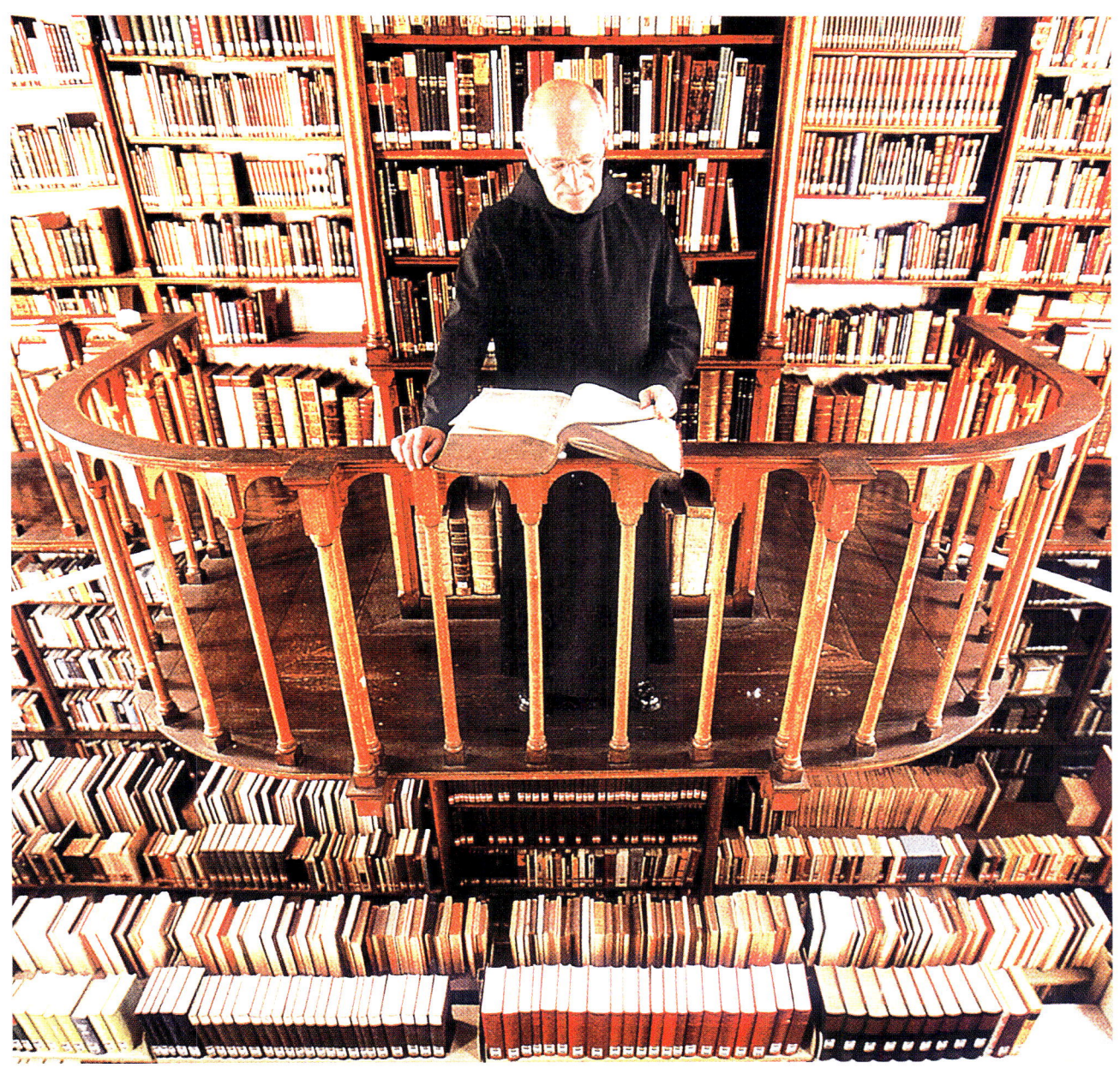

61

Liste von Arzneistoffen, die „ ... ein Apotheker verwenden muss"; aus einer klostermedizinischen Sammelhandschrift des Benediktinerklosters Andechs, 15. Jahrhundert.

durch die Lebensweise zu beeinflussenden Risikofaktoren vorbeugend zu erkennen und präventiv auszuschalten, um so Krankheiten zu verhindern beziehungsweise gar nicht erst entstehen zu lassen, anstatt sie mit großem Aufwand kurieren zu müssen.

Auf diesen Ordensvorschriften beruhen auch die *Cura corporis*-Texte – unseren heutigen Gesundheitsratgebern durchaus vergleichbar. Diese Texte vermitteln anschaulich, wie man in den Klöstern nicht nur die Kranken pflegte, sondern auch, was man tat, um seine Gesundheit zu erhalten. Ernährung, Kleidung, der Tagesablauf und die Schlafzeiten der Mönche – all das ist anschaulich beschrieben und lässt auch Rückschlüsse auf die Lebensführung der Menschen außerhalb der Klostermauern zu, denn der allgemeine Lebensstandard und das Gesundheitsbewusstsein einer Gesellschaft spiegelten sich stets im Klosterleben der betreffenden Epoche wider. Einen eindrucksvollen Beleg für gesundheitsbewusstes Leben liefert das *Lorscher Arzneibuch*, eines der frühesten schriftlichen und zugleich bedeutendsten Zeugnisse der Klostermedizin. Die darin enthaltenen Gesundheitsregeln für ein ganzes Jahr von März bis Februar sind so aufschlussreich für die damalige Zeit, dass wir sie im Folgenden in originalgetreuer Übersetzung aus dem Lateinischen vorstellen möchten.

Was man zu einer bestimmten Zeit hinsichtlich der Gesundheit des Körpers sowie des Lebens beachten soll:

❏ Im Monat März trinke man (süßen Wein), esse man (Süßes), gebrauche man scharfe Gewürze. Man esse angemachten Rettich. Man nehme ein Schweißbad. Man soll zur Ader lassen. Man soll nicht abführen, weil das Abführen selbst Kälte verursacht.

❏ Im Monat April soll man zur Ader lassen, einen Abführtrank nehmen, frisches Fleisch essen, Blut lassen, das zwischen der Haut ist, Warmes gebrauchen, den Magenschmerz durch *Purgieren* mildern, eine lindernde Salbe benutzen. Und wenn dies so geschehen ist, sollen alle Glieder gesund werden.

❏ Im Monat Mai trinke man Warmes, gebrauche man Warmes, man reinige den Kopf, weil man durch die Wärme die Kälte im Brustraum vertreibt. Im Monat Mai ist es erlaubt, einen Abführtrank zu trin-

ken, einen Breiumschlag auf den Kopf zu legen, die getrübten Augen zu heilen, den Grind und die räudigen Stellen zu säubern, den Harn (und die Harnwege) zu reinigen. Man verwende kaltes Gemüse und esse scharfes Würzgemüse.

❏ Im Monat Juni trinke man jeden Tag morgens nüchtern reinen Wein mit Wasser. Man trinke kein Bier, hingegen soll man Limonade verwenden. Man esse Lattich und nehme Essig zu sich.

❏ Im Monat Juli soll man weder zur Ader lassen noch schröpfen, auch nicht aus den Blutadern in dieser Zeit, und man soll auch keinen Abführtrank nehmen. Man gebrauche Salbei und Raute.

❏ Im Monat August esse man überhaupt keinen Kohl, man esse scharf Gewürztes; Bier und Met soll man nicht trinken.

❏ Im Monat September darf man alles zu sich nehmen, was man will, weil alle Nahrungsmittel hinsichtlich ihrer Reife zu dieser Zeit vollendet sind.

❏ Im Monat Oktober gebrauche man Trauben und Most, weil sie den Körper gesund machen und abführend wirken.

❏ Im Monat November und Dezember tut man gut daran, eifrig die Leberader zu

wels Schlüß | der Welt Noth | an mir erscheint | **Ich bin der** | Die meinen Ich | willman erlangen, das

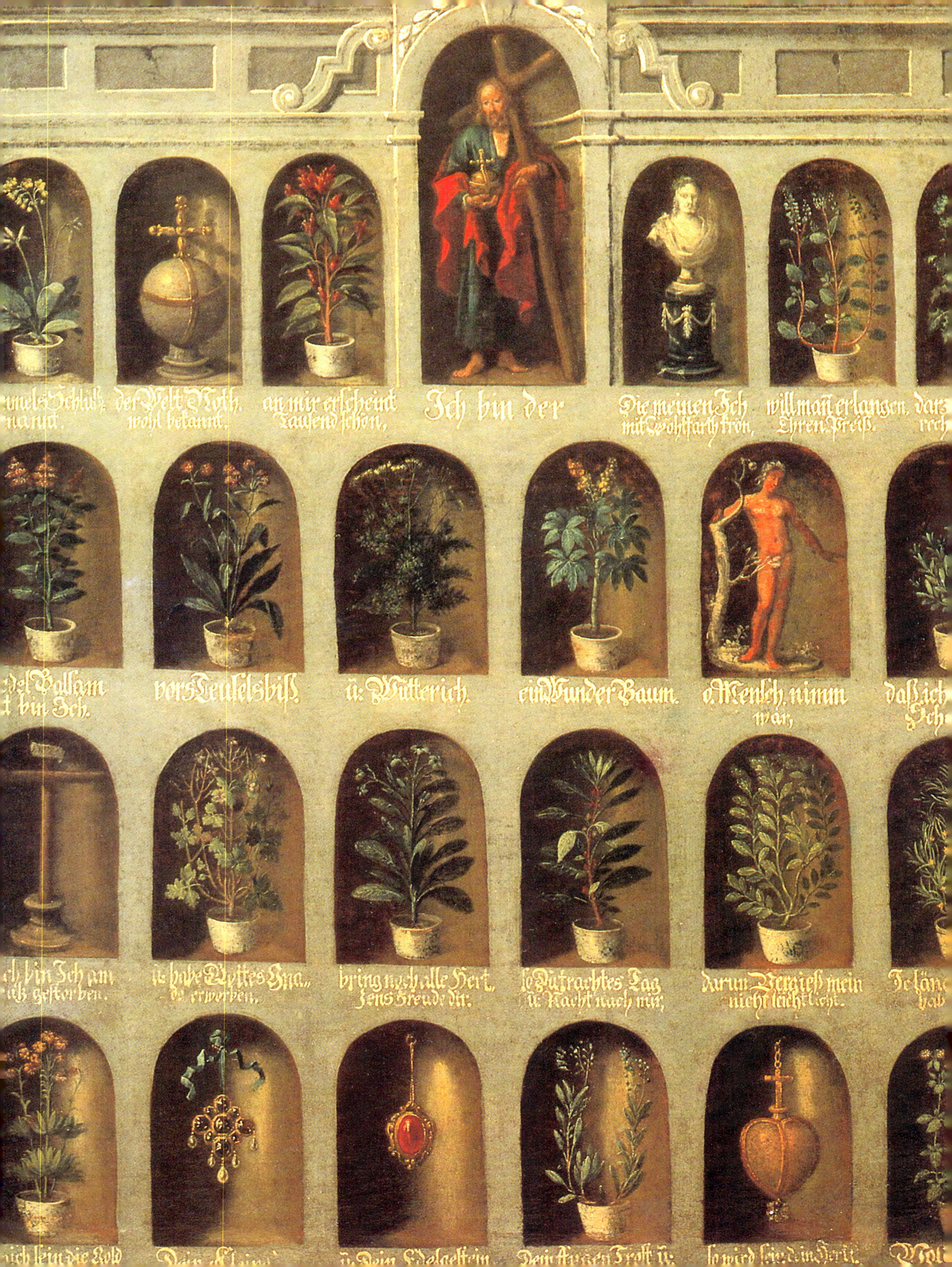

nannt. | wohl bekannt. | tausend schön, | | mit Wohlfarth krön. | rech

del Ballam | vors Teufelsbiß. | ü: Wütterich. | ein Wunder Baum. | o Mensch, nimm | daß ich

t bin Ich. | | | | war, | Ich

ch bin Ich am | ic habe Gottes Gna.. | bring noch alle Hert, | so Betrachtes Tag | darum Vergieß mein | Ie läng..

ich gestorben. | de erworben, | Sens Freude dir. | u: Nacht nach mir, | nicht leicht licht. | hab

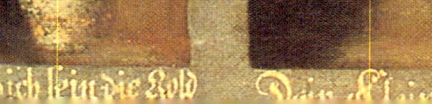
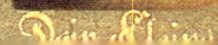
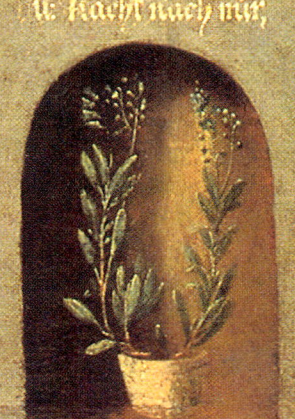
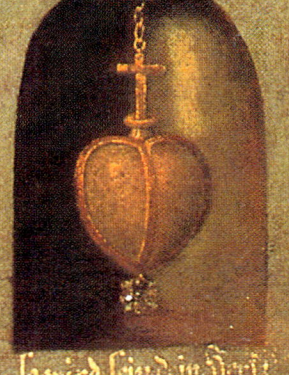
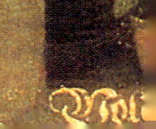

ich sein die Rosd | Dein Klein.. | ü Dein Edelstein. | Dein Augen Trost iu | so wird sie d.. in Hertz | Vol.

schlagen sowie Schröpfköpfe zu setzen, weil zu dieser Zeit alle Säfte (für den Aderlass) bereit sind.

- ❏ Im Monat Januar soll man überhaupt nicht zur Ader lassen und auch keinen Abführtrank nehmen, man soll (statt dessen) eine *Latwerge* (Fruchtmus) nehmen.
- ❏ Im Monat Februar soll man am Daumen zur Ader lassen und Essigmet trinken, was Galle und Rotz durch den Bauch abführt und den Überschuss an schwarzer Galle durch den Bauch austreibt. Er löst die Krankheiten im Kopf, und diejenigen, die durch den Rotz hervorgerufen werden, nämlich Augenschwäche oder auch Brechdurchfall, lässt er erst gar nicht entstehen. Er heilt Blase und Nieren, bewirkt gute Verdauung der Speisen und ist in jeder Beziehung bestens geeignet.

Auch in anderen mittelalterlichen klostermedizinischen Arzneibüchern und Rezeptsammlungen mangelt es nicht an Empfehlungen und Ratschlägen, die der Erhaltung oder Wiederherstellung der Gesundheit die-

Christus als Apotheker bereitet Heilmittel, um menschliches Leid zu kurieren.

nen. Neben vorbeugend wirkenden Arzneien finden sich bei vielen Heilzubereitungen Angaben darüber, wie sich der Patient ernähren und ob er zusätzlich Bäder, Waschungen und Einreibungen vornehmen soll, um die Wirkung der betreffenden Arznei zu verstärken und den Heilungsprozess zu unterstützen. Der Mönchsvater Benedikt ließ es in seiner Lebensregel neben der geschilderten umfassenden Fürsorge für die Kranken, für Kinder und Greise auch nicht an Weisungen zur „Wahrung und Förderung rüstiger Gesundheit" fehlen. Seine Anordnungen treffen Vorsorge für ein „rechtes Maß" (*discretio*) der Speisen und Getränke sowie für erholsamen Schlaf – nicht gemäß alter Tradition am Boden, sondern in Betten. Auch zur unterschiedlichen Schlafdauer im Winter und Sommer äußert sich Benedikt. „Unter Beachtung vernünftigen Überlegens" sollen die Mönche in den Wintermonaten zwei Stunden nach Mitternacht aus ihren Betten steigen. Dass Benedikt der Meinung ist, die Mönche könnten unter dieser Maßgabe „er-

Abbildung Seite 66: Montecassino. Mönchsvater Benedikt übergibt seine Regel Abt Theobald. Abbildung Seite 67: Benedikt von Nursia unterweist Mönche nach seiner Regula.

65

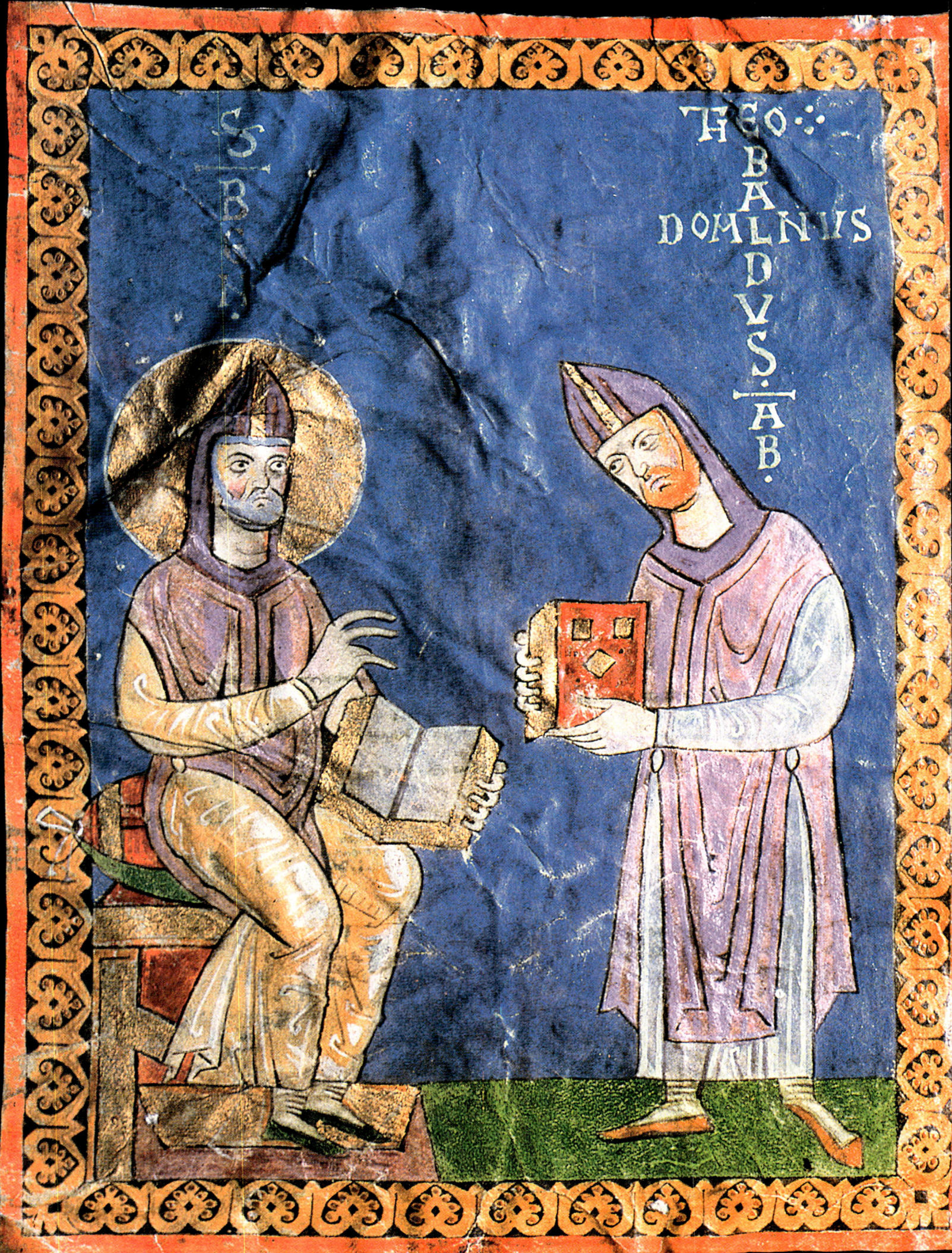

S̅ B̅

THEO
BALD̅ꝰ
DOMINUS
AB.

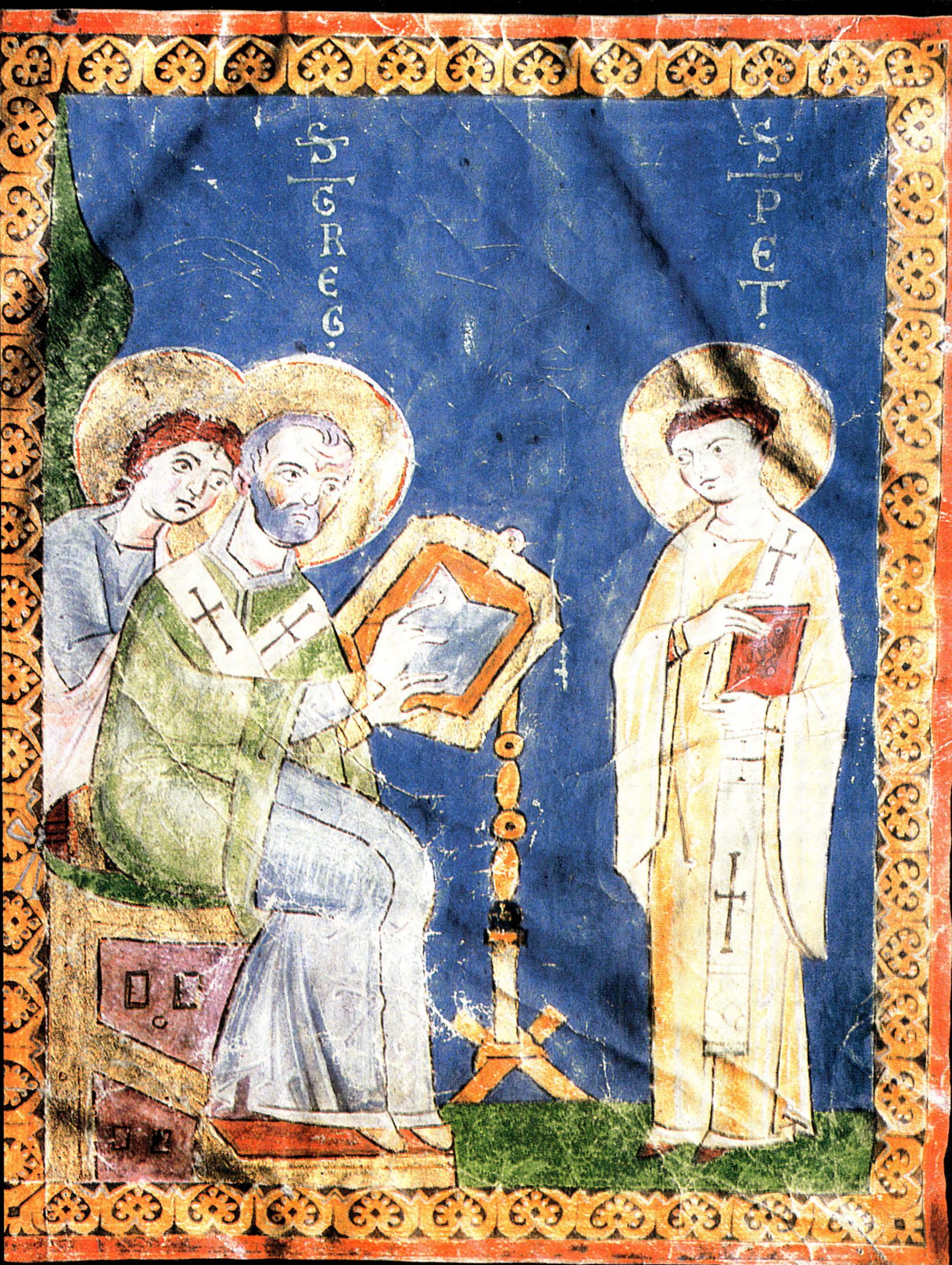

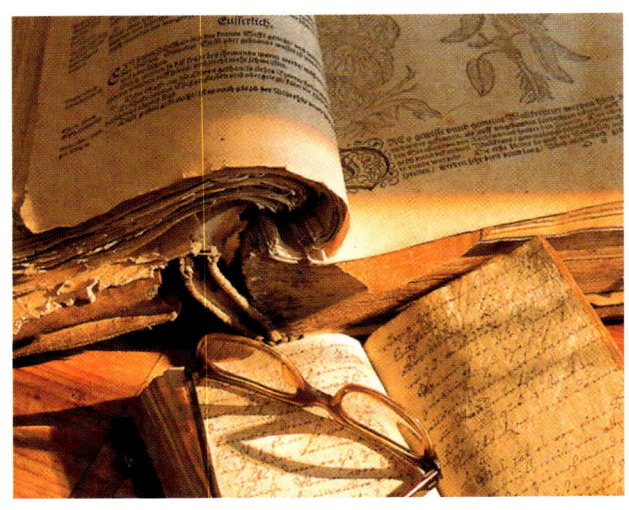

Mittelalterliche Klostermedizin ist aktueller denn je: Mehr als die Hälfte aller Handschriften der Klosterheilkunde behandelt die Erhaltung der Gesundheit, die Prävention, wie man heute sagen würde.

quickt sich erheben", erscheint angesichts der frühen Uhrzeit auf den ersten Blick einigermaßen befremdend. Seine Maßgabe muss allerdings vor dem Hintergrund gesehen werden, dass die damalige Zeitrechnung eine andere war als heute. Man berechnete die Längen der zwölf Stunden der Nacht von Sonnenuntergang bis Sonnenaufgang, wodurch jede Stunde länger wurde als 60 Minuten. Vor dem hier gepredigten Ideal der permanenten Ermüdung von der Arbeit bedeutete die von Benedikt gebilligte Schlaf-

dauer durchaus einen Fortschritt. Gleichwohl lag die „Winterschlafverordnung" an der Grenze des Zumutbaren, worüber sich Benedikt auch im Klaren gewesen ist. Denn er ordnete an, dass jene Mönche, die noch tief schlummern, von ihren Brüdern in „angemessener Weise" geweckt werden mögen: „Wenn sie zum Gottesdienst aufstehen, sollen sie sich gegenseitig behutsam ermuntern, damit die Schläfrigen keine Ausrede haben" – so Benedikts Regel zur „Nachtruhe der Mönche".

Auf die Sommerzeit konnten sich die Mönche jedoch freuen, denn in diesen Monaten war ihnen kraft Benedikts Regel mittags eine Stunde Ruhe gegönnt – zur Siesta oder stillen Lesung. Schließlich waren die Nächte kürzer und die täglichen Arbeiten damit länger und anstrengender. Dass der Mönchsvater für Sommer und Winter eine unterschiedliche Schlafdauer vorgibt, lässt vermuten, dass er auch andere Bereiche des täglichen Lebens den Jahreszeiten angepasst hat. In der Tat ist der Tagesablauf in einen auf die Jahreszeit abgestimmten dreiteiligen Stundenplan zwischen Lesung, Gottesdienst und Arbeit gegliedert, ein sorgfältig überlegtes Verhältnis zwischen Ruhe, Gebet und Arbeit –

sowohl nach hippokratischem Vorbild im Dienst der Gesunderhaltung und gemäß der benediktinischen Devise *Ora et labora,* bete und arbeite.

Von allen Vorschriften zur *Cura corporis* sind die Bestimmungen, die sich auf die Ernährung beziehen, in sämtlichen Ordensvorschriften am ausführlichsten behandelt. Dabei ging es Benedikt nicht nur um die Quantität, sondern auch um die Qualität der Nahrung, denn die alte Mönchsspeise, bestehend aus grünen Kräutern und aus Rohkost, schaffte er zugunsten zweier warmer Mahlzeiten pro Tag ab, wobei die Hauptmahlzeit mittags eingenommen wurde. Auch im Hinblick auf den Weingenuss war Benedikt nicht kleinlich (Näheres dazu siehe Seite 281 ff.).

Ebenso sollte die Kleidung nach Benedikts Vorstellung und im Sinne der *Cura corporis* der Gesundheit dienlich sein. Die Mönche sollten nicht mehr barfuß gehen, sondern Schuhe und Socken erhalten. Angesichts der in europäischen Breiten herrschenden Temperaturen und der kalten Steinböden in den Klöstern war diese Maßnahme ein weiterer Fortschritt. Ein geradezu revolutionäres Novum war die Anordnung Benedikts, die Mönche mögen jeder zwei Kleider bekommen, damit jeweils eines gewaschen werden kann. Zuvor war es mönchisches Ideal, nur ein einziges Gewand zu besitzen.

Die Gesundheitsanleitungen von Salerno

Unter den mittelalterlichen Handbüchern zur Gesundheitspflege fand das *Regimen sanitatis Salernitanum,* die Gesundheitsanleitungen der Medizinischen Schule von Salerno, die im Lauf der Jahrhunderte um viele Strophen vermehrt wurden, die größte Verbreitung. Auch heute noch ist einer der eingängisten Merksätze fast überall bekannt: „Nach dem Essen sollst du ruh'n oder tausend Schritte tun." In der lateinischen Urfassung hieß dieser Merksatz freilich noch etwas anders: *Post coenam stabis, aut mille passus meabis* (nach dem Essen sollst du steh'n oder tausend Schritte geh'n), was sich auf die mönchischen Regeln bezog, nach dem Essen stehend eine Lesung im Refektorium

69

(Speisesaal) anzuhören oder im Klostergarten Brevier betend umherzugehen.

Die im 12. Jahrhundert zur vollen Blüte gelangte Medizinische Schule von Salerno war über lange Zeit hinweg in ganz Europa wegen ihrer Ärzte und Kuren ausschlaggebend für die Klostermedizin und deren Entwicklung, denn das südlich von Neapel liegende Salerno war das Zentrum der medizinischen Bildung jener Zeit.

Damals standen Natur- und Geisteswissenschaft noch in enger Beziehung zueinander, weshalb man nicht Medizin allein, sondern ein auch Literatur, Philosophie und Naturwissenschaften umfassendes *Studium generale* absolvierte. Die Devise der Schule von Salerno „Ziehe die Natur zu Rate" war prägend für die Entwicklung der Klostermedizin und die mit ihr eng verflochtene Pflanzenheilkunde. Entsprechend der großen Bedeutung, die die Medizinische Schule von Salerno vor allem dem Stauferkaiser Friedrich II. zu verdanken hat, nennt die Medizingeschichte die Zeitspanne von 1100 bis 1225 Salernitaner Periode und die davor liegende Epoche der Klostermedizin vorsalernitanische Periode. Unter der Devise „Gesundheit soll dich erfreuen, und es soll dir

stets wohl sein" und ganz im Sinne der antiken Diätetik hält das in der Glanzzeit Salernos entstandene *Regimen* viele Anleitungen und Ratschläge bereit, die der Vorbeugung von Krankheiten dienen. In nahezu 4000 Verse gefasst, verlor dieses medizinische Hauptwerk der Schule von Salerno bis in die Neuzeit nicht an Bedeutung – für die ärztliche Praxis inner- und außerhalb der Klöster ebenso wie für die eigenverantwortliche Gesundheitsvorsorge jedes Einzelnen. Die salernitanischen Gesundheitsanleitungen befassen sich mit einer ganzen Reihe von Befindlichkeitsstörungen: häufig einfachen Alltagsbeschwerden wie „Kopfweh", dem „Sausen und Klingen der Ohren" sowie damit, „was das Gehör schwächt und verstopft", „was den Menschen heiser macht" und wie zum Beispiel bei „verhaltenen Winden im Leib" vorzugehen sei.

„Schmerzt nach vielem Getränk das Haupt", so das *Regimen*, „trinke man Wasser." Außerdem reibe man, wann immer „den Scheitel des Hauptes und die Stirn ein Brennen belästigt, mäßig und oft zugleich die Stirn und die Schläfe und mit warmen gekochten Nachtschatten wasche man beides". Gegen Zahnschmerzen sammle man „die Körner des

70

Schnittlauchs und verbrenne sie mit Bilsenkraut und ein wenig Weihrauch gehörig, dann lass durch einen Trichter den Rauch an den leidenden Zahn gehen". „Zur Stärkung des Hirns und Verstands" geben die Anleitungen folgenden Rat: „Wasche des Morgens mit kaltem Wasser die Augen und Hände; gehe dann ein wenig umher und strecke mäßig die Glieder; kämme die Haare und reibe die Zähne; das gibt dem Gehirn Kraft und den übrigen Gliedern. Erwärm nach dem Bade dich, nach dem Essen stehe oder gehe; sei nach der Entleerung enthaltsam." Um die Sehkraft zu stärken, heißt es im Werk von Salerno: „Eisenkraut, Fenchelsamen, Rosen, Schöllkraut und Raute hieraus ein Wasser gemacht, wird den Augen Helligkeit geben."

Da gesunder Ernährung seit der antiken Diätetik und den Regeln Benedikts zentrale Bedeutung zukam, bezeichnen die Anleitungen von Salerno ebenso ausführlich die Vorzüge vieler Heilpflanzen und Nahrungsmittel und empfehlen die Einhaltung einer bestimmten Ernährungsweise: „Jedem auch gilt der Rat, sich an bestimmte Diät zu gewöhnen. Also richte sie ein, dass nicht ein Wechsel sei nötig, denn er gefährdet dein Leben, mir sei Hippokrates Zeuge, kräftiger ist bestimm-

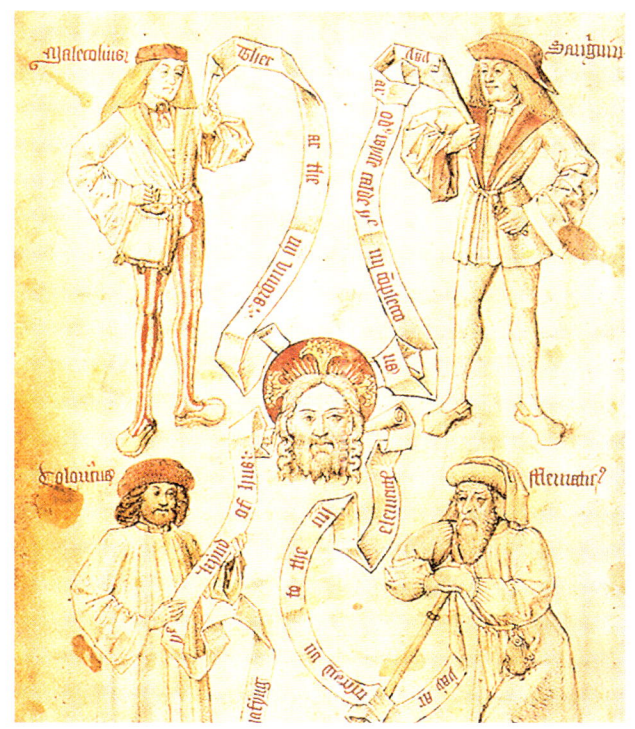

Christus und die vier Temperamente – Sanguiniker, Phlegmatiker, Choleriker, Melancholiker – in einer spätmittelalterlichen Darstellung. Makro- und Mikrokosmos wurden in einem Viererschema gesehen: vier Elemente, vier Körpersäfte, vier Temperamente, vier Lebensalter, vier Himmelsrichtungen, vier Jahreszeiten und die vier klimatischen Winde. Auf dieser naturwissenschaftlichen Erklärung der Welt basiert auch die mittelalterliche Klosterheilkunde.

te Diät als die Mittel der Heilkunst; lebt man ihr nicht nach, ist schlecht man geraten und töricht."

71

Wegweisende klostermedizinische Anwendungen

Für höher gestellte Persönlichkeiten, zum Beispiel die ins Heilige Land ziehenden Kreuzfahrer, sind dann sogar spezielle *Regimina* von den Klosterärzten aufgestellt worden, die deutlich zeigen, wie sehr nicht nur die seelische, sondern auch die körperliche Gesundheit den mittelalterlichen Menschen am Herzen lag. Freilich muss darauf hingewiesen werden, dass der Krankheitswert eines Königs in der Regel anders beurteilt wurde als der eines Bauern, denn Krankheit als Ausdruck der *Ira dei*, des Zornes Gottes, konnte eigentlich Könige von Gottes Gnaden nicht befallen. Deshalb wurden deren Krankheiten relativiert oder gar verschwiegen – es sei denn, es waren so auffällige Symptome dabei zu beobachten wie bei der Lepra.

Völlig anders verhielt sich die Öffentlichkeit gegenüber den Krankheiten der einfachen Leute; von den „normalen" Kranken wurden überdies bestimmte Siechengruppen, die Lahmen, die Blinden und die Tauben ebenso wie die Verpesteten und Leprösen, unterschieden. Die Siechen waren dem Mitleid ihrer Umgebung ausgesetzt und vor allem auf die Hilfe der Klöster angewiesen.

Generell bestand die klostermedizinische Behandlung von Erkrankungen vorwiegend in der Verabreichung von Arzneimitteln. War die Diagnose gestellt und die Ursache der Krankheit erkannt, wurde das entsprechende Gegenmittel – Antidot – ausgewählt. Bei den klösterlichen Arzneien handelte es sich überwiegend um Zubereitungen aus heilkräftigen Pflanzen.

Im Behandlungskanon der Klosterärzte waren ebenso umfänglich ernährungsmedizinische und vorbeugende Maßnahmen vertreten. Die aus der Antike überlieferte Kunst der behutsamen Lebensführung, die Diätetik, war die zweite Säule, auf der die Klostermedizin ruhte.

Bei Bedarf nahmen die Klosterärzte auch kleine Eingriffe vor, zum Beispiel Schröpfen, Klistieren und vor allem den Aderlass. Wie die Klosterärzte die Heilkunde und ihre Anwendungen selbst verstanden, veranschaulicht besonders eindrucksvoll folgende Textstelle in einer St. Gallener Handschrift um 1150, die wir originalgetreu aus dem Lateinischen übersetzt wiedergeben:

„ ... Die Medizin ist die Wissenschaft von den Heilverfahren. Sie ist erdacht worden zu Ausgeglichenheit und Wohlbefinden des Körpers. Auch den göttlichen Büchern ist sie nicht unbekannt, sodass man dort Namen findet, die von ihr abgeleitet sind. Durch Jesaja wird nämlich gesagt: ‚Die schwellende Beule ist nicht umwickelt, nicht mit Heilsalbe behandelt und nicht mit Öl gelindert.' Und im Buch Exodus wird vorgeschrieben, dass, wenn jemand einen anderen verwundet hat, er ihm seine Mühen und die Auslagen für Ärzte erstatten soll. Wir nehmen aber wahr, dass nicht nur die Medizin als solche in den göttlichen Büchern erwähnt wird, sondern wir finden auch Namen von Arzneisorten, aus denen sie jeweils hergestellt wird. Denn bei Jeremias liest man: ‚Ist denn kein Balsam in Gilead, oder ist kein Arzt dort? Weshalb also ist die Narbe nicht abgeheilt?' Und wiederum derselbe Prophet: ‚Wenn du dich', sagt er, ‚auch

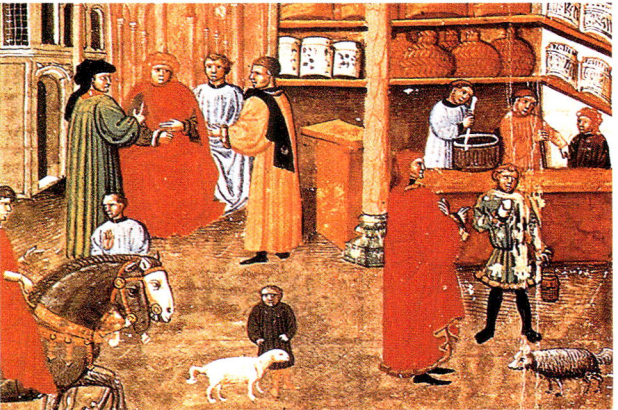

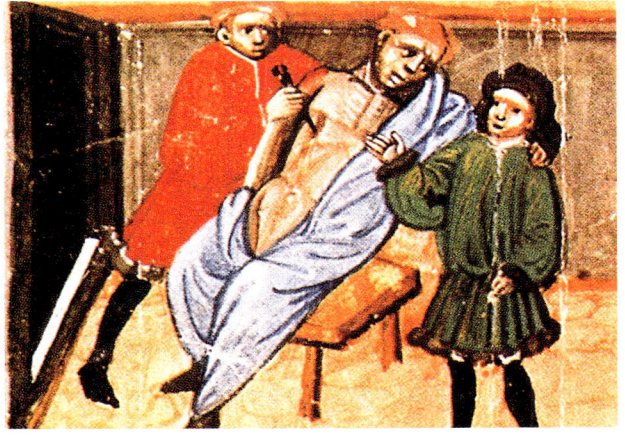

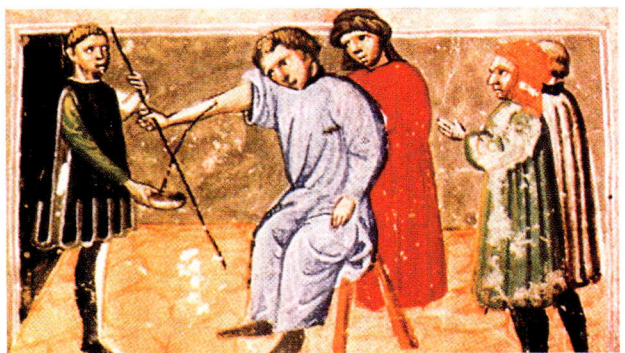

Illustrationen in Avicennas Kanon der Medizin, *auf dem die Textstelle aus der St. Gallener Handschrift basiert. Oben: Apotheke mit Arzneimittelgefäßen in offenen Regalen. Mitte: Krankenbehandlung. Unten: Aderlass eines Patienten.*

73

mit Natron gesäubert und viel Seifenkraut angewendet hast, bist du doch befleckt.'

Aus alledem können wir dem Wortlaut nach entnehmen, dass sich Balsam erwiesenermaßen zum Abheilen einer Wundnarbe eignet und dass zum Entfernen von Schmutzflecken Soda und Seifenkraut vorzüglich wirken. Auch der Apostel Paulus weist offenkundig darauf hin, dass die Heilkunst eine Gabe des Heiligen Geistes ist, wenn er sagt: ‚Einem anderen wird durch den Geist die Kenntnis von den Heilmitteln gegeben.'

Nicht ungebührlich wird sie, durch die der Mensch wieder fähig ist zum guten Handeln, eine Gabe des Heiligen Geistes genannt. Denn aus drei Ursachen wird der Leib von Krankheiten befallen: aus einer Sünde, aus einer Bewährungsprobe und aus einer Leidensanfälligkeit. Nur dieser Letzteren kann menschliche Heilkunst abhelfen, jenen aber einzig und allein die Bibel der göttlichen Barmherzigkeit. Gleichwohl wurden auch sie bisweilen nicht ohne menschliche Beihilfe geheilt. Das legen wir besser dar, wenn wir einen Beleg bringen.

Aufgrund von Sünden nämlich wurde Saulus mit dem Verlust des Augenlichts geschlagen, er wird jedoch nur durch die Handauflegung eines Menschen geheilt. Aufgrund einer Bewährungsprobe wie Tobias, als dieser, obwohl auf dem Weg der Gerechtigkeit wandelnd, die Sehkraft der Augen verloren hatte, ihn jedoch der Engel Raphael, der ‚Arznei Gottes' heißt, geheilt hat, nicht durch sich selbst, sondern durch den Sohn des Tobias mit einem aus Fisch bereiteten Heilmittel. Aufgrund einer Leidensanfälligkeit wie jener, den der Apostel lehrt: ‚Wer schwach ist, möge Gemüse essen', und wie der Schüler desselben Apostels, den er ermunterte mit den Worten: ‚Genieße ein wenig Wein wegen des Magens und deiner häufigen Krankheiten.' Aus alledem wird klar, dass weder menschliche Hilfen noch die Heilkunst zu verschmähen sind, denn wenn sie zu verachten wären, der Herr keineswegs dem Paulus durch die Handauflegung des Ananias das Augenlicht wieder geschenkt hätte und er seinen Jüngern nicht geboten hätte, den Kranken die Hände aufzulegen, damit es ihnen besser gehe. Und er hätte auch nicht auf den Hinweis des Engels hin den Tobias durch dessen Sohn mit einer Arznei geheilt. Und wenn der Wein, in welchem, wenn im Übermaß genossen, Ausschweifung liegt, dem Leib nicht vielfach wohltuend wäre, hätte

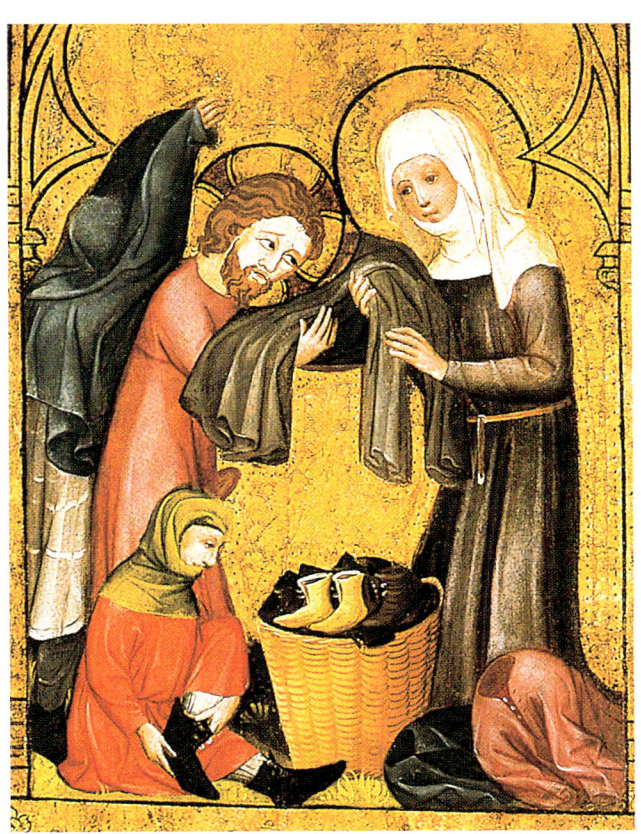

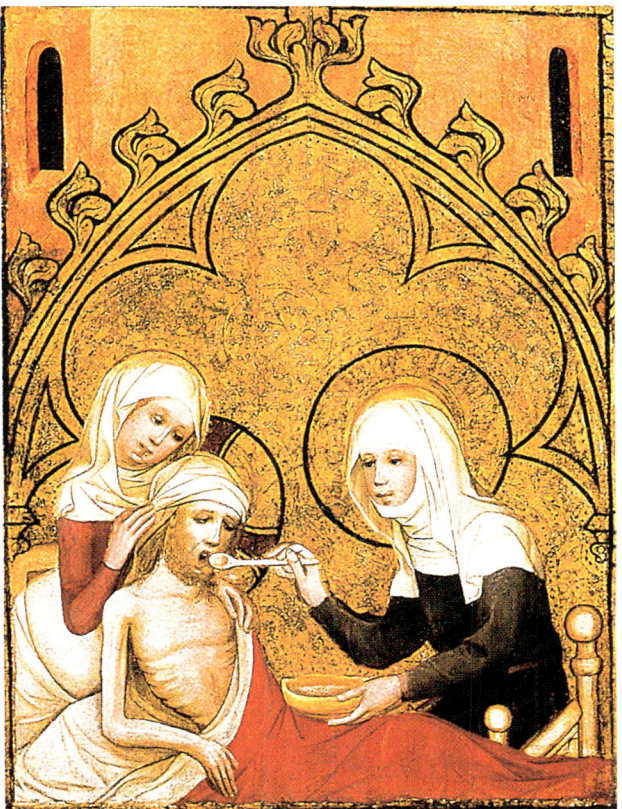

Von Benedikts Regula *inspiriert: Elisabeth von Thüringen schenkt den Armen Kleidung und sorgt für die Kranken, denen sie sich in Liebe zuwendet. In jedem Bedürftigen und Kranken – so die Vorstellung – ist Christus selbst verkörpert.*

der hervorragende Prediger, der an anderer Stelle sagt: ‚Gut ist es, Fleisch und Wein nicht zu sich zu nehmen‘, seinem Schüler keinesfalls geboten, er solle mit etwas Wein seine Krankheiten lindern. Als er daher sagte: ‚Gut ist es, kein Fleisch zu essen und keinen Wein zu trinken‘, sprach er zu denen, die gesund und wohlauf sind. Als er aber sagte: ‚Genieße ein wenig Wein wegen des Magens‘, hatte er Mitgefühl mit Kranken und Schwächlichen. Er sagte ja nicht: ‚Genieße Wein zum Vergnügen‘. sondern ‚wegen des Magens und häufiger Krankheiten ...‘

75

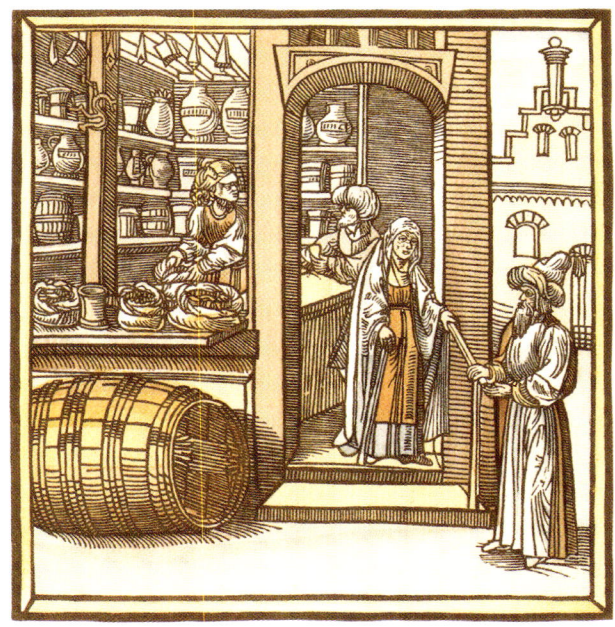

*Eine gebrechliche Frau verlässt die Kloster-
apotheke; mittelalterlicher Farbholzschnitt.*

Unser Herr Jesus Christus, der uns ein Vorbild hinterlassen hat, damit wir seinen Fuß-
spuren folgen, zeigte im Evangelium immer
wieder, dass wir die Heilkunst pflegen und
menschliche Beihilfen in der Not leisten müssen. Nachahmer dieses Vorbildes Jesus Christus ist der Apostel Paulus gewesen mit dem
schon erwähnten Beispiel: ‚Wer schwach ist,
der esse Gemüse.‘ Aber auch andere, heilige Männer eiferten ihm nach, von denen wir
erfahren haben, dass sie ihre Krankheiten

mit einem Heilmittel linderten und ins Him-
melreich Eingang fanden. Es genüge uns
aber, nur einige Beispiele im Folgenden zu
erwähnen:

Als Germanus, Bischof von Capua, große
körperliche Beschwerden hatte, wiesen ihn
Mönchsärzte an, er solle zur leiblichen Genesung in warmen Quellen baden. Das suchte er, so rasch er konnte, zu vollziehen. In
diesen Bädern erinnerte er sich auch der
Seele des Paschasius wieder, eines Diakons
der Stadt Rom. Später aber sah Abt Benedikt,
ein ehrwürdiger Mann, als er zu tief stiller
nächtlicher Stunde durchs Fenster blickte,
wie die Seele desselben Bischofs Germanus
auf einer feurigen Kugel von Engeln gen
Himmel getragen wurde. Zeuge dieses Er-
eignisses wurde auch der Diakon Servan-
dus, sodass der Bericht durch das Zeugnis
von zwei Männern zuverlässig ist.

Aber auch Papst Gregor, der das, was wir über
Germanus sagten, berichtet hat, litt manch-
mal an derartig großer Beschwernis, dass er
kaum sprechen konnte, wie er selbst in den
Homilien [Auslegungen der Heiligen Schrift]
über die Evangelien erzählt mit den Worten:
‚Der durch lange Beschwerden entkräftigte
Magen hinderte mich an der Auslegung.‘ Und

76

an anderer Stelle: ‚Die heiße Zeit‘, sagt er, ‚die meinem Körper sehr unzuträglich ist, hielt mich eine lange Zeitspanne von der Auslegung ab.‘ Dass er ein Heilmittel anwendete, ersehen wir, wenn wir die Bücher seiner Homilien und Dialoge aufmerksam lesen. Sagt er doch in den Homilien: ‚Durch den bitteren Trank des Geschwächtseins gelangt man zu den Freuden des Heils.‘ Ferner in den Büchern der Dialoge: ‚Ein Mönch namens Justus‘, so sagt er, ‚war in der ärztlichen Kunst bewandert. Er betreute mich, solange ich in meinem Kloster weilte, sorgsam und überwachte mich eifrig bei meinen ständigen Krankheiten.‘

Auch Bischof Isidor gibt Kenntnis von einem Leiden, das er zu tragen hat, mit folgenden Worten: ‚Erbarme dich, Herr, des elenden Isidor, der Unrechtes tut und Gerechtes erduldet, fortwährend sündigt und deine Schläge täglich erträgt.‘ Darunter kann man Schläge für den Geist wie auch für den Körper verstehen. Denn Gott entzieht weder dem Gerechten noch dem Sünder sein Erbarmen, weil er entweder die Guten hienieden durch Bedrängnis und droben durch Erbarmen belohnt oder die Bösen hienieden belohnt und drüben bestraft.

Sehr heilsam ist ja eine Krankheit, die den Geist in der Härte erschüttert, hingegen sehr verderblich eine Gesundheit, die den Menschen zum Ungehorsam führt. Daher wird mehr in Zucht genommen, wer von Gott geliebt wird …

Nunmehr ist zu fragen, ob der Herr als Arzt bezeichnet werden kann, oder auch, ob feststeht, dass von ihm etwas auf ärztliche Weise getan worden ist. Weshalb denn sollte der Herr nicht Arzt genannt werden können, der doch die ganze von der Erschlaffung des Unglaubens niedergedrückte Welt geheilt hat? Überdies, als das Volk Israel nach dem Auszug aus Ägypten zu den Bitteren Wassern kam und diese nicht trinken konnte, begann es gegen den Herrn zu murren. Aber der Herr, voll Mitleid mit ihrer Erschöpfung, befahl, dass Moses ein Holz nehme und ins Wasser werfe. Als er es hineingeworfen hatte, ist das Wasser trinkbar geworden.

Ein anderes Mal gebot er dem Elias, er solle, um auf Bitten der Einwohner von Jericho das unfruchtbare und schlechte Wasser gesund zu machen, ein neues Tongefäß nehmen, Salz hineinstreuen und es im Fluss entleeren. Sofort wurde das Wasser genießbar.

77

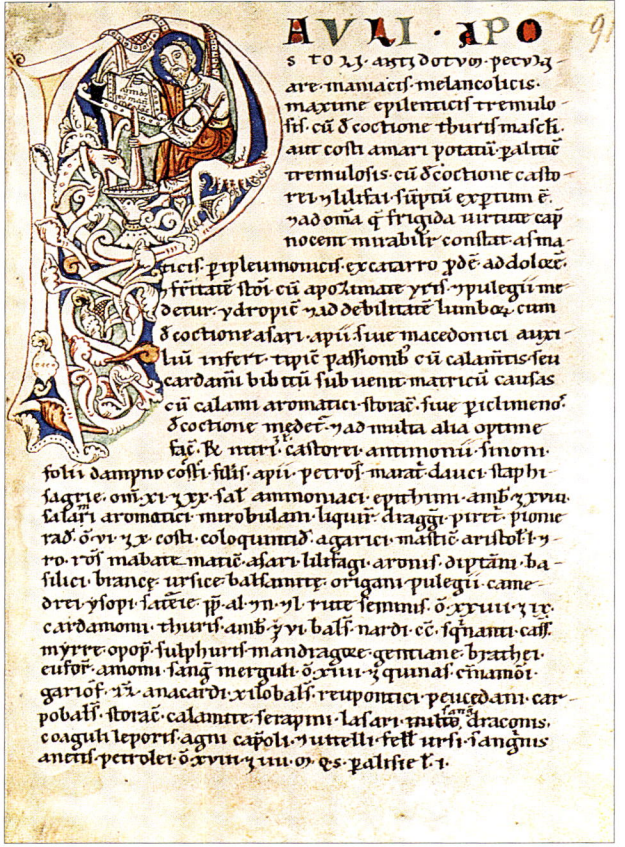

Die Initiale P des Liber antidotarius magnus *zeigt den Apostel Paulus, wie er das* Antidotum maniacis-melancholis *aufschreibt. Dieses Antidotum (Gegengift) wurde Manisch-Depressiven und Epileptikern verabreicht.*

Wem scheint dieses geschichtlich überlieferte Vorgehen nicht nach heilkundiger Weise geschehen zu sein? Pflegen doch heute noch die Mönchsärzte so zu handeln. Wenn sie

feststellen, dass etwas bitter und widerwärtig ist, mischen sie es mit Honig oder etwas anderem, wodurch nach ihrem Ermessen die Bitterkeit und der Widerwille gemildert werden. Aber noch vielmehr wird man in diesen Begebenheiten das Bild des Arztes finden, wenn es dich nicht verdrießt, den mystischen Sinn zu erforschen ...

Deshalb sollten die Menschen den Arzt ehren, solange sie gesund sind, damit sie, wenn sie in eine Krankheit fallen, sein Wohltun erfahren können. Gott will nämlich in seinen vom Menschen gewirkten Wundertaten geehrt sein, weil, was immer Gutes durch einen Menschen gewirkt wird, von Gott vollendet wird, wie Jesaja bezeugt: ‚Alle unsere Werke‘, sagt er, ‚hat für uns der Herr getan.‘ Und der Herr selbst sagt im Evangelium: ‚Ohne mich könnt ihr nichts tun.‘ Und deshalb, wenn einer krank ist, erfrage er beim Arzt mit Hochachtung die für seine Krankheit geeignete Arznei, und er erflehe vom Herrn in Demut für seine Krankheit heilsame Abhilfe. Heilsame Abhilfe erbittet er dann, wenn er gesund zu werden wünscht, um Gutes zu tun ...

Deshalb sei dies zu euch gesagt, hochgeachtete Brüder, die ihr für das Wohlergehen des menschlichen Leibes mit emsiger Aufmerksamkeit tätig seid und den Kranken die Dienste Freude bringenden Mitgefühls erweist, traurig über fremde Leiden, betrübt über Gefährdete, tief betroffen vom Schmerz der Pflegebefohlenen und bei fremden Unglücksfällen stets vom persönlichen Kummer betroffen, sodass ihr, wie die Erfahrung in eurer Kunst es lehrt, mit aufrichtigem Bemühen den Leidenden dient. Ihr werdet von dem einen Lohn empfangen, von dem Zeitliches mit Ewigem vergolten werden kann. *Lernt daher die Natur der Kräuter kennen, den Unterschied der Salben und stellt mit sorgfältiger Kenntnis die Mischung der Arten her.* Setzt aber nicht allein die Hoffnung auf Kräuter, nicht auf menschliche Augen die Genesung. Denn obwohl vom Herrn, wie man liest, die Arznei verfügbar ist, macht doch er selbst gesund, er, der unzweifelhaft das Leben verliehen hat. Es steht ja beschrieben: ‚Alles, was ihr tut in Wort oder Werk, das tut im Namen des Herrn Jesus Christus, Dank sagend dem Herrn und Vater durch ihn‘, indem ihr sprecht: ‚Nicht uns, Herr, nicht uns, sondern deinem Namen gib die Ehre!‘

Seid also nicht lässig, dem Herrn zuliebe den Patienten zu helfen. Denn was immer ihr den

In der Initiale R des Liber antidotarius magnus *(Großes Gegengiftbuch) sieht man links den völlig abgemagerten, von Dämonen geplagten Körper eines Kranken. Oben der Arzt, der mit dem Schwert die Dämonen bekämpft, unten sieht man den Klosterapotheker mit der Waage in der Hand.* Rosata antiqua *bezeichnet ein Rosenmittel. Es hilft nach klostermedizinischer Erfahrung gegen Abmagerung nach langer Krankheit und enthält Rosenwasser.*

79

Durch Cassiodor wurde das Kloster auch zu einem Zentrum der Wissenschaft und klostermedizinischen Praxis. Der oben stehende Abschnitt ist einer aus dem 12. Jahrhundert stammenden Handschrift entnommen.

Siechen tut, das wendet ihr für Christus den Herrn auf. Er wird am Tag des Gerichtes sagen: ‚Ich war krank, und ihr habt mich besucht, und indem ihr es einem von diesen getan habt, habt ihr es mir getan.' Seid darum nicht lässig darin, Christus zu besuchen. Außerdem müsst ihr wissen – möget ihr auch nach diesem Wissen handeln –, dass Christus in den Ärmeren mehr besucht wird, während die Wohlhabenheit der Reichen sich schon selbst den Besuch der Ärzte verschafft. Gedenkt der Taten des Herrn, der es nicht ablehnte, dem vom Siechtum geplagten Diener des Hauptmanns von Kapharnaum zu Hilfe zu eilen.

Selig werdet ihr sein, wenn ihr denen eure Pflege angedeihen lasst, die es offenkundig euch nicht entgelten können. Nichts dürft ihr von ihnen verlangen, wenn ihr Lohn finden wollt in der ewigen Ruhe, weil es ‚seliger ist zu geben als zu nehmen'. Besucht also die, welche ihr arm seht, und bewertet die, welche ihr in ihrem Äußeren als von der Welt missachtet seht, in ihrem Innern als Freunde des Herrn. Lernt also, euch der Hilfsbedürftigen zu erbarmen, damit auch der Herr sich eurer dereinst erbarme. Denn ‚selig sind die Barmherzigen, weil sie Barmherzigkeit erlangen werden'. Wenn ihr also mit solchem Tun den Ruhm Christi und nicht den eurigen sucht, verdient ihr, am Tag des Gerichtes mit denen, die zur Rechten sein werden zu hören: ‚Kommt, ihr Gesegneten

80

meines Vaters, empfangt das Reich, das euch in alle Ewigkeit bereitet ist!'

Sollte es euch an der Kenntnis griechisch geschriebener Schriften fehlen, so gibt es das Pflanzenbuch von Dioskurides, der die Feldkräuter mit staunenswerter Sachkunde behandelt und beschrieben hat. Danach lest den Hippokrates und den Galenus in lateinischer Übersetzung, das heißt: die an den Philosophen Glaukon gerichteten Therapeutika des Galenus und einen Anonymus, der nachweislich aus verschiedenen Verfassern zusammengestellt ist. Schließlich des Caelius Aurelianus Schrift über die Heilkunst und die des Hippokrates über die Pflanzen und die Zubereitung der Speisen sowie verschiedene andere Schriften, die über die Heilkunde verfasst worden sind. Diese also lest und so, wie diese Ärzte gesagt haben, stellt die Arzneien her und helft auf solche Weise den Kranken ..."

Diese Berufung auf die Heilige Schrift und auf Christus selbst macht es übrigens verständlich, dass der Arzt aus der wenig angesehenen Stellung, in der er sich noch im Römischen Reich befand, wieder zu einem Beruf mit hohem Ansehen emporstieg. Ebenso

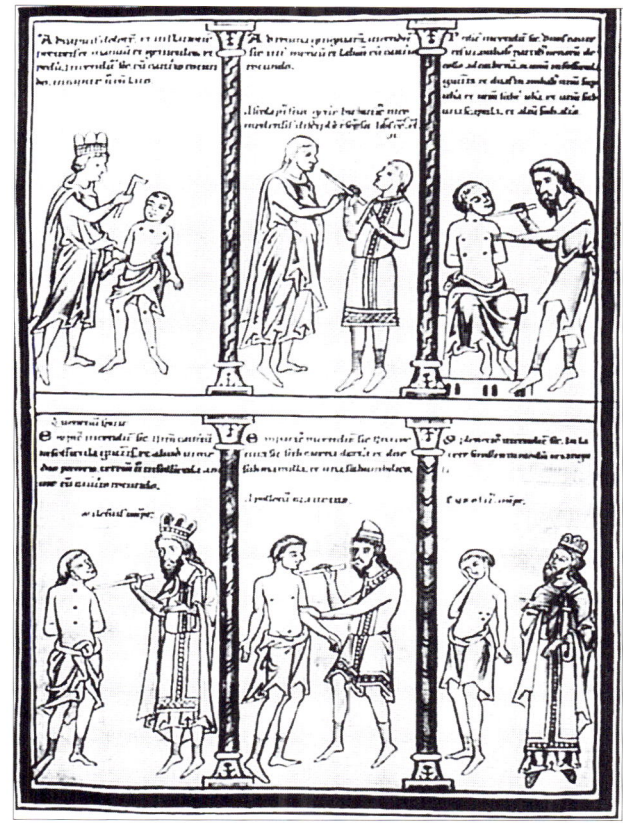

Die Anwendung des Glüheisens: chirurgisches Traktat aus dem Matutina!buch des Benediktinerklosters Scheyern, 13. Jahrhundert.

wird aus diesem Zusammenhang heraus auch verständlich, dass nach manchen Diskussionen der frühen Christen über die Nützlichkeit oder Schädlichkeit des ärztlichen Berufes, der nach Ansicht einiger extremer Vertreter mit seinen therapeutischen Maß-

81

nahmen in den Heilsplan Gottes eingreifen würde, sich die Auffassung durchsetzte, der ärztliche Beruf sei sogar als eine Art Gottesdienst zu verstehen.

Der Arzt sollte tatsächlich seine Tätigkeit nur in Gottes Diensten ausüben. Deshalb musste vor die ärztliche Behandlung die Beichte und die Absolution (Lossprechung von den Sünden) als wichtiger religiöser Reinigungsprozess, als *Katharsis*, treten. Denn Krankheiten waren nicht zufällig den Menschen befallende Misshelligkeiten, sondern Prüfungen Gottes, die, wenn sie zu einer Lebenskrise führten, auch zur Meditation, ja zur Einkehr Anlass geben mussten. Solche Prüfungen stellten zum Beispiel die großen epidemischen mittelalterlichen Krankheiten dar, insbesondere der Aussatz, oder was auch immer man darunter zu verstehen hatte – der „Schwarze Tod", die Pest, beides Seuchen, die weit in das individuelle und soziale sowie politische Leben der Gesellschaft einwirkten.

Man begann in dieser Phase auch deshalb von einer Mönchsmedizin zu sprechen, weil nur die Klöster die Zentren der medizinischen Behandlung waren und von den Klöstern die Krankenpflegebewegungen, die bis

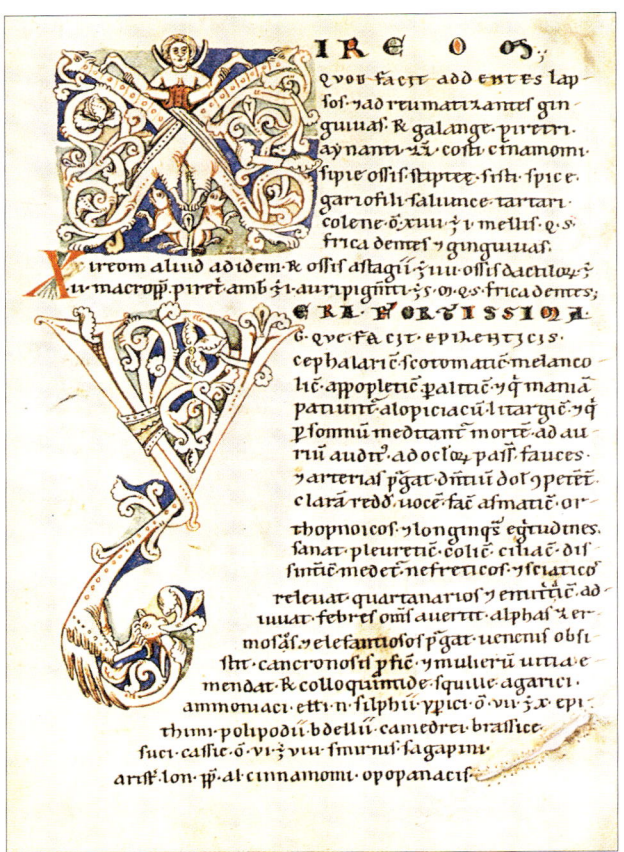

Initialen X und Y des Liber antidorius magnus. *Die Initiale X wird aus einem Menschen und einem Fabeltier gebildet.* Xireom *bezeichnet ein Trocknungsmittel. Es hilft gegen eiterndes Zahnfleisch und enthält unter anderem Knochen vom Tintenfisch (os sepiae) sowie Weinstein.* Yera Fortissima G. Hiera *bezeichnet eine Arznei nach Galen. Sie hilft gegen Epilepsie und Geisteskrankheiten.*

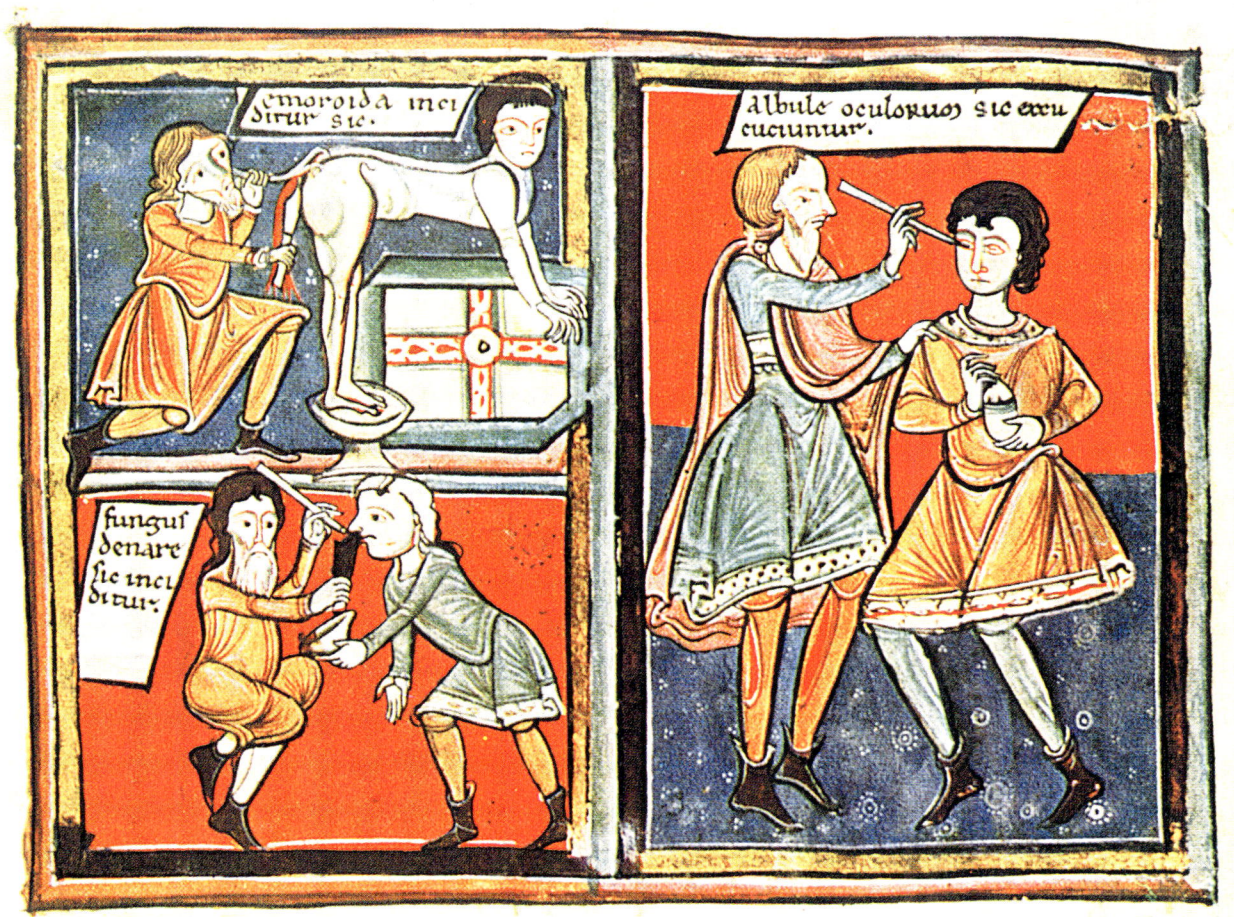

auf den heutigen Tag ihre besondere Bedeutung haben, ihren Ausgang nahmen. Ein besonders eindrucksvolles Beispiel bietet der schon an anderer Stelle (siehe Seite 13) erwähnte Klosterplan von St. Gallen, weil er mit seinem eigens eingerichteten Kranken-

Operative Behandlung von Hämorrhoiden, Nasenpolypen und Grauem Star in einer Handschrift zur Klosterheilkunde aus dem 12. Jahrhundert.

areal und entsprechenden Behandlungsräumen wegweisend bis in unsere Tage ist.

83

Der St. Gallener Klosterplan

Dieser Klosterplan verkörpert die Idealgestalt des mustergültigen Klosters. Es bestand aus rund 40 Gebäuden, deren geistige Mitte die Basilika und deren bauliche Mitte das *Claustrum* (eigener, abgeschiedener Raum) der Mönche waren. Im Norden gruppierten sich der vornehme Bezirk mit Gästehaus, äußerer Schule und die Residenz des Abtes, im Osten der stille Bezirk mit Spital, Noviziat und Gärten, im Süden der handwerkliche Bezirk mit den Werkstätten, im Westen der landwirtschaftliche Bereich mit den Stallungen. Im Folgenden sollen nur die Anlagen dargestellt werden, die klostermedizinisch Bedeutung haben.

Die Hospize – Gästehäuser

Obwohl Krankenhäuser und Gästehäuser – beide sind wie gesagt in der Benediktregel vorgesehen und in St. Gallen schon durch den heiligen Otmar eingerichtet worden – auseinander zu halten sind, sei vorerst ein Blick auf die Nachfolge-Einrichtungen der uralten *Xenodochien* (Fremdenherbergen in frühchristlicher Zeit) geworfen. Denn sie haben zweifellos auch der mehr oder weniger zufälligen Aufnahme und Verpflegung auswärtiger Kranker gedient. Der St. Gallener Klosterplan bietet gleich drei derartige Anlagen in vorbildlicher Anschaulichkeit.

Die größte Anlage ist die, die im vornehmen Bezirk liegt, nördlich der Basilika, und den vornehmen Gästen offen steht. Das Gebäude enthält in seiner Mitte den Speisesaal; dort gruppieren sich um die zentrale Feuerstelle Bänke, Tische und Schränke. Gegenüber der Eingangshalle liegt der entsprechende Ausgang, der zur 18-sitzigen Latrine führt. An den beiden schmaleren Seiten des Gebäudes liegen die mit Heizkaminen versehenen Schlafkammern für die Gäste. An den beiden längeren Seiten befinden sich beim Eingang die Schlafstätten der Diener und bei der Latrinenanlage die Stallungen der Reitpferde mit Krippen. Im Hinblick auf den Besuch des Königs oder seines Stellvertreters ist für die besonders große Dienerschar zusätzlich ein eigenes Unterkunftshaus vorgesehen. Als Pendant zum vornehmen Gästehaus dient die kleinere, einfachere Pilger-

Klosterplan von St. Gallen. An ihm lässt sich am besten die architektonisch verkörperte und an die Ordensregel Benedikts angepasste Lebenswirklichkeit ablesen.

84

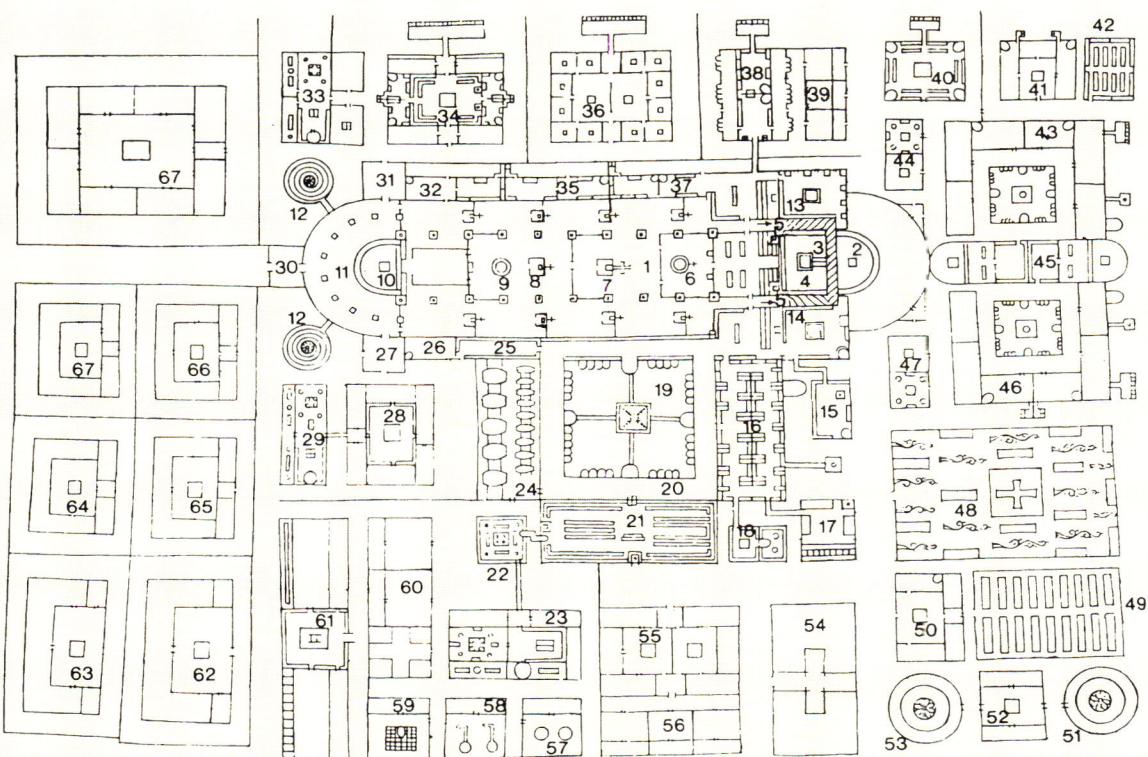

1 Kirche
2 Paulus-Altar oder -Memorie
3 Gallus-Sarkophag
4 Altar der hll. Maria und Gallus
5 Kryptaeingänge
6 Ambo
7 Kreuz-Altar
8 Altar der beiden Johannes
(Bapt. u. Ev.)
9 Taufbecken
10 Petrus-Altar oder -Memorie
11 Paradies
12 Türme der hll. Gabriel und
Michael
13 Schreibstube im EG, Bibliothek
im OG
14 Sakristei im EG, Kammer für die
liturgischen Gewänder im OG
15 Zubereitungsraum des heiligen
Brotes und Öles
16 Wärmeraum der Mönche im EG,
Dormitorium im OG
17 Latrinen
18 Bade- und Waschraum der Mönche
19 Kreuzgarten
20 Kreuzgang
21 Refektorium im EG, Kleiderraum
der Mönche im OG
22 Küche der Mönche
23 Bäckerei und Brauerei der Mönche
24 Wein- und Bierkeller der Mönche
im EG, Vorratsraum im OG

25 Sprechraum der Mönche
26 Wohnung des Verwalters des
Pilger- und Armenhauses
27 Zugangshalle zum Pilger- und
Armenhaus
28 Pilger- und Armenhaus
29 Brauerei, Bäckerei und Küche des
Pilger- und Armenhauses
30 Eingangshalle zum Paradies
31 Zugangshalle zum Haus für
vornehme Gäste und zur
Äußeren Schule
32 Wohnung des Pförtners
33 Küche, Bäckerei und Brauerei des
Hauses für vornehme Gäste
34 Gästehaus for vornehme Gäste
35 Wohnung des Vorstehers der
Äußeren Schule
36 Äußere Schule
37 Wohnung für durchreisende
Ordensbrüder
38 Doppelgeschossiges Abtshaus
39 Küche, Keller und Badhaus des
Abtes
40 Aderlass-Haus
41 Ärztehaus
42 Garten für Heilkräuter
43 Hospital mit Kreuzgang
44 Küche und Bad des Hospitals
45 Doppelkapelle für Hospital und
Noviziat
46 Noviziat mit Kreuzgang

47 Küche und Bad des Noviziats
48 Mönchsfriedhof, zugleich auch
Obstgarten
49 Gemüsegarten
50 Gärtnerhaus
51 Hühnerstall
52 Haus der Hühner- und
Gänsewärter
53 Gänsewärter
54 Kornscheune
55 Haupthaus der Werkleute
56 Nebenhaus der Werkleute
57 Mühle
58 Stampfe
59 Darre
60 Küferei, Drechslerei und
Getreidehaus der Brauer
61 Pferde- und Ochsenstall mit
Wärterunterkunft
62 Kuhstall mit Kuhhirten-Unterkunft
63 Stall für die trächtigen Stuten
und Füllen mit Wärterunterkunft
64 Schweinestall mit Schweinehirten-
Unterkunft
65 Ziegenstall mit Ziegenhirten-
Unterkunft
66 Schafstall mit Schafhirten-Unterkunft
67 unbekannt

Legende nach H. Reinhardt 1952,
W. Horn und E. Born 1979
sowie W. Jacobsen 1981.

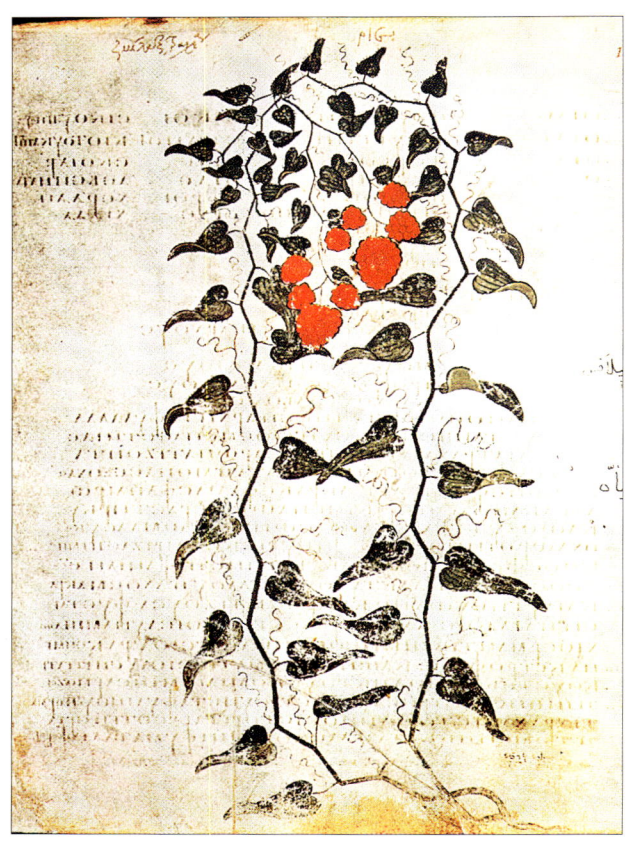

*Die Stechwinde (*Smilax aspera trachea*). In der Antike und später in der Klosterheilkunde galt sie als antitoxische Arznei.*

herberge. Sie liegt auf der anderen Seite der Kirche, zwischen Werkstätten und Stallungen, in der Nähe des Eingangs zur Klausur, wo sich – im Sinne der Benediktregel – der Raum für die Begrüßung und für die Fußwaschung der Gäste befindet. Die Herberge

enthält in ihrer Mitte den Aufenthaltsraum für Pilger und Arme, an den schmaleren Seiten zwei Schlafräume, an den Längsseiten die Wohnstätten der hier beschäftigten Diener, dazu eine Kammer und einen Vorratsraum. Der Armenpfleger bewohnt in unmittelbarer Nähe ein eigenes, mit Heizkamin versehenes Häuschen längs der Kirche. Hinzuweisen ist in diesem Zusammenhang noch, dass die beiden Unterkunftshäuser neben dem nördlichen und dem südlichen Kirchturm noch je ein gesondertes Dienstgebäude besitzen, das jeweils eine Bäckerei und eine Brauerei enthält. Beim Gästehaus ist das Dienstgebäude zusätzlich als Küche ausgebaut. Eine noch größere derartige Anlage – nämlich ein gesondertes Küchenhaus, dazu wieder die Kombination Bäckerei und Brauerei – ist an das *Claustrum* gebaut und hat somit den vielen Mönchen zu dienen. Der Klosterplan zeigt also eine rationale Vorsorge, zum Beispiel die Produktion jeweils in Verbindung mit dem Konsum.

Für eine dritte Gruppe von Gästen musste ebenfalls Unterkunft bereit stehen: für fremde Ordensbrüder. Ihnen dienen die beiden schmalen Bauten, die sich im vornehmen Bezirk längsseitig an das Kirchen-

86

Miniaturen in einer ausgezeichnet erhaltenen klostermedizinischen Sammelhandschrift aus dem 12. Jahrhundert. Auf dem ersten Bild wird einem Klosterschüler, der den Mörser bedient, vom Klosterarzt aus dem Rezept eine Anweisung gegeben. Das zweite Bild zeigt zwei Ärzte, die einen gefesselten Epileptiker behandeln. Die anderen beiden Bilder sind als eine Art Kompendium zu verstehen – überall sind die zu behandelnden Leiden namentlich in kleine Legendenfelder eingeschrieben.

schiff schmiegen und mit Heizkaminen ausgerüstet sind: ein Wohnraum und ein Schlafraum.

Spitalanlage

Es handelt sich hier um ein größeres *Infirmarium* (Krankenareal), das in der nordöstlichen Ecke des Klosterplans eine umfangreiche, wohlgeordnete und bestens eingerichtete Gebäudegruppe umfasst. Sie erhebt sich neben jener kleineren Kirche, die in der Achse der großen Basilika gegen Osten hin steht und beidseits von einer symetrischen, abgeschlossenen Anlage begleitet ist. Diese besteht aus je drei Gebäudeflügeln um einen inneren Kreuzgang herum, aus dem jeweils ein Zugang in die innen quergeteilte und deshalb doppelchörige Sonderkirche führt. Auf der südlichen Seite ist die-

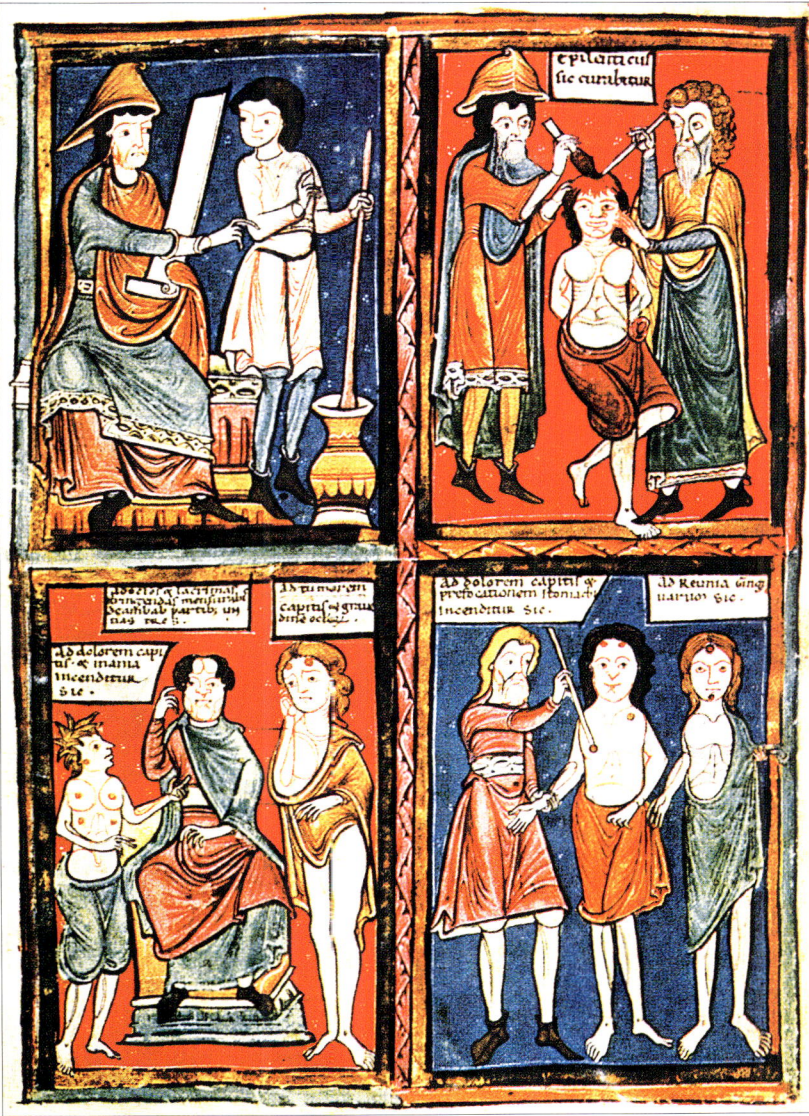

se klosterähnliche Anlage das Noviziat; auf der nördlichen Seite aber ist sie das nach

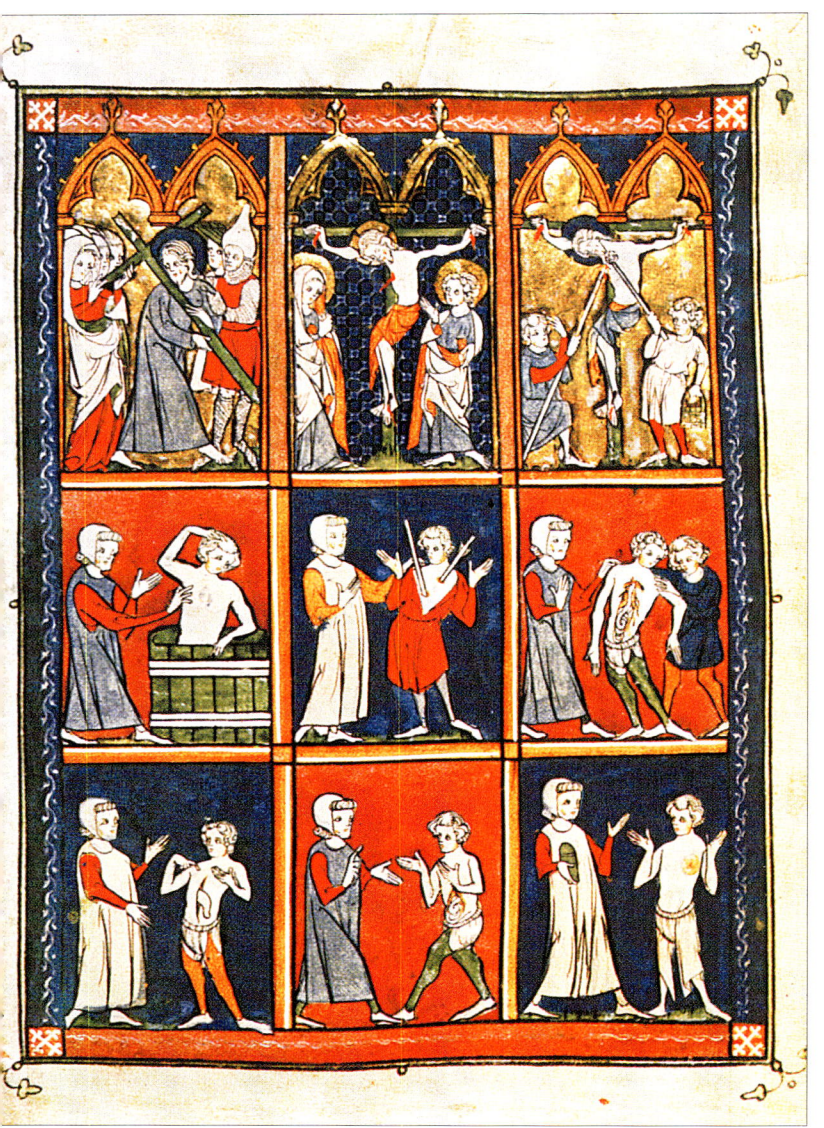

Zu den schönsten Beispielen klostermedizinischer Miniaturgrafik zählt aus der französischen Schule der Codex Sloane *aus dem 13. Jahrhundert.*

88

der Regel Benedikts besonders aufwändig geplante Spital.

Die drei Flügel dieses Hauptgebäudes um den offenen Innenhof, wo sich die Kranken bei günstigem Wetter aufhalten können, ohne mit den Gesunden in Berührung zu kommen, enthalten die folgenden Räume: gegen Westen eine Kammer und den Speisesaal; gegen Norden die Behausung des geistlichen Spitalvorstehers und daneben den Saal für die Schwerkranken, beide mit einem Heizkamin; im Osten den Schlafsaal für die anderen Kranken, aus dem ein Gang zur abgesonderten sechssitzigen Latrine hinaus führt, sowie den mit einem gestampften Lehmboden versehenen Tagesraum, bei dem die Hypokaustvorrichtung besonders deutlich eingezeichnet ist: nämlich ein aus der Hauswand herausragender Heizofen, dazu in einer gewissen Distanz der außen angebrachte, frei stehende Schornstein.

Neben diesem Hauptgebäude steht das von ihm getrennte, aber dazugehörige Ärztehaus. Um seinen Hauptraum, der vom Krankenhaus her zu betreten ist, gruppieren sich an den drei übrigen Seiten die folgenden Nebenräume: in der Mitte die Klosterapotheke mit der Vorratskammer für Arzneimittel;

rechts die eigentliche Wohnung des Mönchsarztes und links wiederum eine Schlafkammer für die seiner besonderen Aufsicht anvertrauten Schwerkranken, beide Räume übrigens wieder versehen mit je einem Heizkamin sowie mit je einem gesonderten zweisitzigen „Häuschen".

Zur Spitalanlage gehören noch zwei andere, zwei in unmittelbarer Nähe gelegene, aber doch deutlich getrennte Gebäude. Es ist einerseits das Haus für Aderlass und Abführkuren, das also vor allem den Gesunden offen steht; es ist mit Tischen und Bänken, dazu mit Öfen sogar in allen vier Ecken, schließlich mit einer durch einen Gang erreichbaren siebensitzigen Latrine ausgerüstet. Daneben ist es ein wiederum selbständiges, zweigeteiltes Küchen- und Badehaus: Die Küche hat sowohl den Kranken im Spital als auch den aktiven und passiven Aderlässern zu dienen; das dort vorhandene heiße Wasser mag auch für die Bäder willkommen gewesen sein.

Schließlich sei noch gesagt, dass ein gleich gestaltetes doppeltes Dienstgebäude – also Küche und Bad – beim Noviziat steht, ferner, dass die Pfalz des Abtes eine Badstube besitzt und dass das *Claustrum* der Mönche

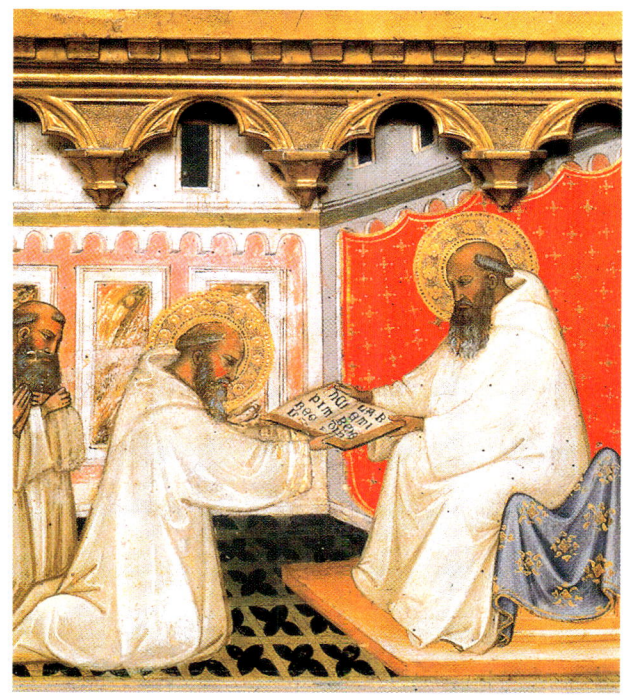

Benedikt von Nursia beschreibt in seiner Regel das Fasten als eine Grundhaltung der Mönche. Da die Erhaltung der Gesundheit auch beim Fasten absolute Priorität hat, sollen nach Benedikt gesundheitsschädliche Übertreibungen unterbleiben; Miniatur um 1050.

neben ihrem großen *Dormitorium* (Schlafraum) mit den 79 eingezeichneten Betten ein damit verbundenes Bad- und Waschhaus aufweist. Der Geist und sogar der Wortlaut der Benediktregel sind in solcher mittelalterlichen „Hygiene", von der die späteren Burgen und selbst die Barockschlösser nichts mehr

89

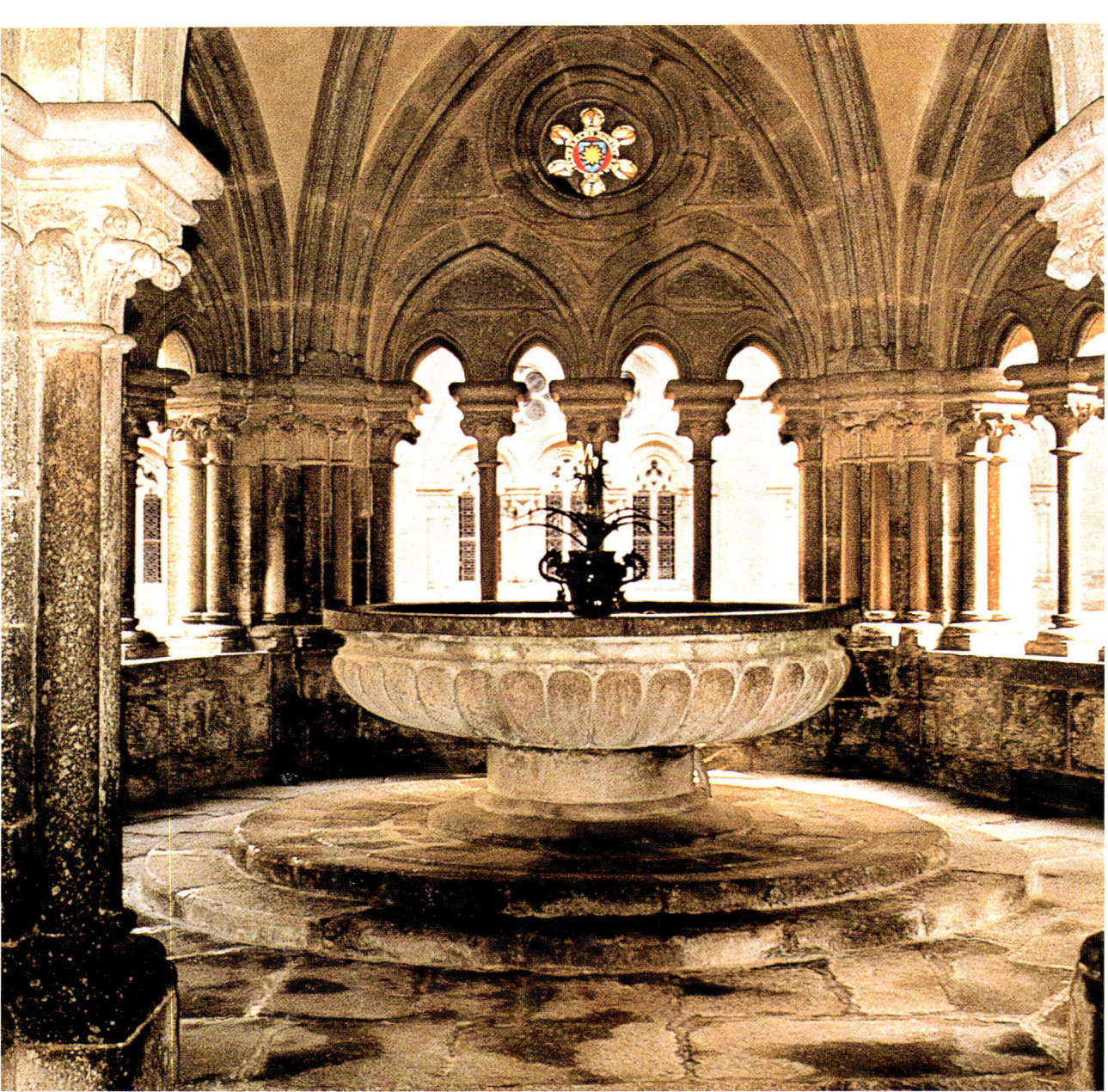

90

wussten, sichtbar geblieben, wie überhaupt der sanktgallische Klosterplan – besonders in den hier dargestellten Anlagen – eine Art Kulturbrücke von der Antike her darstellt. Er zeugt jedenfalls auch für die mittelalterliche Therapie, die aus der „Dreieinigkeit des Galen" bestand, nämlich aus „Aderlass, Purgieren (Reinigung des Körpers) und Medikamenten". Wollte man den hier dargestellten Gebäuden der Spitalanlage nach dem St. Gallener Klosterplan moderne Bezeichnungen heutiger Krankenhäuser geben, so wären es diese: für das Hauptgebäude „Bettenhaus", für den dort wohnhaften Vorsteher „Krankenhauspfarrer", für den Raum der Schwerkranken im Ärztehaus „Intensiv-/Wachstation", für das Haus der Aderlässe und Abführmittel „Ambulanz, in der die ärztlichen Verrichtungen vorgenommen werden". Eine derartige Übersetzung der lateinischen Inschriften lässt den über 1100 Jahre alten Klosterplan in verblüffender Weise lebendig

Das Zisterzienserkloster Zwettl, erbaut nach dem Klosterplan von St. Gallen. Der Brunnen hat hohen Stellenwert. Die Gebräuchebücher enthalten eine ganze Reihe von Beschreibungen, wann jeweils Wasser erforderlich war: Hervorgehoben wird immer wieder die Versorgung der Kranken mit frischem Wasser aus dem Klosterbrunnen.

werden und vermag aufzuzeigen, dass gewisse Grundideen beim Bau eines Krankenhauses noch heute dieselben sind.

Der St. Gallener Kräutergarten

Der karolingische Bau in der Stiftsbibliothek St. Gallen beschäftigt nicht zuletzt auch die Geschichte der Botanik wegen der drei darin eingezeichneten und beschrifteten Gärten. Sie geben in fast greifbarer Weise wieder, was theoretische Schriften jener Zeit diesbezüglich angeordnet und dokumentiert haben.

Der Plan zeigt – außer einem als *savina* bezeichneten Baum im Kreuzgang der Klausur – drei Gärten auf seiner Ostseite: den Gemüsegarten mit 18 Namen von Pflanzen, daneben den mit dem Friedhof kombinierten Obstgarten mit 15 Namen von Bäumen, schließlich in einer gewissen Entfernung – nämlich hinter dem Ärztehaus der Spitalanlage – als geschlossensten der drei Gärten den klösterlichen Heilkräutergarten mit den Namen von 16 Pflanzen (siehe unten). Sie wachsen in sauber getrennten Beeten, von denen acht entlang den Mauern angelegt und acht in je zwei Zeilen auf den Innenraum verteilt sind.

91

In der folgenden Aufzählung kann es sich nun nicht darum handeln, welche medizinischen Aufgaben diese 16 Pflanzen zu erfüllen hatten; dass ihnen allen und wohl auch noch manchen anderen Heilkräuterpflanzen im Klosterplan eine solche Bedeutung objektiv zukam und eine entsprechende Heilwirkung zugeschrieben wurde, ist heute umfassend nachweisbar. Das gilt in besonderer Weise von den Heilkräutern im Klosterkräutergarten für die folgenden 16 Pflanzen:

- ❏ *Lilium* – Weiße Lilie
- ❏ *Rosas* – Gartenrose, Zucker- und Essigrose
- ❏ *Fasiolo* – Stangenbohne
- ❏ *Sata regia* – Pfeffer- oder Bohnenkraut
- ❏ *Costo* – Frauenminze
- ❏ *Fena graeca* – Griechisch Heu, Boxhornklee
- ❏ *Rosmarino* – Rosmarin
- ❏ *Menta* – Pfefferminz
- ❏ *Salvia* – Salbei
- ❏ *Ruta* – Raute
- ❏ *Gladiola* – Schwertlilie
- ❏ *Puolegium* – Polei, Flöhkraut
- ❏ *Sisimbria* – Krauseminze
- ❏ *Cumino* – Kreuzkümmel
- ❏ *Lubestico* – Liebstöckel
- ❏ *Feniculum* – Fenchel

Walahfrid Strabos Hortulus

Als eine Art dichterischer Verklärung des Kräutergartens im St. Gallener Klosterplan erscheint das Werk *Hortulus* (Gärtchen) des Walahfrid Strabo. Walahfrid dichtete 444 lateinische Hexameter *De cultura hortorum* (Über den Gartenbau) in seinem Kloster auf der milden Insel Reichenau, wo auch der karolingische Bauplan für das St. Gallener Kloster entstand. Walahfrid widmete das Werk seinem geistigen Lehrer Grimald, der in den Jahren 841 bis 872 dem benachbarten Kloster St. Gallen als Abt vorstand.

Wenn diese Dichtung hier in klostermedizingeschichtlichem Zusammenhang erwähnt wird, geschieht es aus der Erkenntnis, dass Walahfrid die Gewächse nicht nur um ihrer selbst willen, sondern auch wegen ihrer Heilkräfte gerühmt hat. Die heutigen Herausgeber bezeichnen deshalb den *Hortulus* als „eines der frühesten botanisch-pharmazeutischen Kulturdenkmäler des deutschen Mittelalters". Sie stellen in diesem Zusammenhang fest: „Der Klostergarten der Reichenau ist in erster Linie Apothekergarten, wie es auch der Garten zu St. Gallen, auf Abt Gozberts Klosterplan und sicher in der Wirklichkeit war. Vom Nutzen der Pflanzen kündet

Strabos Gedicht, von ihrer Schönheit zugleich und dem symbolischen Gehalt, der der Rose und der Lilie eigen ist."

Um die innere Verwandtschaft dieses großen Versgedichtes mit den 16 oben genannten Pflanzennamen des Heilkräutergartens im Klostergarten anzudeuten, seien die 23 von Walahfrid besungenen Gewächse kurz genannt und deren von ihm gepriesene Heilwirkungen stichwortartig angedeutet:

- ❏ *Salvia* – Salbei: nützt und hilft bei vielen Gebrechen
- ❏ *Ruta* – Raute: bekämpft verborgene Gifte, reinigt von schädlichen Säften
- ❏ *Abrotanum* – Eberraute: wehrt Fieber und Seitenstechen ab, hilft bei Gichtanfällen
- ❏ *Cucurbita* – Kürbis: ist eine Delikatesse
- ❏ *Pepones* – Melone: kühlt die Eingeweide
- ❏ *Absinthium* – Wermut: vertreibt Fieber, Kopfschmerzen und Schwindel
- ❏ *Marrubium* – Andorn: lindert Beklemmung der Brust, rettet bei Gift in Speis und Trank
- ❏ *Foeniculum* – Fenchel: nützt den Augen, lockert Blähungen, fördert die Verdauung, vertreibt Keuchhusten
- ❏ *Gladiola* – Schwertlilie: lindert Blasenschmerz

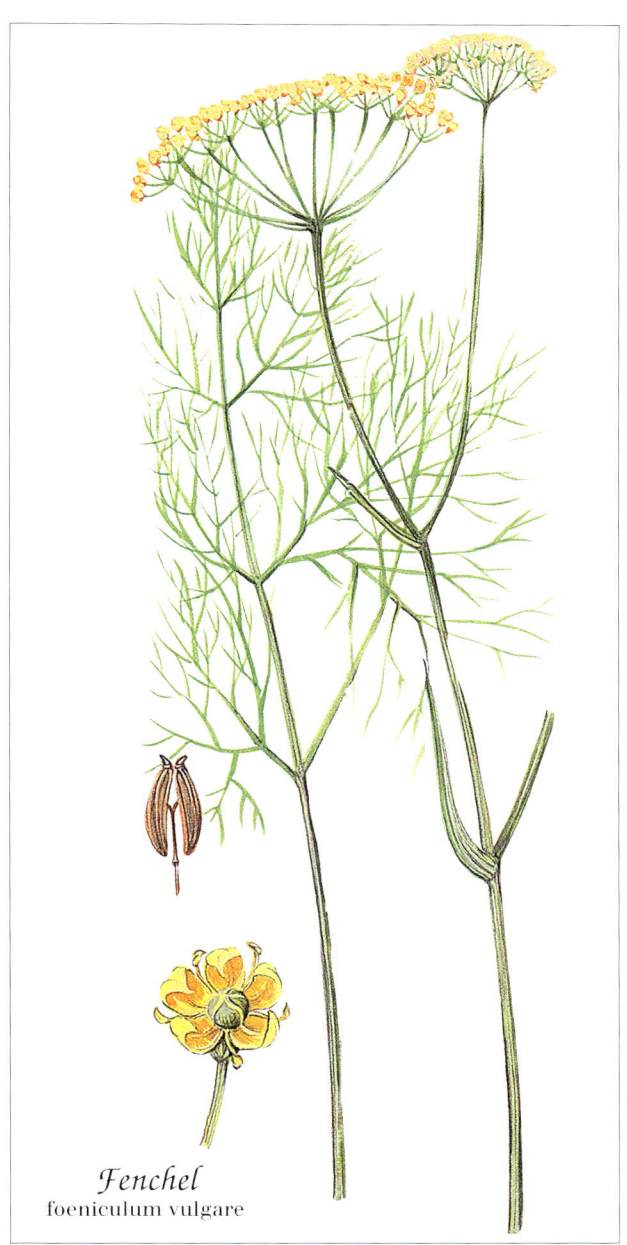

Fenchel
foeniculum vulgare

93

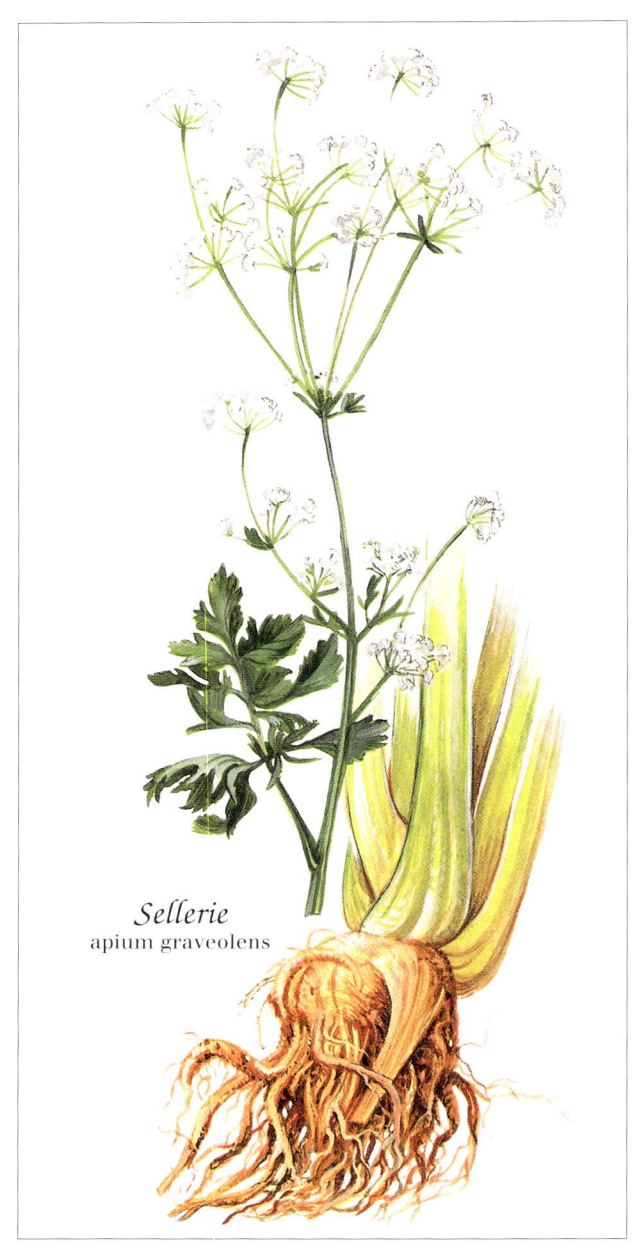

Sellerie
apium graveolens

94

- *Lybisticum* – Liebstöckel: der Saft kann Blindheit bewirken, die Samen können aber in anderen Arzneien heilsam sein
- *Cerfolium* – Gartenkerbel: stillt Blut
- *Lilium* – Lilie: rettet bei Schlangengift, lindert Quetschungen und Verrenkungen
- *Papaver* – Mohn: heilt bitteres Aufstoßen
- *Sclarega* und *costus* – Muskatellerkraut und Frauenminze: fördern die Verdauung
- *Mentha* – Pfefferminze: beseitigt Heiserkeit, hilft vielseitig
- *Puleium* – Poleiminze: fördert die Verdauung, verhindert Sonnenstich
- *Apium* – Sellerie: lindert Blasenschmerz, fördert die Verdauung und befreit von Brechreiz
- *Vettonica* – Betonie: verhindert innere Krankheiten, heilt äußere Wunden
- *Agrimonia* – Odermennig: lindert Magenschmerz, heilt Wunden
- *Ambrosia* – Rainfarn: entzieht Blut, pflanzt Säfte
- *Nepeta* – Katzenminze: heilt Hautschürfungen, erneuert das Haar
- *Rafanum* – Rettich: heilt Husten
- *Rosa* – Rose: ihr Öl ist vielfach nützlich.

Walahfrid sieht die Pflanzen des *Hortulus* im weitesten Sinn als Heilpflanzen. Diese Einstellung entspricht nicht nur seinem botanischen und medizinischen Interesse, sondern auch seiner Verantwortung als Abt und im tieferen Sinn als Arzt: als Helfer und Hirte der Kranken und Armen sowie als Seelenarzt. Hildegard von Bingen, die den *Hortulus* des Walahfrid kannte, sieht sich als Äbtissin und Heilerin ebenfalls in dieser Tradition und in diesem Selbstverständnis in ganzheitlicher heilerischer Verantwortung.

Das Vermächtnis der Hildegard von Bingen

Hildegard von Bingen sieht Gesundheit wie Walahfrid als untrennbare Einheit von Körper und Seele. Körperliches und seelisches Heil bedingen sich gegenseitig: Ist die Seele gesund, ist es der Körper auch, leidet hingegen die Seele, wird der Mensch krank. Hildegards ganzheitlicher Therapieansatz ist daher aktueller denn je und das eigentliche Vermächtnis der Benediktiner-Äbtissin für die Menschen heute.

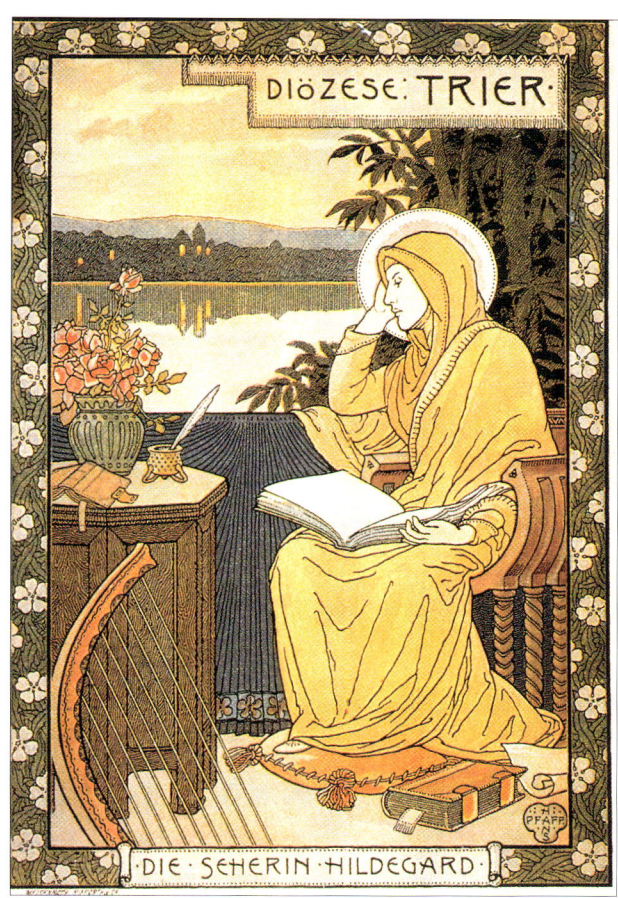

Hildegard von Bingen in einer Jugendstil-Darstellung von Hans Pfaff aus dem Jahr 1888.

In unserer Zeit, in der sich immer mehr Menschen vom staatlich verordneten Gesundheitswesen mit zunehmenden Einschränkungen und darüber hinaus bei chronischen Erkrankungen von der dogmatischen Schul-

95

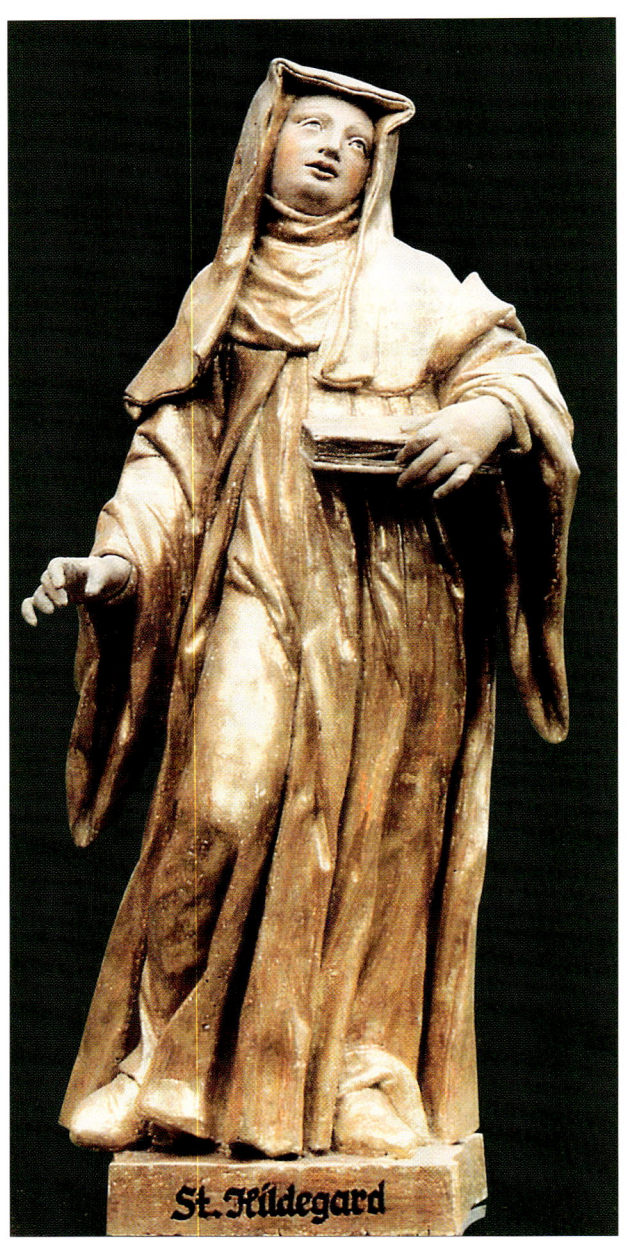

Hildegard-Statue in der Pfarrkirche zur Kreuz-auffindung in Geisenheim.

medizin im Stich gelassen fühlen und sich auf die Natur zurückbesinnen, ist Hildegards Heilkunde mit Pflanzen und Kräutern sehr gefragt.

Zum einen ist dies eine Reaktion auf die Verwendung und Verordnung teurer chemisch-synthetischer Arzneimittel und dabei immer wieder auftauchender Nebenwirkungen und Folgeschäden – zum anderen ist es eine Absage an den geradezu unumstößlichen Glauben an die Allmacht der Technik und Apparatemedizin. Angesichts dieser Gegebenheiten interessieren sich immer mehr Menschen für die therapeutisch nutzbaren Kräfte der Natur und kommen so zwangsläufig früher oder später auch auf die von Hildegard empfohlenen Pflanzen und Kräuter zurück.

Während man heute häufig dazu neigt, Beschwerden isoliert zu sehen und zu behandeln, betrachtet Hildegard immer den ganzen Menschen. Das bedeutet zum Beispiel, dass Kopfschmerzen nicht einfach nur wie heute mit einer Tablette schnell behandelt werden, sondern Hildegard fragt nach dem *Warum* und *Woher*. Hat der Schmerz nicht nur eine

organische, sondern möglicherweise und vor
allem eine seelische Ursache? Sieht die moderne Medizin den Patienten heute in erster
Linie als Summe seiner Organe, die separat
und isoliert behandelt werden, versteht Hildegard den Menschen wie oben bereits gekennzeichnet als Einheit von Körper und Seele,
verknüpft die Gesundung der Seele mit der
des Körpers und umgekehrt. So gesehen ist
die Pflanze nach Hildegards Auffassung nie
allein Heilmittel auf natürlicher Basis, sondern sie ist in „Gottes großer Naturapotheke"
immer auch Träger göttlicher Kräfte. Zusammenfassend lässt sich über die Benediktiner-
Äbtissin als Heilkundige und Heilerin sagen:

❏ Es zeugt für die Konsequenz ihres Denkens wie den frappierenden Wirklich-
keitssinn Hildegards, dass sie neben den
geistigen Aufgaben des Menschen in der
Welt auch seine körperliche und seelische
Befindlichkeit in gesunden wie kranken
Tagen zu fassen sucht, seine Wirklichkeit
im konkreten Alltag.

❏ Im natur- und heilkundlichen Schrifttum
der Hildegard von Bingen liegt uns in seltener Geschlossenheit und beeindrucken-

*Hildegard-Figur, 19. Jahrhundert, Bingen, Kirche
St. Martin.*

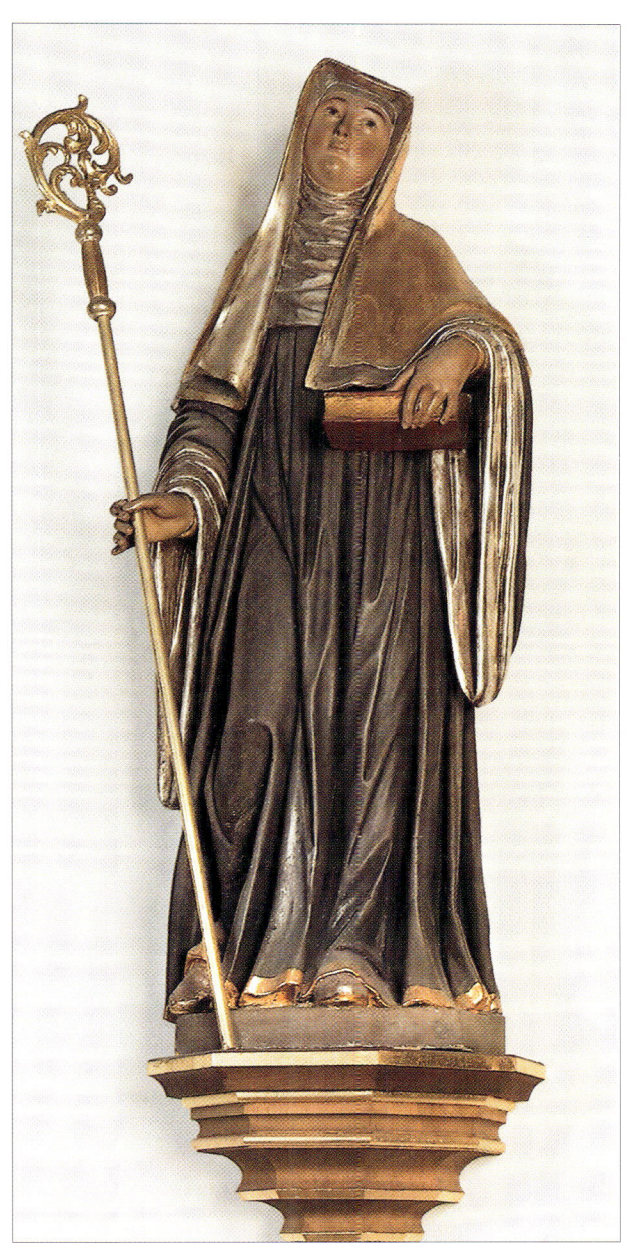

97

der Originalität eine umfassende Sicht vom gesunden und kranken Menschen vor. Hildegards Krankheitsauffassung wurzelt in der Welt überlieferten Wissens der Antike, ihre Gesundheitslehre und -praxis resultieren aus der Kraft christlichen Glaubens.

❑ Hildegards Lehre ist stets ganzheitlich orientiert, indem sie den Menschen bei allem zeitlichen Verhaftetsein in der Welt vom Absoluten her sieht – in einer Bildsprache von großer Eindringlichkeit, die durchaus einer wissenschaftlichen Universalität moderner Prägung standzuhalten vermag. Sie sieht den Menschen einerseits in seiner ganz konkreten Not, andererseits aber auch als Wesen, das sich selbst geheimnisvoll bleibt.

❑ Wie sich der kranke Mensch dem absoluten Anspruch stellen kann, hat Hildegard autobiografisch dargestellt und durch ihre Lehre dokumentiert. In ständig kritischer Überprüfung ihrer Existenz und in lebenslanger ganzheitlicher Weltschau hat Hildegard es verstanden, die Frage des kranken Menschen nach dem Sinn des Leids zu beantworten. Für Hildegard von Bingen ist Krankheit die Kernprobe der Lebensprüfung des Menschen, der – gedrückt von Krankheit und Leid – von Gottes Hand gehalten wird und in seiner Krankheit ein Mensch voll Hoffnung bleibt.

Nach der Lektüre von Hildegards Schriften rief schon damals Abt Rupert von Königsthal begeistert aus: „So etwas bringen die scharfsinnigen Professoren des Frankenreiches einfach nicht zustande. Die machen mit trockenem Herzen und aufgeblasenen Backen nur ein großes Geschrei und verlieren sich in Spitzfindigkeiten. Diese gottselige Frau aber, sie betont nur das Eine, Notwendige. Sie schöpft aus ihrer inneren Fülle und gießt sie aus."

Durch Hildegard von Bingen erreicht die klösterliche Heilkultur den Menschen mitsamt seiner Welt, der Welt im weitesten Sinn – seiner Umwelt, Mitwelt, Arbeitswelt, Erlebniswelt. Es ist deshalb kein Zufall, dass Hildegards Perspektiven und Programme zur Überwindung von Krankheit, zur Erhaltung der Gesundheit und zur Lebensgestaltung von größter Aktualität sind.

Der Bilderzyklus auf den folgenden Seiten zeigt prägende Lebenssituationen Hildegards und ihr heute gelebtes Vermächtnis in der Abtei St. Hildegard in Rüdesheim-Eibingen.

98

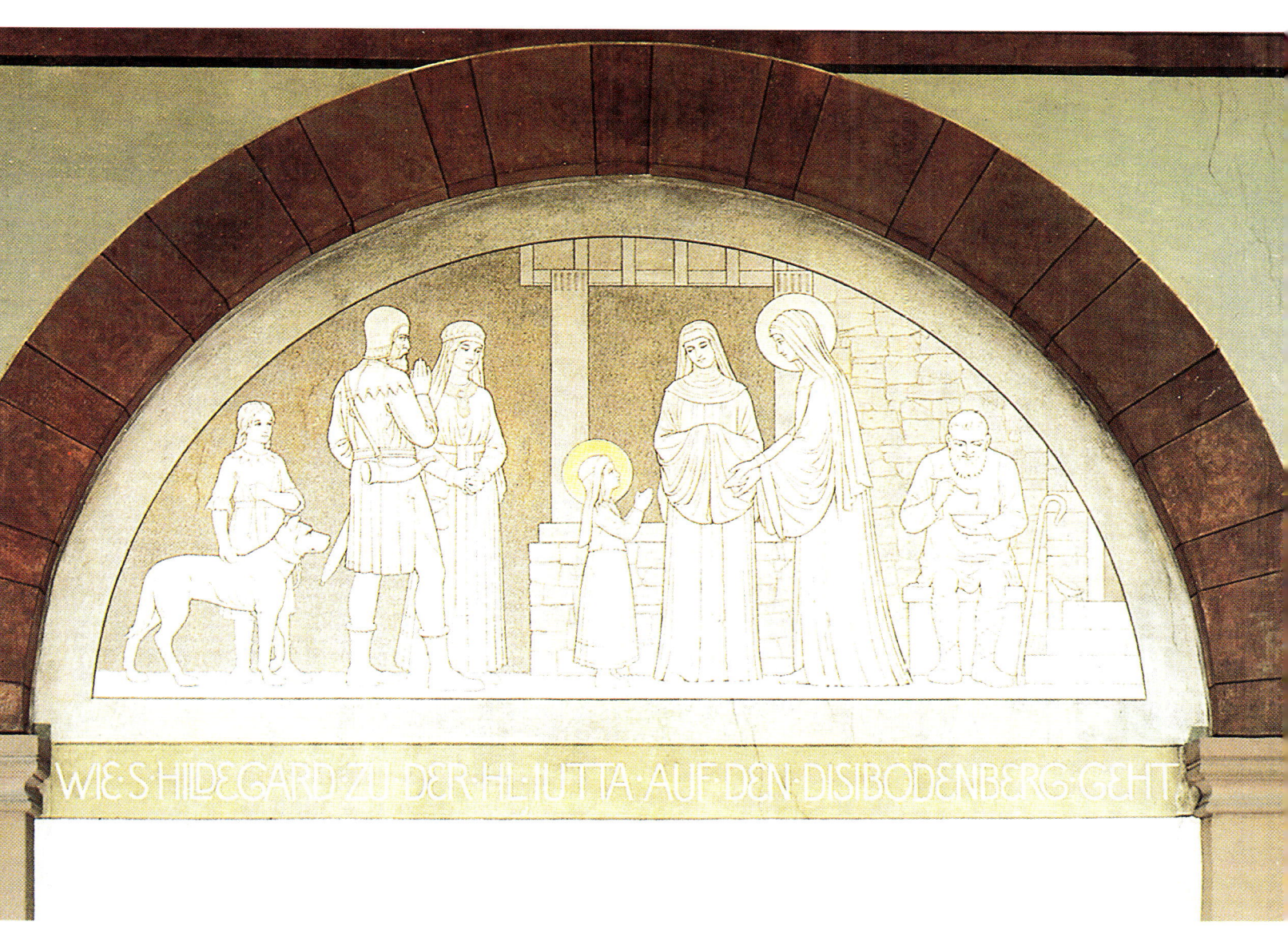

Die Eltern übergeben Hildegard der Äbtissin
und Mentorin Jutta von Spohnheim.

99

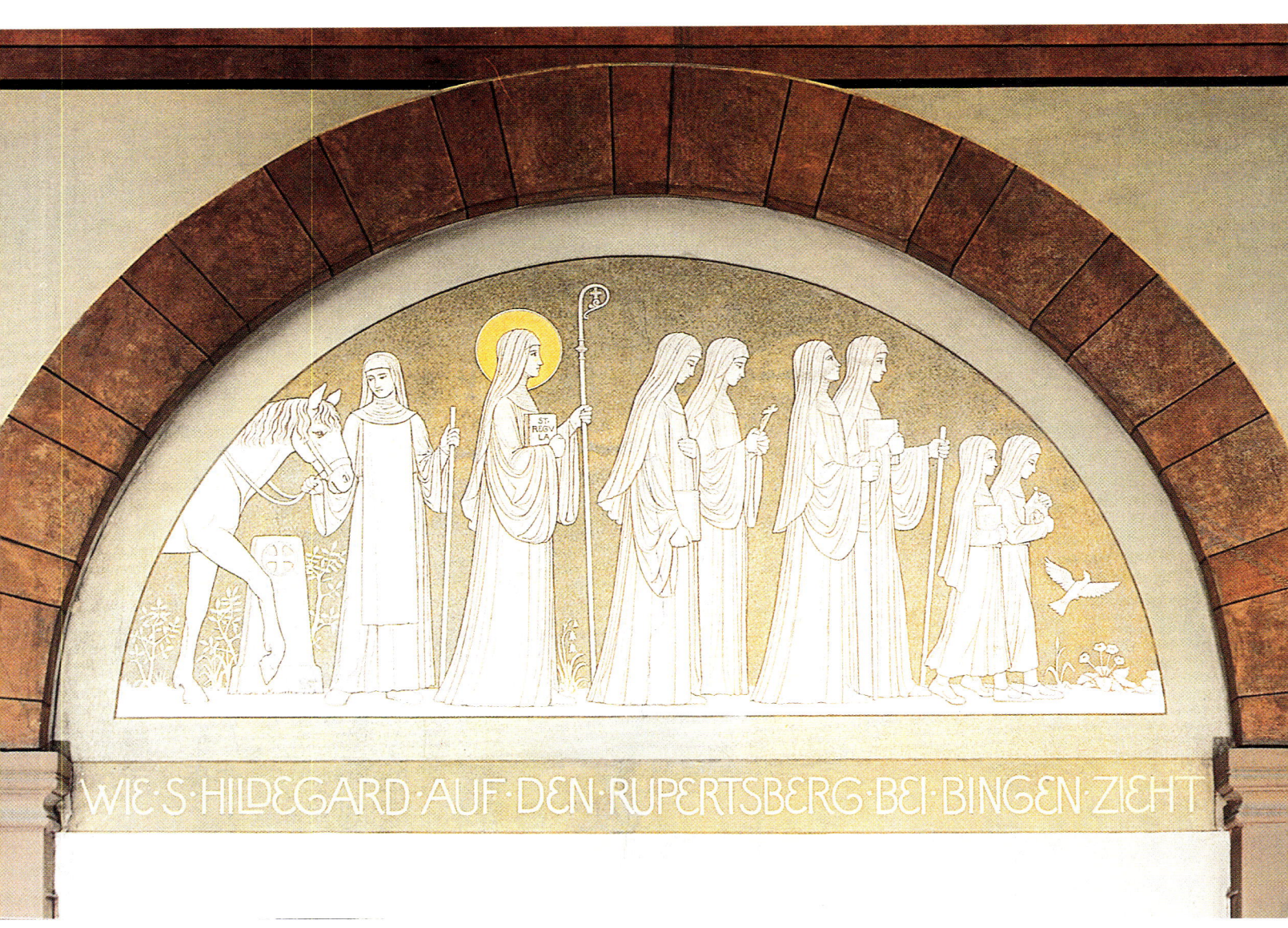

Hildegard zieht mit ihren Nonnen auf den Rupertsberg.

100

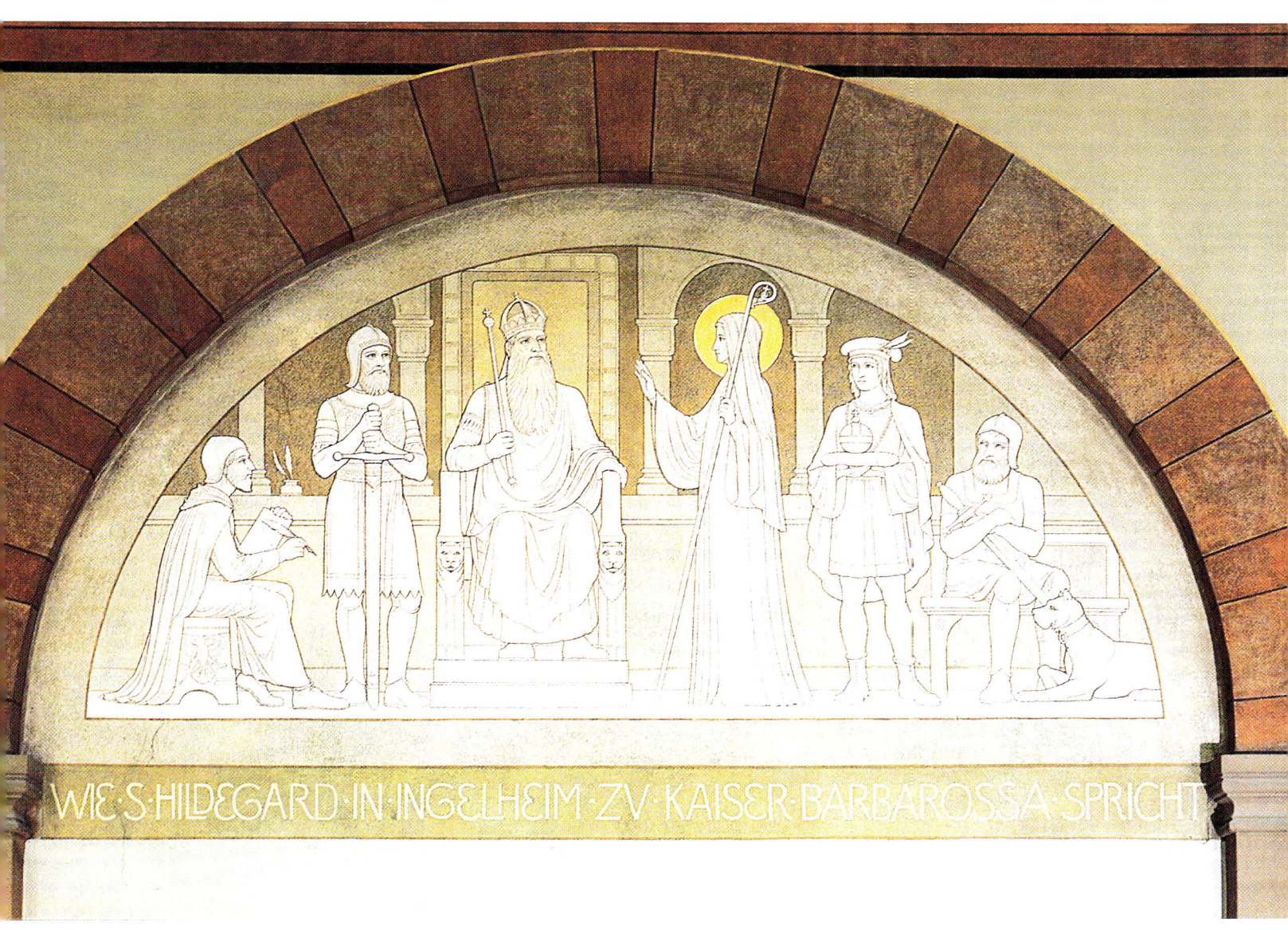

Hildegard trifft in Ingelheim Kaiser Barbarossa.

101

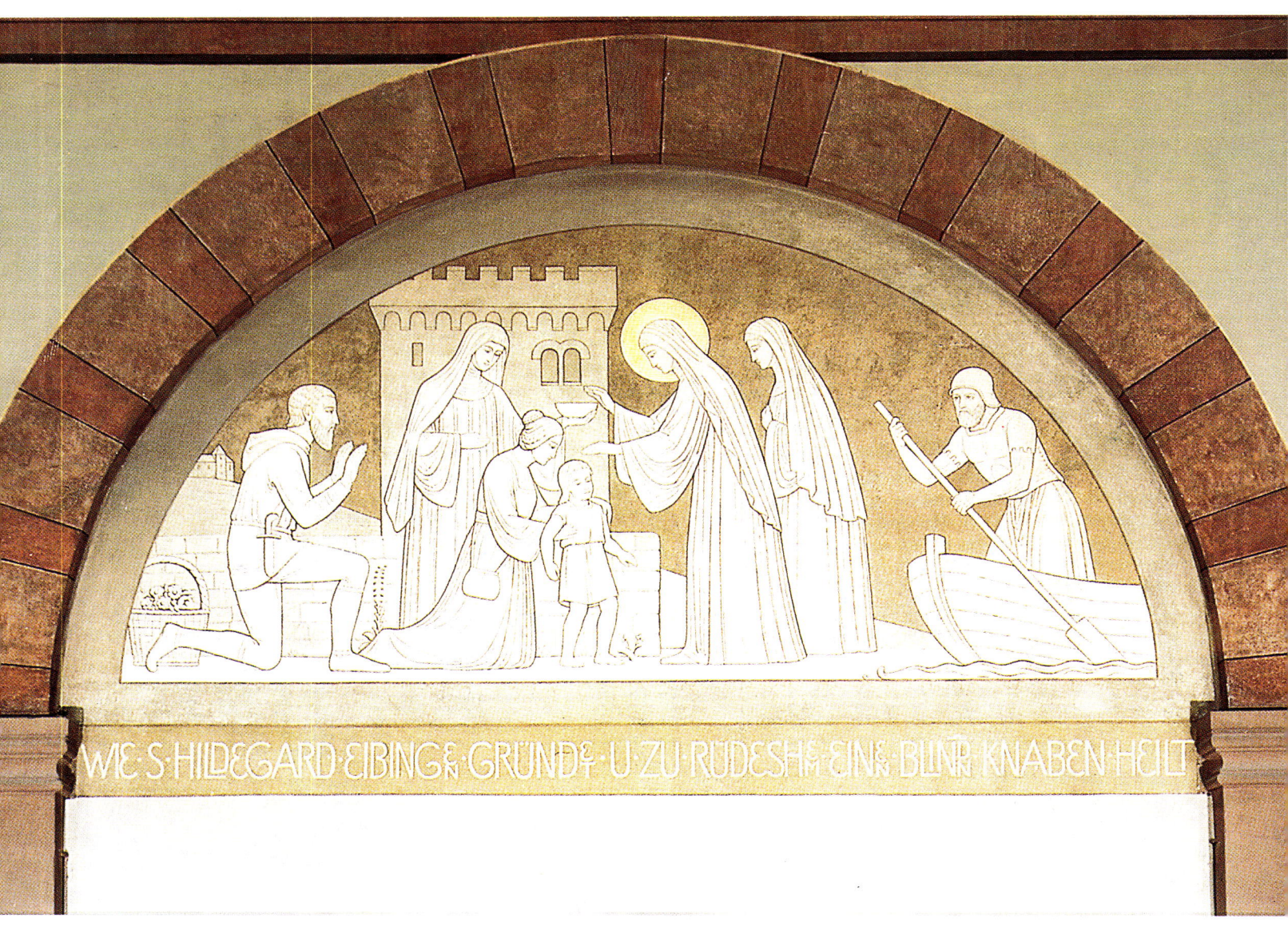

Hildegard gründet Kloster Eibingen und heilt einen kleinen Jungen.

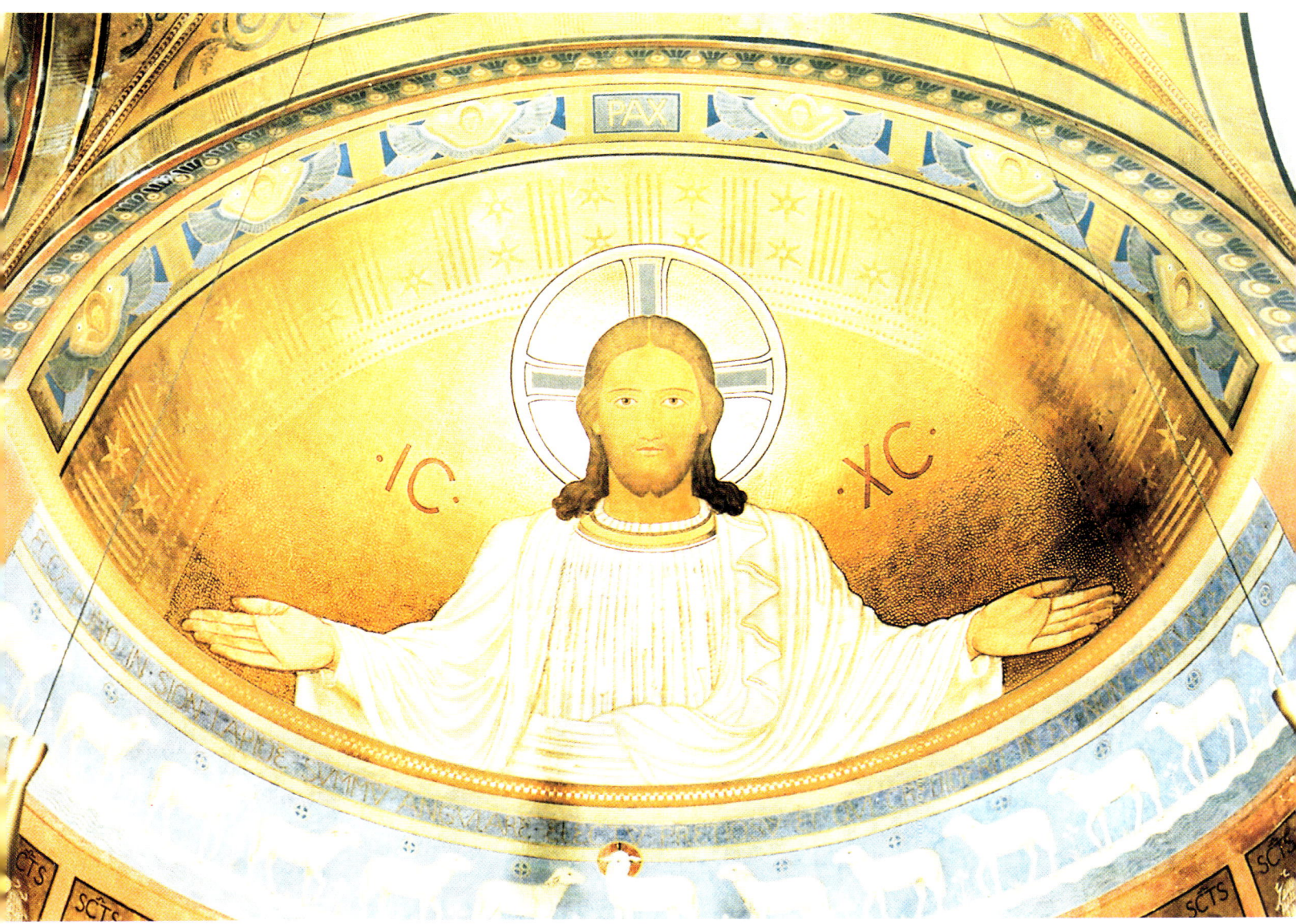

Christusmosaik in der Apsis der Abteikirche in Rüdesheim-Eibingen.

103

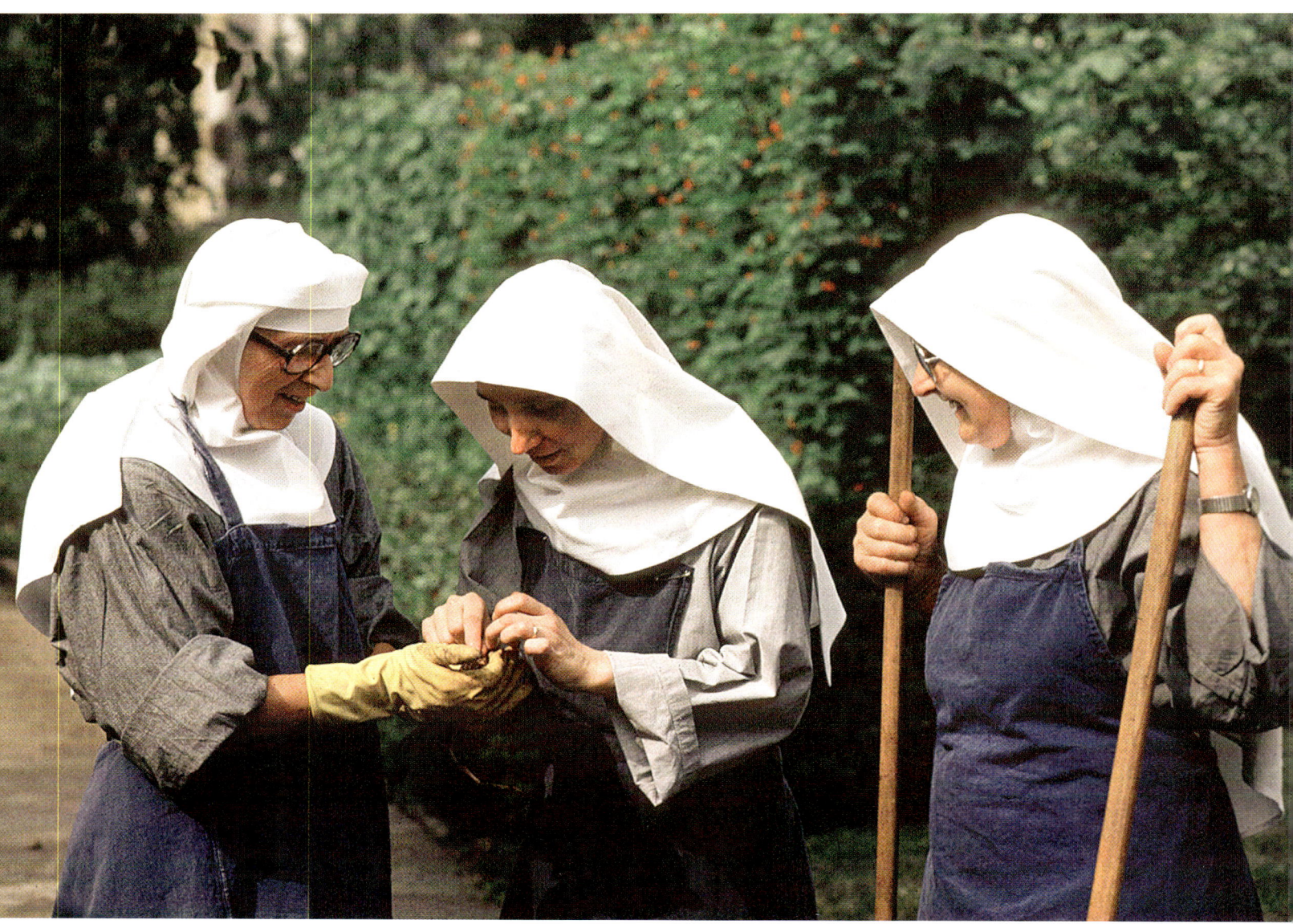

Drei Schwestern arbeiten im Klostergarten.

104

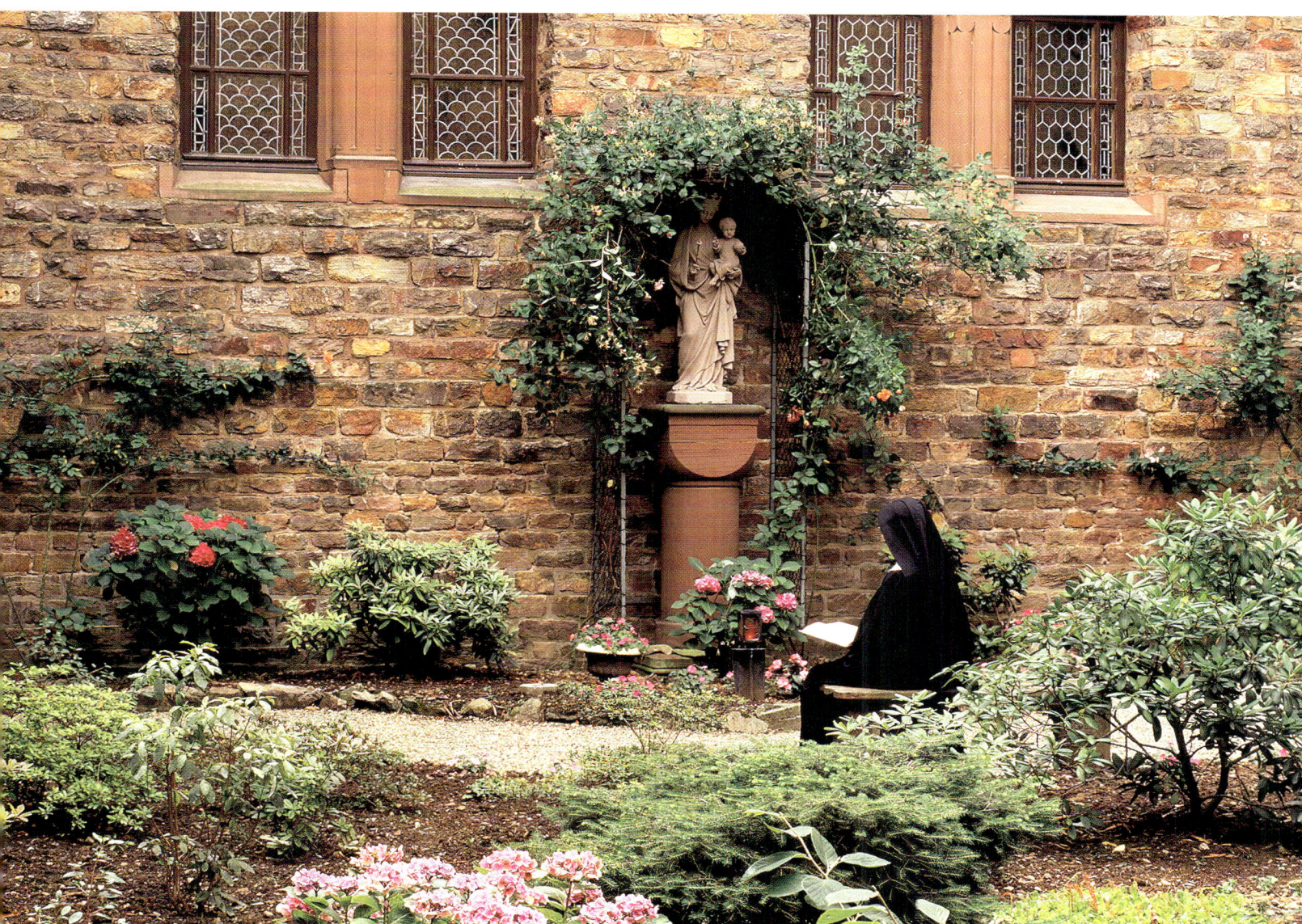

Die Abtei St. Hildegard.

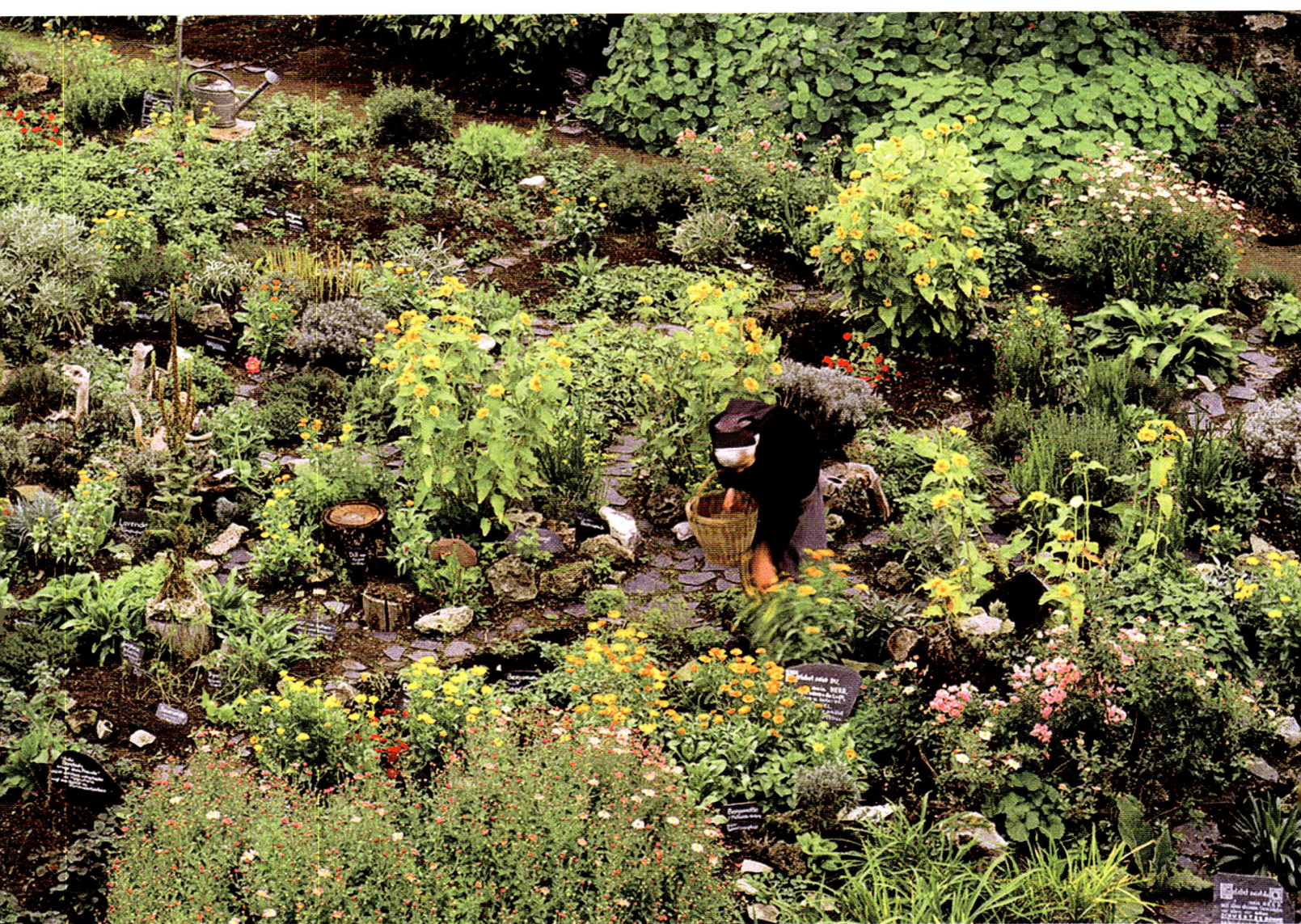

Eine Schwester erntet Heilkräuter im Klostergarten.

106

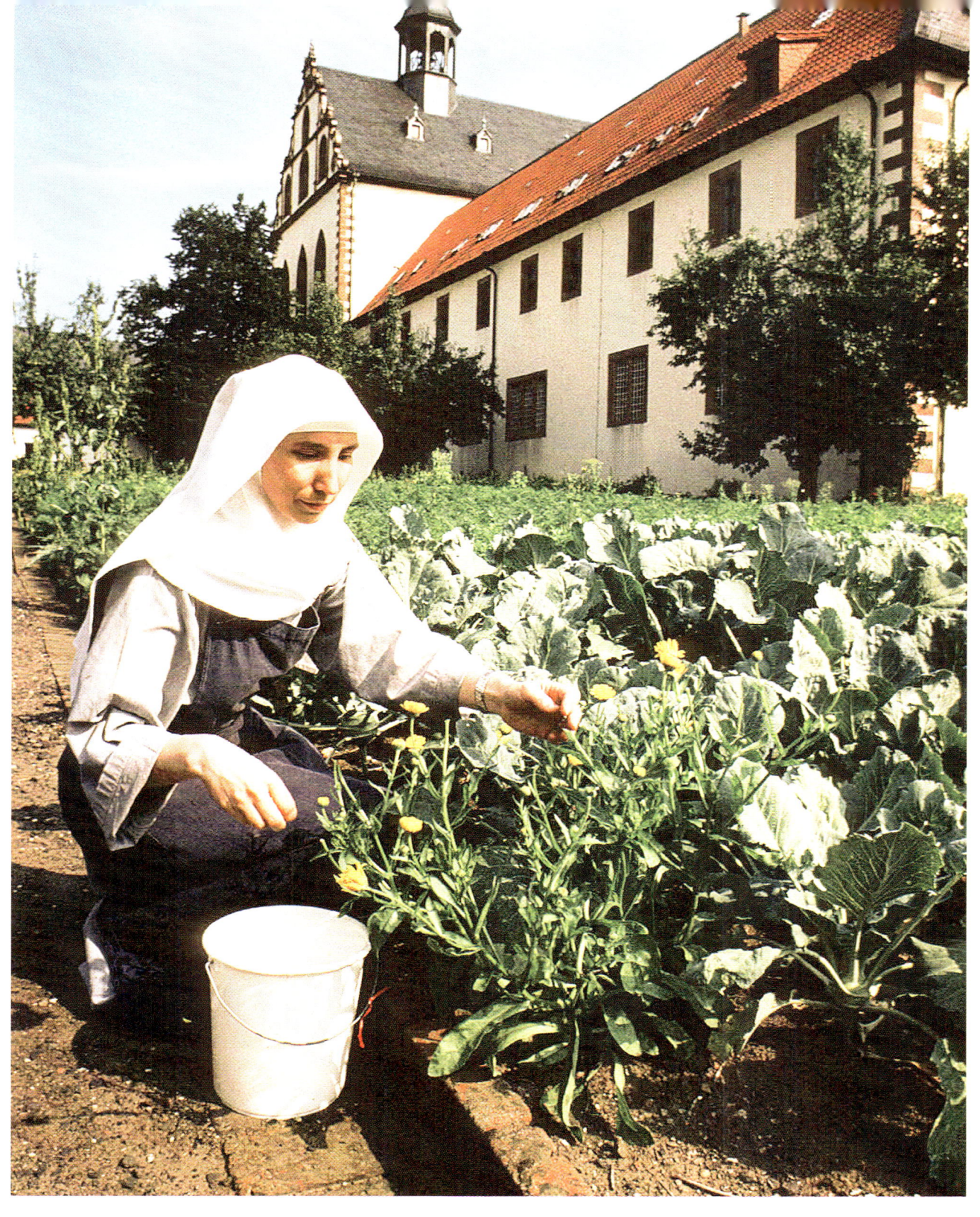

Eine Schwester arbeitet im Klostergarten der Abtei St. Hildegard.

107

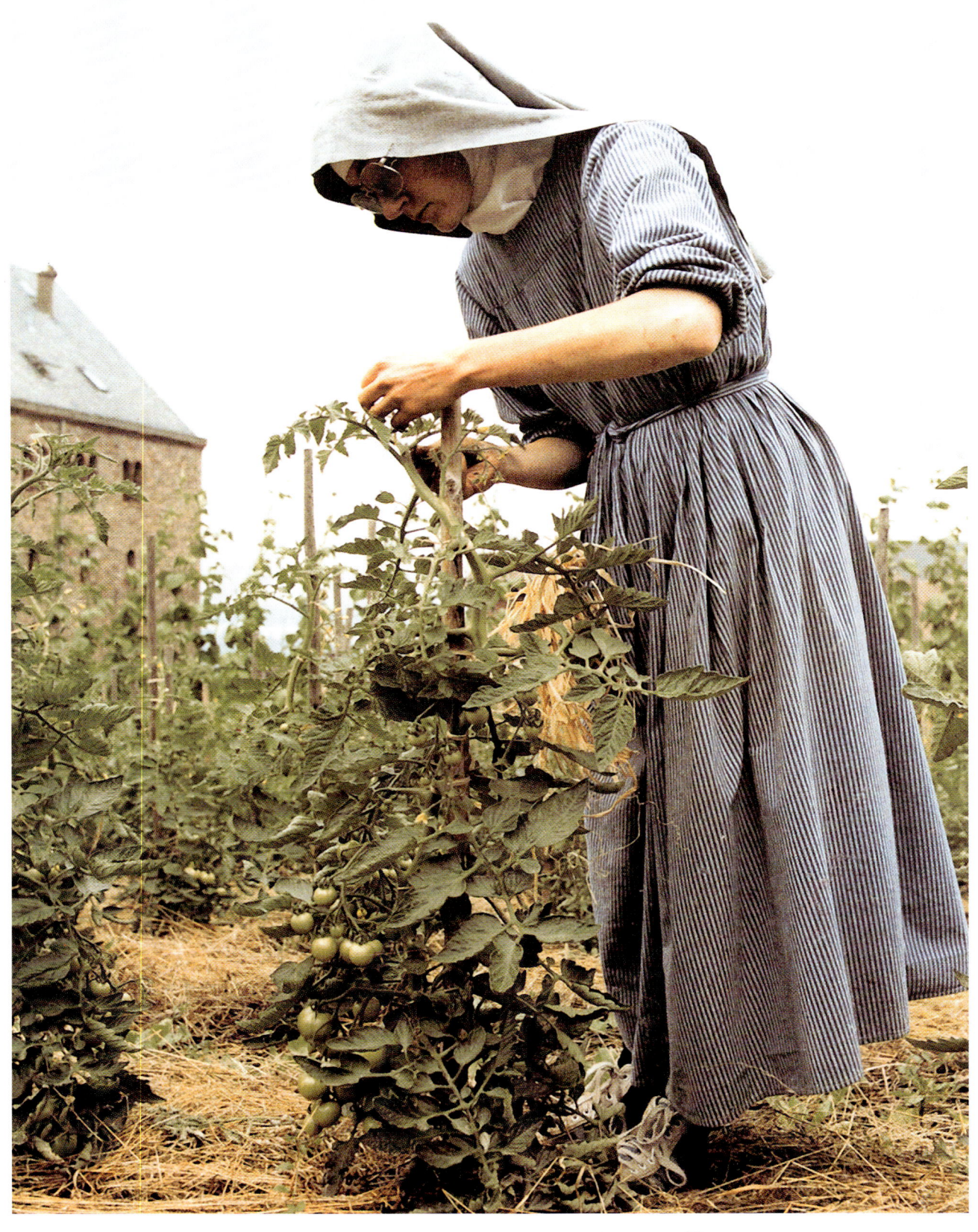

Eine Schwester der Abtei St. Hildegard bei der Arbeit im Klostergarten.

Doch nicht nur Hildegard von Bingen und christliche Klosterärzte verfügen über einen jahrhundertealten Schatz an medizinischem Wissen und wertvollen Heiltraditionen, auch der Buddhismus entwickelte auf diesem Gebiet eine großartige Heilkultur.

Heilwissen und Heilpraxis der buddhistischen Klostermedizin

Wie die christlichen Klöster Europas hatten sich auch die des Fernen Ostens schon sehr früh der Pflege der Wissenschaften verschrieben. Auf dem Lehrprogramm standen neben spirituell-religiösen Lehrinhalten Philosophie, Logik, Grammatik, Kunst und Kunsthandwerk, Schauspiel, Gesang, Architektur und nicht zuletzt Medizin.

Die Klöster waren jedoch nicht nur Stätten der Ausbildung und Erziehung, sondern zugleich auch gesellschaftliches und wirtschaftliches Zentrum, in dem geistige, kulturelle und materielle Kräfte zueinander fanden. Nach wie vor wird in den buddhistischen Klosteruniversitäten studiert und praktiziert, auch medizinisch.

Um die klösterlichen Medizintraditionen des Fernen Ostens einigermaßen detailliert darstellen zu können, wären mehrere Bücher erforderlich. Da sich dieses Buch vorrangig der europäischen Klosterkultur widmet, seien im Folgenden die wichtigsten Umrisse der fernöstlichen Klostermedizin skizziert – am Beispiel der buddhistischen Klosteruniversitäten und der traditionellen medizinischen Praxis Tibets.

Buddhismus ist der Pfad, der zu vollkommener Ruhe führt, umschrieben mit dem Begriff des *Nirwana* – hier endet der Kreislauf von Geburt und Tod. Wer die vollkommene Ruhe, „die Abwesenheit von Krankheit" erlangt hat, ist vom Leid der Existenz befreit. Bis der Mensch dieses Stadium erreicht, verweilt er im Leiden – in diesem Sinne ist nach buddhistischer Auffassung genau genommen jeder Mensch „krank". Als Ursachen des Leidens sieht der Buddhismus Unwissenheit und Verblendung. Einziges Mittel zu deren Beseitigung und damit Heilmittel gegen das Leiden sind die Lehren Buddhas. Als Prinz

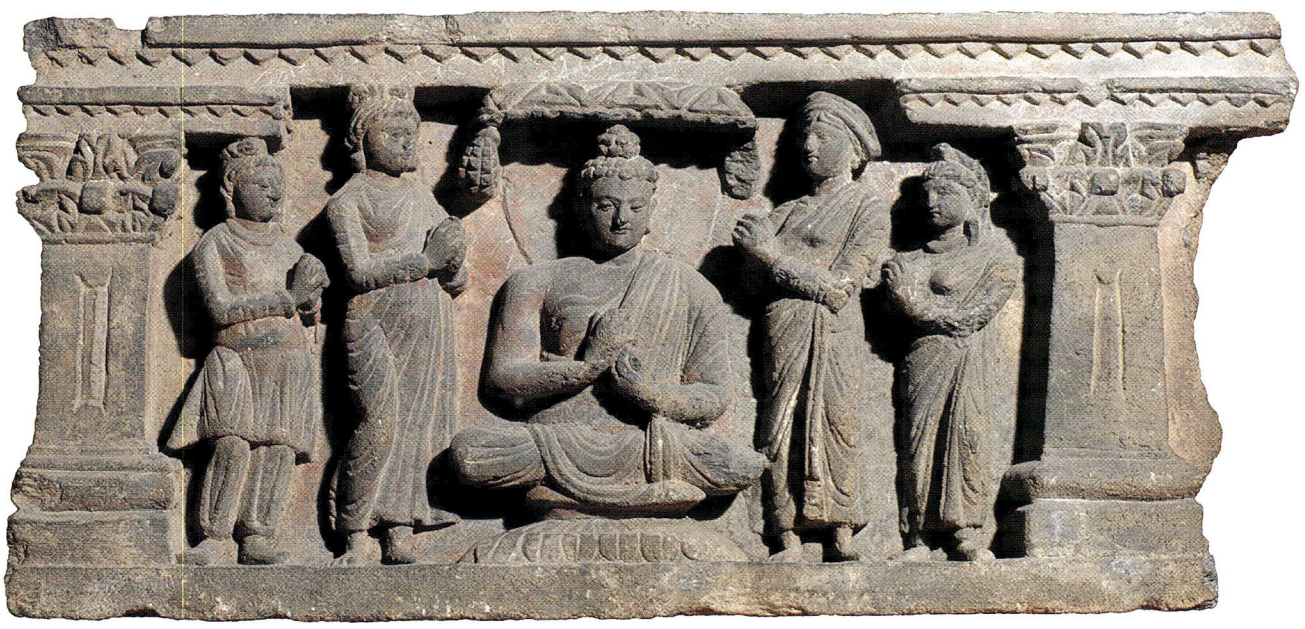

Buddha in Begleitung von Schülern. Sandstein-Relief aus dem 3. Jahrhundert in Sanchi, Indien.

Gautama Siddhartha, der der indischen Philosophie zufolge zu Buddha wurde, im Hirschpark von Benares das erste Mal das Rad der Lehre drehte, offenbarte er die endgültige Medizin: die vier edlen Wahrheiten. Die erste der Wahrheiten, die Buddha, der „König der Heiler", lehrte, besagt, dass Existenz ihrem Wesen nach leidvoll sei. Die zweite Wahrheit erklärt die Ursache des Leidens. Die dritte Wahrheit spricht über die Möglichkeit der vollständigen Heilung vom Leiden. Mit der vierten Wahrheit wird die Therapie verordnet, der edle achtfache Pfad zur vollkommenen Ruhe.

Alle Wesen vom Leiden befreien zu wollen, ist die zentrale Motivation des Buddhismus. Wer ihr sein Leben gewidmet hat, ist ein Bodhisattva, ein „der Erleuchtung verpflichtetes Wesen" – das ethische Vorbild eines jeden Arztes.

Nach diesem kurzen Ausflug in die buddhistische Religion wird deutlich, wie eng Heilkunde und Buddhismus einander verbunden

sind: Heilen von Kranken wird als Gelegenheit zur Entwicklung der Vollkommenheit
des Mitgefühls wie auch zur Vervollkomm-
nung des menschlichen Geistes und als Bekehrung gesehen – medizinische Handlung
als religiöser Akt. Medizin war demzufolge
im Buddhismus stets eine der fünf wesentlichen Wissenschaften, die neben der Wissenschaft vom Inneren, der Grammatik und
Erkenntnislehre sowie den Künsten an den
buddhistischen Klosteruniversitäten gelehrt
wurden.

Buddha, dessen Ziel die Beseitigung von Leiden durch Unwissenheit ist, warnte jedoch
selbst davor, nur deshalb zu glauben, weil er
es gelehrt habe. Vielmehr solle man alles selbst
untersuchen, prüfen und erst annehmen,
wenn es selbst erkannt, gesehen und gefühlt
wurde. Damit haben Buddhismus und moderne Wissenschaft etwas ganz Entscheidendes
gemeinsam: Sie beschreiten denselben Weg
zum Erkenntnisgewinn – ein interessanter
Aspekt im Hinblick auf die Betrachtung der
Medizin des buddhistischen Kulturraums.

Die „Wissenschaft vom Heilen", wie sie die
Tibeter nennen, zählt neben den Medizinsystemen Indiens, Chinas und Griechenlands
zu den großen Traditionen der Medizin. Sie

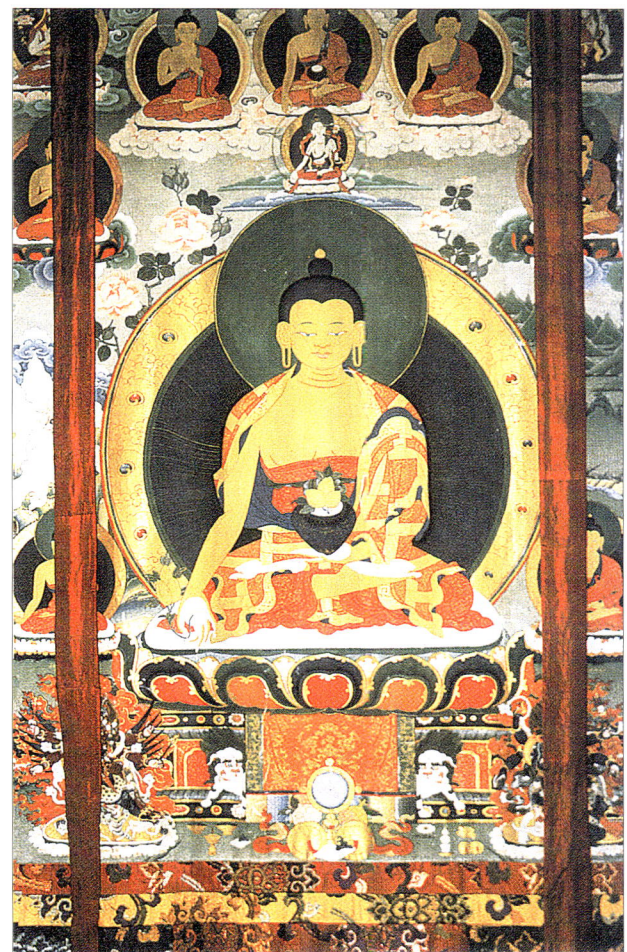

*Buddha als „König der Heiler". Illumination in
einer Medizinschrift des Klosters Samye, des ältesten Klosters Tibets.*

wurzelt in einer über Jahrtausende überlieferten medizinischen Tradition, der so genannten Bön-Tradition. Mit der Einführung

111

des indischen Buddhismus als Staatsreligion im 6. Jahrhundert kam Tibet in Verbindung mit der ayurvedischen Lehre, dem „Wissen vom guten Leben" und der traditionellen Medizin Indiens, ebenso dem heilkundlichen Wissen Chinas und Persiens. Deren Erkenntnisse flossen in das bestehende heilkundliche Wissen ein, woraus sich schließlich das tibetische Medizinsystem entwickelte.

Mitte des 8. Jahrhunderts fand in Tibet die wahrscheinlich erste multinationale Konferenz über Medizin statt, an der Ärzte aus allen angrenzenden Reichen teilnahmen. Die im Verlauf der gelehrten Unterredungen fixierten Wissensinhalte wurden über zwei Jahrhunderte verborgen gehalten, da man die Zeit noch nicht für gekommen hielt, sie zu verstehen. Nach der Jahrtausendwende im Kloster Samye, dem ältesten Kloster Tibets, wiederentdeckt, wurden die Medizinschriften erweitert und in ein System gebracht.

Der Regent Sangye Gyatso (1653–1705) führte im Auftrag des 5. Dalai-Lama Ende des 17. Jahrhunderts die tibetische Medizin schließlich zu ihrer vollen Reife. Dessen Wunsch entsprechend, die Medizin in Theorie und Praxis weiterzugeben, gründete Gyatso 1696 neben der Residenz des Dalai-La-

ma, dem Potala in der Hauptstadt Lhasa, die erste medizinische Hochschule: Chakpori, deren Meister und Schüler ausschließlich Mönche waren. Neben Mönchen aus dem „Gelbmützenorden", dessen Oberhaupt bis heute der Dalai-Lama ist, wurden auch Mönche anderer Orden und sogar Laien in diese Klosteruniversität aufgenommen. Zum medizinischen Unterricht gehörte das Studium der grundlegenden Schriften, darunter die Vier Tantras und die Kommentare des 5. Dalai-Lama.

Zur praktischen Ausbildung ließ man die Schüler Heilpflanzen sammeln und daraus Arzneimittel zubereiten, sie an ärztlichen Untersuchungen, Beratungen und an wissenschaftlichen Debatten der Meister teilhaben. Sechs bis sieben Jahre dauerte die Ausbildung eines Mönchsarztes. Auf dem Weg zum Examen musste er sein in den einzelnen Studienabschnitten gesammeltes Wissen durch öffentliche mündliche Prüfungen bezeugen. Das Bestehen der letzten Prüfung gab ihm dann das Anrecht, einen unserem Doktorgrad der Medizin vergleichbaren Titel zu tragen.

Durch die geografisch und politisch isolierte Lage Tibets blieben Lehrplan und allge-

112

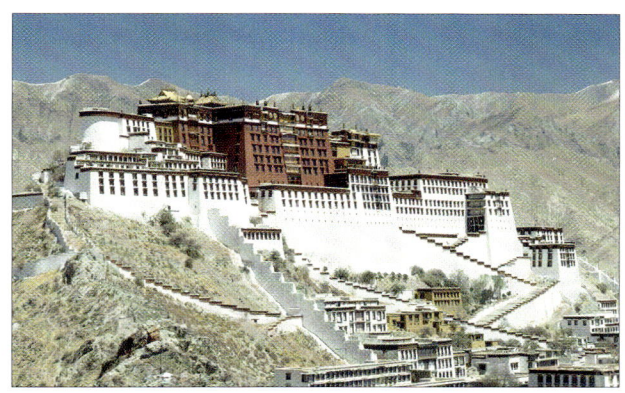

Der Potala in Lhasa, ein festungsähnlicher Palast, in dem der Dalai-Lama vom 7. Jahrhundert bis 1959 residierte.

meine Struktur der Klosteruniversität Chakpori sowie der in den folgenden Jahrhunderten gegründeten Medizinschulen nahezu unverändert. Auch von den Einflüssen der Kolonialmächte, die im gesamten übrigen asiatischen Raum zu kulturellen und gesellschaftlichen Veränderungen führten, blieb Tibet weitgehend verschont. Bis in die Mitte des 20. Jahrhunderts wurde die tibetische Medizin nach alter Tradition weitergegeben und ausschließlich in Klöstern gelehrt und praktiziert.

Erst die Besetzung Tibets durch die Chinesen im Jahr 1949 bereitete dem über die Jahrhunderte hoch entwickelten Medizinsystem ein ebenso rasches wie blutiges Ende: Die

Medizinschulen wurden vom chinesischen Militär vollständig zerstört, die tibetischen Ärzte getötet oder zu Tode gefoltert – von rund 1000 blieben nur zwölf am Leben.

Im Jahr 1961 gründete der derzeitige 14. Dalai-Lama, Tenzin Gyatso, in seinem Exil im nordindischen Dharamsala ein Lehrseminar für traditionelle tibetische Medizin mit angeschlossener Poliklinik.

Auch in der Mongolei und in Bhutan wurden solche Fakultäten eingerichtet. In den 70er Jahren erfolgte der Wiederaufbau und die Erweiterung der medizinischen Akademie Mentsikhang in Lhasa.

In Europa, zunächst in der Schweiz, später auch in Polen, Dänemark und in Österreich erarbeitete man die ersten wissenschaftlichen Studien über die Wirkungen tibetischer Arzneimittel. Heute bemüht man sich in Tibet, durch den Aufbau traditioneller tibetischer Universitäten und Kliniken die tibetische Medizin als eigenständiges Heilsystem zu erhalten. Nicht nur in Bezug auf den enormen wissenschaftlichen Wert, sondern auch aus ganz praktischen Erwägungen: Die traditionelle Medizin spielt nach wie vor die zentrale Rolle in der Gesundheitsversorgung der überwiegend ländlichen Gebiete Tibets.

113

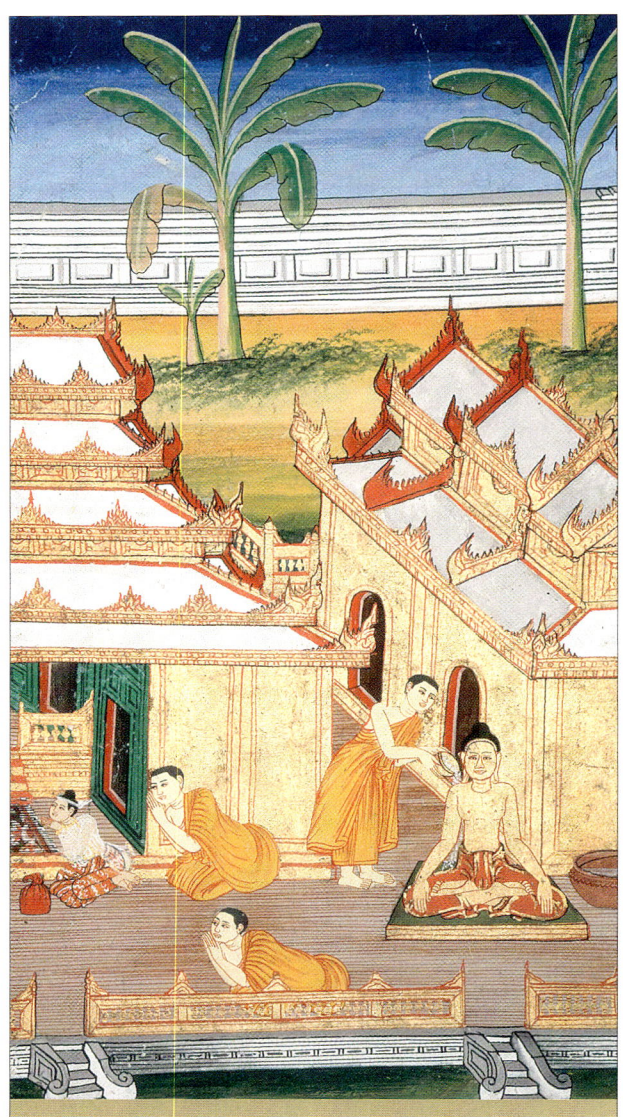

Miniatur in einem undatierten Handbuch der tibetischen Arzneimittellehre, die ein buddhistisches Kloster zeigt.

114

Entsprechend der buddhistischen Lehre, dass die Ursache allen Leidens auf Unwissenheit zurückgeht, behandelt die traditionelle Medizin Tibets den ganzen Menschen, vor allem seine seelisch-geistige Verfassung und nicht nur eine bestimmte körperliche Beschwerde. Die Faktoren, die den Gesundheitszustand eines Menschen entscheidend beeinflussen, sind nach buddhistischer Auffassung Ernährung, Lebensstil, Geisteshaltung, seelische Verfassung und klimatische Bedingungen. Sie können durch „Unwissenheit" unausgewogen und für den betreffenden Menschen ungeeignet sein. Dies kann zu einem Ungleichgewicht der vier Säfte im Organismus – Blut, Luft, Galle und Schleim – und damit zu Störungen der Gesundheit führen. Ziel der tibetischen Medizin war und ist daher, das Gleichgewicht der vier Körpersäfte aufrechtzuerhalten. Hier kennt man also das Konzept der Säftelehre, ebenso wie man davon ausgeht, dass die Säfte aus den Elementen gebildet werden. Im Gegensatz zur so genannten Elementenlehre sind es bei den Tibetern wie in anderen asiatischen Medizinsystemen fünf statt vier Elemente: Erde, Wasser, Feuer, Wind und Raum, auch Äther genannt.

Das wichtigste Hilfsmittel zur Diagnose ist das Pulsfühlen. Dazu tastet der tibetische Arzt mit seinen drei mittleren Fingern am Handgelenk des Patienten den Puls. Ein guter Arzt muss mindestens zwölf verschiedene Pulsqualitäten unterscheiden und bestimmten Störungen im Körper zuordnen können. Auch im Ayurveda ist die Pulsdiagnose wichtiger Bestandteil der ärztlichen Untersuchung. Bei unklarer Pulsdiagnose untersucht der tibetische Arzt zusätzlich den Urin und die Zunge. Die Behandlungen der tibetischen Medizin beinhalten ein großes Spektrum. Einen hohen Stellenwert besitzen Diäten, also Umstellungen der Ernährung sowie die Vermeidung bestimmter Speisen und Getränke. Außerdem verordnet der tibetische Arzt dem Patienten, sein Verhalten zu ändern, zum Beispiel sich nur im Schatten aufzuhalten und während des Tages nicht zu schlafen. Zum tibetischen Behandlungs-Repertoire gehören auch Massagen, heiße und kalte Kompressen, Bäder in mineralhaltigen Quellen, Akupunktur mit Goldnadeln und Akupressur, Schröpfen und die Moxibustion. Dabei werden ähnlich wie bei Akupunktur und Akupressur bestimmte Punkte auf den Meridianen des Körpers durch Hitze anstatt durch

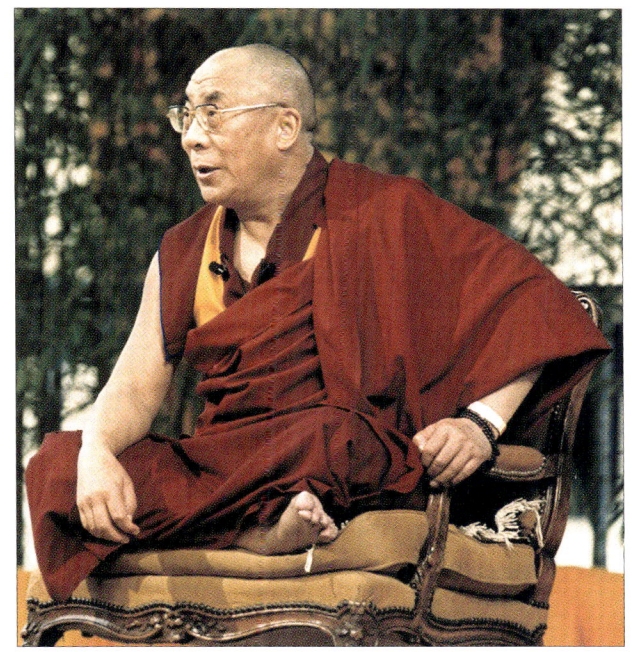

Tensin Gyatso, der 14. Dalai-Lama. Nach der Besetzung Tibets durch China im Jahr 1949 flüchtete er. In seinem Exil im nordindischen Dharamsala gründete der Dalai-Lama 1961 ein Lehrseminar für traditionelle tibetische Medizin und eine Poliklinik.

Einstiche oder Druck stimuliert. Ebenso kennt die tibetische Medizin den Aderlass, der in unserem Kulturkreis über viele Jahrhunderte nahezu den Stellenwert eines Allheilmittels hatte. Yoga, Atemübungen und Meditation ergänzen die so genannten externen Behandlungsmethoden.

115

Große Bedeutung haben in der tibetischen Medizin neben der Ernährungstherapie auch die Edelsteinmedizin und pflanzliche Arzneimittel. Letztere sind aus vielen unterschiedlichen Heilpflanzen zusammengesetzt und werden nach überlieferten Rezepturen hergestellt. Je nach zu behandelnder Erkrankung hat der Mönchsarzt die Wahl aus Extrakten, Pillen, Pulvern und Tinkturen sowie mit Heilkräutern versetzter Asche, Butter und Wein. Diese Heilzubereitungen werden mit Flüssigkeit eingenommen, als Schnupfmittel, Inhalation oder mithilfe eines Einlaufs verabreicht.

Die dritte Säule der tibetischen Medizin sind komplexe Arzneien aus vielen verschiedenen Mineralien, die so genannte Edelsteinmedizin und deren Juwelenpillen. Diese werden sowohl vorbeugend zur Gesundheitspflege als auch zur Behandlung bestimmter Krankheiten verordnet.

Bis zu 165 Zutaten können in diesen Juwelenpillen enthalten sein, darunter entgiftete metallische Stoffe wie Gold, Silber oder Quecksilber, pulverisierte Edelsteine – zum Beispiel Diamantstaub – und andere Mineralien. In den aufwändigen Heilzubereitungen sind in der Regel auch Heilpflanzen und tierische Substanzen enthalten. Die Herstellung von Juwelenpillen geschieht in komplizierten Prozeduren, die mehrere Wochen und oft Monate dauern und nur von wenigen Ärzten beherrscht werden. Dies gilt vor allem für das Verfahren des Entgiftens.

Zu den besten Pillen dieser Art zählen die Juwelenpillen des Dalai-Lama in Dharamsala. Sie werden in einer Spezialverpackung mit einem Hologramm angeboten, um Verwechslungen und vor allem Fälschungen vorzubeugen. Diese Edelsteinpillen sind von Ärzten verordnungspflichtig, sind also nicht frei verkäuflich und werden nur in kleinen Mengen abgegeben, da sie ohnehin nicht in großen Mengen hergestellt werden können. Vor, während und nach der Einnahme dieser Edelsteinpillen sollte sich der Patient an bestimmte Verhaltens- und Ernährungsregeln halten, damit diese wertvolle Medizin auch zu ihrer vollen Wirksamkeit gelangen kann. So gilt zum Beispiel die Regel, die Pillen nur in der Dämmerung und nicht bei hellem Tageslicht einzunehmen. Ebenso sollte der Patient vor und nach der Einnahme auf Alkohol, tierische Nahrungsmittel sowie auf große Anstrengungen und Geschlechtsverkehr verzichten. Als Juwelenpillen mit der besten Wirksamkeit gelten „Rinchen Dangjor" und „Rinchen Mangjor", die unter anderem Saphir, Türkis, Smaragd, Rubin und Diamant sowie Gold und Silber enthalten. Besondere Aufmerksamkeit erregten diese Arzneimittel, als sie nach der Reaktorkatastrophe in Tschernobyl bei strahlengeschädigten Patienten eingesetzt wurden. Wissenschaftler vermuten, dass diese Juwelenpillen die im Körper abgelagerten radioaktiven Schwermetalle mit körpereigenen Salzen gebunden und ausgeschieden haben könnten.

Schätze der georgischen Klostermedizin

Die Menschen in der Republik Georgien, zu der die Gebiete Abchasien, Adscharien und Ossetien gehören, gelten als „Volk ohne Krankheit" mit auffallender Langlebigkeit und guter Gesundheit bis ins hohe Alter. Von je 100 000 Einwohnern werden durchschnittlich 55 Georgier 100 Jahre und älter. Womit hängt dies zusammen, wie urteilen Fachleute darüber?

Der berühmte russische Wissenschaftler Professor Dr. Metschnikoff erforschte viele Jahre in Abchasien die Ursachen der Langlebigkeit der Bevölkerung. Zu seinen interessantesten Entdeckungen zählten die jahrhundertealten Errungenschaften der georgischen Klostermedizin, die wiederum bis heute die dortige Volksmedizin nachhaltig prägte und von der die weitere Entwicklung und Anwendung biologischer Kenntnisse angeregt wurde.

Handschriften in georgischen Klöstern, zum Beispiel von Nekresi, die bis ins 5. Jahrhundert zurückreichen, belegen, dass es in Georgien schon damals eine hochentwickelte Klostermedizin gegeben hat und dass den georgischen Seelsorgern wirkungsvolle „Arzneien zur Heilung von Gebrechen" zur Verfügung standen.

In diesen Schriften sind mit einer für jene Zeit erstaunlichen Genauigkeit und Tiefgründigkeit zum Beispiel äußerst komplizierte Fragen der Funktionsweise des menschlichen Körpers beschrieben. Der Organismus wird als einheitliches Ganzes aufgefasst, in

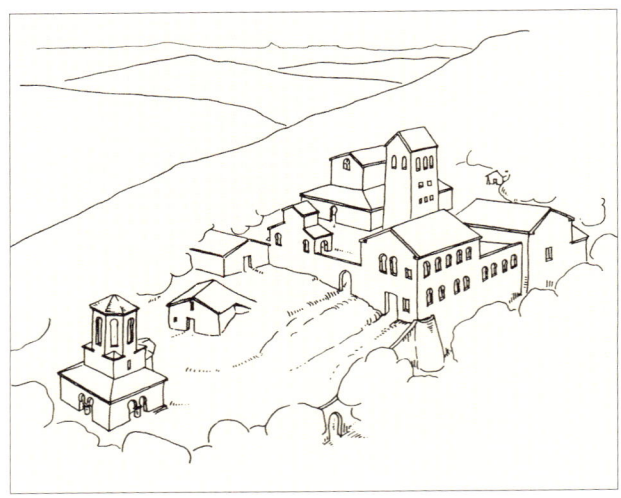

Nachzeichnung des Klosterkomplexes von Nekresi, Georgien, wo es bereits im 5. Jahrhundert eine hoch entwickelte Klostermedizin gab.

dem alle Organe „miteinander zusammenhängen".

Zu den Entwicklungen der georgischen Klöster gehörten Asyle für Kranke, Alte und Gebrechliche, in denen der Pfleger dreimal am Tag die Kranken aufsuchte und sie mit allem Erforderlichen versorgte. Neben praktischer Krankenbehandlung wurde in diesen Zentren der georgischen Kultur ebenso wertvolle literarische Arbeit geleistet. So entstand zum Beispiel in den Chandsti-Kartäuserklöstern Ischchani und Schatberdi das anatomisch-physiologische Werk *Erschaffung*

des Menschen – eine wertvolle Dokumentation altgeorgischer klostermedizinischer Praxis und Denkweise.

Dieses aus 30 Kapiteln bestehende Werk beschreibt Fragen der Entstehung des Menschen, dessen Beziehungen zur Umwelt, den Bau seines Organismus, den Zusammenhang des Körpers, der Seele und des Geistes. Das 30. Kapitel enthält Informationen über die einzelnen Körperteile und über die „Geburt des Menschen".

Der Verfasser legt kurz und präzise Bau und Funktion der Organe dar: die Anatomie und die Funktionen des Kopfes, des Herzens, der Leber, der Sinnesorgane, des Bauchs, der Lunge, des Gehirns, des Magens, des Blutes, der Haut, der Muskeln, der Knorpel, der Gefäße, des Darms, der Haare, der Nägel, der Augen, der Ohren usw. Die Weiterentwicklung der georgischen Kloster- und Volksmedizin basiert auf diesem Werk *Erschaffung des Menschen.*

Ebenso wurde in anderen georgischen Klöstern neben der Krankenpflege große Arbeit zur Schaffung medizinischer Literatur geleistet. Klosterhospitäler zu Ehren der Heiligen Georg und Modest sowie Hospitäler zur Pflege Leprakranker wurden in den georgischen Klöstern errichtet. Belegt ist auch, dass die Klosterärzte von St. Gallen mit ihren medizinischen Schriften im 9. Jahrhundert, die St. Gallener Mönche überbracht hatten, Einfluss auf die georgische Klostermedizin nahmen (siehe Abbildungen Seite 120 und 121). Weitere Dokumentationen zeugen davon, dass es im 11. Jahrhundert in den georgischen Klöstern auch Apotheken und medizinische Lehranstalten gab, an denen Klosterärzte unterrichteten.

Die georgische Klostermedizin genoss auch bald hohes Ansehen andernorts, zum Beispiel auf der Iberischen Halbinsel. Der russische Gelehrte und Forschungsreisende Uspenski, der im 15. Jahrhundert das iberische Athos-Kloster besichtigt hatte, war sehr beeindruckt von der Gewissenhaftigkeit und den medizinischen Kenntnissen der Klosterärzte aus Georgien, die im dortigen Hospital für Leprakranke wirkten.

Auch im iberischen Petrizi-Kloster wurde schon im frühen Mittelalter enorme Arbeit zur Schaffung medizinischer Literatur neben der aktiven praktischen Tätigkeit geleistet. Das Hospital dieses Klosters unterhielt mehrere Klosterärzte und ständige Pfleger zur Betreuung der Kranken und Alten.

Hier waren 20 Jahre lang von 960 bis 980 die namhaften Gelehrten und Klosterheilkundigen Ioane Petrizi und Arsen Igaltoeli tätig, die dann nach der Gründung der Gelat-Klosterakademie mit eigenem Hospital nach Georgien zurückkehrten.

Die Heilerfolge der georgischen Klostermedizin fanden keineswegs nur in der wissenschaftlichen Medizin Verbreitung, sondern ebenso in der Landbevölkerung durch Mund-zu-Mund-Propaganda, sodass sich neben der wissenschaftlichen Medizin, geprägt von der Klostermedizin, auch eine Volksmedizin entwickeln konnte, die ihrerseits bis heute hohen Stellenwert in der Vorsorge und Krankenbehandlung erzielte: Von den Klosterheilkundigen inspiriert und angeleitet, haben Heilkundige aus dem Volk in jahrhundertelanger praktischer Tätigkeit und Beobachtung eigene Behandlungsverfahren entwickelt, die ihren würdigen Platz in der Schatzkammer der georgischen Medizin bis heute einnehmen.

Abbildungen Seite 120 und 121: Mit Illuminationen zu biblischen Themen wurden medizinische Handschriften versehen, mit denen die Klosterärzte von St. Gallen auch die georgische Klostermedizin beeinflussten.

119

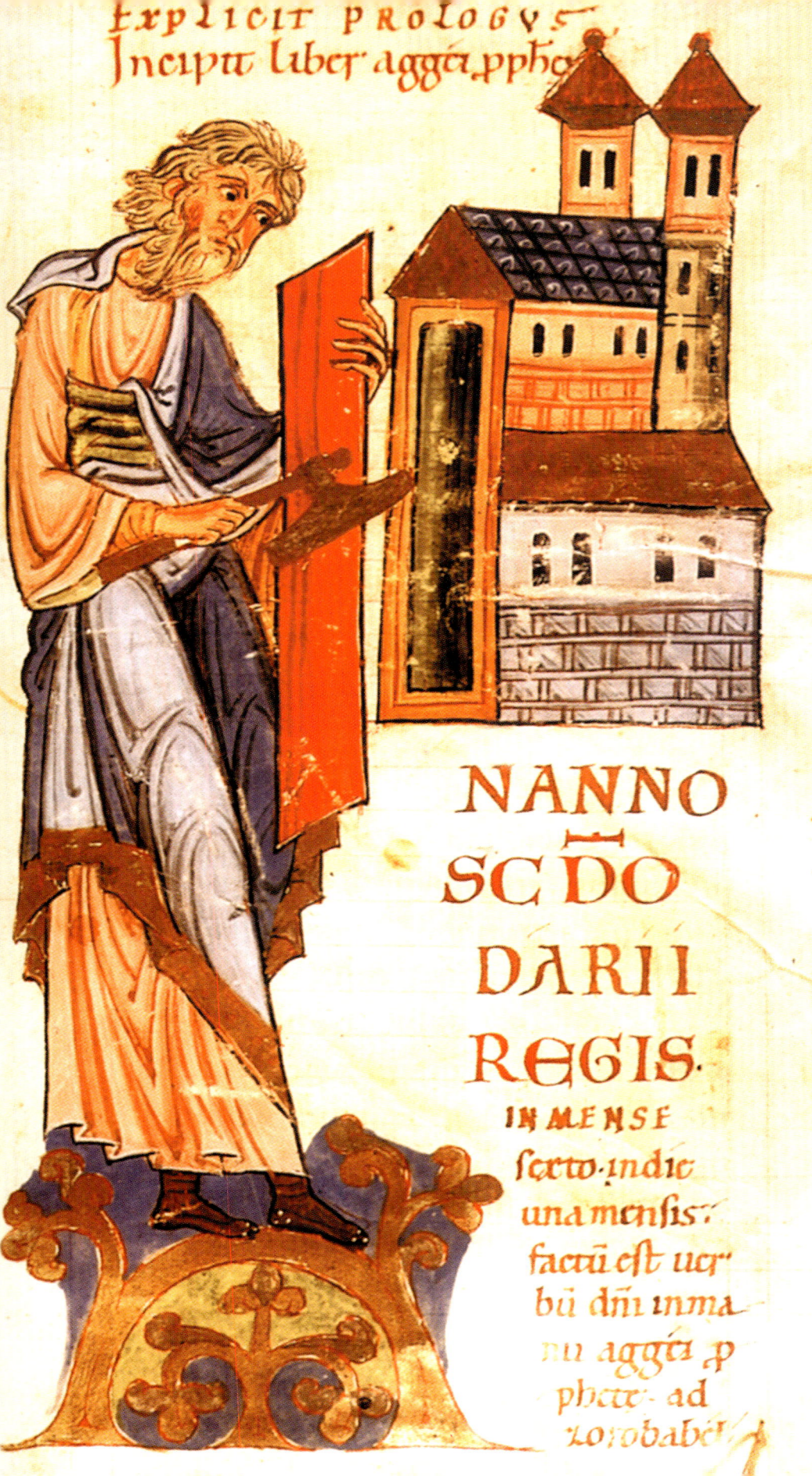

NANNO
SCDO
DARII
REGIS.
IN MENSE
sexto indie
una mensis:
factu est uer
bu dni inma
nu aggei p
phtm ad
zorobabel

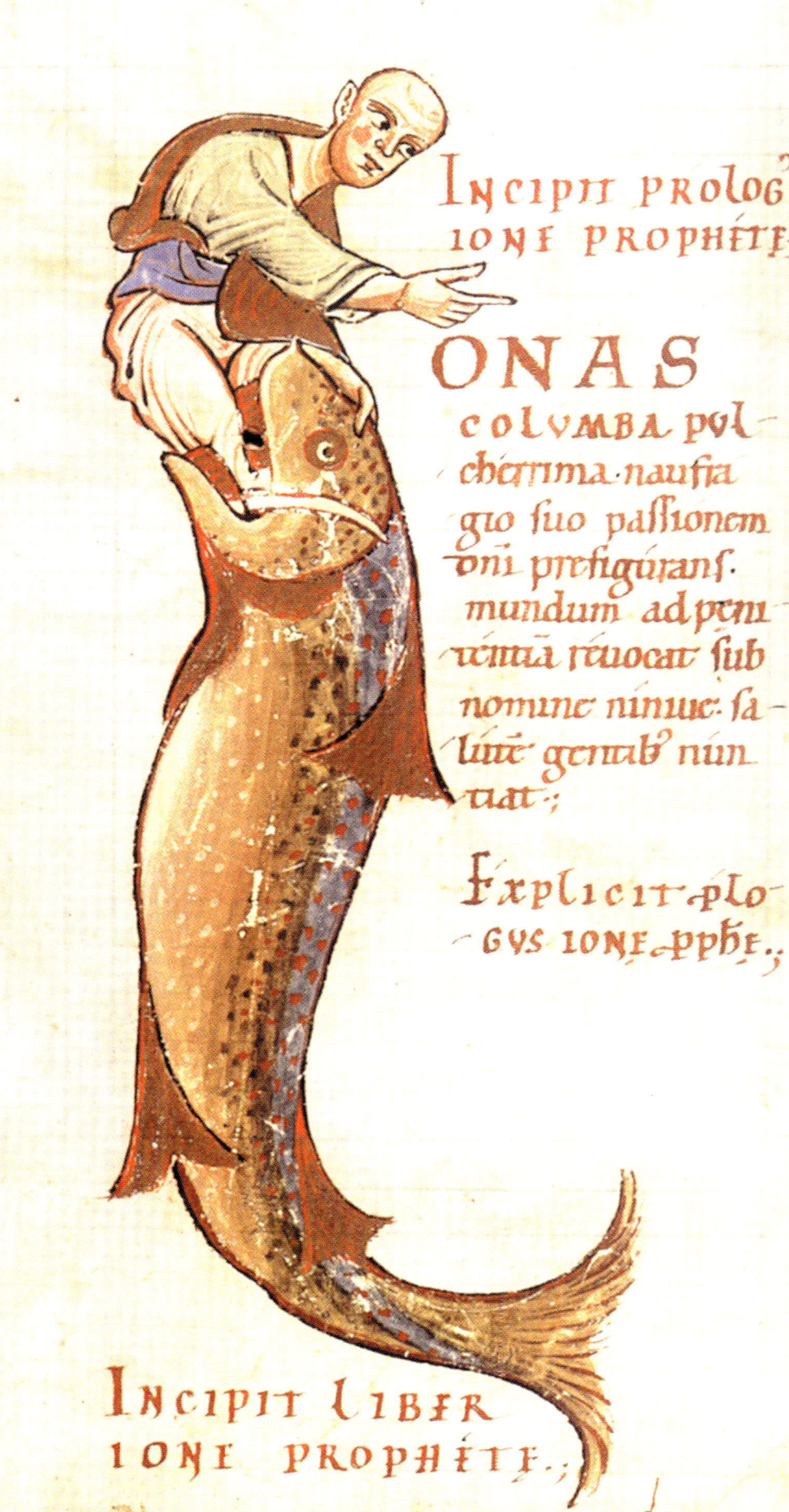

INCIPIT PROLOG
IONE PROPHETE:

ONAS
COLVMBA PVL
cherrima naufra
gio suo passionem
dni prefigurans.
mundum ad peni
tentiam reuocat sub
nomine niniue. sa
lute gentib' nun
tiat.:

Explicit plo
gus ione pphe.:;

INCIPIT LIBER
IONE PROPHETE.:;

Schon früh hatte neben der Klostermedizin daher die Volksmedizin in Georgien große Anerkennung.

Dies ist zum Beispiel dadurch belegt, dass die in Swanetien, in Chewsurien und anderen Regionen Georgiens bis heute erhalten gebliebenen alten Regeln und Ritualhandlungen der Volksmedizin sehr oft zu Aspekten der klostermedizinischen Heilbehandlung Bezug haben.

Seit früher Zeit sind in der georgischen Kloster- und Volksmedizin so komplizierte Eingriffe wie Schädeloperationen, Staroperationen am Auge ebenso bekannt wie überaus effektive Heil- und Vorbeugemittel: Heilquellenwasser, Heilpflanzen, Mittel mineralischer und tierischer Herkunft, Schutzimpfungen, um nur einige Beispiele zu nennen.

Zu den besonderen Schätzen der georgischen Klostermedizin gehört die Entdeckung und Anwendung von Kefir und in Verbindung damit eine sehr wirksame Diät, die so genannte *Georgische Balance-Diät*, die noch heute mit großem Erfolg angewandt wird. Weshalb viele Georgier auf diese Diät geradezu schwören, die sich von herkömmlichen Diäten wesentlich unterscheidet, lesen Sie auf Seite 123 ff.

Herstellung und Anwendung von Kefir

Der kaukasische Name für Kefir steht für den *Bazillus Saucassicus*. Er wird in gekochter Kuhmilch gezüchtet. Dieser Bazillus verändert die Milch in einem luftdicht verschlossenen Gefäß bei einer Raumtemperatur von 18 bis 20 Grad Celsius zu dem Kefirgetränk. Durch unterschiedliche Ansätze, die zu verschiedenen Reifegraden führen, ergeben sich differenzierte Wirkungen. Die Klosterärzte behandelten folgende Erkrankungen schon früh erfolgreich mit Kefir: Anämien, Ekzeme, Stoffwechselstörungen, Gallen- und Leberleiden, Magen- und Darmentzündungen, Arteriosklerose, Nierenentzündungen.

Sie stellten außerdem fest: Bei jeder Krankheit beeinflusst Kefir günstig die Genesung. Außerdem wiesen die Klosterärzte nach, dass Kefir die Fäulnis von zurückgebliebenen Stoffen im Darmbereich verhindert.

Bei Ausschlägen und Ekzemen, auch bei nässenden, werden die erkrankten Stellen allabendlich mehrmals mit Kefir eingerieben. Der Belag soll eintrocknen und über Nacht einwirken. Am Morgen erfolgt dann die Reinigung mit einer Reinigungsmilch oder mit Wasser.

In Verbindung mit Kefir entwickelten die Klosterärzte auch die oben bereits erwähnte *Georgische Balance-Diät*. Diese Diätform beruht auf der Erkenntnis, dass andere, zu lange anhaltende Diäten oft schädliche Eingriffe in den Organismus – vor allem in den Stoffwechsel – zur Folge haben und häufig nur eine Rückkehr zur negativen Ausgangsbasis bewirken. Anders hingegen diese Balance-Diät, die den Begriff *Balance* ernst nimmt, die Diät in milder Form wirksam werden lässt und deshalb Ihrer Gesundheit förderlich ist.

Georgische Balance-Diät

Erster Tag
Morgens: Kefir und ein bis zwei Sesambrötchen, ein bis zwei Tassen Fencheltee!
Mittags: Kopfsalat (ohne Dressing).
Spätnachmittags: ein Esslöffel Aloesaft.
Knäckebrot mit Quark, Birnensaft.
Abends: eine halbe Ananas.

Zweiter Tag
Morgens: Obstsalat (ungezuckert), Anistee.
Mittags: Kefir, ein Sesambrötchen.
Spätnachmittags: ein Esslöffel Aloesaft.

Abends: einige Scheiben Knäckebrot mit Ziegen- oder Schafskäse, dazu Gemüsesaft.

Dritter Tag
Morgens: Kefir, ein Sesambrötchen, Anistee.
Mittags: eine halbe Ananas, Birnensaft.
Spätnachmittags: ein Esslöffel Aloesaft, ein Apfel.
Abends: ein halbes Hähnchen, Gemüsesaft.

Vierter Tag
Morgens: Waffeln mit Kirschen, Anistee.
Mittags: Spargel mit Kartoffel in Folie (mit Sonnenblumenöl zubereitet), dazu Karottensaft.
Abends: Schwarzbrot mit Senf und dazu Gemüsesaft.

Fünfter Tag
Morgens: eine halbe Wasser- oder Honigmelone, Anistee.
Mittags: Quark mit Kartoffel in Folie (mit Kräutern zubereitet), dazu Kirschsaft.
Nachmittags: ein Glas Birnensaft.
Abends: Weißkrautsalat mit Schwarzbrot, dazu Gemüsesaft oder Mineralwasser; danach eine halbe Ananas.

Sechster Tag

Morgens: Kefir, Sesambrötchen, Fencheltee.
Mittags: Spargel mit Schwarzbrot, Mineralwasser, ein Apfel.
Nachmittags: ein Esslöffel Aloesaft.
Abends: Tomatensalat ohne Dressing mit Schwarzbrot, dazu Fencheltee; danach eine halbe Ananas.

Siebter Tag

Morgens: Kefir, Sesambrötchen, Fencheltee.
Mittags: gedünsteter Weißfisch, reichlich, aber ohne Beilagen, danach Obstsalat und ein kleines Glas Weißwein.
Nachmittags: Anistee und leichtes Gebäck.
Abends: Hühnerbrühe mit Eierstich, dazu Schwarzbrot und Tomatensaft, eine halbe Ananas.

Achter Tag

Morgens: Kefir.
Mittags: Gemüsesuppe, Mineralwasser, eine halbe Ananas.
Nachmittags: ein Glas Birnensaft.
Abends: Spargelsalat mit Knäckebrot, ein Apfel, Kirschsaft.

Neunter Tag

Morgens: eine halbe Melone, eine Waffel, Fencheltee.
Mittags: Kefir, eine viertel Ananas, Mineralwasser.
Nachmittags: Schwarztee, etwas Gebäck.
Abends: eine Scheibe Räucherlachs mit Meerrettich und Schwarzbrot, Tomatensaft.

Zehnter Tag

Morgens: zwei Bananen, Anistee.
Mittags: Spinat mit wenig Salzkartoffeln.
Nachmittags: ein Esslöffel Aloesaft.
Abends: Kopfsalat mit Zitrone, Knäckebrot, Fencheltee.

Elfter Tag

Morgens: Kefir, Anistee.
Mittags: gedünsteter Fisch, eine viertel Ananas, Mineralwasser.
Abends: zwei Bananen, eine viertel Ananas, Mineralwasser.

Zwölfter Tag

Morgens: Kefir, Sesambrötchen, Anistee.
Mittags: ein Blumenkohlkopf (mit Sonnenblumenöl zubereitet), eine Scheibe Schwarzbrot, Kirschsaft.

Abends: Spargelsalat oder Selleriesalat, Knäckebrot sowie eine halbe Ananas und Kirschsaft.

Dreizehnter Tag
Morgens: zwei Bananen, leichtes Gebäck, Anistee.
Mittags: Spargel oder Karotten mit Salzkartoffeln, eine viertel Ananas, Kirschsaft.
Abends: Kefir, Schwarzbrot, ein Apfel, Mineralwasser.

Vierzehnter Tag
Morgens: Obstsalat, Fencheltee.
Mittags: ein halbes Hähnchen, Kopfsalat mit Zitrone, Mineralwasser.
Abends: Kefir, Schwarzbrot, eine viertel Ananas, Kirschsaft.

Fünfzehnter Tag
Morgens: zwei Bananen, etwas Gebäck, Fencheltee.
Mittags: Karotten-, Weißkohl- oder Wirsingkohleintopf ohne Fleisch, eine viertel Ananas, Kirschsaft.
Nachmittags: ein Esslöffel Aloesaft.
Abends: Kefir, Knäckebrot, grüner Salat mit Tomaten und Radieschen, Anistee.

Diese Balance-Diät beruht auf langjährigen ernährungstherapeutischen Erfahrungen. Lediglich das im Kaukasus übliche Fladenbrot ist durch wertgleiche Lebensmittel ersetzt. Der Diätplan kann bei Bedarf wiederholt werden.

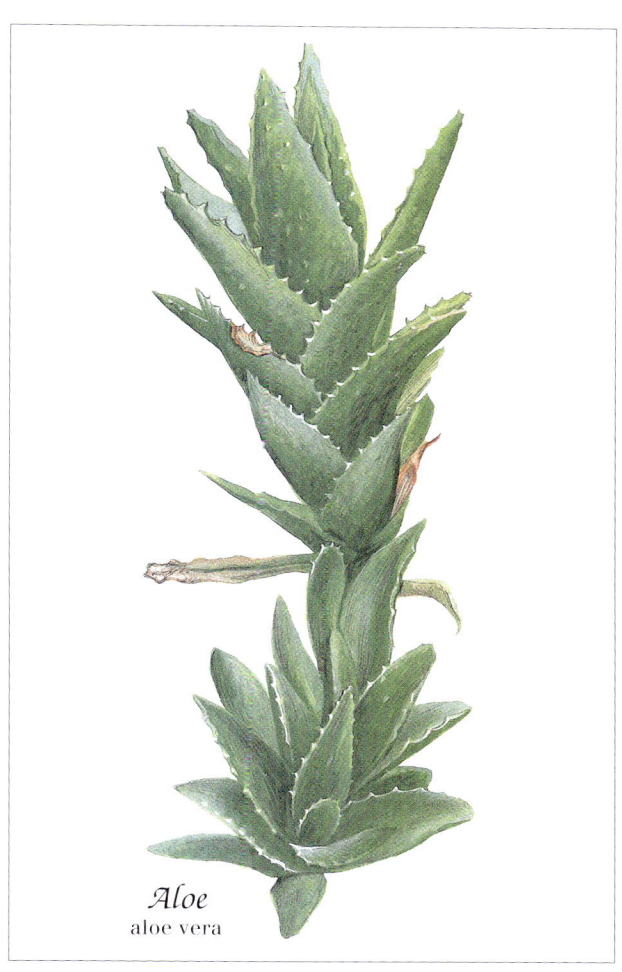

Aloe
aloe vera

125

Der klösterliche Heilkräutergarten

Wie wir gesehen haben, trug das Mönchtum entscheidend dazu bei, dass die immensen Kenntnisse der Antike ebenso wie das Wissen Gelehrter auch außerhalb des europäischen Raums nicht verloren ging. So wurden Klöster nicht nur zu Hochburgen universaler Gelehrsamkeit, sondern sie erwiesen sich auch als Vorreiter und Wegbereiter unserer heutigen Medizin.

Es waren und sind noch heute die Ordensleute in den Klöstern – allen voran die Benediktiner und ihnen verwandte Ordensgemeinschaften wie die Zisterzienser –, die ein besonderes Interesse daran hatten und haben, die Wirksamkeit der Kräuter und deren Extrakte zu kennen, um ihren Ordensbrüdern und -schwestern ebenso wie allen hilfsbedürftigen Menschen außerhalb der Klöster all die Heilmittel zur Verfügung stellen zu können, die sie im Krankheitsfall benötigen.

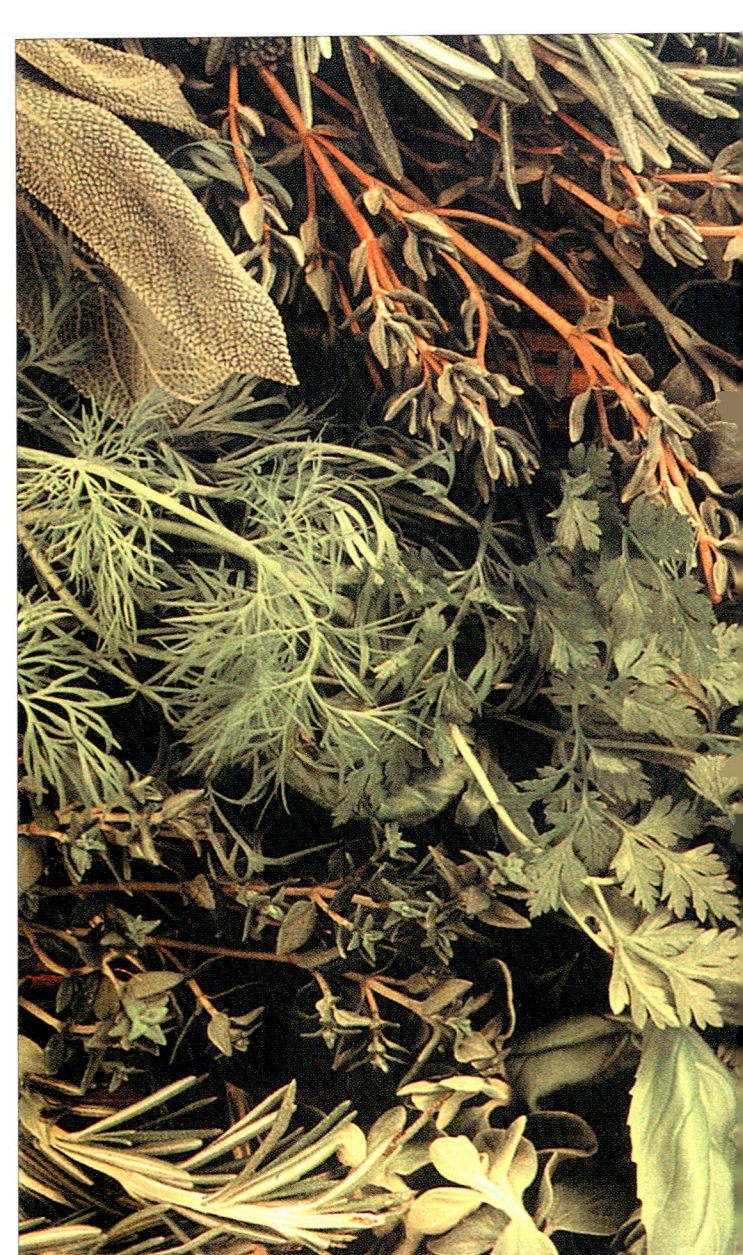

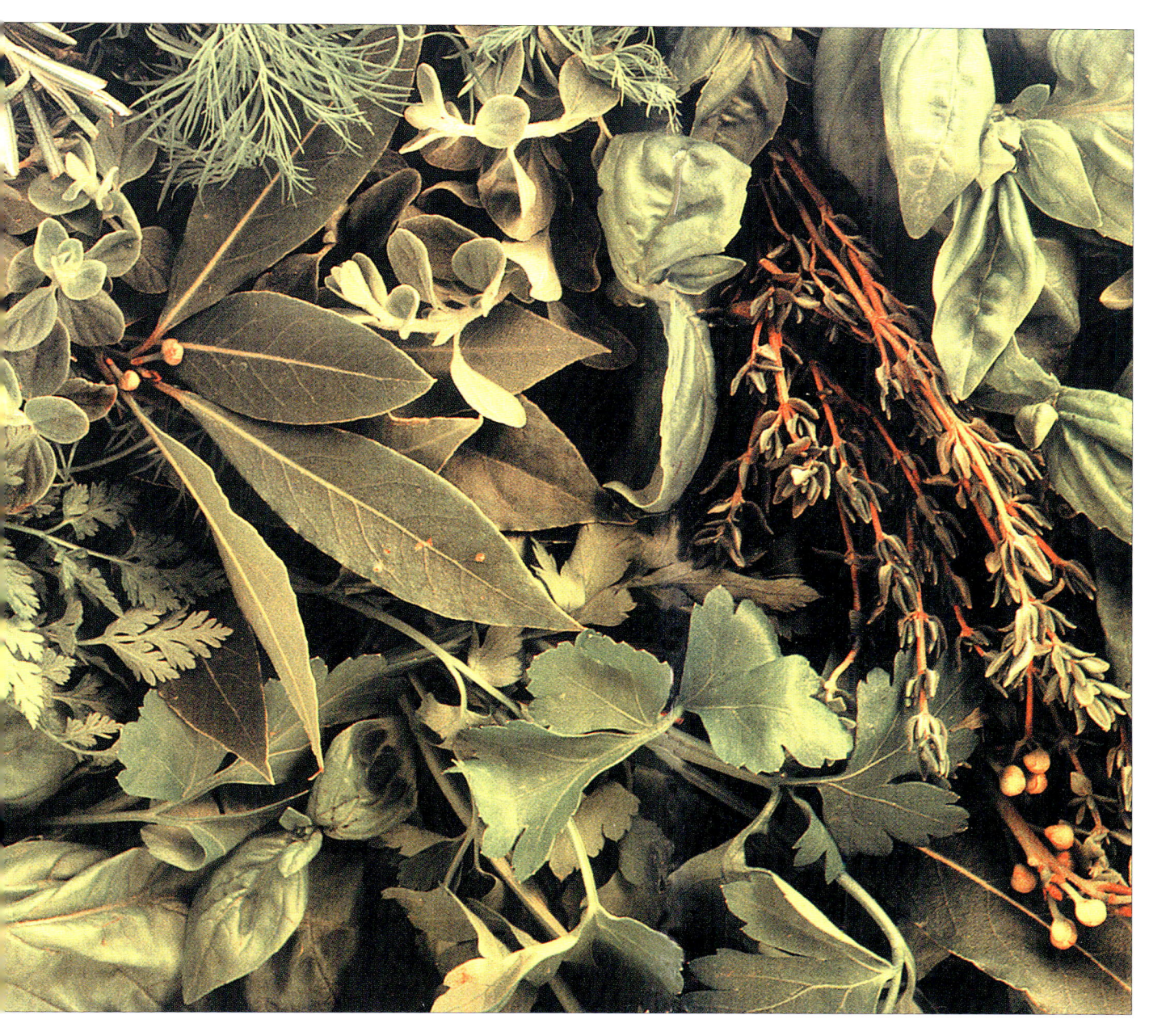

So wuchsen seit frühester Zeit in den Klostergärten allerlei Heilkräuter heran, die zu allen Zeiten von den Mönchen und Nonnen mit Liebe gezogen wurden. Weitreichendes botanisches Wissen und umfassende medizinische Erfahrungen verbanden und verbinden sich mit Pflanzung und Pflege von Heilkräutern. Getreu dem benediktinischen Auftrag *Ora et labora et lege* (Bete und arbeite und lese) gehört das Lesen und das Studieren der Werke geistlicher und „weltlicher" Autoren seit Bestehen des Ordens zum täglichen Pflichtprogramm eines Mönchs. Zu den bedeutendsten Autoren des frühen

Königskerze

und hohen Mittelalters zählte der Bischof und Kirchenlehrer Isidor von Sevilla (um 560 bis 636).

Aus dessen umfassendem Werk, den *Etymologien*, schöpfte man damals das Grundwissen über die geistige Welt der Antike, das bis heute noch in Form wertvoller Pergamenthandschriften und von Büchern in den Klosterbibliotheken sorgsam gehütet wird.

Berühmte Kräuterbücher der Klöster

Diese *Etymologien* Isidors von Sevilla enthalten auch eine Kräuterenzyklopädie, ein Schlüsselwerk für das Ziehen von Kräutern in der klösterlichen Gartenkultur, das auch heute noch hohen Stellenwert hat. In den Kapiteln *De herbis aromaticis sive communibus* (Über aromatische oder gewöhnliche Kräuter), *De oleribus* (Über das Gemüse) und *De adoratis oleribus* (Über das Gewürz) sind alle schon damals bekannten Kräuter enthalten. Eine Kostprobe sei Ihnen aus diesem Werk gegeben – vorausgesetzt, Sie lieben alte Handschriften und den intensiven Geschmack des Koriander:

coriandrū er ğo nomine sūptū qđ ıllı colorion nocint. cui serī ındulcı uino datū pmores reddıt inuenere. sı sup modū dederıs anītrū nutrıt.

Ins Deutsche aus dieser Handschrift übertragen lautet die Kostprobe: Koriander hat einen griechischen Namen, weil die Griechen ihn *korion* nannten, dessen Samen, in süßen Wein getaucht, geneigt zur Liebe macht. Nimmt man ihn übermäßig zu sich, fördert er den Wahnsinn.

Also: Vorsicht bei diesem Brotgewürz!

Ebenso großen Einfluss auf die Gartenkultur der Klöster hatte seit dem frühen Mittelalter der Mönch Walahfrid Strabo (Näheres dazu siehe Seite 92 ff.). Als Kräuterpoet besang er um 840 in seinem 414 Verse umfassenden Werk *De cultu hortorum*, auch *Hortulus* (Kleiner Garten) genannt, auf der Insel Reichenau im Bodensee 23 Pflanzen, die bunt durcheinander wuchsen: unter anderem Salbei, Raute, Andorn, Fenchel, Gladiole, Liebstöckel, Kerbel, Lilie, Mohn, Minze, Eberraute, Flaschenkürbis, Wermut, Sellerie, Schafgarbe, Rettich und Rose. Der scharfe, gewöhnliche Rettich neben der zarten Rose, die edle Gladiole zwischen den Küchenkräutern – diese Mischung war durchaus beabsichtigt.

Das Nebeneinander von Gewürz-, Zier- und Heilkräutern lässt sich in der Tradition der Kräutergärten, zum Beispiel in den Bauerngärten, die nach dem Vorbild alter Klostergärten angelegt worden waren, bis zum heutigen Kräutergarten in den Klöstern verfolgen. Der *Hortulus* diente auch folgendem Autor als Vorlage und inspirierende Quelle. Nach dem Vorbild des *Hortulus* von Walahfrid Strabo schrieb der Dichter Odo um 1070 eine Abhandlung über die gebräuchlichsten Heilkräuter. Dieses nach dem antiken Poeten Aemilius Macer benannte Werk *Macer floridus* zählt zu den bekanntesten Medizintexten des Mittelalters. In den Herbarien des 16. Jahrhunderts wird dieser Text häufig als Quelle zitiert. So heißt es zum Beispiel über die Wirkung der Raute als Gegengift im *Macer floridus*:

> Hoc Mithridates rex Ponti fape probavit,
> Qui ruta foliis viginti cum fale pauco,
> Et magnis nucibus binis, caricisq́ duabus
> Jejunus vefci confurgens mane folebat.
> Armatuśq́, cibo tali, quafcuńq, veneno
> Quilibet infidias fibi tenderet haud metuebat.

In unserer Sprache: Dies hat Mithridates, der König von Pontus, oft erprobt, der morgens beim Aufstehen auf nüchternen Magen 20 Blätter der Raute, etwas Salz, zwei große Nüsse und zwei trockene Feigen zu essen pflegte. Durch eine solche Speise war er gewappnet und fürchtete keinerlei Anschlag, den man auf ihn mit Gift verüben wollte.

129

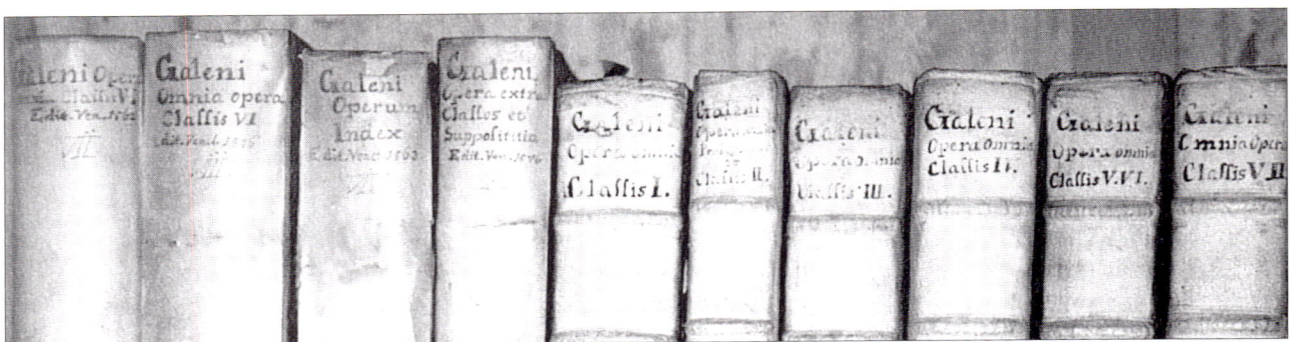

Dieses „Nuss-Rauten-Feigen-Müsli" zum Frühstück sollte auch heute alle Widerwärtigkeiten des Tages abwehren können – schön wäre es!

Nicht nur Gelehrte und Dichter haben Abhandlungen über Kräuter geschrieben. Für den „Hausgebrauch" der Klöster wurden Kurzfassungen oder Einzelkapitel aus den antiken medizinischen Büchern ins Deutsche übertragen und entsprechend verfasst. Spezialkapitel über wichtige Kräuter beim „Purgieren", also beim Aderlassen, finden wir zum Beispiel mitten zwischen heiligen Legenden eingeschoben. Anschließend an die Aderlass-Kapitel sind einige Heilmittel zum mönchischen Hausgebrauch niedergeschrieben.

Als Quelle diente vor allem das umfassende Werk des aus Kleinasien stammenden Arztes Claudius Galenus, genannt Galen (siehe Seite 17). Anhand dieser klösterlichen Gesundheits-Ratgeber, wie wir heute sagen würden, und der angeführten Kräuter lässt sich ableiten, worunter Mönche des 14. Jahrhunderts am meisten litten und welche Hausmittel sie verwendeten. Grundsätzlich ist zu bemerken, dass nahezu ausschließlich Pflanzen als Heilmittel verwendet wurden. Gegen Herz-, Brust-, Nieren-, Kopf-, Hals-, Zahn- oder Augenleiden werden bewährte Kräuter aufgezählt, auch – wie es im Kloster erforderlich war – Kräuter zur Bezähmung der „fleischlichen Lust": vor allem Raute, außerdem Eberraute, Sauerampfer und Lattich. Besonders wichtig erschienen den Mönchen Mittel gegen Halsschmerzen und Husten, denn diese sind in der Literatur durch Kreuze besonders hervorgehoben. Auch aus einer solchen Quelle eine kleine Kostprobe:

130

Ad thussim antea ul ficcam ·
Saluia cu uino coq tuale fictul z cu calido
uino imane z ifero bibat. Ad idem ·
Abrotanu cu aqua decoctu ul fem lactuce
ful marrubij cocta cu aq z fumptu ful pul
uis faturieful ysopful polegij cu melle
coctus z fumpt ul artemesia cu uino
cocta z fumpt ul nepite fuc? cu uino hau
tus.
Marrubiu coq ad grauem tussim ·
zuq. z bibas ul muria cb lingua tene diu
reuun?

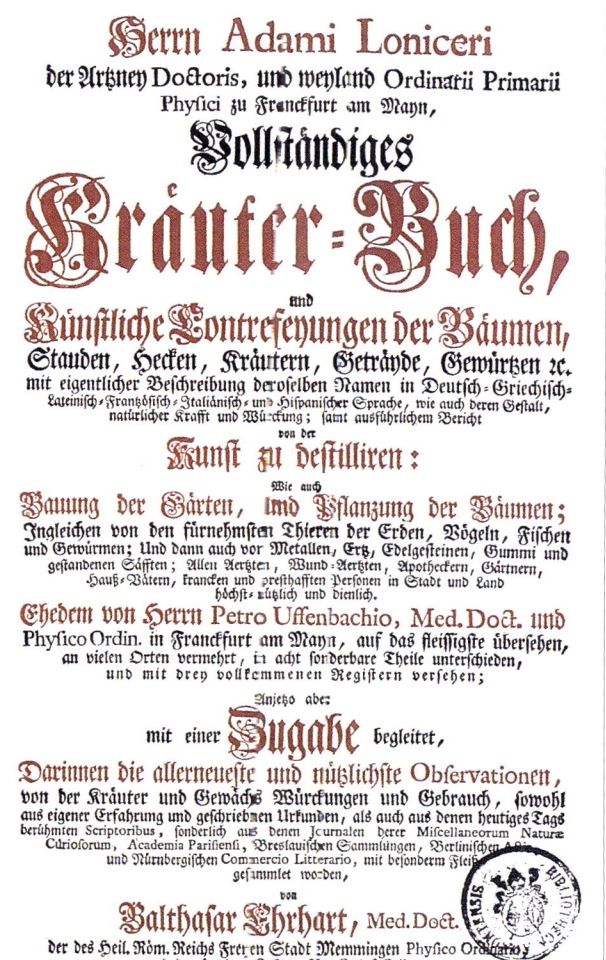

Ins Deutsche übertragen: Bei trockenem
Husten Salbei mit Wein gekocht in einem ir-
denen Gefäß und mit warmem Wein morgens und abends trinken. Eberraute mit Wasser abgekocht oder Lattichsamen oder An-
dornsamen mit Wasser gekocht einnehmen.
Oder ein fein zerriebenes Bohnenkraut oder
Ysop oder Poleiminze mit Honig gekocht einnehmen. Oder Beifuß mit Wein gekocht einnehmen. Oder Katzenminzensaft mit Wein
getrunken. Bei schwerem Husten: Andorn in
Wasser gekocht und getrunken. Oder *Mirra*
(damit ist die Süßdolde gemeint) während
des Fastens unter der Zunge halten.

Salbei, Lattich, Andorn, Bohnenkraut, Ysop,
Andorn und Süßdolde werden als Husten-
mittel auch heute noch verwendet. Honig mit
Bohnenkraut und Ysop gegen Husten gilt als

besonderer Gehe_mtipp der Mönche. Nach
diesem kleinen Ausflug in die Kräuterliteratur des Mittelalters werfen wir einen Blick
in die Neuzeit.

131

Das antike und mittelalterliche Wissen um die Heilkraft der Kräuter wurde in den berühmten Kräuterbüchern des 16. Jahrhunderts niedergeschrieben. Wenn zum Beispiel die Anwendungen des antiken Arztes Dioskurides (siehe Seite 32 f.) noch heute in der Kloster- und Volksmedizin zu finden sind, so ist dies den Autoren des 16. Jahrhunderts zu verdanken. Man könnte diese Herbarien als Kulminationspunkt aller bisher aufgeschriebenen Erfahrungen mit Heilkräutern bezeichnen. Zu den umfassendsten Kräuterbüchern zählen die Werke von Matthiolus, Lonicerus und Tabernaemontanus, die etwas später auf den Buchmarkt kamen und bis heute als die bedeutendsten, schönsten und wertvollsten Herbarien gerühmt werden. Das *Neu vollkommen Kräuter-Buch* von Jacob Theodor, das als Erstausgabe 1588 erschienen war und viele Nachauflagen erlebte, verdient etwas genauere Betrachtung. Jacob Theodor, genannt Tabernaemontanus, eigentlich Schenkenberg, erweiterte die Zahl der beschriebenen Kräuter und deren Unterarten auf 3000. Er berücksichtigte bereits die große Zahl an Kräutern aus der Neuen Welt. Im 17. Jahrhundert wurde der „Tabernaemontanus" durch Caspar und später

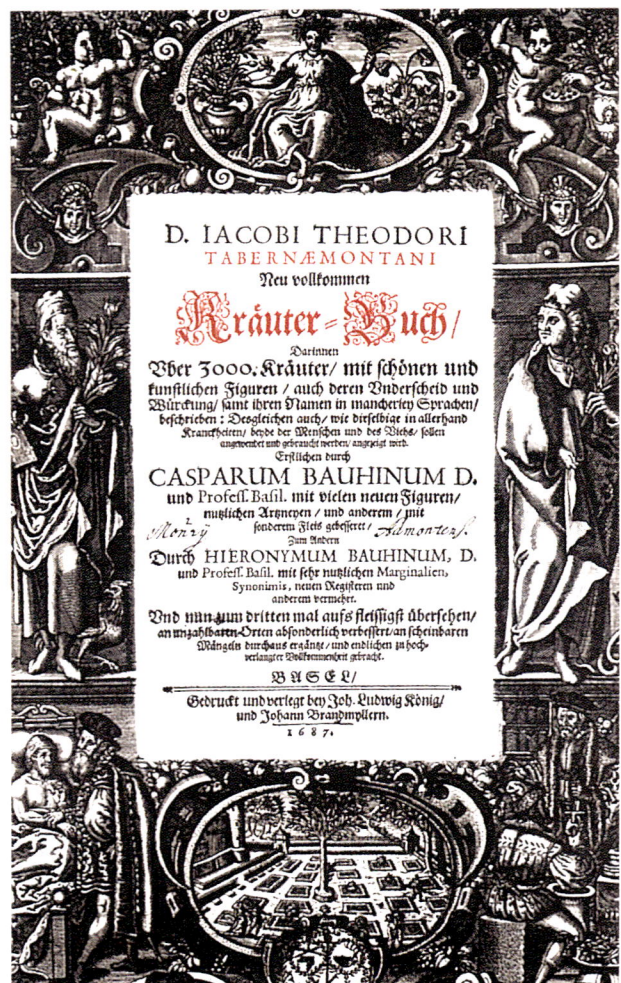

durch Hieronymus Bauhin neu aufgelegt und ausführlich ergänzt.

Tabernaemontanus bietet vor allem in der Rezeptur viel Neues und Eigenständiges. Die Vielfalt an Mittelchen zu jeder Heil-

132

pflanze reicht von Zucker, Sirup, Honig, Saft, Wein, Essig, Öl und Salbe bis hin zum „Wasser". Darunter ist keine wässrige Lösung und kein Pflanzenextrakt zu verstehen, sondern ein Kräuterschnaps.

In seiner Vorrede wendete sich Tabernaemontanus gegen „gestümmelte, gesudelte und gefälschte Composita". Unter Compositum verstand er ein Gemisch aus möglichst vielen verschiedenen Drogen, wie wir sie in den Rezepten des 17. und 18. Jahrhunderts im Übermaß finden. Man erwartete, dass die Vielfalt der Heilmittel auch die Heilkraft vervielfältige. In abgeschwächter Form finden wir solche Composita heute noch in den Schwedenkräutern (Kräuterbitter) und in Klosterlikören wie zum Beispiel Benedictine. Composita beinhalteten auch anorganische Bestandteile wie Metalle, Salze, Säuren, Laugen und sonstige Chemikalien. Beliebte Bestandteile waren damals Kupfervitriol, Quecksilber oder das nicht minder giftige Arsen. Die Arzneimittelkunde der folgenden Jahrhunderte wandte sich dementsprechend von den „einfachen" Kräutern ab.

Erst im 20. Jahrhundert sollten die beiden Kräuterpfarrer Kneipp und etwas später Künzle wieder auf den Wert der Heilkräuter hinweisen und damit die moderne Pflanzenheilkunde (Phytotherapie) begründen. Beide Pfarrer hatten und haben noch heute großen Einfluss auch auf die Klostermedizin.

Pfarrer Sebastian Kneipp stellte ein gesundes ganzheitliches Leben auf fünf Säulen: Wasseranwendungen, Vollwertkost, Bewegung und Tiefenatmung, Lebensordnung und Lebensfreude und an erster Stelle „Heilkräuteranwendungen innen und außen".

Die Heilkraft des Wassers und der Kräuter wendete der Pfarrer von Wörishofen an der Wende zum 20. Jahrhundert in seinen „Kneippkuren" an Bis heute haben die „Kneippsäulen" Bedeutung, sie werden in den Kneippvereinen mit Erfolg praktiziert und gelebt. Obwohl Pfarrer Kneipp kein umfassendes Kräuterbuch geschrieben hat, erhielten dennoch im Umfeld der Kneippkuren die Heilkräuter auch im Bereich der Klosterheilkunde ihren gebührenden Platz.

Pfarrer Johann Künzle aus der Schweiz erzählt als Achtzigjähriger in seinem Büchlein *Wie ich Kräuter-Doktor wurde*:

„Die Pflanzenkunde war schon in meinen Studentenjahren mein Lieblingsfach; daher kannte ich die meisten Heilkräuter dem Namen nach. Auf deren Heilkraft machte mich

133

im Jahre 1887 der berühmte Pfarrer Kneipp aufmerksam. Ich kam nun als Seelsorger bei Krankenbesuchen zu Vätern und Müttern, die nach dem Ausspruch der Ärzte dem Tod entgegengingen – weg von ihrer Schar kleiner Kinder. Ich nahm dann meine Kräuterkenntnisse zusammen, suchte die heilenden Pflanzen, bereitete Tee daraus, gab ihn den Kranken und brachte sie öfter wieder auf die Beine."

Der knorrige Appenzeller nannte nicht nur die Heilkräuter beim Namen, er benannte Krankheiten und Heilkräuter in seinen Schriften *Chrut und Uchrut* (Kraut und Unkraut), *Salvia*, *Volkskalender*, die er für das einfache Volk verfasste, mit schwyzerdütschen Dialektausdrücken. Als „Schlüsseli und Rämscheli" bezeichnete er zum Beispiel Schlüsselblume und Bärlauch. Der Titel *Chrut und Uchrut* beinhaltet das Credo des Kräuterpfarrers Künzle: Beinahe jedes „Unkraut" am Wegrand kann ein wertvolles Heilkraut sein Die Neuentdeckung der in den vergangenen Jahrhunderten gemiedenen Unkräuter wie Brennnessel, Taubnessel, Attich, Frauenmantel, Wegerich, Bärlauch, Farn, Labkraut oder Löwenzahn und deren „Salonfähigkeit" für die Heilkunst sind ein

Verdienst von Künzle und Kneipp und haben Eingang in die Klosterheilkunde gefunden. Soweit die Übersicht über die Kräuterkunde von der Antike über die Klostergärten des Mittelalters zu den Kräuterbüchern der Neuzeit und den Verdiensten der berühmten Pfarrer Kneipp und Künzle. Im nächsten Abschnitt werfen wir einen Blick auf die moderne Pflanzenheilkunde.

Die Pflanzenheilkunde heute

Die moderne Pflanzenheilkunde wäre ohne die Kräutermedizin früherer Jahrhunderte nicht denkbar. Mit dem Nachdenken über den Sinn des Lebens und somit natürlich auch

Keine Pflanze ist so viel beschrieben, besungen und gemalt worden wie die Rose. Was weniger bekannt ist: Die Rose dient keineswegs nur als Zierpflanze, sondern hatte seit alters her auch in der modernen Pflanzenheilkunde hohen Stellenwert. Deshalb sind in den Klostergärten Rosen zu finden, die wie die Essig- oder Apothekerrose vor über 1300 Jahren von den Mönchen über die Alpen gebracht wurden.

Rosen

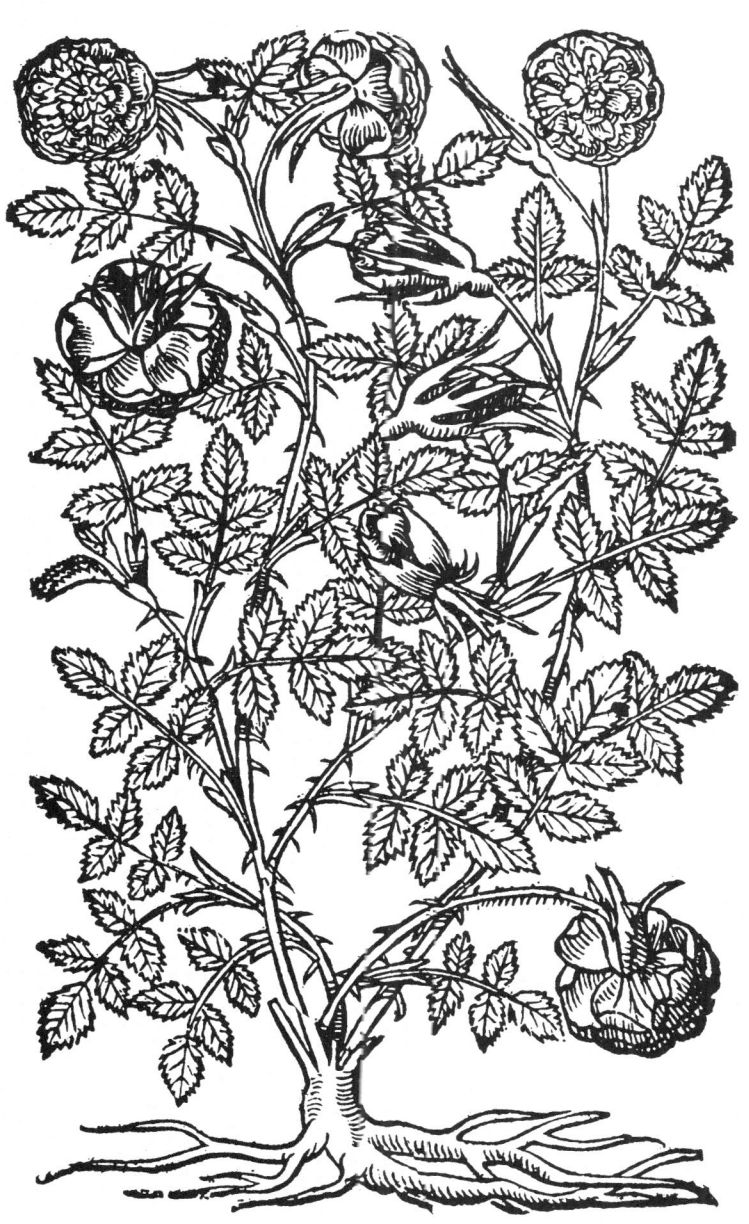

Rosa alba.

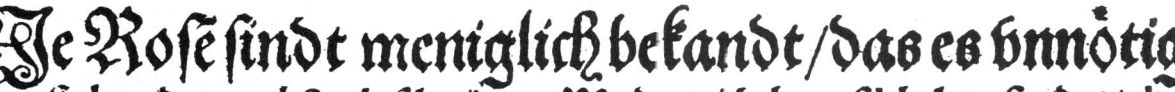

Je Rose sindt meniglich bekandt/das es vnnötig jr gestalt vnd gewechß zubeschreiben. Werden vielerley geschlecht erfunden/aber welche man in der ärtzney nützet/derer sindt dreierley/nemlich die weyssen/roten/vñ leibfarben.

¶ Die sattroten haben das beste loß/darnach die leibfarben. Die gantz weissen Rosen sindt die geringsten/außgenommen die/welche im Herbst/vnd biß weilen biß mitten in Winter blüen/eines gar freundtlichen lieblichen geruchs.

über den Sinn der Krankheit gewannen übergeordnete Mächte an Einfluss. Je nach Epoche und Geisteshaltung waren das Dämonen, Götter, Geister oder auch der christliche Gott. Die Therapie mit Pflanzen – wichtigste Gegenstrategie früherer Jahrhunderte im Kampf gegen Krankheiten – vermischte sich so mit Mythos, Magie und Glauben.

Erst im 18. Jahrhundert begann man, die Pflanzenheilkunde zu entmystifizieren. Auch dazu leisteten die Klöster einen wichtigen Beitrag. Nicht allein der Glaube an die heilende Kraft einer Pflanze, sondern die Beweisbarkeit ihrer Wirksamkeit wurde mehr und mehr zum zentralen Thema. Es gelang, Wirkstoffe aus Pflanzenextrakten zu isolieren und die in der Kloster- und Volksmedizin beobachtete Wirkung von Kräutern einzelnen Inhaltsstoffen zuzuschreiben.

Seit Beginn des 20. Jahrhunderts setzte sich Schritt für Schritt die Erkenntnis durch, dass die therapeutische Wirkung einer Pflanze mehr sein kann als die Summe ihrer Teile. Der Weg für die moderne Pflanzenheilkunde war frei. Ein Benediktinerkloster definiert die neuen und alten Heilkräuter zum Beispiel heute so: „Bei Pflanzenheilmitteln handelt es sich um pflanzliche Arzneimittel, die immer als Stoffgemische angewendet werden und die in ihrer Qualität dem Stand der Wissenschaft entsprechen."

Wie chemische Arzneimittel müssen heute auch Pflanzenheilmittel den gesetzlichen Anforderungen hinsichtlich Qualität, Wirksamkeit und Unbedenklichkeit entsprechen und ein Zulassungs- beziehungsweise Registrierungsverfahren bestehen.

Für die geforderten Studien und für Prüfzwecke werden heute standardisierte Pflanzenextrakte und nicht isolierte Inhaltsstoffe verwendet. Weil der Gehalt einer Pflanze an Inhaltsstoffen je nach Standort, Erntezeit und Pflanzenvarietät sehr verschieden sein kann, wird die Standardisierung (definierter Wirkstoffgehalt pro Mengeneinheit, bezogen auf eine Leitsubstanz) zum wesentlichen Qualitätskriterium in der heutigen Pflanzenheilkunde.

Um zwischen den angebotenen Pflanzenheilmitteln Transparenz walten zu lassen, soll die Erläuterung auf der Verpackung oder im Beipackzettel folgende Elemente aufweisen:

❏ Art des Wirkstoffes (Pflanze, Tinktur, Presssaft, Extrakt),
❏ Menge des Wirkstoffs pro Einzeldosis (bei festen Arzneiformen – Tabletten, Kap-

136

seln) oder pro Packung (bei flüssigen Arzneiformen – Tropfen, Tinkturen),

❏ das Verhältnis von Pflanzenanteil zu Extrakt,

❏ Art und Konzentration des Extraktionsmittels,

❏ Anwendungsgebiete,

❏ wirksame Tagesdosierung.

Heute besitzen wir eine bunte Palette von pflanzlichen, klar definierten Arzneimitteln für die unterschiedlichsten Anwendungsgebiete, zum Beispiel:

Teufelskralle (degenerative Erkrankungen des Bewegungsapparats), Johanniskraut (Depression), Kava-Kava (der natürliche Tranquilizer), Ginseng (das körperliche und geistige Stärkungsmittel) und Ginko (für bessere Durchblutung und bei Gehirnleistungsstörungen) haben sich zu wahren „Rennern" am Pflanzenheilmittelmarkt entwickelt.

Während wichtige Pflanzenextrakte wie die von Huflattich (gegen Husten), Weißdorn (Herzmittel), Brennnessel (Rheuma, Gicht) noch aus Wildsammlungen stammen, geht der Trend bei den Rohstoffquellen immer mehr zum Anbau. Baldrian (Beruhigungsmittel), Artischocke (Leber, Gallenmittel), Senna (Abführmittel), Knoblauch (Durch-

blutung) und Kürbis (Blase, Prostata) werden bereits zu hundert Prozent angebaut.

Huflattich

Bei der Behandlung mit Pflanzenheilmitteln sollte man dieselbe Vorsicht wie beim Umgang mit synthetischen Arzneimitteln walten lassen.

Auch im Pflanzenbereich gibt es stark wirksame Inhaltsstoffe, die bei unsachgemäßem Gebrauch schaden können.

Kein vernünftiger Mensch käme ja auch auf die Idee, zum Beispiel einen Knollenblätterpilz zu verspeisen, nur weil er „natürlich" und vermeintlich bekömmlich ist.

In der Hand erfahrener Therapeuten jedoch – und dazu zählen nicht zuletzt die Mönche und Nonnen mit ihrem großen Erfahrungsschatz – werden Kräuter zu einer echten Naturapotheke.

137

Heilerfolge mit Klosterkräutern

Als Klosterkräuter darf man zu Recht alle Pflanzen bezeichnen, die seit über einem Jahrtausend in Klostergärten angebaut werden. Die einstige Verordnung Karls des Großen, die zum Klosterplan von St. Gallen führte (siehe Seite 84 ff.) gibt darüber ebenso Aufschluss wie die botanischen Namen der Pflanzen, denn der Zusatz „officinalis" bedeutet nichts anderes als „zum Kloster gehörig". So wuchsen zum Beispiel Liebstöckel (*Levisticum officinalis*), Melisse (*Melissa officinalis*), Ringelblume (*Calendula officinalis*), Rosmarin (*Rosmarinus officinalis*) oder Salbei (*Salvia officinalis*) bereits im frühen Mittelalter als Heilkräuter in den Klostergärten. Im folgenden Abschnitt sind die wichtigsten Heilkräuter in alphabetischer Reihenfolge dargestellt: Geschichten, die sich um sie ranken, ebenso Angaben über Aussehen, Vorkommen, Blüten- und Sammelzeit sowie die entsprechenden Heilanwendungsgebiete.

138

Arnika

Das Charakteristische der Heilpflanze wird durch die Namen „Bluttrieb, Fallkraut, Kraftrose, Kraftwurz, Mutterkraut, Stichkraut, Wundkraut" ausgedrückt. Schön klingt der Ehrenname „Wohlverleih". Die Sprachforscher erklären ihn als eine Umformung aus „Wulveleie", eine Bezeichnung, die seit dem 15. Jahrhundert belegt ist. Die Herkunft der älteren Form ist unklar. Hildegard von Bingen beschrieb eine „wolfesgelegena", allerdings nur als Mittel für Liebeszauber.

Aussehen: Große, gold- bis rotgelbe Blüten an den Stängelspitzen. Zungenförmige, fünfnervige Blätter. Die frischen Blüten schmecken scharf und bitter. Der Wurzelstock liegt waagerecht in der Erde und ist gelb- bis schwarzbraun.

Vorkommen: Meist auf Wiesen und Abhängen mitteleuropäischer Gebirge, bevorzugt auf torfigem Boden.

Blütezeit: Ende Mai bis August.

Sammelzeit: Die Wurzeln (sofern sie nicht unter Naturschutz stehen) im Frühjahr oder im Oktober, die Blüten von Juni bis August.

Anwendung äußerlich: Bei Verstauchungen, Quetschungen, Hautabschürfungen, Blutergüssen und Geschwüren. Bei Muskelschmer-

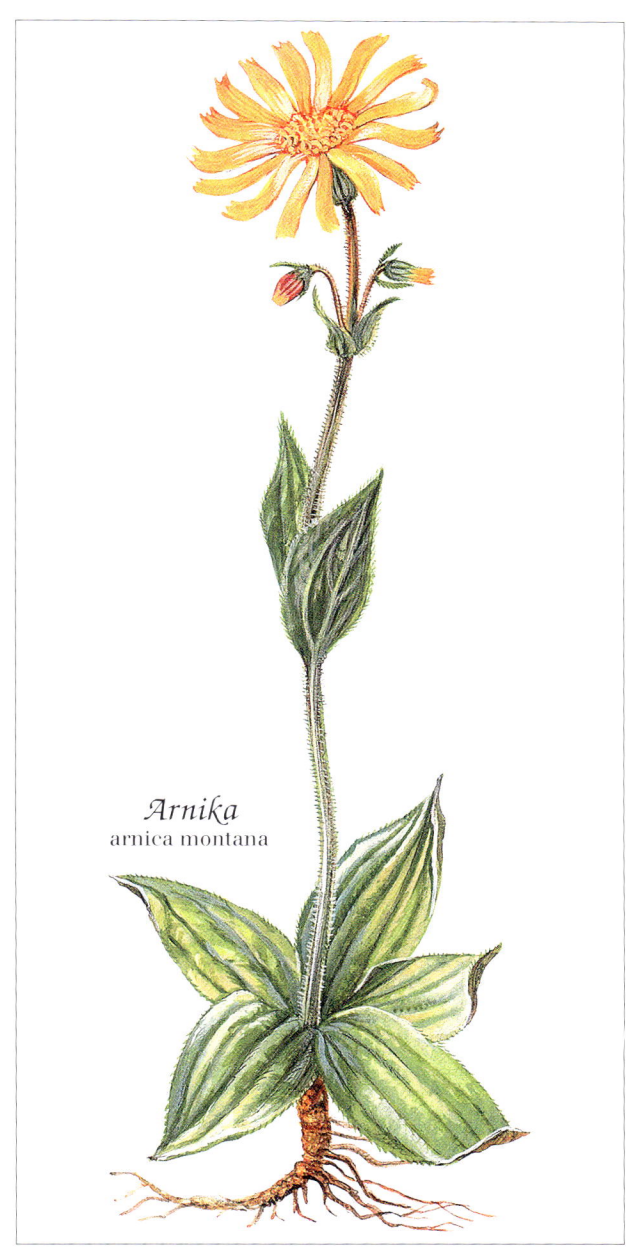

Arnika
arnica montana

zen stark mit Wasser verdünnte Tinktur auf den schmerzenden Stellen verreiben. Unverdünnte Tinktur darf nie auf frische Wunden gelangen! Bei Angina mit Arnika-Tee oder verdünnter Arnika-Tinktur gurgeln.

Anwendung innerlich: Als Tinktur – Höchstmaß zehn Tropfen, sonst besteht Vergiftungsgefahr! Vielseitig bei Rheuma und Gicht, ebenso bei Arterienverkalkung und Altersherz verwendbar.

Anwendungsgebiete: Haut, Herz, Gefäße, Gelenke, Muskeln.

Baldrian

Baldrian und seine Gewächse bilden ein ausdauerndes Kraut mit einer mächtigen Wurzel und einem kurzen Wurzelstock, aus dem ein kantiger Stängel mit gegenständigen, gefiederten Blättern hervorwächst. Der Baldrian ist in Europa, Asien und Amerika verbreitet. Er ist eine uralte Heilpflanze, woran auch der wissenschaftliche Name erinnert, denn das Wort *valere* heißt nichts anderes als *gesund sein*. Kaum ein Kraut ist im Lauf der Jahrhunderte in seiner Wirkung unterschiedlicher eingestuft worden als der Baldrian. In der Antike als Gegengift gelobt, von arabischen Ärzten allgemein zum „Wohl-

139

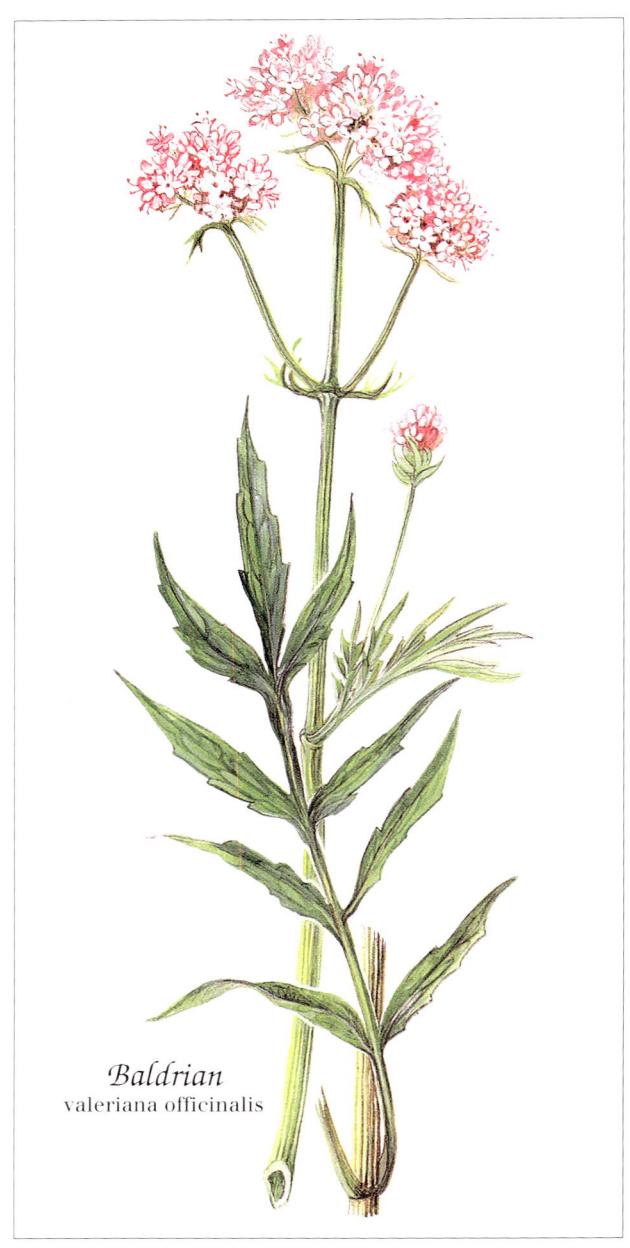

Baldrian
valeriana officinalis

140

sein" empfohlen, von Hildegard von Bingen gegen die Gicht, von Ärzten des 16. Jahrhunderts vor allem als Augenheilmittel, gegen die Pest, in der Kloster- und Volksheilkunde gegen Ungeziefer, schließlich im 20. Jahrhundert als Beruhigungsmittel – wegen seiner beruhigenden und krampflösenden Valeriansäuren wohl die sinnvollste Anwendung.

Aussehen: Starrer, bis zu 120 Zentimeter hoher, ästiger Stängel mit gefiederten Blättern. Die weiß-rötlichen Blütenbüschel stehen doldenartig am Ende des Stängels beziehungsweise der Zweige. Die Wurzel ist braun, faserig und schmeckt bitterscharf, beim Trocknen entsteht der charakteristische Geruch.

Vorkommen: In feuchten Wäldern, an Gräben und Bächen, auf Felsen und Bergen. Die Gebirgspflanze ist aromatischer als der in der Ebene wachsende Baldrian.

Blütezeit: Ende Mai bis September.

Sammelzeit: Nur die Wurzeln, nach der Blütezeit im September und Oktober.

Anwendung innerlich: Wegen seiner beruhigenden und krampflösenden Eigenschaften wird Baldrian – als Tinktur oder in Form wässriger Extrakte – bei Angst- und Erregungszuständen, Schlaflosigkeit, Herzbeschwerden sowie Blähungen und Koliken im Magen-Darm-Bereich verwendet.

Anwendungsgebiete: Nervensystem, Herz, Magen, Darm.

Benediktenkraut

Das Benekitenkraut, bekannt auch als Bitterdistel und Heildistel, wird seit der Römerzeit medizinisch verwendet. Die nach Nelken duftende Pflanze enthält Eugenol, ist blutstillend, entzündungshemmend und stärkt die Verdauung.

Aussehen: Die Pflanze gehört zu den Korbblütlern und wird 30 bis 40 Zentimeter hoch, hat einen astigen, haarigen Stängel mit gezähnten Blättern. Die Blüten sind gelblich-weiß und filzig.

Vorkommen: Auf nicht zu trockenem Boden, in Gärten, teilweise auch verwildert.

Blütezeit: Juni bis August.

Sammelzeit: Blätter etwa Anfang Juni, vielfach bevor sich die Blüten geöffnet haben, Blüten zur Blütezeit.

Anwendung äußerlich: Bei Verletzungen, Geschwüren, Brandwunden und Frostbeulen als Tee (ein Teelöffel zerriebener Blätter auf eine Tasse heißes Wasser) oder als frischer Saft.

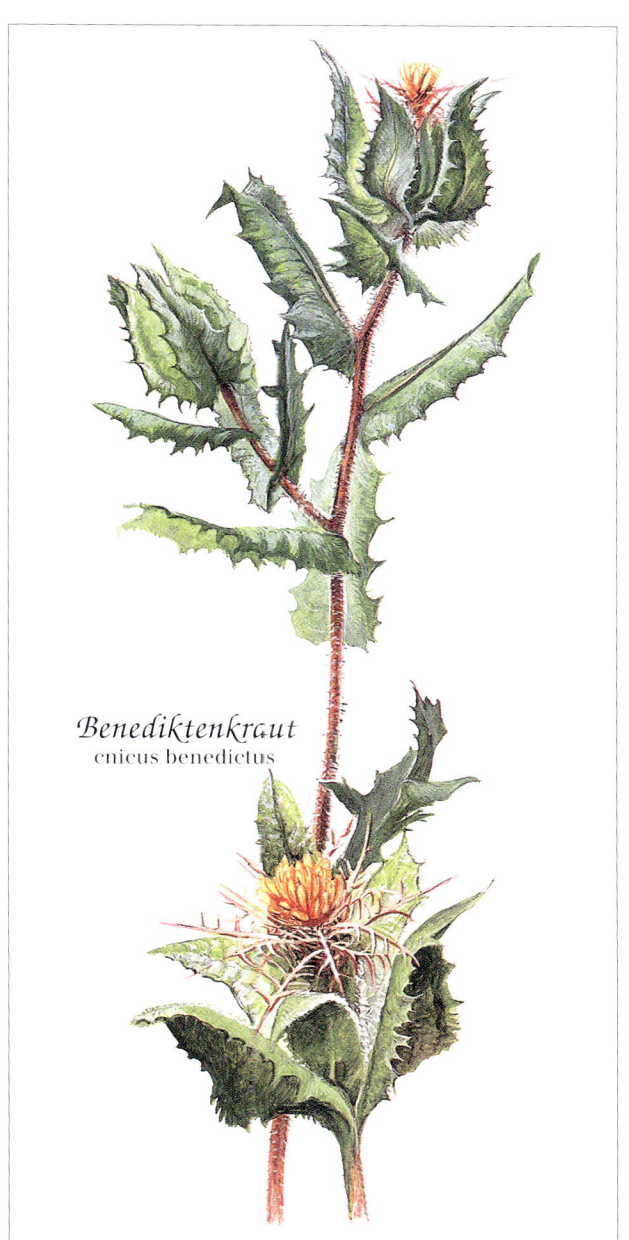

Benediktenkraut
cnicus benedictus

141

Anwendung innerlich: Anregung der Magensaftsekretion. Stärkt den Magen und ist gut bei Verdauungsstörungen. Bewährt bei zu starker Gasbildung und bei Leberschwellung. Der Tee darf nie zu stark angesetzt werden, da zu große Gaben leicht Brechreiz hervorrufen können.

Anwendungsgebiete: Haut, Magen, Darm und Leber.

Borretsch

Aus der Rezeptur eines Benediktinerabtes des 16. Jahrhunderts: „Wer unter häufiger Verstopfung leidet, der lasse sich Borretsch, Spinat und Ringelkraut in fetter Fleischbrühe sieden, mit Mandelöl oder frischer Butter gekocht, und esse als Erstes vor dem Essen davon. Solches Mus hält den Leib offen." Heute finden Feinschmecker wieder Gefallen am Kräutermus. Schonendes Kochen, wenn möglich nur Blanchieren, erhält den Vitamingehalt der frischen Kräuter.

Aussehen: Saftiger, bis 60 Zentimeter hoher, ästiger Stängel mit zungenförmigen, behaarten Blättern. Himmelblaue, manchmal auch rötliche oder weiße Blüten stehen in Büscheln. Die frische Pflanze riecht nach Gurken und schmeckt salzig.

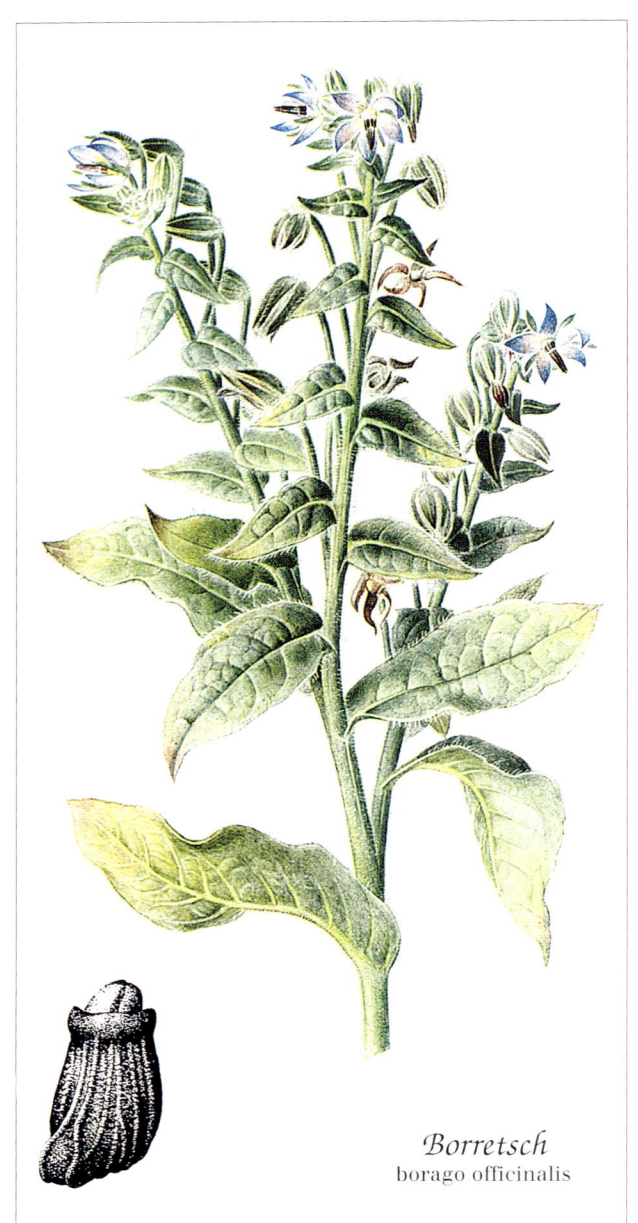

Borretsch
borago officinalis

Vorkommen: Verwildert an Zäunen, angebaut in Gärten.

Blütezeit: Juni bis August, vereinzelt auch im Herbst.

Sammelzeit: Das Kraut zur Blütezeit.

Anwendung äußerlich: Umschläge mit dem Saft des Borretsch unterstützen die Behandlung von Kopfschmerzen und Gelenkrheumatismus (im Anfangsstadium). Ein Brei aus frischen Pflanzen wirkt bei Brandwunden sowie bei Gicht schmerzlindernd.

Anwendung innerlich: Ein Teeaufguss hat harn- und schweißtreibende, aber auch eine beruhigende Wirkung. Borretsch ist außerdem Bestandteil vieler Teemischungen, die verschiedenen Heilzwecken dienen.

Anwendungsgebiete: Haut, Niere, Gelenke.

Brennnessel

So schlecht wie Plinius der Ältere die Brennnessel („die am meisten verhasste aller Pflanzen") dargestellt hat, ist sie nicht. Denn bereits sein Zeitgenosse, der Dichter Catull, lobte die Brennnessel, da sie – als Tee genossen – seinen Schnupfen vertrieb. Die Heilkraft der Brennnessel wurde auch im Mittelalter geschätzt. Hildegard von Bingen empfahl sie zum Reinigen des Magens, zum Schleimabführen, gegen Würmer, gegen Vergesslichkeit und gegen das Rheuma der Pferde.

Auch das Lob der zwei großen Kräuterpfarrer vor etwa 70 Jahren soll nicht unerwähnt bleiben. Pfarrer Kneipp widmete den Brennnesseln sogar ein Kochrezept: „Diese werden gut gewaschen, im Wasser weich gekocht und mit Zwiebeln fein gewiegt; das Gewiegte wird in heller Einbrenne gedünstet, mit Fleischbrühe angerührt, gesalzen und gewürzt, worauf man es dann gut aufkochen lässt." Auch der Schweizer Pfarrer Künzle pries dieses Gericht in seinem Büchlein *Chrut und Uchrut:* „Die jungen Blätter der Brennnessel geben eine ausgezeichnete Nahrung; sie werden bereitet wie Spinat; ich esse dieses Gericht mit Vorliebe in der Zeit vom Mai bis in den Sommer hinein und tische es meinen Gästen auf, die es mit Appetit genießen." Pfarrer Künzle versäumte es auch nicht, die Brennnessel mit reizbaren Menschen zu vergleichen: „Die Brennnessel ist ein Bild der empfindlichen, reizbaren Menschen und muss daher wie diese mit Glacéhandschuhen angefasst werden."

Aussehen: Im Frühjahr treibt ein bis zu 120 Zentimeter hoher Stängel mit herzförmi-

143

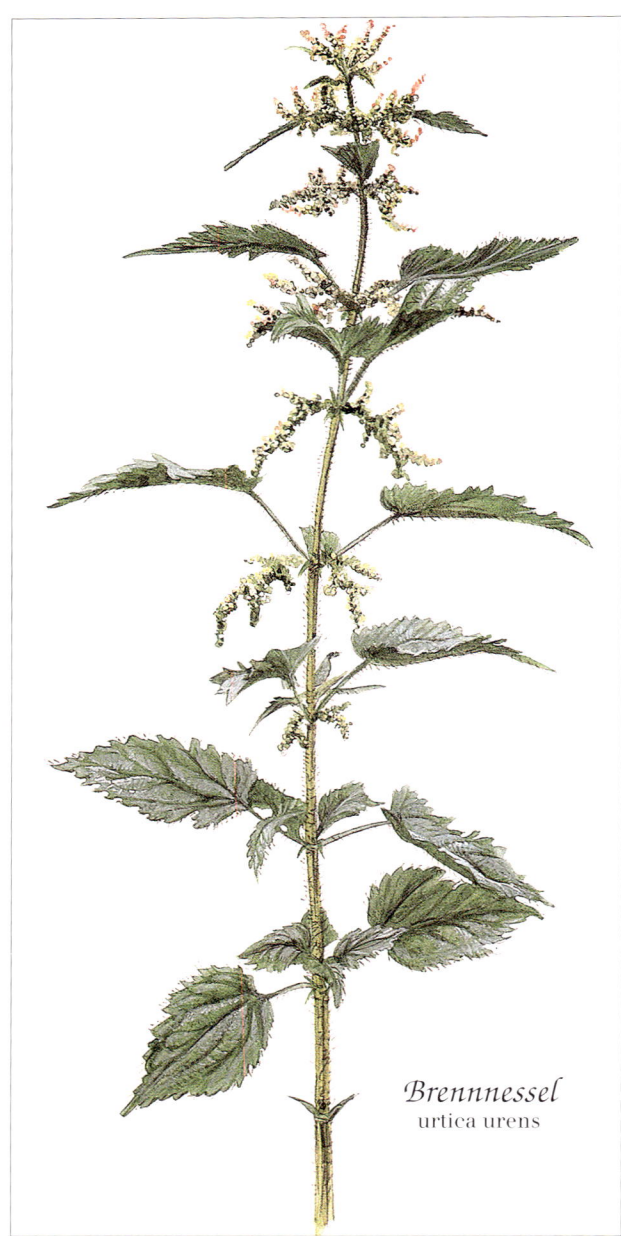

Brennnessel
urtica urens

gen, gesägten Blättern, die mit feinen Haaren überzogen sind. Beim Anfassen brechen die Spitzen der Brennhaare ab, deren Säure auf der Haut kleine Entzündungen verursacht. Die Blüten sind hellgrün und hängen am Stängel herab.

Vorkommen: Überall, selbst auf schlechtestem Boden, unter fast allen klimatischen Bedingungen. Die weniger heilkräftige Kleine Brennnessel kommt fast nur in der Nähe menschlicher Siedlungen vor.

Blütezeit: Juni bis Oktober.

Sammelzeit: Junge Blätter und Wurzeln im Sommer, Samen im September und Oktober.

Anwendung äußerlich: Kraut und Blüten werden abgebrüht und als Einreibungen bei Nervenschmerzen und rheumatischen Beschwerden verwendet, auch bei Lippen- und Mundgeschwüren und bei Fieber mit Nesselausschlag.

Anwendung innerlich: Tee und blühendes Kraut sowie Wurzeln in Abkochung fördern die Blutbildung, wirken blutreinigend und blutstillend, auch schleimlösend, auswurffördernd und wassertreibend.

Anwendungsgebiete: Haut, Schleimhaut, Niere, Harnblase, Gelenke, Atemwege.

144

Dill

Bereits in der Frühzeit verwendeten Griechen und Römer Dill in ihren Küchen. Ver-
gil lobte ihn. Römische Grenzsoldaten und
später Mönche brachten ihn über die Alpen,
wo er sich an das kältere Klima gewöhnte.
Im Mittelalter genossen unsere Vorfahren
bereits den würzigen Geschmack in Suppen
und Saucen. Hildegard von Bingen beschrieb
Dill als Heilkraut gegen Kopfschmerzen,
übermäßige Fleischeslust und Gicht.

Aussehen: Die einjährige, etwa 40 bis 80 Zentimeter hohe Pflanze hat schmalgliedrige
Blätter und eine gelbliche Blütendolde. Diese enthält ätherische Öle und Mineralstoffe.

Vorkommen: Meist angebaut, aber auch verwildert an sonnigen Standorten.

Blütezeit: Juli bis September.

Sammelzeit: Juli bis September (reife Früchte
beziehungsweise ganzes Kraut ohne Wurzel).

Anwendung innerlich: Bei Blähungen und Magenschmerzen, auch bei schlechtem Mundgeruch, Samen oder Blätter kauen. Als Tee
(Zubereitung: ein Teelöffel zerriebener Blätter auf eine Tasse siedendes Wasser) wirksam gegen Unwohlsein. In Form eines Einlaufs hat sich Dill bei Hämorrhoiden bewährt. Dill fördert die Verdauung, ist krampf-

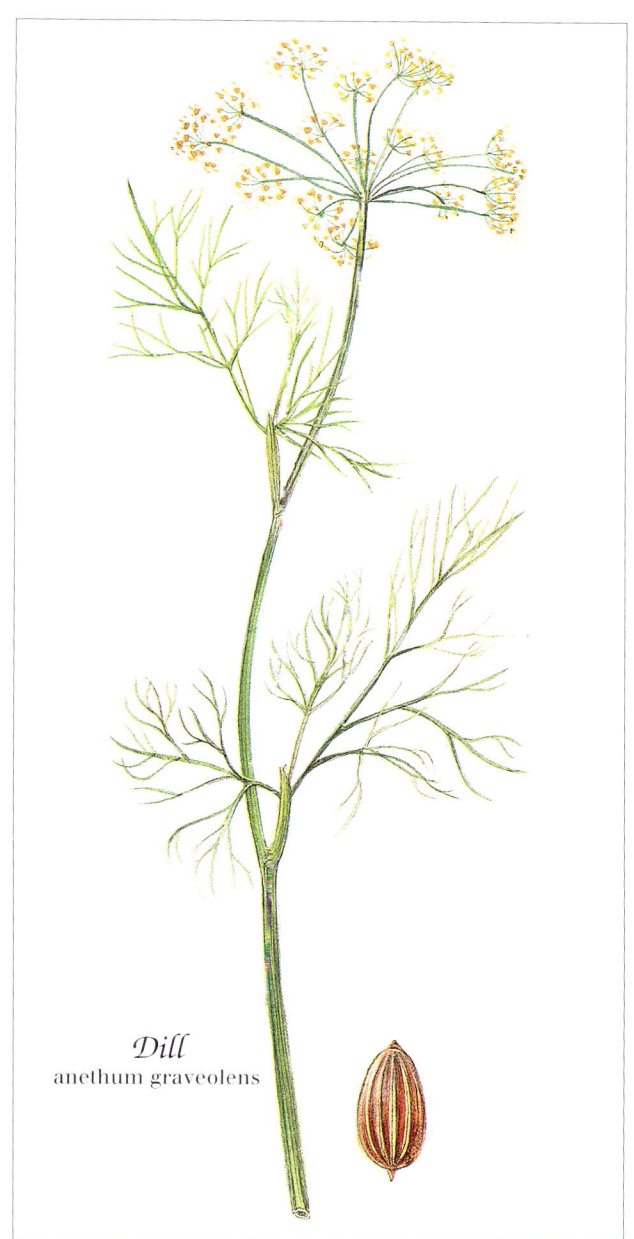

Dill
anethum graveolens

145

und schmerzlösend, blähungstreibend und regt die Magensaftproduktion, bei jungen Müttern auch die Milchsekretion an. Frisches Kraut wird gleichermaßen als Gemüse und Gewürz verwendet.

Anwendungsgebiete: Magen, Darm, Brustdrüse.

Dost

Die schon im Mittelalter bekannte Pflanze galt lange als Mittel zur Vertreibung von Hexen und bösen Geistern und wurde zu diesem Zweck sogar in der Kirche geweiht. Tieren und Menschen mischte man Dost gerne in Futter und Essen. Dann konnte ihnen niemand etwas antun. Früher glaubte man, dass Krankheiten von bösen Geistern heraufbeschworen würden. Der Dost wurde zur Abwehr des „bösen Blicks" verwendet, galt also auch als Zauberkraut, mit dem man sogar dem Teufel entgegentrat. Dass der Dost in den pharmazeutischen Aufzeichnungen der Mönchsärzte vertreten ist, zeigt, dass er auch von den Mönchsärzten schon im Mittelalter als Heilmittel sehr geschätzt war. So wurde er wiederholt dafür eingesetzt, Menschen, die allen Lebensmut verloren hatten, wieder „wohlgemut" sein zu lassen.

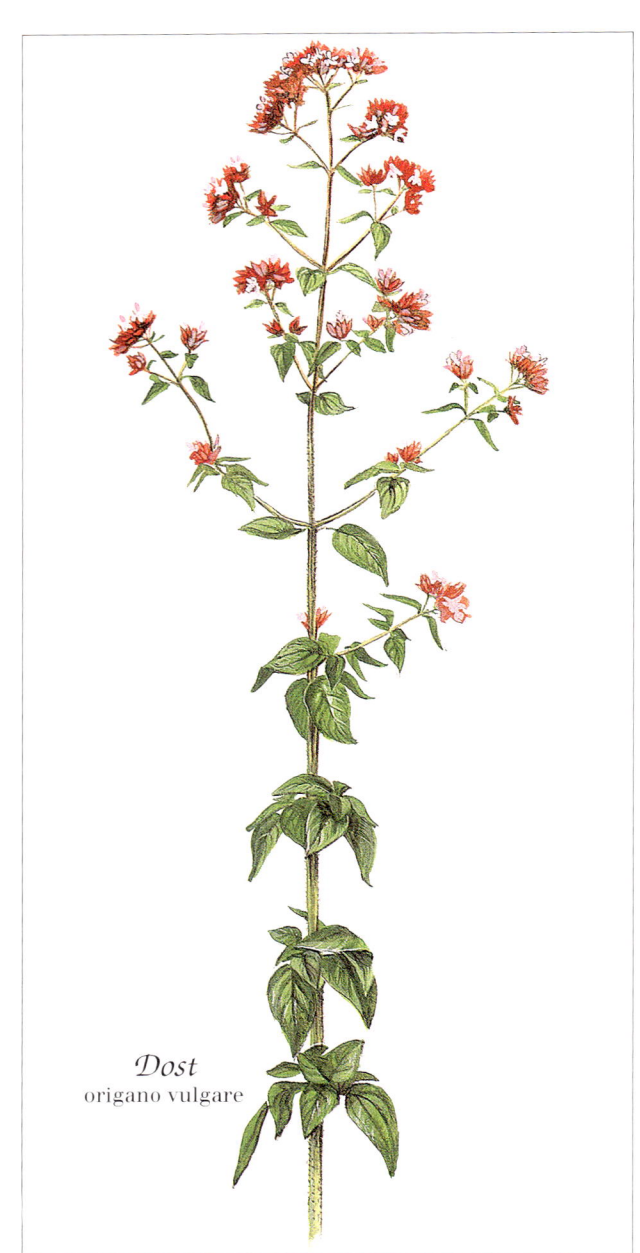

Dost
origano vulgare

146

Hildegard von Bingen empfahl Dost bei Hautkrankheiten: „Und wer die rote Lepra hat (gemeint sind Hautkrankheiten wie die Schuppenflechte), der nehme den Saft von Dost."

Aussehen: Blüte hellpurpurn, selten weiß, Doldenrispe. Blätter einförmig, zugespitzt, gegenständig. Kantiger Stängel, kurzhaarig, oben braunrot. Höhe 30 bis 60 Zentimeter.

Vorkommen: Trockene Wiesen, Sonnenhänge, Waldränder und steinige Plätze.

Blütezeit: Juli bis September.

Sammelzeit: Blühendes Kraut von Juli bis September.

Anwendung äußerlich: Bei juckenden Hautausschlägen als Badezusatz, in Salbenform bei Schnupfen. Badezusatz: 4 Teelöffel ins Badewasser. Salbe: 6 Gramm des frischen Presssaftes mit 30 Gramm Vaseline verrühren.

Anwendung innerlich: Wegen seiner krampf- und schleimlösenden, schweiß- und harntreibenden Eigenschaften wird Dost bei Bronchialkatarrh, Krampfhusten, Appetitlosigkeit, Magen- und Darmstörungen verwendet. Tee: 2 Teelöffel zum heißen Aufguss mit 2 Glas Wasser.

Anwendungsgebiete: Haut, Atemwege, Magen, Darm.

Eberwurz

Dass die Eberwurz, die auch unter dem Namen Silberdistel, Karlsdistel und „Wilde Artischocke" bekannt ist, das Heer Karls des Großen vor der Pest gerettet habe, steht in einem alten Kräuterbuch der Klosterbibliothek Neresheim. Im früheren Volksglauben hingegen waren schaurige Geschichten verbreitet: Als „Sonnwend- oder Donnerdistel" sollte die Eberwurz, an die Stalldecke genagelt, Hexen abwehren! Freuen wir uns, dass diese Zeiten unwiederbringlich vorbei sind!

Aussehen: Die bis zu 30 Zentimeter lange und drei Zentimeter dicke Wurzel dieses Korbblütlers ist ölhaltig, schmeckt wie ein Gewürz. Der nur etwa handhohe Stängel hat stachelige und gezähnte Blätter, silberweiße bis rötliche Blüten. Die Eberwurz steht unter Naturschutz!

Vorkommen: Vorwiegend im Gebirge auf kalkhaltigem Boden, auch auf trockenen Bergwiesen.

Blütezeit: Juli bis September.

Sammelzeit: Die Wurzel im Frühjahr oder Herbst.

Anwendung äußerlich: Bei Hautleiden zum Auswaschen von Wunden.

Anwendung innerlich: Der Tee aus der Wur-

147

Eberwurz

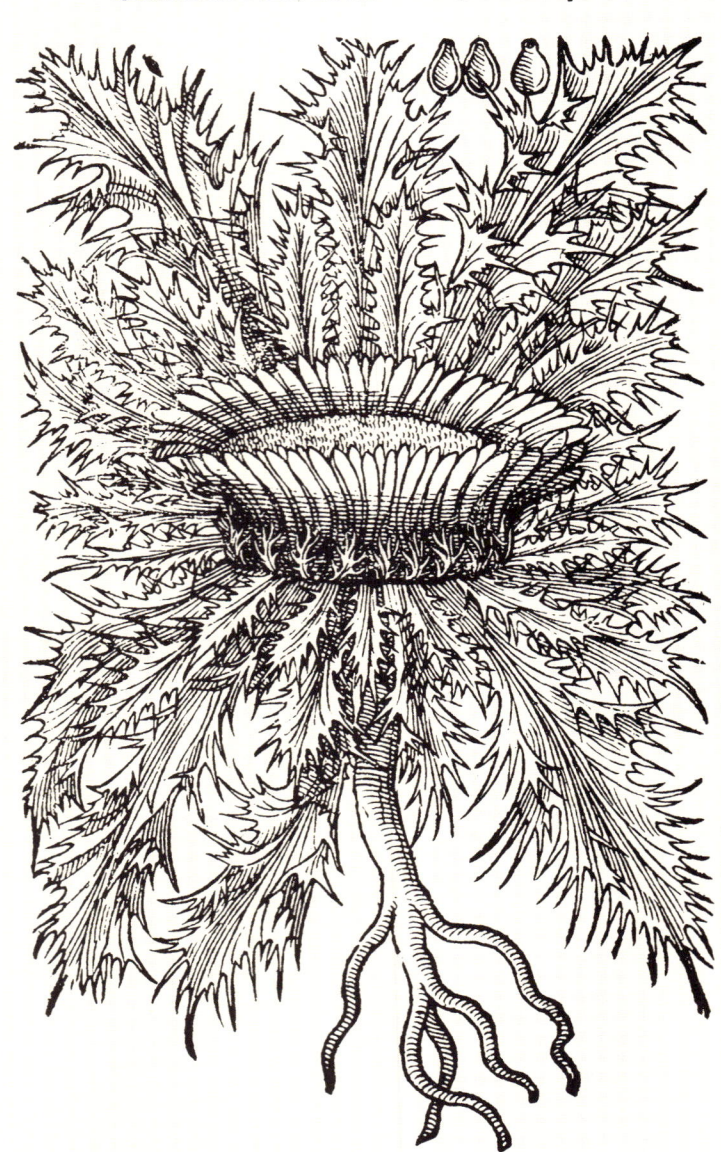

Gifft
Peſtilenz
Gifftiger Tierbiß
Breiter Bauchwurm
Bandwurm
Leber und
Milzverſtopfung
Waſſerſucht
Geelſucht
Stein brechen
Weiberzeit
Menſtruation
Nachgeburt
Auffſtoßen
Sodt
Sodbrennen
Flechten
Grind
Zahnſchmerz

Die groſſe oder ſchwartze Eberwurtz hat raûhe/ ſtachlige bletter/ wie Stroßildorn/ ſindt doch kleiner/ dünner/ zarter/ vnd etwas rötlecht/ wiewol ſie nach des erdtrichs gelegenheit vnd art die farbe wandlen/ dann da ſindt ſie grün/ dort weißlecht/ anderſtwo blawlecht/ bißweilen auch rot/ vnd iſt villeicht diß die vrſach/das Chamæleon auch Carduus varius genande wirdt. Der ſtengel iſt ſpannenßhoch/ fingerßdick/ rötlecht : hat oben dörnechte/ vilfarbige blumen in dolden/ wie die Mertzblume Hyacinthus. Die wurtzel erſcheinet dick/ ſchwartz/ feyſt/ offt auffgeriſſen vnd zernaget/ inwendig gelb/ am geſchmack ſcharpff vnd beiſſendt.

Ehrenpreis

Versehrte Lung
Husten der Schaaf
Husten
Keichen
Asthma
Lungsucht
Schwindsucht
Gelbsucht
Aussatz
Frische Wunden
Pestilenz
Grind, Raud
Faule stinckende
Wunden
Unreinigkeit der Haut
Spinnenstich
Hart Milz
Brustgebresten
Blutspeyen
Verstopfung der Nieren
Lendenstein
Däuung stercken
Verdauung
Magen erwärmen
Enge Brust
Asthma
Versehrung heimlicher
Orten
Geschlechtskrankheiten
Feiste unfruchtbare
Weiber

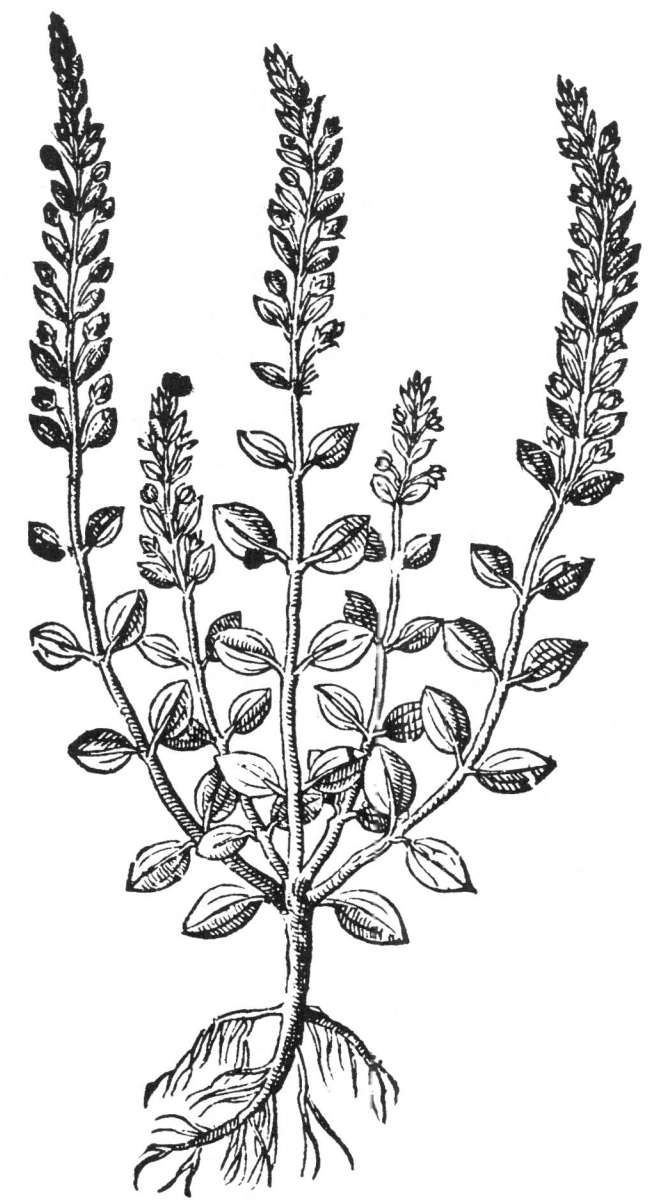

Klein Ehrenpreiß.
Veronica minor.

¶ Erenpreiß hat billich den namen / vnd soll von menniglich hoch geachtet werden / wegen seiner reichlichen tugendt / dann kaum ein köstlicher kraut ist zu der verserten lungen / vnd brust / wider den husten / schweren athem / flüsse / eyterige geschwüre / vnd schwindsucht. Man mag ein tranck darauß machen / oder latwergen. Es haben auch die Hirten jre sondere erfarung von Erenpreiß / dann sie geben dieselbige dem vihe gepuluert / vnd mit saltz vermischt / wider den husten.

zel ist ein altes Hausmittel gegen Katarrh und Verschleimung der Atemwege. Er wird auch als Tonikum gegen Magenbeschwerden getrunken.

Anwendungsgebiete: Haut, Atemwege, Magen.

Ehrenpreis

Ehrenpreis ist mit vielen Unterarten seit alters her in der Kloster- und Volksmedizin wegen seiner heilenden Wirkung auf nahezu alle Organe des menschlichen Körpers sehr beliebt. Die Namen „Grundheil, Heil aller Schäden, Steh auf und geh weg" weisen auf die Verwendung dieses Allheilmittels hin. Hirten versuchten sogar, damit lungenkranke Schafe zu heilen.

Aussehen: Zeichnet sich durch einen behaarten, kriechenden Stängel aus, an dem kurzgestielte, elliptisch geformte und behaarte Blätter sitzen. Die Blüten – aus den Blattwinkeln kommend – bilden eine Traube. Die Farbe kann blassblau, weiß oder rötlich sein.

Vorkommen: In Wäldern, an Waldrändern, auf trockenen Wiesen und Halden.

Blütezeit: Juni bis August.

Sammelzeit: Das blühende Kraut im Juni und August.

Anwendung äußerlich: Ein Auszug des Krauts in Wein mit einem Zusatz von Alaun ergibt ein Gurgelwasser, das bei Entzündung der Mundschleimhäute sowie bei Halsentzündungen hilft.

Anwendung innerlich: Der Tee wird gegen Brustkrankheiten, Katarrh, Verschleimungen der Atemwege angewandt. Wirksamer als der Tee ist der ausgepresste Saft. Ehrenpreis in Wein stärkt den Magen und reinigt das Blut.

Anwendungsgebiete: Schleimhaut, Atemwege, Magen.

Eibisch

Der Eibisch ist seit jeher bekannt und wurde schon im Altertum medizinisch eingesetzt. So berichtet Dioskurides in seiner mehrbändigen Arzneimittellehre *De materia medica*, einer Beschreibung von über 500 Pflanzen, über den Eibisch und seine lösende, zur Reife bringende Kraft bei Abszessen und Geschwüren sowie von der lindernden Wirkung bei Schleimhautentzündungen in den Luftwegen und bei Affekten des Darmes. Etwas über 100 Jahre später weist Galenus auf die lösenden und wundheilenden Eigenschaften des Eibisch hin: „Die Kraft des Eibisch

150

wirkt bei Phlegmonen (Zellgewebsentzün-
dungen) lösend, lockernd, schmerzstillend
und schließlich heilend. Außerdem bringt er
hartnäckige Geschwüre und Geschwülste,
die sich nicht öffnen wollen, zum Reifen."
Wie so manche andere Heilpflanzen wurde
auch der Eibisch von Mönchen aus dem Süden Europas nach Mitteleuropa gebracht.
Doch es war erst Karl der Große, der den
Anbau zu Heilzwecken befahl. Im Mittelalter widmet die Salerner Schule dem Eibisch
folgende Verse:

„Der Eibisch erweicht den Leib und den heil-
samen Saft
Und verdient seinen Namen durch diese
Kraft.
Auch erweckt er das träge Gedärm zur Tat
Und schafft bei zögernder Regel Rat."
Auch Christoph Wilhelm Hufeland, der be-
rühmte Naturarzt, zollte dem Eibisch hohes
Lob und wandte ihn bei Lungenleiden an.
Pfarrer Sebastian Kneipp dagegen war kein
Freund dieser Heilpflanze und schrieb über
den Eibisch: „Ich bin für den Eibisch nicht
besonders eingenommen, da er meinen Er-
wartungen zu wenig entsprochen hat. Schon
beim Sieden erhält man eine schlüttrige (zäh-
flüssige) Masse, die nach kurzer Zeit schlei-

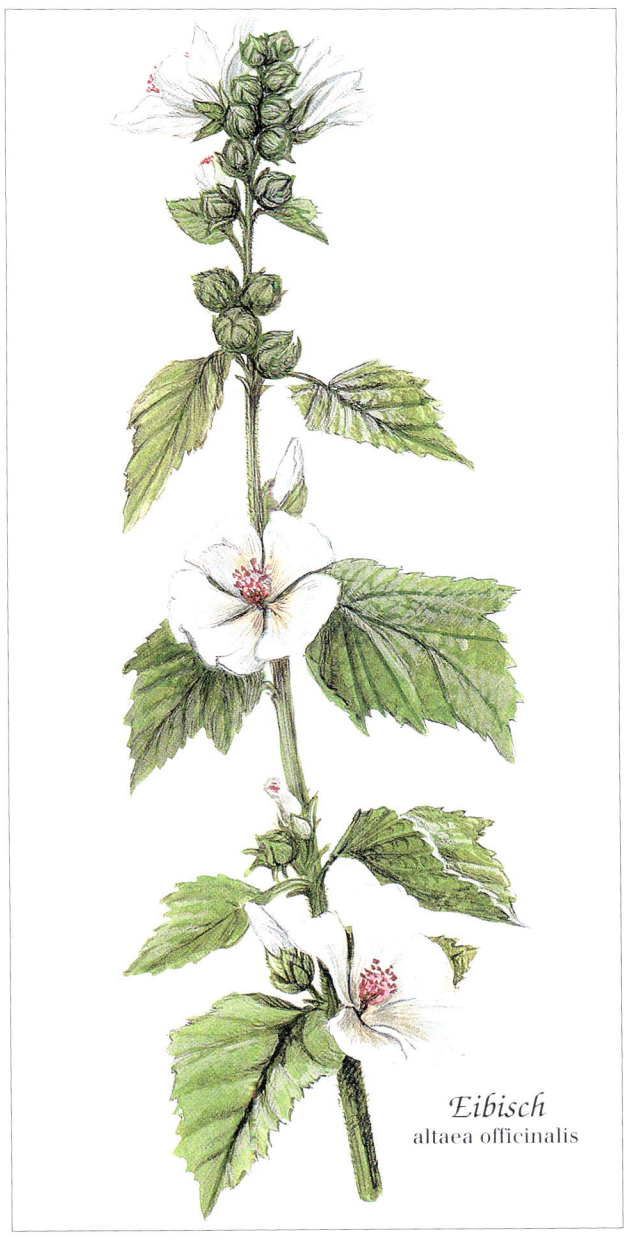

Eibisch
altaea officinalis

151

mig wird und den Appetit nehmen und verderben muss. Dererlei Medizinen empfehle ich nie." Dieses so ungünstige Urteil über den Eibisch hing mit Kneipps irriger Ansicht zusammen, dass der Eibischtee länger gekocht werden müsse. Gerade der Eibisch mit seinen besonderen pflanzlichen Schleimstoffen darf aber nie gekocht, nicht einmal mit sehr heißem Wasser überbrüht werden, wie die Klosterärzte vor ihm schon herausgefunden hatten.

Aussehen: Starke, fleischige Wurzel. Der filzige Stängel wird etwa ein bis zwei Meter hoch, von ihm zweigen fingerdicke Äste ab. Die herzförmig-rundlichen, graugrünen Blätter sind gekerbt. Hellrosa bis weiße Blüten wachsen aus den Blattwinkeln.

Vorkommen: An feuchten, salzhaltigen Orten. Wild in Wäldern und in Gärten angebaut.

Blütezeit: Juni bis September

Sammelzeit: Im Frühjahr und Herbst die Wurzel, die Blätter vor der Blütezeit, später auch die Samen.

Anwendung äußerlich: Eibischwurzeltee als Mund- und Gurgelwasser wirkt heilend bei Entzündungen in der Mundhöhle. Samen, in Wasser und Wein gekocht, sind ein wirksames Hustenmittel.

Anwendung innerlich: Eibischwurzel als Tee, Sirup oder Paste wirkt gegen Husten, Heiserkeit und Katarrh. Sie ist Hauptbestandteil aller Brust- und Lungentees. Wichtiger Hinweis: Die Wurzel darf nur als kalter Auszug zubereitet, niemals gekocht werden, da nur der Schleim-, nicht aber der Stärkegehalt erwünscht ist. Eibischwurzeltee bringt außerdem Linderung bei Magen- und Durchfallerkrankungen.

Anwendungsgebiete: Schleimhaut, Atemwege, Magen, Darm.

Eisenkraut

Seit Jahrtausenden spielt diese Pflanze eine herausragende Rolle in der Kulturgeschichte des Menschen. Eisenkraut, auch unter den Namen „Verbena" und „Venusträne" bekannt, war zur Heilanwendung und für religiöse Rituale, wie uns durch Plinius den Älteren überliefert ist, gleichermaßen geschätzt: „Keine Pflanze ist unter den Römern so berühmt wie die hiera botane (heilige Pflanze), die lateinischen Autoren nennen sie verbenaca." Dioskurides wusste, dass die Blätter des Eisenkrauts „als Umschlag langwierige Ödeme und Entzündungen heilen und schmutzige Geschwüre reinigen.

152

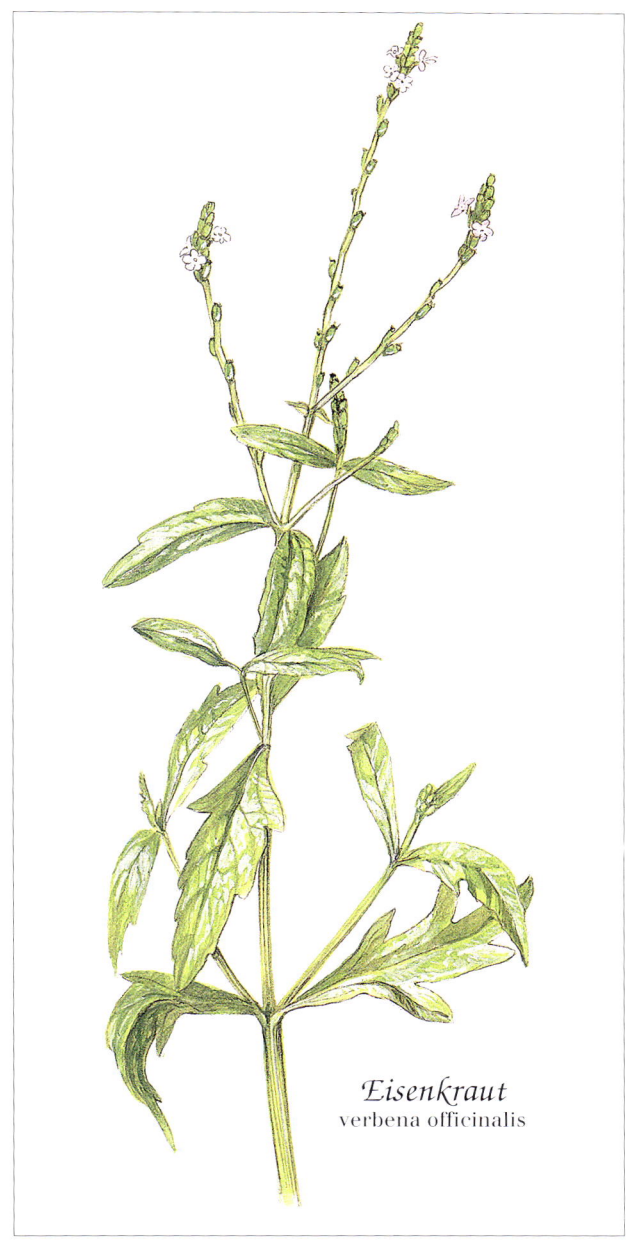

Eisenkraut
verbena officinalis

Die ganze Pflanze, mit Wein gekocht, heilt als Gurgelmittel fressende Geschwüre im Mund." Auch viele andere Autoren antiker wie mittelalterlicher Heilkräuterliteratur rühmen die Wirkungen des Eisenkrauts, darunter Isidor von Sevilla und Hildegard von Bingen. Die Heilempfehlungen für Eisenkraut wurden immer umfangreicher, und im Hochmittelalter war Eisenkraut ein Allheilmittel.

Aussehen: Aufrechter, ungefähr 60 Zentimeter hoher, vierkantiger Stängel. Die Blätter haben eine rautenartige Form und sind gekerbt, am Rand und auf den Nerven rauhaarig. Die kleinen Blüten sind blasslila bis rötlich-weiß.

Vorkommen: Auf Halden, an Wegrändern und Zäunen.

Blütezeit: Ende Juni bis August, manchmal auch noch im September.

Sammelzeit: Im Sommer das Kraut, im Herbst die Wurzel.

Anwendung: Früher wurde Eisenkraut auf Wunden und Geschwüre gelegt. Als Tee wurde es bei Husten, Verdauungsstörungen und Bleichsucht verwendet. Heute findet sich Eisenkraut mit seinen ätherischen Ölen, Glykosiden wie Verbenalin und Gerbstoffen in Kombination mit anderen Pflanzen in eini-

153

gen homöopathischen Präparaten. Als Tee-
spezialität erfreuen sich die Blätter jedoch
nach wie vor und vor allem bei unseren
französischen und schweizerischen Nach-
barn großer Beliebtheit.

Anwendungsgebiete: Haut, Atemwege, Magen, Darm.

Engelwurz

Der Legende nach soll der Erzengel Raphael im Jahr 1374, als die Pest in Europa
wütete, vom Himmel auf die Erde gekommen sein und den Menschen die Wurzeln
dieser Pflanze zur Rettung vor dem „Schwarzen Tod" gebracht haben. Diesem Umstand
verdankt die Engelwurz, auch unter dem
Namen „Angelika" bekannt, ihren Namen.
Kräuterpfarrer Künzle preist die Engelwurz
so: „Sie treibt den zähen, verhockten Schleim
aus Lunge, Magen und Gedärm." Pfarrer
Künzle warnt allerdings davor, die Engelwurz mit dem Schierling zu verwechseln,
„weshalb man keine dummen Leute in die
Angelika-Lese schicken darf". Als Hausmittel
empfahl Kräuterpfarrer Künzle:
„Angelika-Honig übertrifft an Feinheit und
Güte den Bienenhonig. Er wird folgendermaßen bereitet: In eine Pfanne voll frischer

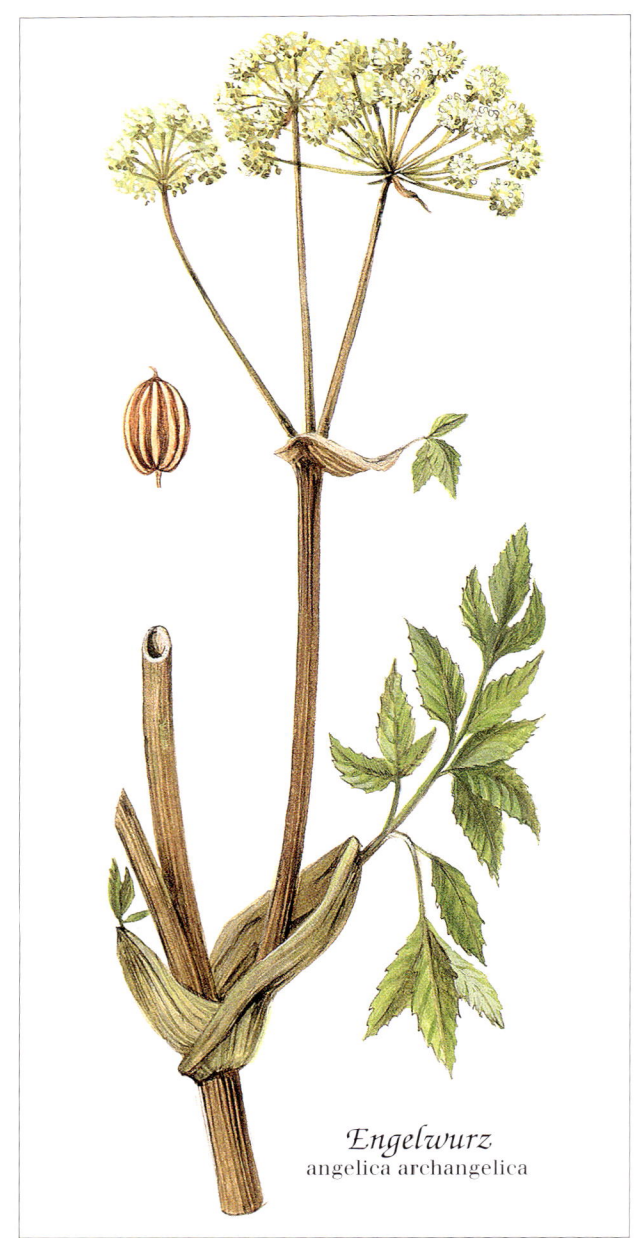

Engelwurz
angelica archangelica

154

Angelikawurzeln oder Angelikablüten wirft man drei Handvoll Wachholderbeeren und am Schluss etwas Nägeli (Gewürznelken) und lässt das Ganze zwei Stunden sieden; hernach schüttet man die Kräuter weg, tut den Saft wieder über und mengt gelben Zucker dazu nach Belieben und lässt das Ganze einsieden, bis es dickflüssig wird."

Aussehen: Doldengewächs. Lange, fleischige Wurzel, saftiger, über drei Zentimeter hoher Stängel, verästelt, mit doppelt gefiederten Blättern. Die großen Doldenblüten sind grünlich- bis gelblichweiß. Würziger, moschusartiger Geruch und Geschmack. Vorsicht: Pflanze ähnelt dem Schierling!

Vorkommen: An Bachufern, in Gärten auf feuchtem – nicht tonigem – Boden.

Blütezeit: Juni bis August.

Sammelzeit: Wurzel im Frühjahr und Herbst.

Anwendung äußerlich: Umschläge mit dem Saft und Pulver der Wurzel gegen Wunden. Ein Destillat aus der Wurzel wird als Einreibemittel gegen rheumatische Schmerzen und Neuralgien verwendet.

Anwendung innerlich: Als schleimlösendes, magenstärkendes, blähungs-, schweiß- und bluttreibendes Mittel. Saft oder pulverisierte Wurzel in Wein beheben Unterleibsbe-schwerden, die auf eine Erkältung zurückzuführen sind. Ferner bei Hals- und Brustleiden, außerdem zur Stärkung von Herz, Lunge und Leber, durchwärmt den Magen. Zu diesem Zweck wird die Wurzel mit warmem Wein eingenommen.

Anwendungsgebiete. Haut, Lunge, Leber, Herz, Magen, Gelenke, Nervensystem.

Enzian

Nach einer von Dioskurides überlieferten Legende wurde der Enzian von König Gentis von Illyrien gefunden, der nicht nur zum Namengeber dieser Pflanze wurde, sondern auch bereits ihre Heilwirkung entdeckte. Er stellte nämlich schon im 1. Jahrhundert n. Chr. ein sirupartiges Extrakt aus der Wurzel her, das bei schwachem Magen Abhilfe brachte. Galenus beschreibt die Enzianwurzel als sehr schätzbares Mittel zum Abführen, Entwässern, Reinigen und Vertreiben von bösen Säften aus dem Körper. Der arabische Arzt und Philosoph Avicenna verordnete den Enzian häufig, um Harnfluss und Menstruation in Gang zu bringen. Auch hielt er ihn für die beste Arznei gegen Fieber und verschiedene Giftstoffe. Im 13. Jahrhundert lebte im deutschen Sprachraum der Domi-

155

nikaner Albertus Magnus. Bekannt und gerühmt in seiner Eigenschaft als Naturforscher galt seine besondere Liebe dem Biologischen, dem Lebendigen. Er kannte die Pflanzen und Tiere wie kaum ein Zweiter. Mit der Genauigkeit und der Beobachtungsgabe eines echten Forschers drang er in die Geheimnisse der Natur ein und kam zu Ergebnissen, vor denen nicht nur seine Zeitgenossen staunend standen, sondern die wir auch heute noch bewundern. So hat Albertus Magnus ein Verfahren zur Bereitung von Enzianextrakt beschrieben, das er bei Leberstauungen und bei Magenschwäche empfahl. Und der im 16. Jahrhundert lebende Arzt Agricola versicherte, dass es genügen würde, jeden Tag Enzian einzunehmen, um gesund zu bleiben und ein hohes Alter zu erreichen.

Aussehen: Die dicke, bis zu einem Meter lange außen braune und innen gelbliche Wurzel treibt einen hohlen, aufrecht stehenden Stängel. Die ovalen Blätter sind in Bodennähe gestielt, nach oben hin werden sie kleiner, sitzen am Stängel auf. Goldgelbe Blüten in Büscheln am Ende des Stängels.

Vorkommen: Wildwachsend vor allem in den Alpen. Steht unter Naturschutz. Als Zier-

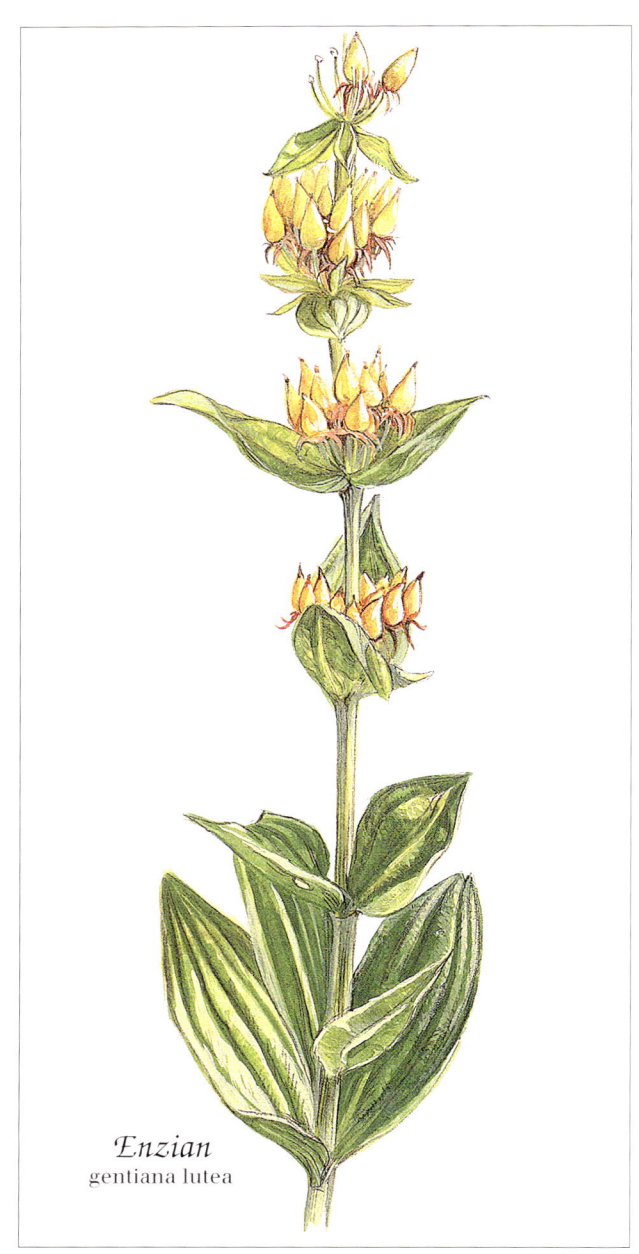

Enzian
gentiana lutea

156

pflanze gezogen in Gärten, als Nutzpflanze planmäßig angebaut.

Blütezeit: Ende Juni bis August.

Sammelzeit: Zu Frühjahrsbeginn und im Herbst die Wurzel, aber nur von älteren Pflanzen, die drei bis vier Jahre alt sind.

Anwendung innerlich: In den meisten Fällen wird die Wurzel aufgebrüht und als Tee getrunken, oder sie wird in Weingeist oder Wein angesetzt. Dieses Mittel bewährt sich bei Verdauungsstörungen und bei Blutarmut.

Anwendungsgebiete: Magen, Darm.

Fenchel

Hildegard von Bingen zählte den Fenchel zu einer ihrer Lieblingspflanzen. Über seine Wirkungen schrieb sie: „Und wie auch immer er gegessen wird, macht er den Menschen fröhlich und vermittelt ihm angenehme Wärme und guten Schweiß, und er verursacht gute Verdauung. Denn wer Fenchel oder seinen Samen täglich nüchtern isst, der vermindert den üblen Schleim oder die Fäulnisse in ihm, und er unterdrückt den üblen Geruch seines Atems, und er bringt seine Augen zu klarem Sehen." Nach dem *Lorscher Arzneibuch* ist der Fenchel gegen viele Beschwerden erwähnt, zum Beispiel bei

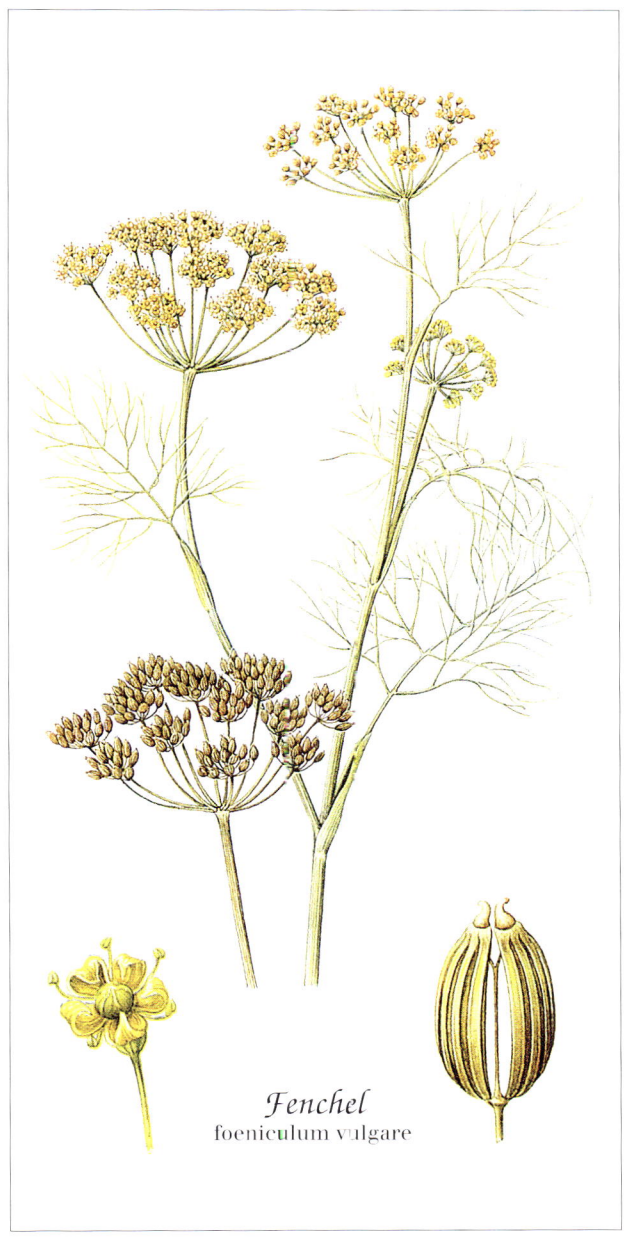

Fenchel
foeniculum vulgare

157

Zahnschmerzen, wogegen man ihn frisch zerkauen und den Brei vor dem Schlucken eine Weile im Mund behalten soll, sowie bei Lungenbeschwerden: „Der Trunk von einer Schale Fenchelsaft zeigt eine sehr nützliche Wirkung und birgt keinerlei Gefahr, auch wenn er einem Fieberndem verabreicht wird." Weitere Anwendungsgebiete des Lorscher Rezeptariums sind Magendrücken, Verdauungsschwäche und Erbrechen, Blasen- und Nierenschmerzen sowie geschwollene Leistendrüsen. Außerdem soll nach dem „Lorscher Arzneibuch" Fenchel den „Rotz zum Stehen bringen" sowie „auftretende Heiserkeit nehmen". Letztere beiden Heilanzeigen liegen nahe den heutigen: Fenchelöl-Präparate als Sirupe oder als Inhalation sind zur Behandlung von „Erkältungskrankheiten der Atemwege mit zähflüssigem Schleim" offiziell zur inneren Anwendung (siehe dort) zugelassen.

Aussehen: Doldengewächs, wird ein bis zwei Meter hoch. Charakteristisch sind der kräftige bläulichgrüne oder dunkelrote Stängel, die rübenartige, gelbliche Wurzel und die großen gelben Blütendolden. Wegen des würzigen Geschmacks seiner Früchte ist der Fenchel auch in der Küche sehr begehrt.

Vorkommen: Angebaut in Gärten als Gemüse- oder Arzneipflanze, selten wildwachsend.
Blütezeit: Mitte Juni bis August.
Sammelzeit: Wurzelsprossen, Dolden und Früchte im September und Oktober.
Anwendung äußerlich: Augenspülungen und Augenumschläge bei Entzündungen des äußeren Auges.
Anwendung innerlich: Schleimlösend und krampfstillend, blähungslösend, appetitanregend, verdauungsfördernd und harntreibend. Gut bei Magen- und Darmstörungen, ebenso geeignet bei allen Erkältungskrankheiten. Besonders beliebt bei Säuglingen und Kleinkindern mit Verdauungsstörungen. Bei stillenden Müttern regt es die Milchproduktion an.
Anwendungsgebiete: Augen, Atemwege, Magen, Darm, Milchdrüsen.

Frauenmantel

Die Eigenart dieser Pflanze sind die kleinen Wassertröpfchen, die an den Zähnchen der Blattränder ausgeschieden werden, um dann in den Schoß der gefalteten Blätter zurückzulaufen und hier einen größeren, in der Sonne glitzernden Wassertropfen zu ergeben. Goldmacher des Mittelalters glaubten fest daran, in diesem Wassertropfen die wahre Flüssigkeit zum Goldmachen zu erkennen, weshalb sie diese Tropfen sammelten. Sie bezeichneten sie als „Himmlisches Wasser" und versuchten auch mit ihrer Hilfe den Stein der Weisen zu finden. Wegen seines geheimnisumwobenen Gebrauches durch die Alchemisten des Altertums und des Mittelalters erhielt die Pflanze den Namen *Alchemilla* oder *Alchemistenkraut*.

Aussehen: Schiefe, vielköpfige Wurzel mit aufsteigendem, fußhohem, nach oben ästigem Stängel. Die Blätter sind sieben- bis neunlappig und nierenförmig, die Nebenblätter groß und eingeschnitten gesägt. Kleine, kurz gestielte Blüten, innen gelblich, stehen in Doldentrauben.

Vorkommen: Auf Wiesen und in Wäldern.

Blütezeit: Mai bis August.

Sammelzeit: Das blühende Kraut der Pflanze im Sommer.

Anwendung äußerlich: Man kann Wunden und Geschwüre durch Waschungen oder Umschläge mit im Sud genetzten Tüchern reinigen.

Anwendung innerlich: Als Teeaufguss bei Durchfall, Magen-, Darmerkrankungen und Menstruationsbeschwerden.

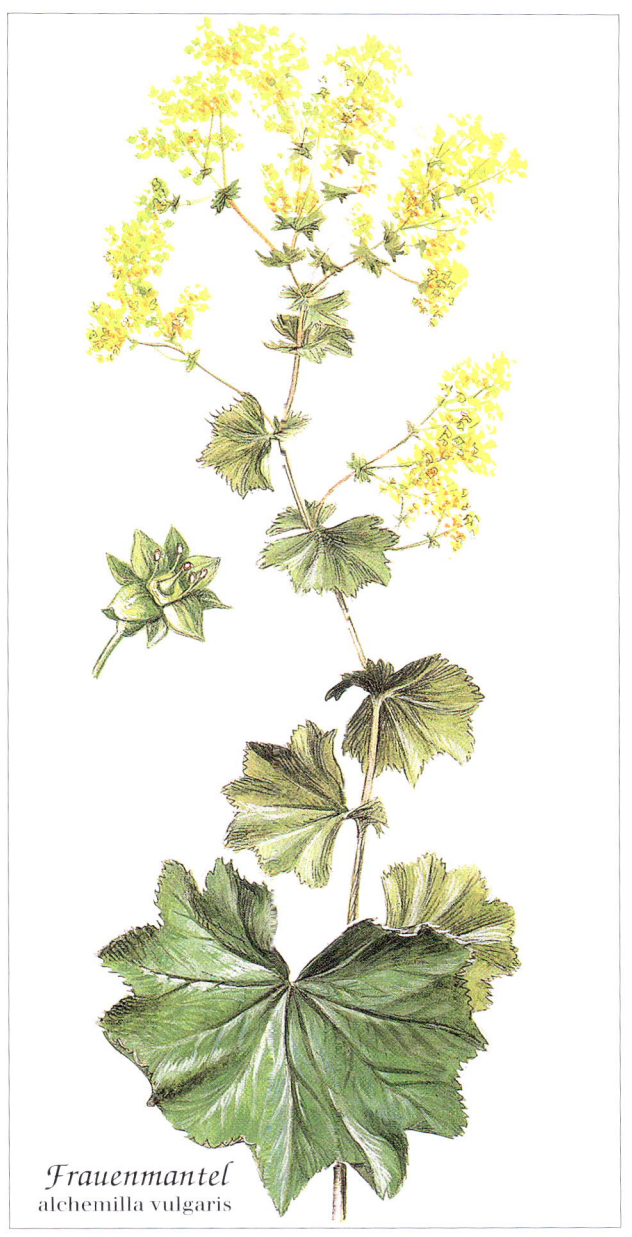

Frauenmantel
alchemilla vulgaris

159

Anwendungsgebiete: Haut, Magen, Darm, weibliche Geschlechtsorgane.

Holunder

Dass nicht nur der einfache Bauer den Holunder, bekannt auch als Flieder, Holler (Österreich) und Holder, schätzte, sondern auch der Mönch bis hinauf zum Abt, geht aus verschiedenen Handschriften der Klosterbibliotheken hervor.

Neben der Kamille gilt er als das wichtigste Volksheilmittel. Mit Rinde, Blättern, Blüten, Beeren und Wurzeln bekämpfte man seit der Antike eine Fülle von Krankheiten. Heute werden überwiegend die Blüten als Arzneimittel verwendet.

Sie gelten als entzündungshemmend, fiebersenkend, harntreibend, blutreinigend und Katarrh bekämpfend.

Die vielen Anwendungsbereiche aller Pflanzenteile verhalfen ihm zur Bezeichnung „Hausapotheke der Bauern". „Dieser ganze Baum macht allein eine Haus-Apotheck aus, doch mehrentheils vor die Bauren", versicherte schon Lonicerus (siehe Näheres zu Lonicerus S. 131 f.).

Aussehen: Zwei bis zehn Meter hoch werdender Strauch mit einfachen oder gefieder-

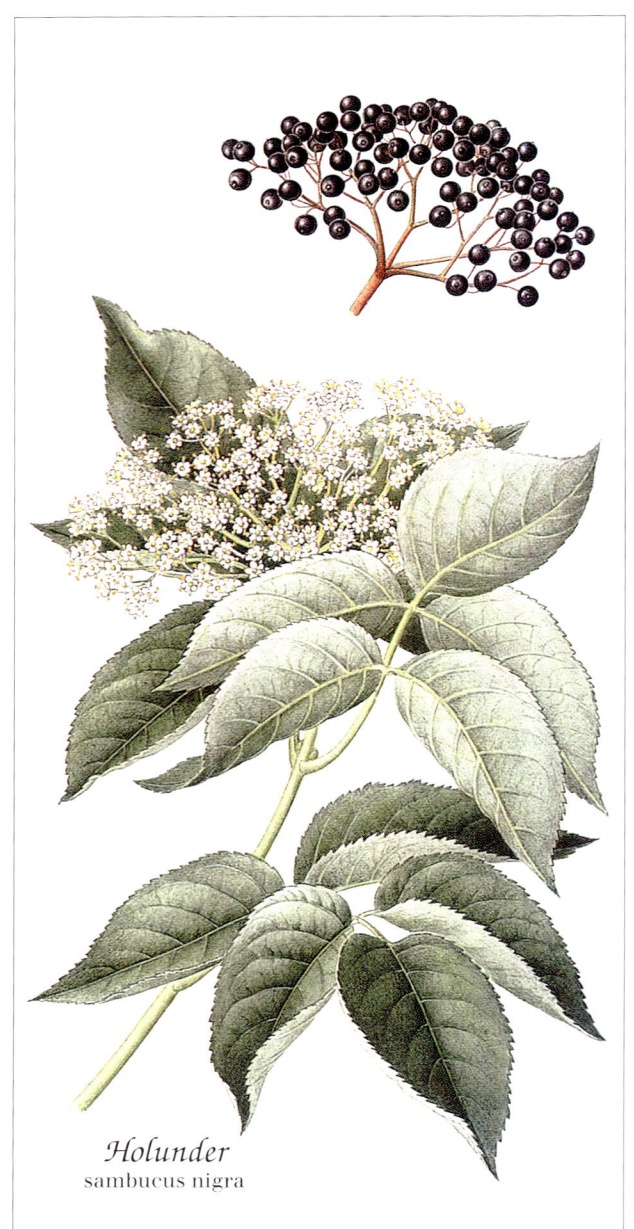

Holunder
sambucus nigra

ten Blättern und gelbweißen Blütendolden. Stamm und dickere Zweige besitzen ein dickes, weißes Mark; doldenförmige Fruchtstände mit schwarzen Beeren.

Vorkommen: An Waldrändern, Flüssen und Schluchten, in Gärten und Anlagen.

Blütezeit: Mai bis Juni.

Sammelzeit: Blätter vor der Blütezeit, frische Blüten (gleich nach dem Sammeln zum Trocknen auslegen) in der Blütezeit, geschälte Rinde im Frühjahr, Beeren (reich an Vitamin C) im August und September.

Anwendung äußerlich: Ein Aufguss der Blüten ist ein wirkungsvolles Gurgelwasser bei Atemwegserkrankungen.

Anwendung innerlich: Heißer Holunderblütentee wirkt gut bei Erkältungskrankheiten, fieberhaften Infekten und als Spülmittel bei Zahnschmerzen. Tee aus Blättern hat stark wassertreibende Kraft. Ein Rindenaufguss erzielt gute Erfolge bei Nieren- und Blasenerkrankungen, Rheuma und Gicht. Heilsam ist frische Rinde auch bei leichten Verbrennungen. Das Mus aus den Früchten hilft bei Verstopfung und dient zu Blutreinigungskuren im Frühjahr.

Anwendungsgebiete: Haut, Atemwege, Darm, Niere, Harnblase, Gelenke.

Johanniskraut

Der Name „Johanniskraut" stammt aus dem Mittelalter. Zu dieser Zeit benannte man die Pflanzen gern nach den Heiligen. Da diese Heilpflanze um das Fest des heiligen Johannes des Täufers, der 24. Juni, blüht, und einen blutähnlichen Saft enthält, dachte man an das Blut dieses Märtyrers und benannte das Kraut nach ihm.

Die frühesten Belege für die Anwendung bei seelischen Beschwerden in der Klosterheilkunde finden sich im *Lorscher Arzneibuch* anhand zweier Rezepturen, unter deren Zutaten das Johanniskraut auftaucht: Das eine, ein „Heiligmittel, welches Galen benutzte", richtet sich in besonderer Weise gegen „die Melancholie, aufgrund eines Überschusses der schwarzen Galle". Bei dem anderen handelt es sich um ein Kräuterpulver, genannt „Das Beschauliche", da es einen „verwirrten Geist wieder gesund macht".

Ein Abt aus einem der großen Benediktinerklöster empfiehlt Johanniskrautöl bei rheumatischen Beschwerden: „Ich empfehle, die Knospen vor dem Einlegen in Olivenöl zu zerquetschen. Am besten ist, wenn Sie ein großes Glas einfach mit Blüten vollstopfen, gutes Öl darüber gießen und sechs Wochen

161

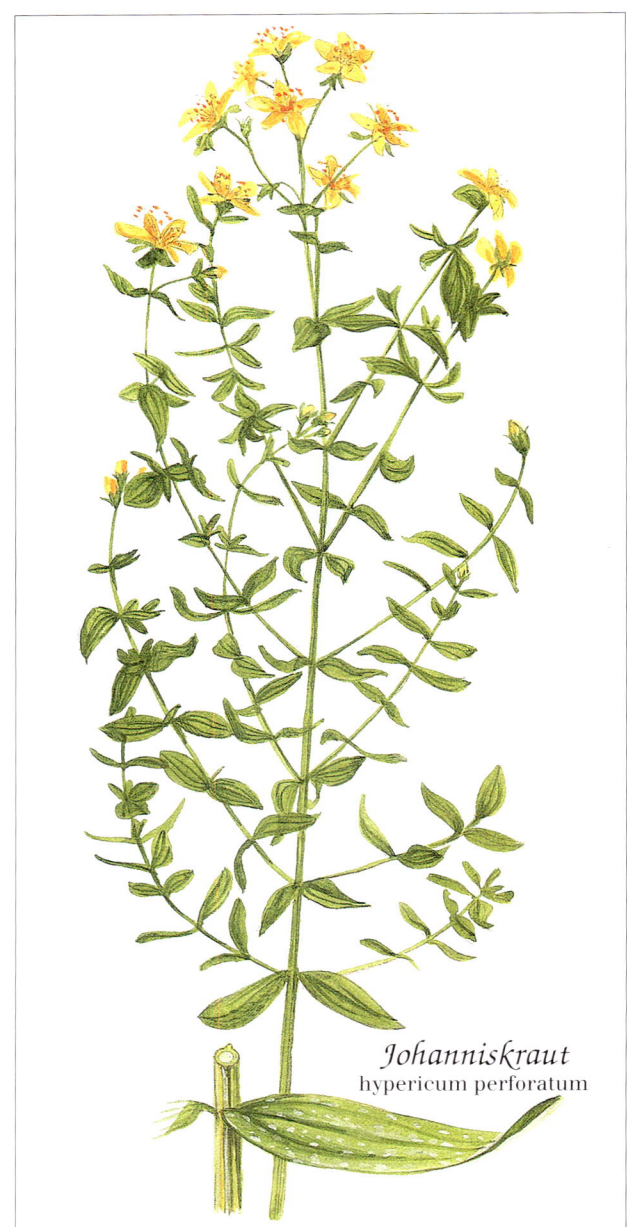

Johanniskraut
hypericum perforatum

lang bei häufigem Umrühren in der Sonne stehen lassen."

Aussehen: Aufrecht stehender, zweikantiger Stängel, bis zu 50 Zentimeter hoch, von dem paarweise Ästchen abzweigen. Kleine, oval geformte, durchsichtig punktierte Blätter. Wenn man die gelben Blüten zwischen den Fingern zerreibt, tritt ein roter Saft aus. Die länglichen Samen weisen eine dunkelbraune Färbung auf.

Vorkommen: An Wegen, in Wäldern, auf Bergen und an trockenen Hügeln.

Blütezeit: Ende Juni bis August.

Sammelzeit: Blüten, Wurzeln und Blätter im Juni und August.

Anwendung äußerlich: Mit Öl angesetzte Blüten ergeben ein Einreibemittel gegen Schwellungen, Hexenschuss und Gicht. Mit Wasser ausgelaugter Saft hat sich bei frischen Wunden – besonders bei Brandwunden – bewährt.

Anwendung innerlich: Der aus dem getrockneten Kraut zubereitete Tee wirkt beruhigend bei depressiven Zuständen. Als harn- und galletreibendes Mittel wird Johanniskraut auch bei Nierenerkrankungen sowie Koliken im Bereich von Magen, Darm und Galle verwendet.

Anwendungsgebiete: Haut, Magen, Darm, Galle, Niere, Nervensystem, Gelenke.

Kamille

Die heilsamen Kräfte der Kamille sind auch den Klostermedizinern nicht entgangen. In vielen Kräuterbüchern und Rezeptsammlungen wird die Kamille als „Pflanzendoktor" bezeichnet, und auch das *Lorscher Arzneibuch* zählt einige Anwendungen auf, in denen die Kamille vertreten ist, zum Beispiel in Arzneien gegen Fieber, Lungenbeschwerden und gegen Zahnschmerzen. Außerdem geben die Lorscher Mönchsärzte eine Anleitung zur Bereitung eines Kamillenöls. Kamillenöl empfehlen sie für eine Mundspülung gegen schmerzendes und geschwollenes Zahnfleisch: „Koche mit Wein vermischtes Kamillenpulver auf die Hälfte ein und spüle damit kräftig den Mund. Es hilft sofort." Das ist eine Anwendung, die auch heute noch für Kamillentee bei Reizungen der Mund- und Rachenschleimhaut und bakteriellen Erkrankungen der Mundhöhle und des Zahnfleisches angezeigt ist.

Aussehen: Der vielästige Stängel der Korbblütlerpflanze wird 12 bis 15 Zentimeter hoch. Weiße Blüten um gelbe Mittelscheibe,

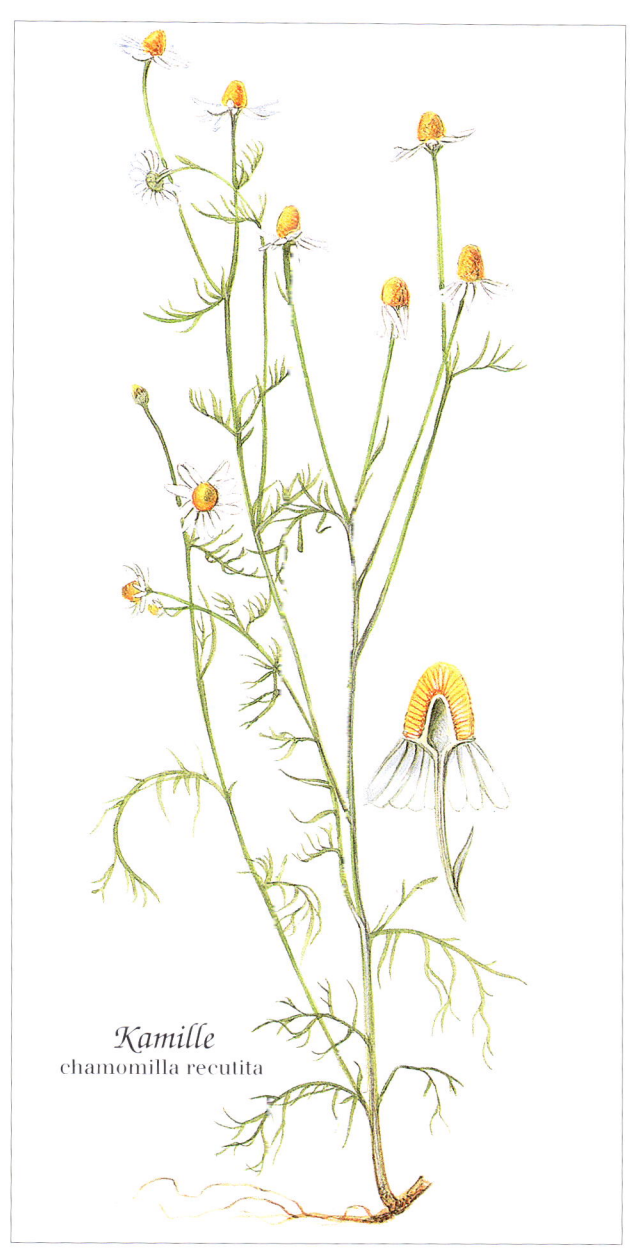

Kamille
chamomilla recutita

163

hohler Blütenboden. Stiellose Blätter, fühlen sich fleischlich an und teilen sich von der Mittelrippe fiederig nach beiden Seiten. Die länglichen, grünen Hüllblätter der Blüten werden von den weißen Blütenblättern um das Dreifache überragt.

Vorkommen: Angebaut in Gärten, wildwachsend auf Wiesen, ebenso auf Äckern und an Wegrändern.

Blütezeit: Ende Mai bis August.

Sammelzeit: Blütenköpfe zur Blütezeit.

Anwendung äußerlich: Wirkt warm in Säckchen aufgelegt wohltuend bei Entzündungen, Erkältungen, Geschwülsten und Kopfschmerzen, beschleunigt das Eitern von Wunden. Kamillebäder eignen sich hervorragend bei Frauenleiden. Gurgeln mit Kamillentee hilft gegen Zahnschmerzen und geschwollene Rachenmandeln.

Anwendung innerlich: Die krampf- und schmerzstillende Wirkung von Kamillentee und Kamillenöl – auf Zucker eingenommen – wird bei Krämpfen, Schmerzen und Übelkeit vor oder während der Menstruation genutzt, außerdem ist sie gegen Blähungen, Durchfall, Magen- und Darmbeschwerden sowie Blasenleiden gut wirksam und beruhigt die Nerven.

Anwendungsgebiete: Haut, Schleimhaut, Magen, Darm, Harnblase, weibliche Geschlechtsorgane, Nervensystem.

Knoblauch

In der Antike war Knoblauch als Gemüse ein Grundnahrungsmittel. Die Arbeiter und Sklaven sollen ihn, wie man aufgrund prähistorischer Funde weiß, beim Pyramidenbau gegessen haben. Die Israeliten in der Wüste Sinai sehnten sich nach dem Knoblauch, den sie in Ägypten reichlich genossen hatten. Nach Griechenland wurde er aus Ägypten importiert, vom einfachen Volk geliebt, vom Adel mit gerümpfter Nase bedacht. In der feinen römischen Küche war er verpönt, die Sklaven, Bauern und Handwerker bereiteten jedoch von ihm ein Gericht, und den Seeleuten diente er als Kost und zugleich als antibakterieller Schutz gegen faulendes Trinkwasser. Hervorgehoben worden sind seine Heilwirkungen gegen Magenschmerzen, Läuse und Nissen, gegen giftige Tiere, Lungenkrankheit, giftige Luft (Pest), Husten, Niedergeschlagenheit und Impotenz.

Aussehen: Zwiebelpflanze, wird bis zu 70 Zentimeter hoch und blüht weiß. Die Brutzwiebeln sind bis zehn Millimeter groß. Die

164

Knoblauchzwiebeln setzen sich aus mehreren „Zehen" zusammen. Knoblauch enthält ätherisches Öl, Fermente und Vitamine.

Vorkommen: Angepflanzt auf Feldern und in Gärten.

Blütezeit: Ende Juni bis August.

Sammelzeit: Zwiebeln von September bis Oktober. Der reife Knoblauch wird ausgerissen und getrocknet. Es ist darauf zu achten, dass er trocken und frostfrei gelagert wird.

Anwendung innerlich: Bei Verdauungsstörungen und Blähungen, Appetitlosigkeit, Sodbrennen sowie bei infektiösen Erkrankungen des Magen-Darm-Bereichs hat sich Knoblauch als hilfreich erwiesen. Seine blutdrucksenkende Wirkung bewährt sich beim Einsatz gegen altersbedingte Arteriosklerose und wirkt außerdem entgiftend bei chronischer Bleibelastung. Presssaft kann man täglich dreimal je einen halben Teelöffel (verdünnt) einnehmen. Die im Handel angebotenen Knoblauchpräparate sind meist geruch- und geschmacklos, haben aber eine wesentlich geringere Wirkung (der spätere typische, durch die Hautausscheidung verursachte Geruch ist aber nicht zu vermeiden).

Anwendungsgebiete: Blutgefäße, Magen, Darm.

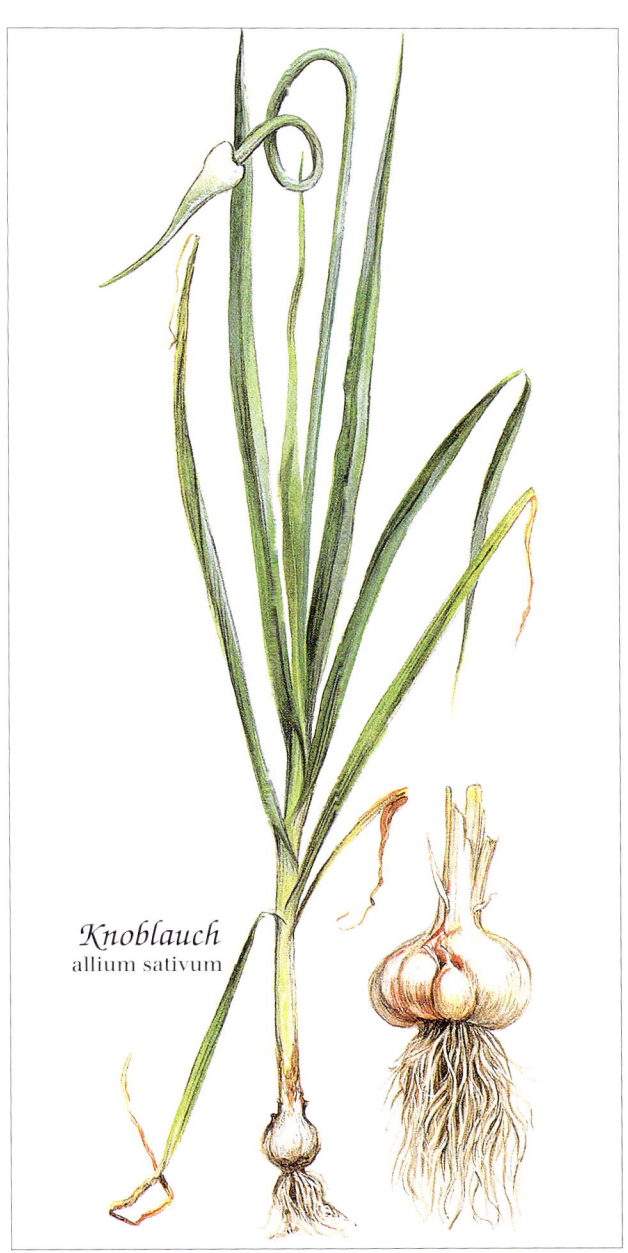

Knoblauch
allium sativum

165

Lavendel

Die vielen medizinischen Anwendungsgebiete des fiebersenkenden, antidepressiven, antiseptischen und verdauungsfördernden Öls finden sich bereits in der mittelalterlichen Handschrift des Bartholomäus und in den dicken Kräuter-Folianten des 16. Jahrhunderts. Für den Haushalt ist Lavendel schon seit der Antike als Insektizid in Gebrauch.

Die Kräuterliteratur der Klöster belegt, dass Lavendel zunächst zur Abwehr von Milben, Motten und Schaben verwendet wurde. Lavendelsträuße oder -kissen, zwischen die wertvollen Messgewänder und zwischen die gewöhnliche Kleidung eingelegt, hat die Textilschädlinge vertrieben. Nicht nur zu Großmutters Zeiten, sondern auch heute noch sind Lavendelkissen in unseren Kleiderschränken zu finden. Dort erfüllen sie ihren Zweck ebenso gut wie „chemische Keulen" und riechen besser als Mottenkugeln.

Aussehen: Der 15 bis 60 Zentimeter hohe Lavendelstrauch hat lanzettförmige, am Rand etwas zurückgebogene Blätter. Die Blüten bilden eine Ähre, meistens blauviolett, seltener weißlich. Die Blüten und Blätter haben einen starken, angenehmen Geruch.

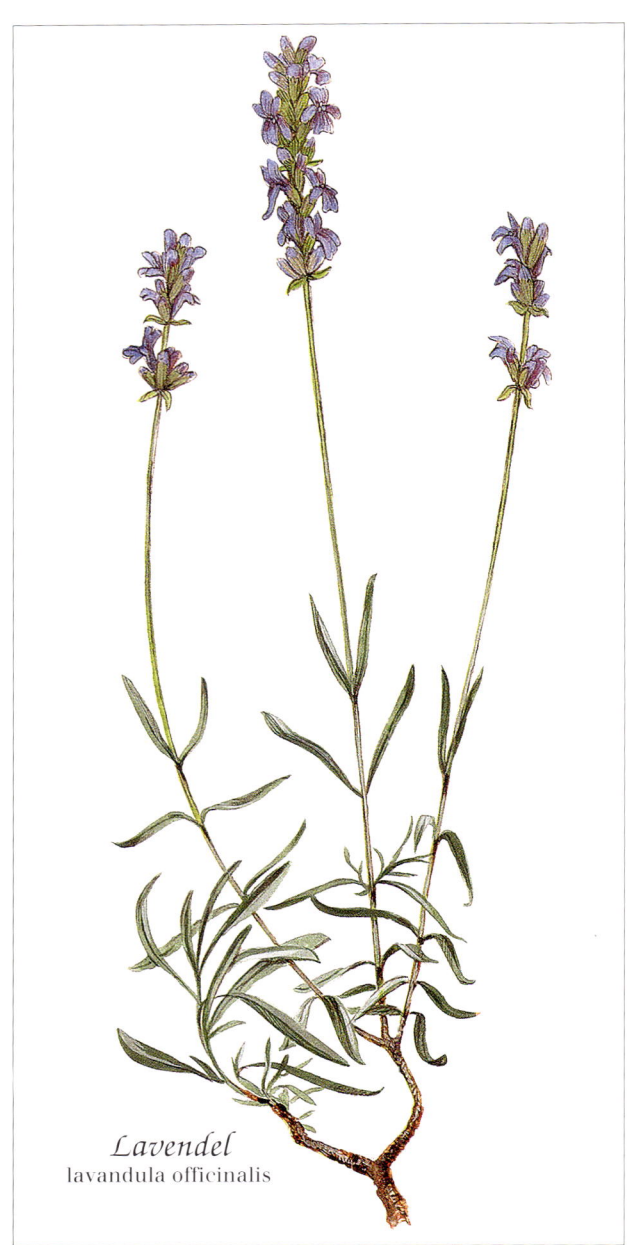

Lavendel
lavandula officinalis

166

Vorkommen: Wildwachsend im Mittelmeer-raum, in Süd- und Südwesteuropa, in den deutschsprachigen Ländern vorwiegend in Gärten angebaut.

Blütezeit: Juli bis August.

Sammelzeit: Blüten vor dem Aufblühen, Blät-ter Ende August bis Ende September.

Anwendung äußerlich: Gegen Verrenkungen, Quetschungen, als Badezusatz.

Anwendung innerlich: Tee wirkt beruhigend bei nervösen Herzleiden und bei Schlaflo-sigkeit. Lavendelöl fördert den Gallenfluss und wird auch als harn- und blähungsrei-bendes Mittel bei Nierenkrankheiten oder bei Störungen im Magen-Darm-Bereich ver-wendet. Äußerlich und innerlich kann La-vendel in zwei Formen angewandt werden, entweder als getrocknete Blüte (Tee, Auf-guss usw.) oder als Lavendelöl. Es ist unter dem Namen Spiköl oder Lavendelessenz be-kannt.

Anwendungsgebiete: Magen, Darm, Herz, Gal-lenblase, Niere, Nervensystem.

Liebstöckel

Liebstöckel, bekannt auch unter dem Namen Badkraut und Maggikraut, wurde bereits in der mittelalterlichen Klostermedizin von den

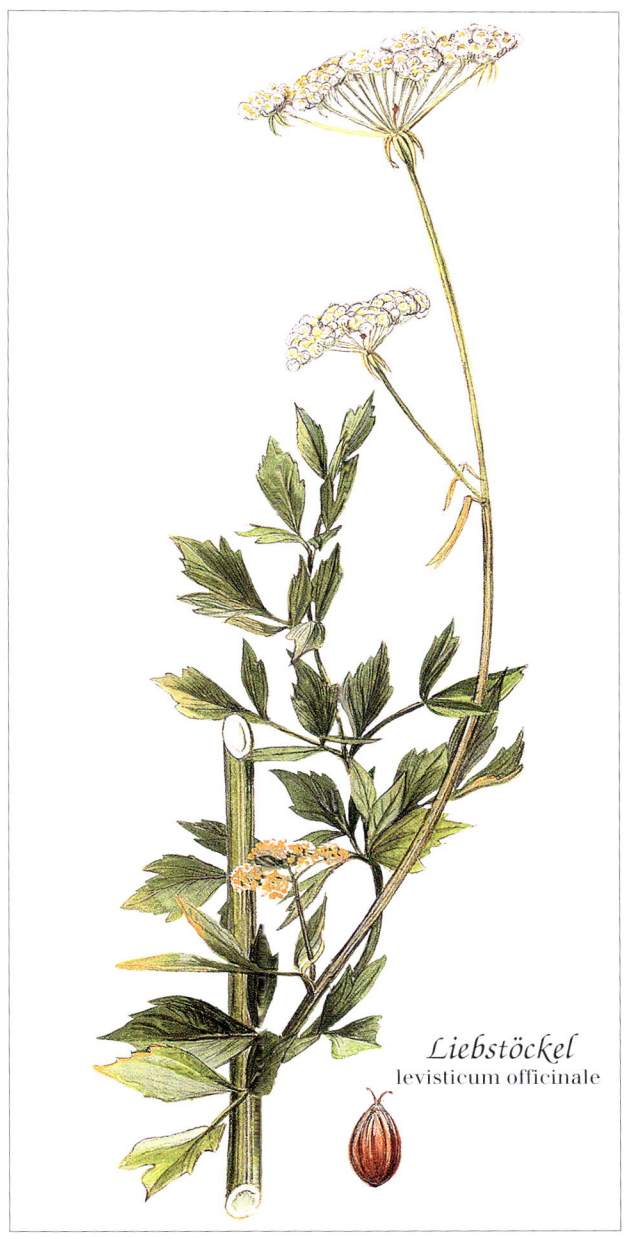

Liebstöckel
levisticum officinale

167

Mönchen wegen seiner angenehmen Wirkung bei lästigem Harndrang und dessen Heilung besonders geschätzt.

Das *Handwörterbuch des deutschen Aberglaubens* aus dem Jahr 1927 erklärt den Namen „Badkraut" so: „Sorgsame Mütter geben ihren Töchtern in der Kindheit Liebstöckel ins Bad (Badkraut), damit sie später Gunst bei den Männern hätten." Das könnte allerdings auch eine andere Wirkung hervorgerufen haben: Die intensiv nach Maggi duftenden Frauen dürften bei den Burschen möglicherweise weniger Liebes- als vielmehr Hungergefühle hervorgerufen haben!

Aussehen: Fleischige, verästelte, bis zu 40 Zentimeter lange Wurzel; verzweigter, hohler Stängel, bis über zwei Meter hoch mit doppelt gefiederten Blättern. Gelbe Doldenblüten, ebenso gefärbte, längliche Samen.

Vorkommen: Wild wachsend in Südeuropa, wird im deutschsprachigen Raum in Gärten angebaut.

Blütezeit: Juni bis August.

Sammelzeit: Von älteren Pflanzen die Wurzeln im Frühjahr, Kraut und Samen etwa im Oktober.

Anwendung innerlich: Die Wurzel hat eine harntreibende, schleimlösende und blä-

hungstreibende Wirkung. Die getrocknete und gestoßene Wurzel fördert die Verdauung und hilft gegen Beschwerden der Luftwege (Husten, Halsentzündungen), ebenso das Kraut bei Erkrankungen der Niere und Blase. Wegen ihrer harntreibenden Wirkung ist die Wurzel Bestandteil Wasser ausschwemmender Tees.

Anwendungsgebiete: Atemwege, Darm, Niere, Harnblase.

Löwenzahn

Die Pflanze kam vermutlich mit der Völkerwanderung nach Europa. Im 16. Jahrhundert finden wir den Löwenzahn in allen Kräuterbüchern erstmals erwähnt, da man seine harntreibende Wirkung, durch die er zu Recht berühmt wurde, erkannt hatte. Die Frauen hofften durch Waschungen mit dem aus den Wurzeln und dem Kraut gebrannten Wasser „ein lautter angesicht zu erlangen / und die rote purpur oder bläterlin (Sommersprossen) damit zu vertreiben". Manche glaubten auch, das Bestreichen mit dem Saft verhelfe zu Ansehen bei großen Herren, oder der Löwenzahn mache in den Augen der Geliebten schön. Es hieß auch, dass das Tragen der Wurzel um den Hals Flecken in den Au-

168

gen vertreibe. Bis heute ist der Löwenzahn ein beliebtes Spielzeug für Kinder, kann man doch daraus Kränze flechten und die Puste-kugel als Orakel gebrauchen, wie lange man lebe oder wie viele Kinder man haben werde.

Aussehen: Erste Spitze, zahnförmig einge-kerbte Blätter erscheinen zu Beginn des Frühlings; zwischen ihnen wächst ein bis zu 25 Zentimeter hoher Blütenstängel. Auf die befruchtete gelbe Blüte (Korbblütengewächs) folgt eine Kugel mit gefiederten Samenkör-nern („Pusteblume").

Vorkommen: Auf Wiesen, Wegen, Rainen, Schuttabladeplätzen, in Gärten.

Blütezeit: April bis September.

Sammelzeit: Blätter vor der Blütezeit, Wur-zeln im Frühjahr oder Herbst.

Anwendung äußerlich: Das Kraut wird mit Erfolg gegen unreine Gesichtshaut und chro-nische Ekzeme angewandt. Dieselbe Wir-kung hat der in allen Pflanzenteilen vorhan-dene milchige Saft.

Anwendung innerlich: Tee von der ganzen Pflanze wirkt blutreinigend, außerdem harn- und gallentreibend. Tinktur – Saft aus Wur-zel und Kraut, vermischt mit gleichen Teilen Weingeist – ist gut bei Nieren- und Blasen-

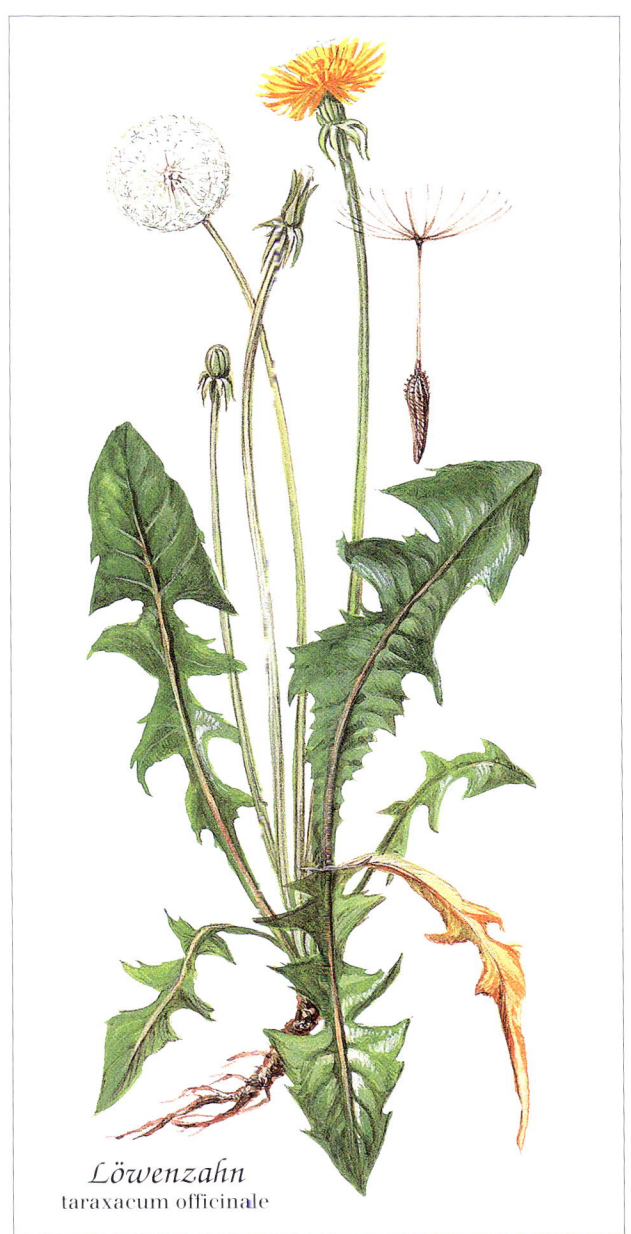

Löwenzahn
taraxacum officinale

169

leiden, Leber – und Gallenkrankheiten, bei
Verdauungsschwäche und unregelmäßigem
Stuhlgang.

Anwendungsgebiete: Haut, Magen, Darm, Leber, Gallenblase, Niere, Harnblase.

Malve

Die Malve, auch unter dem Namen „Stock-
rose", „Käsepappel" oder einfach „Pappel"
bekannt, ist in alten Kräuterbüchern als wertvolle Heilpflanze beschrieben. Sogar der Kirchenlehrer Isidor von Sevilla, der sich bei
den meisten Pflanzen in seinen *Etymologien*
mit der antiken Namenserklärung begnügte,
wusste Heilkräftiges über die Malve zu be-
richten: „Die Malve wird nach einem Teil
einer griechischen Vokabel benannt (in der
Bedeutung von weich machen); weil die Malve die Eigenschaft hat, den Bauch weich zu
machen und (Schleim) zu lösen. Wenn sich
jemand mit deren Saft, mit Öl verschmischt,
einschmiert, wird er von Bienen nicht ge-
stochen."

Im 19. und 20. Jahrhundert scheint der Gebrauch der Malve als Heilmittel etwas abge-
nommen zu haben, nicht zuletzt wegen ihrer Anfälligkeit auf Malvenrost. Die Kloster-
schwestern aus Fulda zum Beispiel vermei-

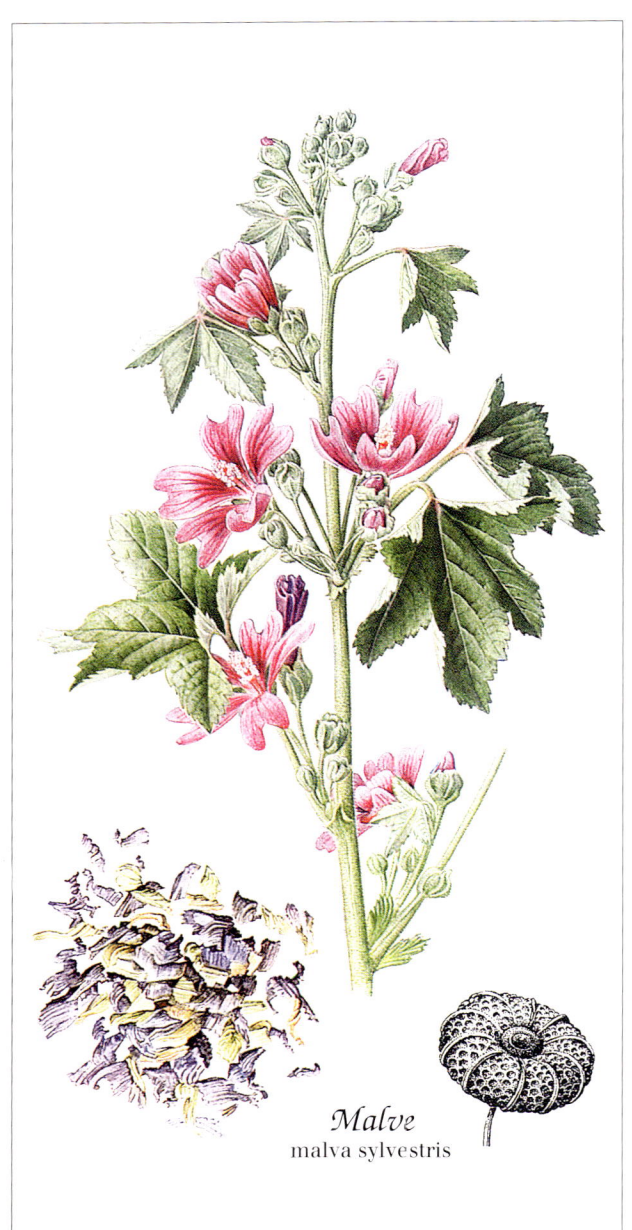

Malve
malva sylvestris

den jedoch diese Pflanzenkrankheit durch guten Kompost und durch das Spritzen mit Brennnesselwasser und angesetzten Baldrianblüten. In den Klöstern gilt die Malve noch heute als Allheilmittel.

Aussehen: Die Malve treibt einen bis ein Meter langen, meist liegenden Stängel mit grasgrünen, kleinen fünf- bis siebenlappigen Blättern. Die rosavioletten Blüten wachsen aus den Blattachseln. Die Samen sind nierenförmig.

Vorkommen: Außer in Gärten gezogen, wächst die Malve wild auch auf Hügeln, an Gebäuden, Wegen und Feldrainen.

Blütezeit: Juli bis Oktober.

Sammelzeit: Blüten und Blätter im Juli bis September.

Anwendung äußerlich: Die Blätter haben erweichende und zusammenziehende Eigenschaften und wirken als Klistier oder Gurgelmittel gut bei Entzündungen der Schleimhäute. Gestoßene Blätter beschleunigen die Heilung frischer Wunden.

Anwendung innerlich: Bei Erkrankungen der Atemwege wird die schleimlösende, bei Erkrankungen im Magen-Darm-Bereich die stimulierende und abführende Wirkung genutzt.

Anwendungsgebiete: Haut, Schleimhäute, Atemwege, Magen, Darm.

Melisse

Seit alters her standen heilkräftige Rezepturen mit Melisse stets in klosterärztlichen Diensten zur Beruhigung der Nerven und zur Wiederherstellung eines erholsamen Schlafs. Für einen gesunden und erholsamen Schlaf galt sie als so wirksam, dass Hildegard von Bingen von der Melisse sagte, sie „trägt die Kräfte 15 anderer Kräuter in sich".

Da die Zutaten zum weltbekannten Klosterfrau-Melissengeist verständlicherweise geheim gehalten werden, sei Ihnen das Rezept einer Nonne aus dem Jahr 1733 verraten: „Nimm alten guten Wein 1 Maß (1,40 Liter), guten Weinbrand 1 Maß, gezuckerte Zitronenschalen 2 Lot (1 Lot = 17 Gramm), Muskatnuss und Koriander je 2 Lot, Gewürznelken und Zimt je 1 Lot. – 3 große Handvoll Melisse klein gehackt, die anderen Gewürze klein gestoßen in ein Glas geben, Wein und Weinbrand darauf gießen, verschließen und 3 Tage beizen lassen, täglich aufrühren. – Sehr kühl in gläsernem Kolben brennen. Der klare Lauf ist der bessere Geist, der weiße der schlechtere."

171

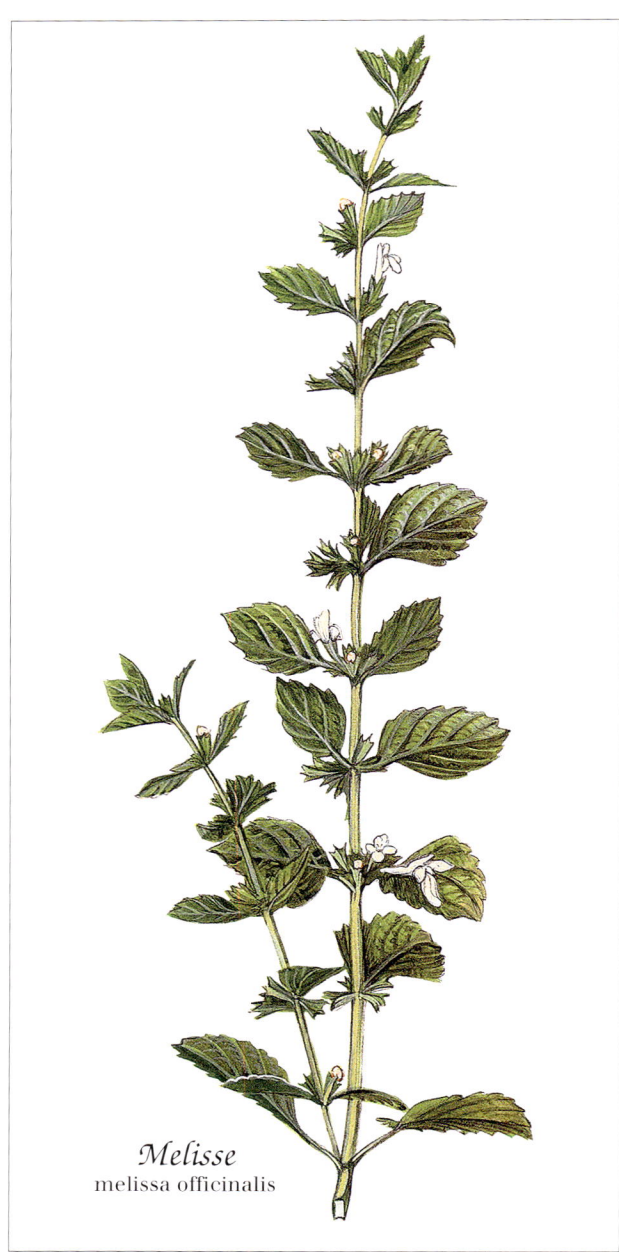

Melisse
melissa officinalis

Sollten Sie mit den Fachausdrücken des Brennens nicht vertraut sein, so könnten Sie statt des gebrannten den angesetzten Melissengeist versuchen: Sie lassen den Wein weg und setzen in starkem Weinbrand die oben genannten Gewürze zwei Wochen an. Wem dieser Melissengeist zu viel Alkohol enthält, der sei auf den gesunden Melissensirup verwiesen. Melissensirup ist ein erfrischendes Getränk – vor allem an heißen Sommertagen.

Aussehen: Krautiges, verästeltes, bis 80 Zentimeter hohes Lippenblütengewächs mit eiförmigen, gekerbten, krausen Blättern. Die quirlförmig stehenden Blüten sind bläulich- bis gelblichweiß.

Vorkommen: Wird in Gärten gezogen, wächst aber auch wild.

Blütezeit: Juli bis August.

Sammelzeit: Die Blätter noch vor der Blüte.

Anwendung äußerlich: Wirkt heilfördernd bei Quetschungen und Wunden. Man wendet sie auch zu stärkenden Bädern an, außerdem gegen Rheuma, Kopf- und Zahnschmerzen.

Anwendung innerlich: Der Tee aus Melissenblättern vertreibt Blähungen und wird besonders bei nervösen Störungen von Magen und Darm verwendet. Melissentee wirkt außerdem beruhigend auf das Nervensystem (gut bei Schlafstörungen und nervösen Herzbeschwerden). Durch Destillation (siehe Seite 171) erhält man Melissengeist, durch weitere Verfahren Melissenöl, Melissensirup und Melissenwasser.

Anwendungsgebiete: Haut, Magen, Darm, Herz, Gelenke, Nervensystem.

Pfefferminze

Schon im *Lorscher Arzneibuch* gibt es Hinweise auf die Wirksamkeit der Minze gegen Kopfschmerzen: „Frische Minze und Laudanum reibt man mit Essig und streicht es auf die Stirn. Es heilt wunderbar!" Ebenso war die wohltuende Wirkung bei Magenbeschwerden schon vor Jahrhunderten in Lorsch offensichtlich bekannt, denn „zur Erwärmung des Magens" rät eine Rezeptur zur Einnahme einer Abkochung „von Raute, Dill, Minze und Sellerie – je ein Bund in drei Bechern Wasser".

Aussehen: Dieses auch kurz Minze genannte Lippenblütengewächs wächst in 30 bis 80 Zentimeter hohen Stauden. Der Stängel hat Knoten, aus denen zwei Blätter und ein paar Zweige kommen. Die weißlichviolett- bis violettfarbenen kegelförmigen Blütenähren

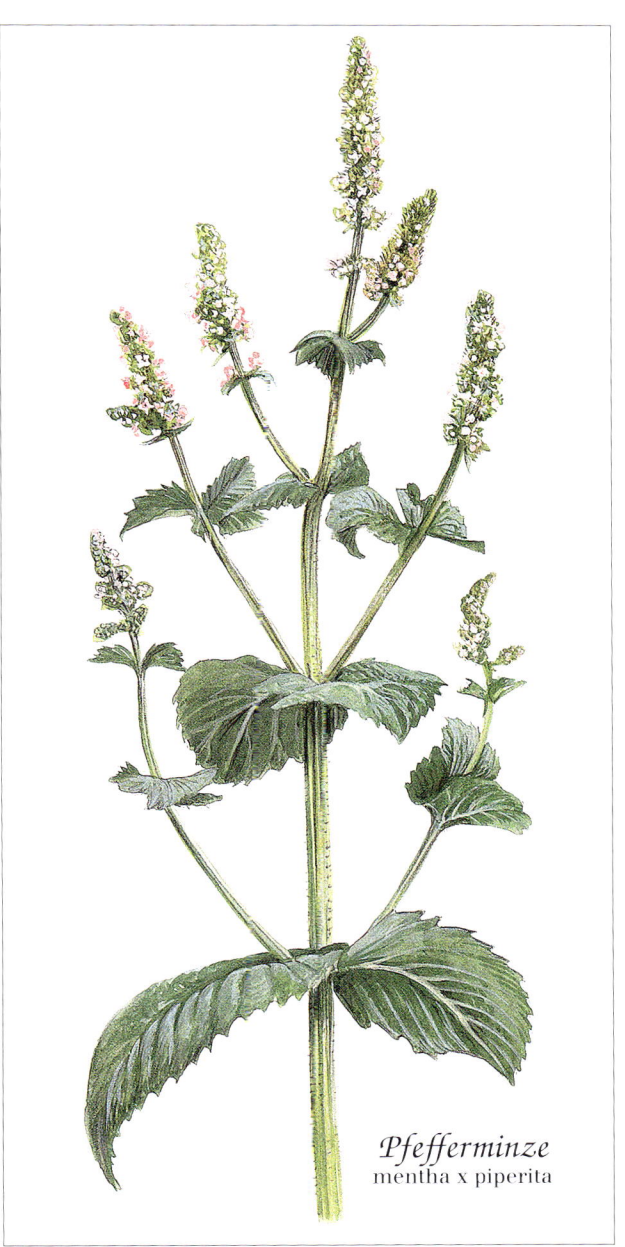

Pfefferminze
mentha x piperita

173

sitzen am Ende des Stängels beziehungs-weise der Zweige. Die Blätter sind eiförmig und gezähnt.

Vorkommen: Wird in Gärten kultiviert, wächst wild auch an Bächen.

Blütezeit: Juni bis August.

Sammelzeit: Blätter vor der Blütezeit und im Herbst. Die Blätter werden am besten in der Zugluft bei Temperaturen von maximal 25 °C getrocknet. Pflanzen, die von Rost befallen sind, dürfen nicht verwendet werden.

Anwendung äußerlich: Wirkt kühlend und schmerzlindernd bei Hautverletzungen und Schwellungen. Pfefferminztee hat sich als Gurgel- und Spülmittel gegen Zahnschmer-zen und entzündetes Zahnfleisch bestens bewährt.

Anwendung innerlich: Die krampflösenden, blähungs- und gallentreibenden Eigenschaf-ten des Pfefferminzöls werden bei Appetit-losigkeit, Verdauungsstörungen, Blähungen und Koliken im Bereich von Magen, Darm, Leber und Galle genutzt. Pfefferminztee wird außerdem bei Erkältungskrankheiten gern getrunken.

Anwendungsgebiete: Haut, Schleimhaut, Atem-wege, Magen-Darm-Trakt sowie Leber und Gallenblase.

Ringelblume

Die ältere Geschichte der Ringelblume liegt im Dunkeln. Bei den griechischen und rö-mischen Schriftstellern ist sie nicht eindeu-tig festzustellen – und auch im Mittelalter ist mit den unterschiedlichen lateinischen Be-zeichnungen nicht unbedingt die Ringelblu-me gemeint. Dass sie lange mit dem Löwen-zahn verwechselt wurde, ist gewiss. Erst seit dem Dominikaner Albertus Magnus ist klar, dass mit *sponsa solis* die Ringelblume ge-meint ist, denn Albertus Magnus beschreibt sie ganz unverwechselbar als eine gelbe Blü-te, die sich bei Sonnenaufgang öffnet und bei Untergang wieder schließt. Sie gilt ihm als Heilmittel bei Milz- und Leberverstopfung und hilfreich gegen den Biss giftiger Tiere. Hildegard von Bingen empfiehlt die Pflanze zusätzlich gegen Darmstörungen und hält ihren Anbau für nützlich. Im 16. Jahrhun-dert empfahl ein italienischer Mönchsarzt die Ringelblume gegen Augenentzündungen. Die Pflanze ist eines der vielseitigsten Heil-kräuter und steht bis heute in der Kloster- und Volksmedizin in hohem Ansehen.

Aussehen: Das Korbblütengewächs hat einen 30 bis 60 Zentimeter hohen, etwas kantigen und kurzbehaarten Stängel, fleischige Blät-

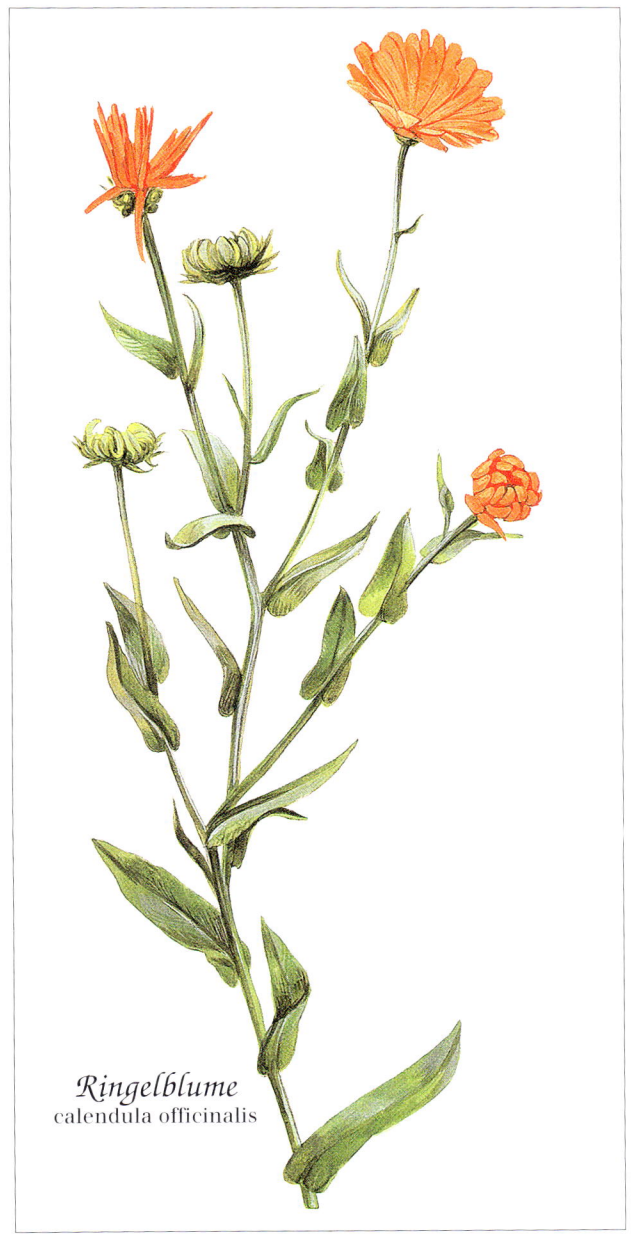

Ringelblume
calendula officinalis

ter und fünf bis sechs Zentimeter (im Durchmesser) große, orange- bis zitronenfarbene Blüten. Die Früchte haben die Form eines Bootes.

Vorkommen: In Südeuropa auf Äckern, in Mitteleuropa in Gärten.

Blütezeit: Juni bis Oktober.

Sammelzeit: Die Blüten im Sommer (Juni bis August).

Anwendung äußerlich: Die entzündungshemmenden Eigenschaften der Ringelblume werden zur Wundbehandlung bei schlecht heilenden Wunden, Geschwüren und Quetschungen sowie als Badezusatz genutzt.

Anwendung innerlich: Als Tee oder Tinktur gegen Magen- und Darmbeschwerden.

Anwendungsgebiete: Haut, Magen und Darm.

Rosmarin

Seit dem Mittelalter gilt Rosmarin in der Klostermedizin als bewährtes Heilmittel. Noch heute empfehlen zum Beispiel die Nonnen der Abtei Fulda Rosmarin als durchblutungsfördernde und stärkende Heilpflanze, vor allem für Herz, Kreislauf und den gesamten Organismus. Rosmarinöl ist auch in der Küche sehr beliebt. Hier das Rezept einer Nonne: „In Fläschchen mit Olivenöl wer-

175

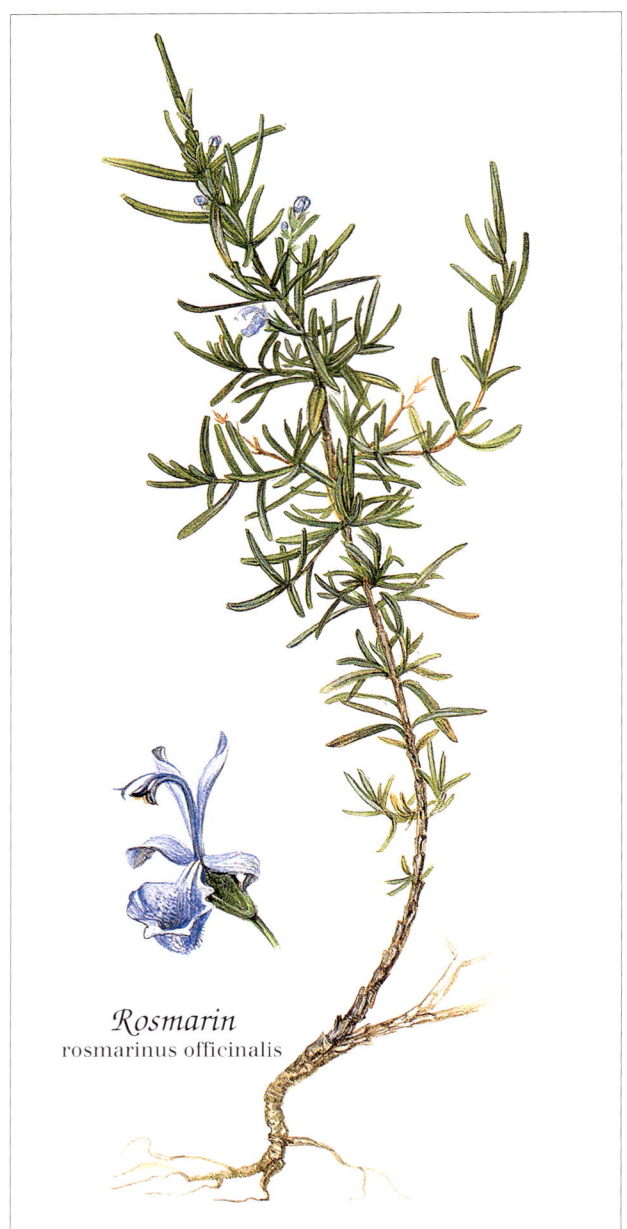

Rosmarin
rosmarinus officinalis

176

den Rosmarinzweige gesteckt, ein attraktives Geschenk für alle, die die italienische Küche lieben. Für den Eigengebrauch zerdrücke ich Rosmarinblätter, lege sie in Olivenöl und kann bereits nach drei Wochen das abgeseite aromatische Öl für Lammgerichte, Salate und italienische Speisen verwenden."

Aussehen: Wird bis zu einem Meter hoch und treibt lange, graue Zweige. Die Blätter sind stängellos, immergrün, am Rand leicht gebogen. Sie zeigen an der Oberseite eine dunkelgrüne, an der Unterseite eine silberweiße Farbe. Zwischen ihnen erscheinen hellviolette bis bläulichweiße Blüten.

Vorkommen: Besonders in den Mittelmeerländern, wird in Mitteleuropa in Gärten gezogen.

Blütezeit: März bis Anfang Juni.

Sammelzeit: Blüten und Blätter zur Blütezeit.

Anwendung äußerlich: Das aus den Blättern gepresste Rosmarinöl wirkt belebend und nervenstärkend; wird bei rheumatischen Gliederschmerzen und Verstauchungen sowie zur Behandlung von Wunden, Geschwüren und Ekzemen angewandt. Der Rosmaringeist, ein Ansatz von Rosmarinblättern in Weingeist, dient zur Einreibung bei hartnäckigen Fällen von Rheuma, Krämpfen usw.

Anwendung innerlich: Rosmarinwein wird bei älteren Leuten mit Herz- und Kreislaufbeschwerden eingesetzt. Rosmarin hilft bei niedrigem Blutdruck und bei Schwächezuständen, außerdem bei Rheuma, Blähungen und Erkrankungen der Verdauungsorgane. Auch in der Küche ist Rosmarinöl sehr beliebt.

Anwendungsgebiete: Haut, Magen, Darm, Herz, Kreislauf, Gelenke, Nervensystem.

Salbei

Salbei galt in der Antike als eines der wichtigsten Heilkräuter. Walahfrid Strabo begann sein Werk *Hortulus* (Gärtlein) – Näheres siehe Seite 92 ff. – mit dem Salbei. Er nannte ihn *dulcis odore, gravis virtute atane utilis haust* (süß an Duft, stark an Kraft und nützlich als Trank). Auch das gesamte Mittelalter hindurch war die Salbeipflanze als „heiligende Ratgeberin der Natur" in jedem Klostergarten vertreten. Noch heute wird Salbei in den Klostergärten als wichtige Heilpflanze gezogen.

Unseren Vorfahren diente Salbei übrigens als eine Art „Zahnbürste", was sich angesichts der aufgerauten Oberfläche der Blätter und der leicht bakteriziden und zusam-

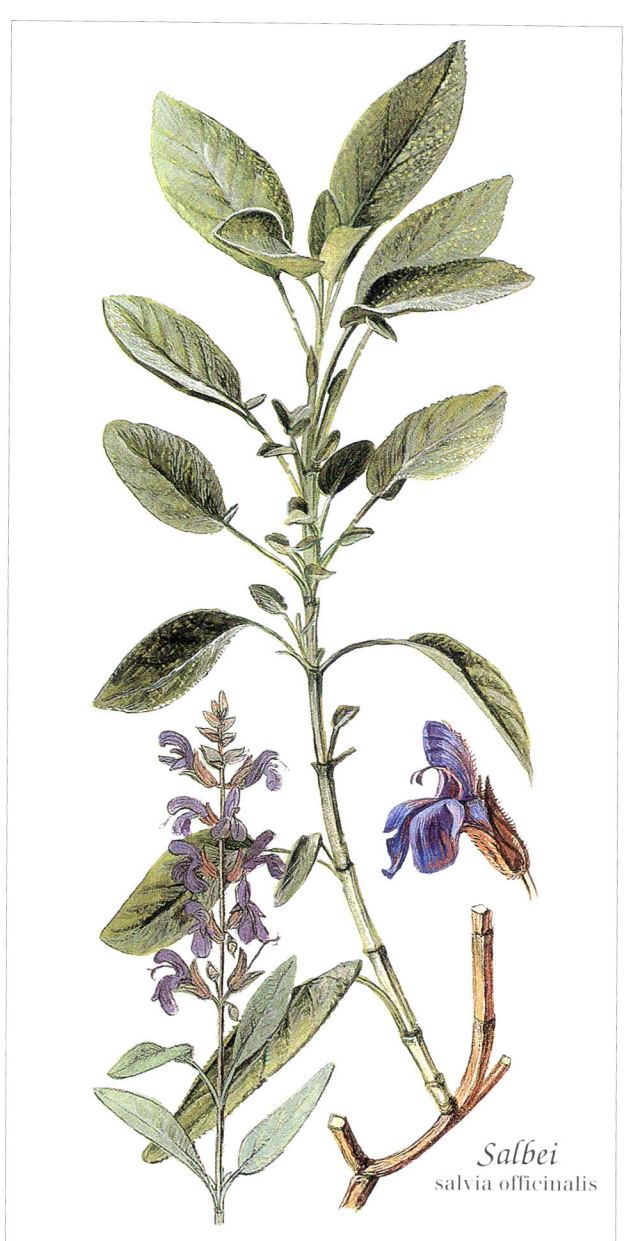

Salbei
salvia officinalis

177

menziehenden Wirkung der Inhaltsstoffe durchaus nachvollziehen lässt.

Aussehen: Der immergrüne, 30 bis 80 Zentimeter hohe Busch hat krautartige, aufrechte Stängel. Die graugrünen Blätter sind lanzettförmig und riechen angenehm. Die blauen, violetten oder weißen Blüten sind in Ähren angeordnet.

Vorkommen: Wird in Gärten angebaut, ist seltener wild wachsend.

Blütezeit: Ende Juli bis Anfang August.

Sammelzeit: Blüten und Kraut ab Juni.

Anwendung äußerlich: Bei Zahnfleischbluten, geschwollenen Mandeln, entzündeten Schleimhäuten in Mund und Rachen (Gurgelwasser). Wasch- und Badewasser mit einem Zusatz von Salbei ist gut gegen Entzündungen und Geschwüre.

Anwendung innerlich: In Form von Tee (etwas Honig und Weinessig zusetzen) werden schleimige Durchfälle, Blähungen, Appetitlosigkeit, Erkältungen, Halsschmerzen, Katarrh, Schnupfen und Husten mit Salbei erfolgreich bekämpft. Der Tee aus Salbeiblättern wirkt sich auch bei Nervosität, Müdigkeit und Erschöpfung vorteilhaft aus. Bei Keuchhusten und Grippe wird eine Abkochung von Salbeiblättern in Milch empfohlen.

178

Anwendungsgebiete: Haut, Schleimhaut, Atemwege, Magen, Darm, Nervensystem.

Schlüsselblume

Einer alten Legende zufolge kam die Schlüsselblume so auf die Erde: Petrus, als treuer Bewacher des Himmelstors, musste eines Tages zu seiner großen Überraschung feststellen, dass man Nachschlüssel gefertigt hatte, um so durch „Hintertürchen" in den Himmel zu kommen und sich auf bequeme Weise in die ewige Seligkeit einzuschmuggeln. Darüber erschrak Petrus so sehr, dass ihm der Schlüssel für das Himmelstor aus der Hand entglitt. Von Stern zu Stern fallend, sank er immer tiefer hinab zur Erde. Ein sofort nachgesandter Engel mit dem Auftrag, den Schlüssel wieder zurückzubringen, kam zu spät. Der Schlüssel war bereits auf die Erde gefallen. Auf der Aufprallstelle drückte er den Boden ein, und sogleich brachte dieser eine goldgelbe Blume von der Gestalt des Himmelsschlüssels hervor. So eröffnet diese Blume auch heute noch jedes Jahr den blühenden Frühling. Auf diese Weise kam die anmutige Pflanze der Legende nach zu ihrem Namen. – Belegt ist aber, dass der Name „Himmelsschlüssel" um das Jahr 1100 erstmals von Hildegard von Bingen genannt wurde. „Der Himmelschlüssel ist warm und hat seine Kraft von der Sonne. Bei Melancholie und Wahnvorstellungen soll die Pflanze auf das Herz gebunden werden" – die Blüte symbolisiert das himmlische Licht der Hoffnung zu einer Jahreszeit, in der die Erde noch kahl und kalt ist. – Die alten Griechen kannten diese Heilpflanze noch nicht, da sie in ihrem Gebiet nicht heimisch ist. Erst die Klosterärzte des Mittelalters betrachteten jenes Kraut als „wärmend, erweichend, schmerzstillend sowie gegen tierischen Biss und gegen Gicht". – Im 17. Jahrhundert fasste der Mönchsarzt Johannes Becker die heilende Wirkkraft der Schlüsselblume in folgende Verse zusammen:

„Die Schlüsselblume wärmt,

sie trocknet und erweicht,

stillt Schmerzen,

indem Schlag sie bald ein Mittel reicht.

Vertreibt die laufend Gicht,

zu böser Tiere Biss,

hält man die Schlüsselblume

für köstlich und gewiss."

Pfarrer Sebastian Kneipp äußerte sich so über die Schlüsselblume: „Wer Anlage hat zur Gliedersucht, zur Gliederkrankheit oder

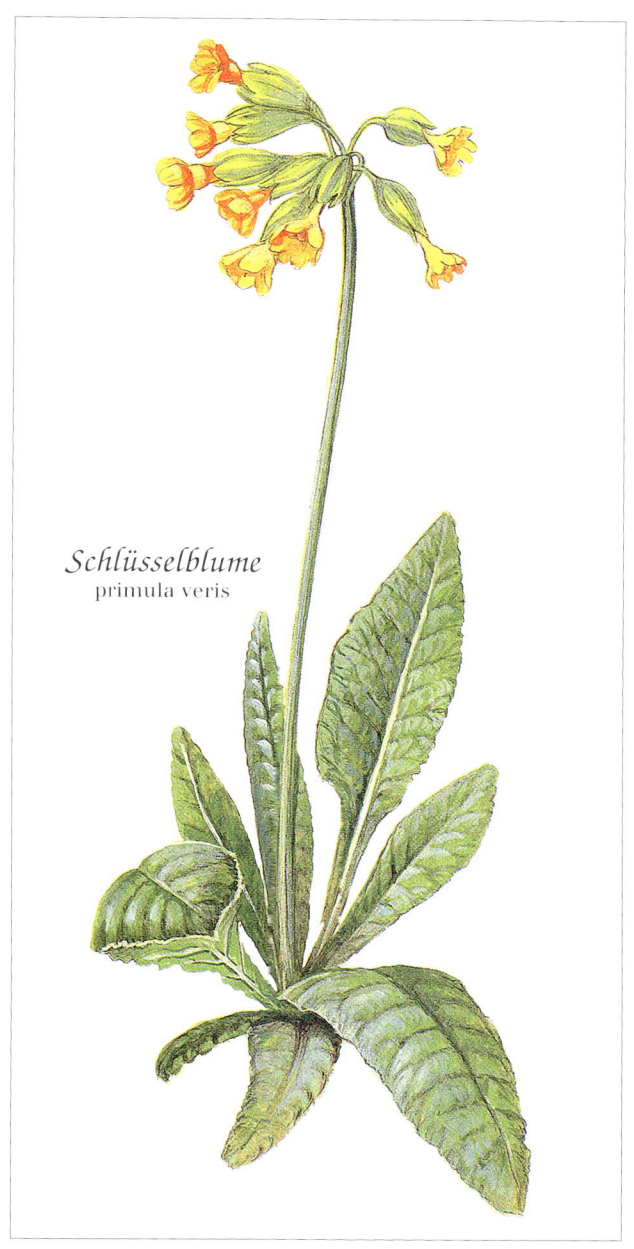

Schlüsselblume
primula veris

179

schon an diesen Gebrechen leidet, trinke längere Zeit hindurch täglich eine Tasse Schlüsselblumentee. Die heftigen Schmerzen werden sich lösen und allmählich ganz verschwinden."

Aussehen: Bis zu 20 Zentimeter hohe Pflanze mit krausen Bodenblättern und glattem Blütenstängel. Die zitronengelben Blüten stehen büschelförmig am Ende des Stängels. Die Wurzel riecht in frischem Zustand leicht nach Anis.

Vorkommen: Auf Wiesen, Waldlichtungen, in Anlagen und Gärten.

Blütezeit: März bis Mai.

Sammelzeit: In erster Linie die Wurzel von März bis Mai. Wichtiger Hinweis: Das Ausgraben der Wurzel ist nur mit amtlicher Erlaubnis gestattet. Manche sammeln die ganze Pflanze. Die Blüten werden herausgezupft und umgehend im Schatten getrocknet.

Anwendung innerlich: Ein ausgezeichnetes schleim- und krampflösendes Mittel. Die aus der Primelwurzel hergestellten Tinkturen werden deshalb bei allen Formen der Bronchitis und bei trockenem Reiz- und Krampfhusten verwendet, ebenso bei Nieren- und Blasenleiden. Tee aus den Blüten gilt als schweißtreibendes Mittel.

Anwendungsgebiete: Atemwege, Nieren und Harnblase.

Thymian

Seit über 4000 Jahren wird Thymian als Gewürz- und Arzneipflanze genutzt. Im alten Ägypten nutzte man das Kraut als duftende Beigabe bei der Einbalsamierung der Toten. In der Antike war der Thymian der Liebesgöttin Aphrodite geweiht. Im *Lorscher Arzneibuch* findet sich Thymian in Zubereitungen, die gegen viele Beschwerden als Allheilmittel angelegt waren, so zum Beispiel eine „zur Förderung der Verdauung sowie gegen alle Gesundheitsstörungen", die man „gegen alle Säfte, die obenauf im Magen schwimmen, sowie alle Säfte, die sich in den Eingeweiden zusammengezogen haben", geben soll. Noch heute wird in der Klostermedizin Thymiantee oder – noch wirkungsvoller – der Thymiansirup als Hustenmittel empfohlen.

Aussehen: Wird etwa 30 Zentimeter hoch, hat rosafarbene Blüten und kleine eiförmig-spitze, paarweise am Stängel aufsitzende Blätter. Die Pflanze verbreitet einen angenehm würzigen Geruch.

Vorkommen: Auf trockenen, sonnigen Weiden, Feldern, Waldschlägen, Felshängen.

180

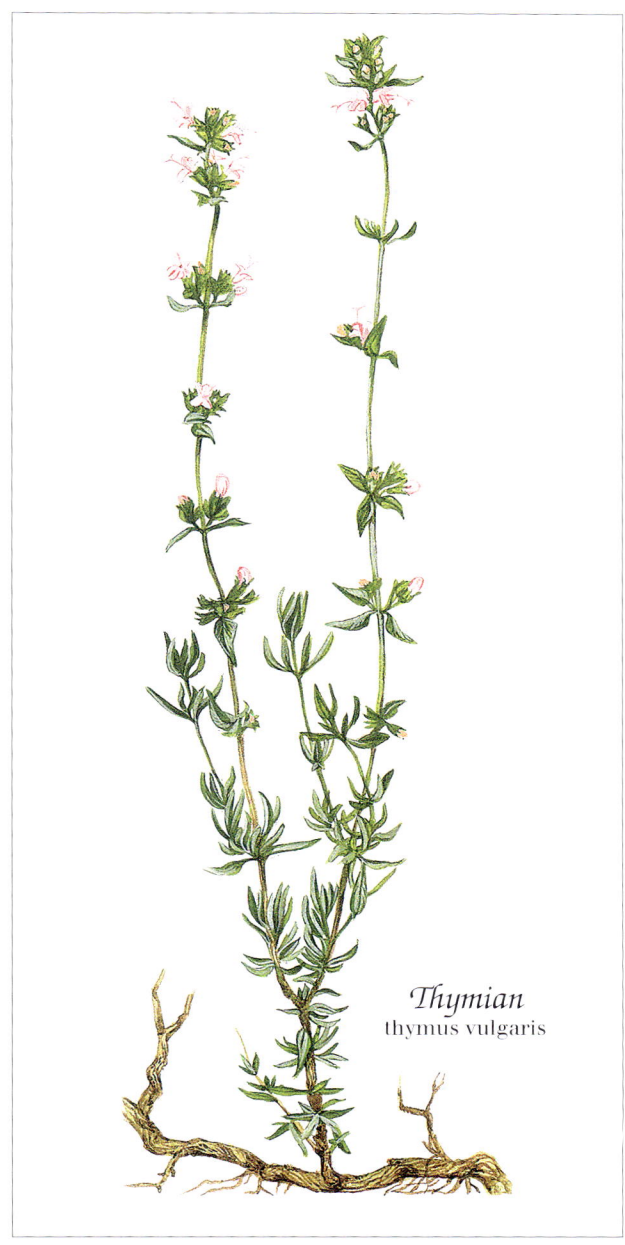

Thymian
thymus vulgaris

Blütezeit: Mai bis September.
Sammelzeit: Das Kraut vor und während der Blütezeit.
Anwendung äußerlich: Besitzt ätherisches Öl, das sich besonders als Badezusatz wohltuend auswirkt. Wegen seiner keimtötenden Wirkung ist Thymian als Gurgelwasser beliebt.
Anwendung innerlich: Aufgrund seiner antiseptischen Eigenschaften wird Thymianextrakt als Wurmmittel eingesetzt, außerdem bei Infektionen im Bereich von Magen, Darm, Niere und Blase sowie bei Erkrankungen der Atemwege.
Anwendungsgebiete: Schleimhaut, Atemwege, Magen, Darm, Niere, Harnblase.

Wermut

Wermut fand zu allen Zeiten und bei allen bedeutenden Autoren stets lobende Erwähnung. Strabo zum Beispiel schätzte den Wermut gegen Kopfschmerzen und nannte folgende Rezeptur: „Koche des laubigen Wermut bitteres Grün; dann gieße den Saft aus geräumigen Becken und überspüle damit den höchsten Scheitel des Hauptes. Hast du mit dieser Brühe die feinen Haare gewaschen, lege dir auf, daran denke, zusammengebundene Blätter, und eine mollige Binde um-

181

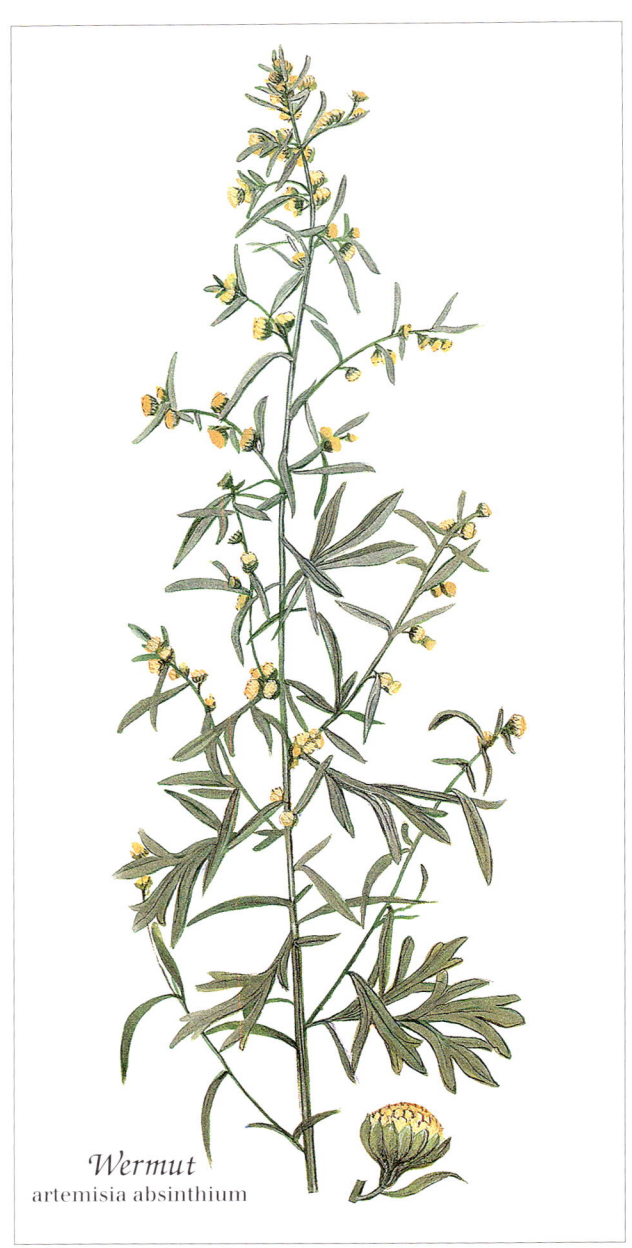

Wermut
artemisia absinthium

schlinge das Haar nach dem Bad. Ehe noch viele Stunden im Lauf der Zeiten verrinnen, wirst du dies Mittel bewundern nebst all seinen anderen Kräften." Auch Hildegard von Bingen hebt die lindernde Wirkung des Wermuts bei Kopfschmerzen hervor und empfiehlt ähnlich wie ihr Kollege von der Reichenau: „Mache vom Saft einen genügend großen Aufguss auf Wein und feuchte das ganze Haupt des Kranken an und tue das zur Nachtzeit, wenn du schlafen gehst. Stecke den Kopf ganz in eine wollene Mütze bis zum Morgen, und die Kopfschmerzen und der Schmerz von der Gicht im Kopf werden vergehen."

Aussehen: 60 bis 120 Zentimeter hoher Busch mit ästigem Stängel und vielfach zerteilten, wollig-graugrünen Blättern. Die Blüten sind gelb, fast kugelrund.

Vorkommen: Für Heilzwecke wird Wermut besonders in Klostergärten kultiviert.

Blütezeit: Juni bis August.

Sammelzeit: Blätter und Blüten im Juli und August.

Anwendung innerlich: Wermut regt den Appetit an, fördert die Verdauung und ist entzündungshemmend. Wermut unterstützt die Tätigkeit von Magen, Darm, Leber und Gal-

182

lenblase. In allen diesen Fällen werden Wermutblätter als Aufguss, Tinktur oder Extrakt verwendet. Wermutöl wirkt gegen Krämpfe und Erbrechen. Gelegentlich wird Wermut auch als Wurmmittel verwendet.

Anwendungsgebiete: Magen, Darm, Leber, Gallenblase.

Ysop

Der weiße, rosa und blaue Ysop im Kräutergarten der Klöster duftet herb-aromatisch. Er wird von den Besuchern bestaunt und dient als Bienenweide. Als Heilkraut ist er zwar heute weniger gebräuchlich, aber in der Antike und im Mittelalter galt Ysop als eines der wichtigsten Hustenmittel.

Aussehen: Der kleine Busch besitzt 30 bis 50 Zentimeter hohe, fast strauchartige Stängel, lanzettförmige Blätter. Die Blüten können blau, violett, rosarot oder weiß sein. Die getrocknete Pflanze riecht stark würzig und schmeckt aromatisch.

Vorkommen: Sie wird in Gärten angebaut, selten wild wachsend an sonnigen Hügeln und Felsen.

Blütezeit: Juni bis August.

Sammelzeit: Blätter und Blüten im Juli und August.

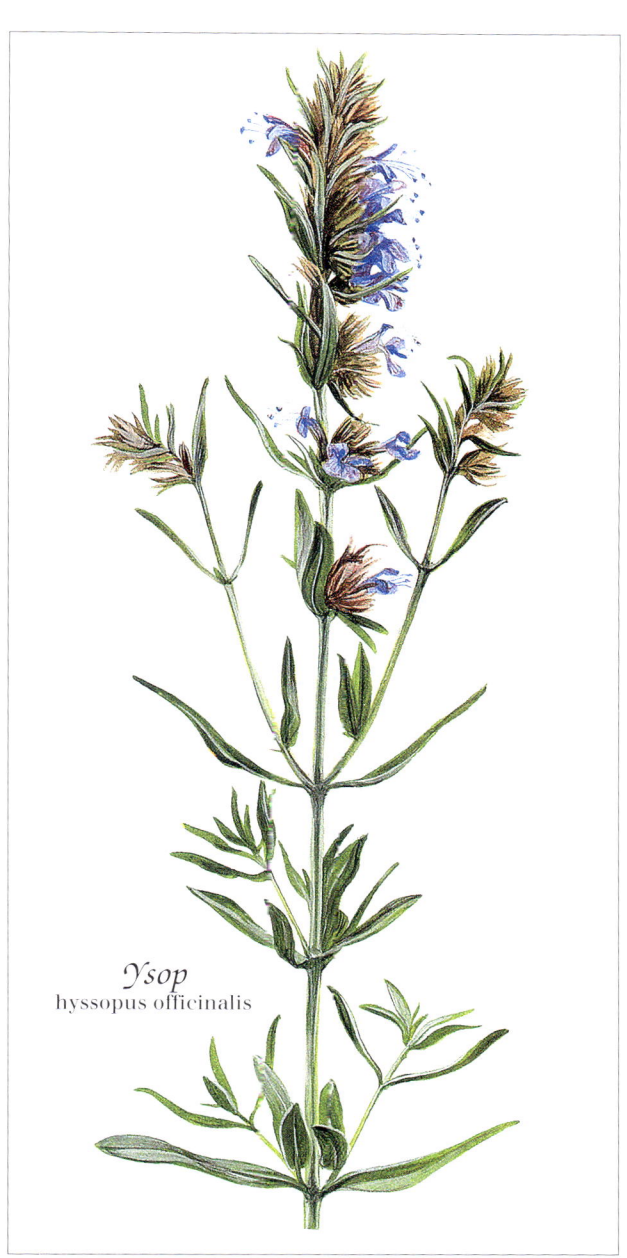

Ysop
hyssopus officinalis

183

Anwendung äußerlich: Bei Wunden, als Gurgelmittel bei Zahnfleisch- und Halsentzündungen und bei Heiserkeit.

Anwendung innerlich: Ysop wirkt zusammenziehend und verdauungsfördernd und hat sich bei Atemwegserkrankungen und bei Störungen im Magen-Darm-Bereich bewährt.

Anwendungsgebiete: Haut und Schleimhaut, Atemwege, Magen, Darm.

Heilkräuter richtig sammeln, aufbereiten, trocknen und lagern

In jeder Heilpflanze sind Wirkstoffe und Stoffe ohne Heilwirkung nebeneinander vorhanden. Die Stoffe ohne unmittelbare Heilwirkung, auch Ballaststoffe genannt, steuern oft die Wirksamkeit des pflanzlichen Heilmittels, indem sie die Aufnahme der Wirkstoffe durch den Organismus beschleunigen oder verlangsamen. Fast immer sind in einer Heilpflanze mehrere arzneilich wirksame Inhaltsstoffe vorhanden, von denen einer – der Hauptwirkstoff – den arzneilichen Einsatz der Heilpflanze bestimmt. Wie stark die Nebenwirkstoffe die Wirkung einer Heilpflanze beeinflussen, wird deutlich, wenn man den Hauptwirkstoff isoliert.

Der Hauptwirkstoff entfaltet sich dann anders. Erst das Zusammenspiel aller Inhaltsstoffe, einschließlich der Ballaststoffe, verleiht der Heilpflanze ihre spezifische Wirkung. Die Wirkstoffe der Heilpflanze sind nicht gleichmäßig über die Pflanze verteilt. Mal werden sie bevorzugt in Blüten, Blättern oder Wurzeln gespeichert, mal in Samen, Früchten oder der Rinde.

Der Wirkstoffgehalt einer Heilpflanze schwankt, bedingt durch ihren Standort, durch Ernte und Einbringung. Das ist ein Nachteil, dem man aber weitgehend dadurch vorbeugen kann, dass man zur richtigen Zeit erntet und bei der Aufbereitung größte Sorgfalt walten lässt. Heilpflanzen aus der Apotheke sind wirkstoffreich. Gut vorbereitete Arzneipflanzen, richtig gelagert, verlieren auch durch das Trocknen nur wenig von ihrer Wirksamkeit.

Sehr viele Heilpflanzen kommen erst bei Anwendung über längere Zeit – zum Beispiel

184

durch eine Teekur über sechs bis acht Wochen – voll zur Wirkung.

Die im Folgenden fachsprachlich verwendete Bezeichnung „Droge" steht für getrocknete, sachkundig aufbereitete Heilpflanzen oder Teile davon. Aus dieser Bezeichnung leitet sich auch die für den Apotheker in einigen Ländern gebräuchliche Berufsbezeichnung „Drogist" ab. Erst in jüngerer Zeit hat sich das Wort „Droge" auch als Bezeichnung für Suchtmittel verschiedener Art durchgesetzt. Suchtmittel sind aber selbstverständlich mit der hier gewählten Bezeichnung „Droge" nicht gemeint.

Durch das Abtrennen eines Teils des Pflanzenkörpers – mit einem scharfen Messer, bei verholzten Teilen mit einer Gartenschere – setzen in dem abgelösten Teil der Heilpflanze besondere Stoffwechselprozesse ein. Die Pflanzenzellen beginnen abzusterben. Durch das Ablösen der oberirdischen Teile von den Wurzeln wird die Zufuhr von Wasser und der darin enthaltenen Nährstoffe unterbrochen und damit die Versorgung der einzelnen Zellen gestoppt. Wird das Pflanzenmaterial nicht gleich nach dem Sammeln in dünnen Schichten an der Luft ausgebreitet, beginnt es zu schwitzen und wird muffig. Enzyme, die in der Pflanze enthalten sind und zuvor die Ausbildung von Wirkstoffen unterstützten, beginnen jetzt, sie zu zersetzen. Anstatt der ursprünglichen Synthese von organischen Stoffen, beginnen jetzt in der Pflanze die Zersetzungsprozesse zu überwiegen. Die Droge erhält dadurch einen chemisch anderen Charakter. Die Stoffveränderungen äußern sich zum Beispiel durch den Geruch (Zwiebel, Knoblauch, Baldrian). Das falsche Trocknen nach dem Sammeln erhöht den Gehalt an wirkungslosen Spaltsubstanzen, und die Droge wird wirkungs- und wertlos.

Die Drogen müssen für den Heilzweck und ihren spezifischen Eigenschaften entsprechend mithilfe verschiedener Verfahren aufbereitet werden. Für die Aufbereitung nach dem Sammeln und für die Weiterverarbeitung der Droge gibt es bestimmte Vorschriften, die auf langjährige Erfahrungen und die Prüfung des Wirkstoffgehalts zurückgehen. Mit dem Begriff „Aufbereitung" sind alle Arbeitsvorgänge bei der Ernte oder beim Sammeln gemeint, auch das Trocknen, Schälen, Schneiden, die Entfernung bestimmter Teile, das Mahlen, Sieben, Pulverisieren und Rösten. Diese Aufbereitungsart erzielt eine

185

Meisterwurz

Vergiffte Lufft

Husten

Brust und Lungenkoder

Verschleimte Lunge

Schwindel

Fallendsucht

Epilepsie

Stinckender Athem

Ubelgekochte Speiß

Schlag

Nierenstein

Todte frucht

Frucht abtreibend

Nachgeburt

Ungeschickte Männer

Erkalte Männer

potenzfördernd

Unsinniger Hundsbiß

Erkalteter Magen

appetitanregend

Unfruchtbarkeit der Weiber

Pestilenz

Keichen des Viehs

Kugel- oder Pfeilschuß

Zahnwehe

Schnuppfen

Ohrenwürme

Grindt des Haubts

Appetit zur Speiß

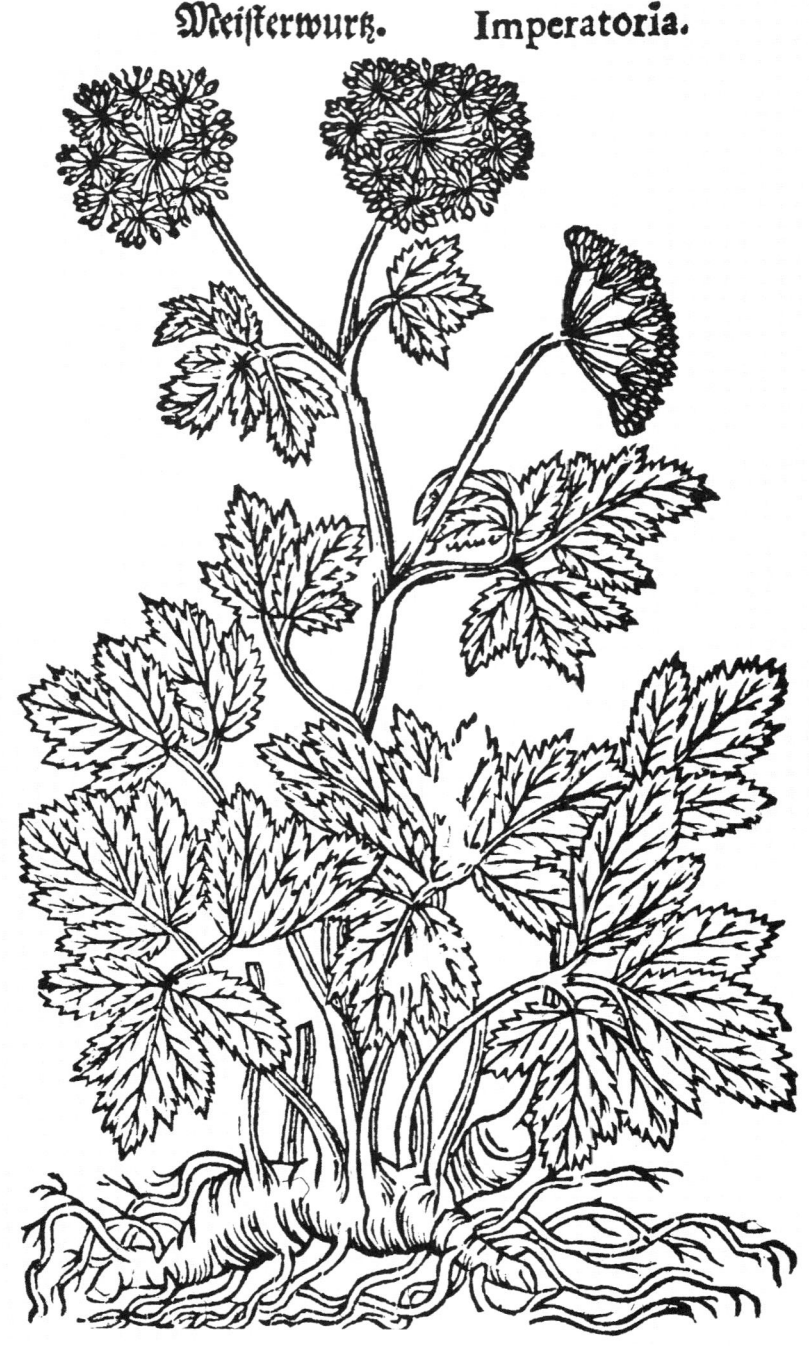

Meisterwurtz. Imperatoria.

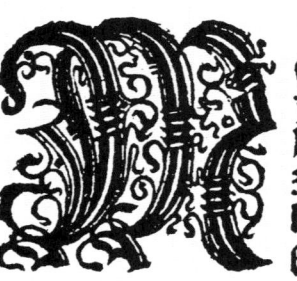

Eysterwurtz ist ein schön grün kraut. Auff einem jedern stil stehen drey bletter. Ein jedes blatt ist mit zweyen oder dreyen spalten zerteylt/ vnd außwendig zurings herumb mit kleinen kerfflen/ als die sägen/ zerkersst. Die stile sindt in der mitte holkelecht. Die stengel lang/ rund/ knöpffecht/ braunlecht/ zweyer elen hoch/ tragen oben kronen oder dolden mit vil weissen/ kleinen blümlen/ darauß wirdt breyter/ grawschwartzer/ scharpffschmeckender/ vnd wolriechender samen. Die wurtzel fladert hin vnd her/ ist fingerßdick/ etwan dicker/ runtzlecht/ hardt/

Ringelblume

Weit um die Brust machen
Herzklopfen
Zahnschmerz
Pestilentz
Weisser Weiberfluß
Ausfluss
Reinigung der Weiber
Menstruation
Würm
Gesicht schärffen
Blick schärfen
Haar gelb machen
Harte kalte Geschwülst
Miltz
Erkalter Magen
schwacher Magen
Geelsucht
Ohrenwürm
Wartzen
Pestilentz
Schweiß fürderen
Augen Gebrechen
Haubtwehe
Nachgeburt fördern
Verstopffte Mutter
Gebärmutterbeschwerden
Harn und Grieß treiben
Schwärer Athem

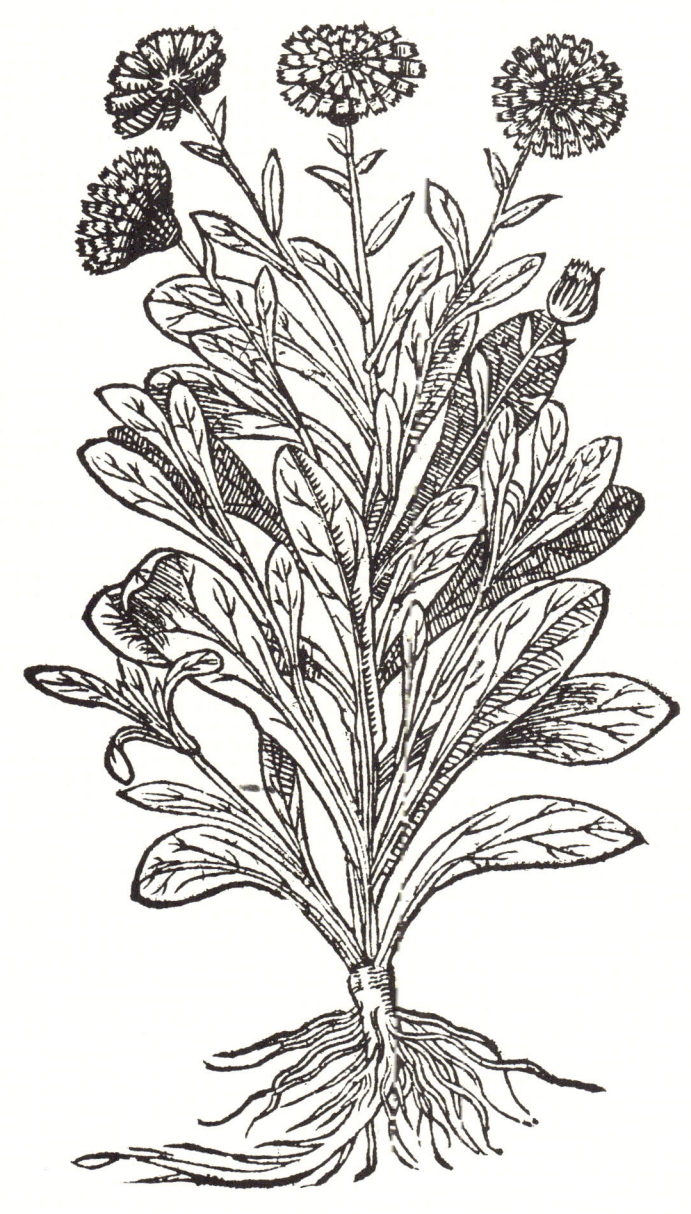

Calendula sativa polyanthos melina.

Jngelblumen von dem ringlechten samen also genaidt. Ist ein kraut wie ein steudlen/ mit vil nebenzweigen. Sein stengel wechst vngefeßrlich armßhoch/ ist holzecht. Die bletter seindt lang/ vnd vornen ein wenig zugespitzt/ doch ettliche mehr rund dann spitzig. Auff den stenglen erscheinen erstlich vnd vor den blumen die knöpfflen/ wie grüne flachßbollen/ die thuen sich dann auff/ darauß werden schöne Saffrangelbe gestirnte blum n/ jnnen vnd außwendig eines freundtlichen/ doch starcken geruchs. Wenn die blumen verfallen/ folgen runde köpffle hernach/ das ist jr samen. Vnd so mans voneinander thuet/ ist ein jeder same zusammengebogen wie ein zirckel oder Scorpionschwantz.

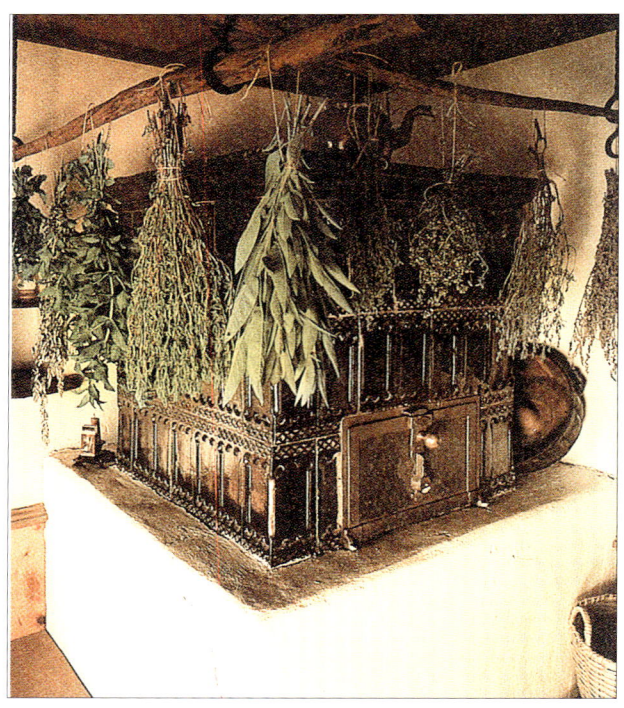

Zum Trocknen hängt man Heilkräuter in großen Büscheln, zu Garben gebunden und mit den Blüten nach unten, an einem luftigen und schattigen Ort auf. Über einem – ungeheizten – Kachelofen wie hier, wirken die Krautbüschel sogar dekorativ.

bestimmte Stabilisierung der Wirkstoffe in den Drogen.

Das Trocknen der Heilpflanzen übernimmt der Sammler selbst. Die Sammelzeit (Ernte) in der Natur oder im Heilkräutergarten richtet sich nach dem Wirkstoffgehalt der Pflanze während der Entwicklung. Meistens werden

die Pflanzen nach dem Ernten so schnell wie möglich getrocknet, damit sie nicht muffig werden. Man trocknet sie gewöhnlich nicht direkt an der Sonne. Sie verlieren dann das Grün, die trockenen Teile verfärben sich schnell gelb und braun, wodurch sich auch der Wirkstoffgehalt und die Wirkungsweise der Droge vermindert. Starke Drogen büßen bis zu einem Drittel ihrer Wirkung ein. Bei der Pfefferminze zum Beispiel beträgt dieser Verlust ein Fünftel. Die Drogen werden nur in Sonderfällen an der Sonne kurz vorgetrocknet, dann jedoch immer in gut gelüfteten Räumen, im Schatten, im Luftstrom oder in Zugluft zu Ende getrocknet.

Durch das Trocknen der Droge wird der Pflanze allmählich die Feuchtigkeit entzogen. Oft muss man die frischen Pflanzen vor dem Trocknen kurz mit kaltem Wasser abspülen um den Staub und andere Verunreinigungen vom Kraut und den Blättern der Pflanze zu entfernen. Die Blätter von Heilkräutern trocknen im Allgemeinen leicht, die Behandlung von Stängeln und Kraut hingegen ist oft schwieriger. Das Pflanzenmaterial wird so lange getrocknet, bis es völlig spröde ist und auch die härtesten Teile beim Biegen leicht brechen. Zu stark getrocknete

188

Pflanzen zerfallen zu Staub und büßen ihre Wirkstoffe ein. Beim Nachtrocknen besteht die Gefahr, dass die Droge bei größerer Restfeuchte verschimmelt und fault. Durch natürliche Wärme trocknen im Sommer bei Zimmertemperatur Blüten in drei bis acht, Blätter in vier bis sechs Tagen. Im Herbst und im Frühling verlängern sich diese Trockenzeiten erheblich. Einige Heilpflanzen, die wie Fenchel wegen ihrer Früchte oder wie Salbei zur Krautgewinnung in Kulturen angebaut werden, können eine Zeit lang auf dem Feld trocknen, dürfen dabei aber nicht dem Regen oder der Sonne ausgesetzt sein. Heilpflanzen trocknen am besten durch natürliche Wärme. Im Winter werden sie in geheizten Räumen getrocknet, im Sommer an überdachten Stellen im Schatten, wobei eine gute Lüftung gewährleistet sein muss. Die Pflanzen werden in dünnen Schichten auf Hürden oder Obstkisten ausgebreitet. Das hat den Vorteil, dass ihre Böden gitterförmig oder durchlöchert sind und so die Luft auch von unten hindurchströmen kann. Zuhause werden die Kisten übereinander gestapelt. In großen Betrieben werden Ständer verwendet, die so beschaffen sind, dass das zu trocknende Material dem Bedarf entsprechend gewendet und durchlüftet werden kann.

Grundsätzlich sollten Heilpflanzen nicht auf nacktem Boden oder Zeitungspapier getrocknet werden, sondern auf sauberem, weißem Papier. Die ganzen Pflanzen können auch in großen Büscheln, zu Garben gebunden, mit den Blüten nach unten an der Luft, zum Beispiel am Fenster, aufgehängt und getrocknet werden. So wird auch mit Zierpflanzen verfahren, die sich als Trockensträuße eignen. Vor allem lassen sich mit Gräsern, Disteln und Strohblumen äußerst dekorative Trockensträuße „zaubern".

Besonders vorsichtig werden die Blüten getrocknet, sodass sie wie zum Beispiel die Königskerze ihre natürliche Färbung behalten. Samen und trockene Früchte lassen sich sehr einfach trocknen, sie enthalten wenig Wasser. Damit es nicht zu Verwechslungen kommt, wird jede Heilpflanzenart gesondert getrocknet. Nach dem Trocknen muss der Lagerung größere Aufmerksamkeit geschenkt werden. Die Lagerung der trockenen Heilpflanzen richtet sich nach den in ihnen enthaltenen Wirkstoffen. Grundsätzlich werden Drogen trocken, dunkel und in gut schließenden Behältern aufbewahrt, vorüberge-

189

hend genügen aber auch Papiertüten oder Kartons. Größere Mengen werden in Stoffbeuteln, die vor Licht und Feuchtigkeit geschützt sind, gelagert. Niemals sollten Verpackungen aus Kunststoff verwendet werden. Manche Drogen sind sehr empfindlich gegen Luftfeuchtigkeit. Diese werden nach Apothekerart in braunen Glasflaschen mit geschliffenen Stöpseln aufbewahrt und jährlich durch frisches Material ersetzt. Auch die Lagerung von Gewürzen kann auf diese Weise erfolgen.

Zu diesen empfindlichen Drogen gehört zum Beispiel die Blüte der Königskerze. Sie wird sehr leicht feucht und ändert ihre gelbe Farbe in Braun. Drogen, die sich ähnlich verhalten, sind zum Beispiel die Petersilienwurzel, die Engelwurz und die Wurzeln von Eibisch.

Andere Drogen sind überaus lichtempfindlich, zum Beispiel die Rhabarberwurzel, der Samen der Herstzeitlosen, die Hopfendrüsen. Die Drogen, die ätherische Öle enthalten, müssen besonders sorgfältig aufbewahrt werden. Ihre oberirdischen Teile werden vor und nach dem Trocknen zerschnitten, damit sich diese Öle nicht verflüchtigen. Auch im Rahmen dieser Vorgehensweise wird die

Droge jährlich durch neues Material ersetzt. Besondere Aufmerksamkeit muss der Lagerung von Drogen geschenkt werden, die pharmazeutisch wichtige Stoffe enthalten und der Herstellung und Isolierung von Wirkstoffen dienen, zum Beispiel Mutterkorn, Fingerhut und Adonisröschen. Das eingelagerte Material wird oft kontrolliert, denn die trockenen Drogen sind sehr empfindlich. Sie können feucht oder von Schimmel oder Insekten befallen werden und dadurch ihren Heilwert verlieren. Genauere Anweisungen werden daher im Folgenden zu den einzelnen Pflanzenteilen gegeben: zu Wurzel, Wurzelstock, Kraut, Blättern und Blüten.

Wurzel und Wurzelstock

Die Wurzel ist der unterirdische Teil der Pflanze und kann ganz unterschiedlich geformt sein. Die Fachleute unterscheiden einfache und verzweigte Wurzeln, Rüben-, Zylinder- und Bündelwurzeln. Der Wurzelstock ist der unterirdische Teil des Sprosses (des Stängels), aus dem die Wurzeln entspringen, zum Beispiel bei der Schwertlilie und dem

Heilkräuter richtig gesammelt und aufbereitet, eignen sich gleichermaßen gut für Hausapotheke und Küche.

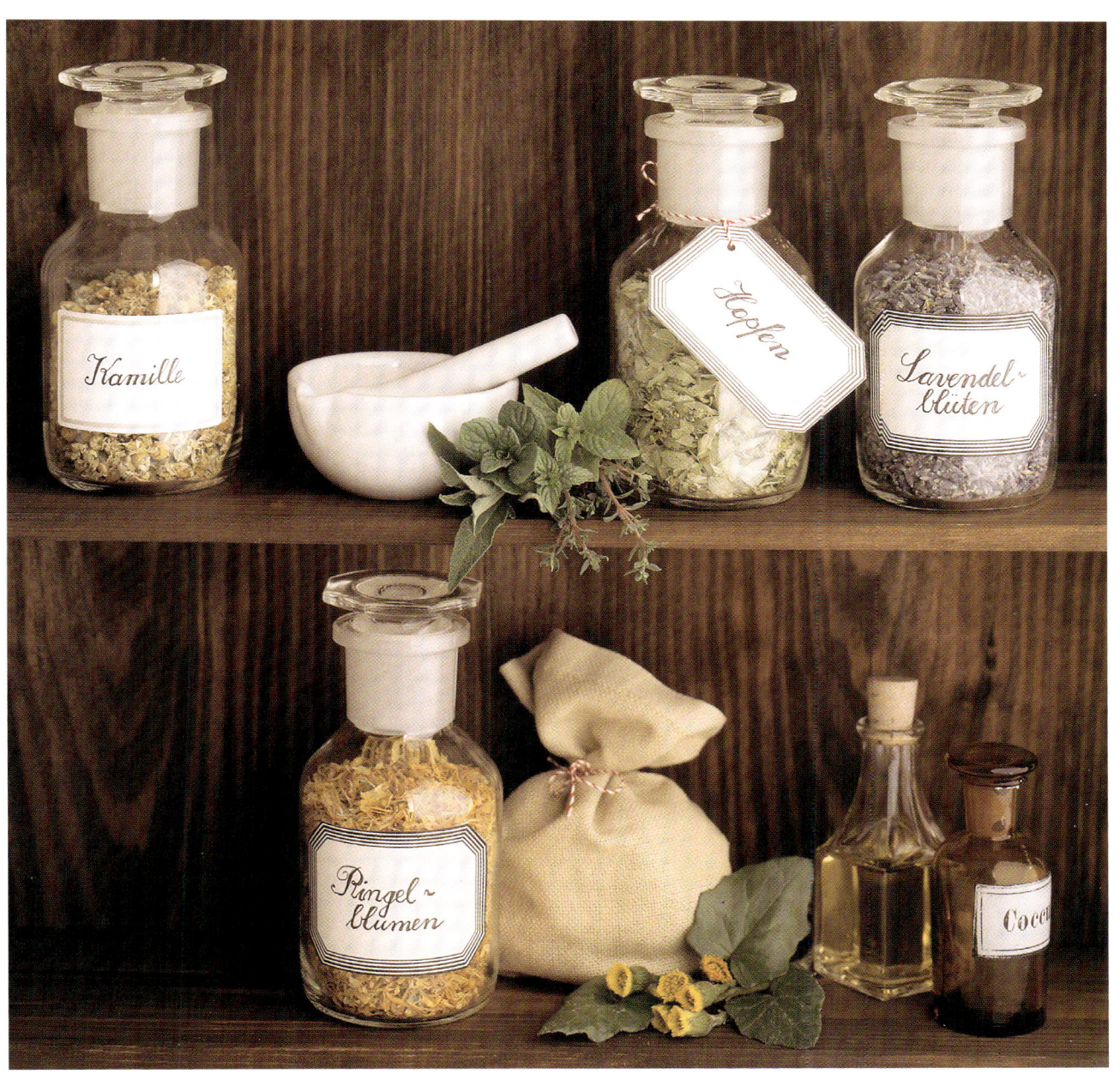

191

Kalmus. Die Wurzeln und Wurzelstöcke werden in der Vegetationspause gesammelt, wenn sie die meisten Wirkstoffe enthalten. Das kann in manchen Fällen auch im Frühling sein. Bei ausdauernden Kräutern werden sie im zweiten und dritten Vegetationsjahr, bei zweijährigen Pflanzen im Herbst des ersten Jahres ausgegraben. Beim Sammeln seltener Pflanzen in der Natur wird immer ein Teil der Wurzel im Boden belassen, damit sich die Pflanze regenerieren kann. Vor dem Trocknen werden Erdreste, abgestorbene Teile, Sand und Fruchtstücke von den Wurzeln und Wurzelstöcken entfernt. Am besten geschieht dies durch kurzes Abspülen unter fließendem Wasser. Bürsten ist nicht günstig. Der Baldrian zum Beispiel würde dadurch seine Oberflächenzellen verlieren, die das ätherische Öl enthalten. Die kleinen Wurzeln werden durch natürliche Wärme getrocknet, die stärkeren Wurzeln werden längs geteilt, und wenn sie auf natürlichem Weg nicht ausreichend trocknen, werden sie mit künstlicher Wärme so lange getrocknet, bis sie spröde sind und beim Biegen leicht brechen. Bei der Einlagerung wird kontrolliert, ob die Drogen nicht von Insekten befallen sind.

192

Das Kraut oder der oberirdische Spross

Das Kraut ist der oberirdische Teil der Sprossachse, zu dem der Stängel mit den Blättern gehört. Das Kraut wird mit einem scharfen Gärtnermesser oder einer Gartenschere geschnitten. Grundsätzlich werden die Pflanzen nicht gebrochen, weil dadurch ganze Gewebe und viele Zellen beschädigt werden. Die Wurzeln verbleiben im Boden, damit sich die Pflanze im Frühling weiter verbreiten kann. Meistens werden junge, frische Pflanzen gesammelt. Bei hohen Arten wird nur der obere Teil des Stängels – die jungen Spitzen – in einer Länge von 20 bis 30 cm abgeschnitten. Die unteren Sprossteile sind verholzt und stark, ihre Blätter vergilben meistens schon. Liegende oder kriechende Pflanzen wie Thymian werden durch Waschen in Wasser gesäubert.

Die Blätter

Die Blätter sind die Assimilationsorgane, die in einer bestimmten, regelmäßigen Ordnung am Stängel angewachsen sind. Sie bestehen aus der Spreite, dem Stiel und eventuell aus einer Scheide. Die Blattspreiten weisen die unterschiedlichsten Formen auf. Sie sind gerade, elyptisch, lanzettlich, herzförmig, schwertförmig, oval usw. Manchmal sind sie auch zusammengesetzt.

Die Blätter werden in der Zeit gesammelt, in der die Pflanze erblüht und sie die meisten Wirkstoffe enthalten. Nie werden alle Blätter auf einmal abgepflückt, damit der Pflanze die nötige Assimilationsfläche erhalten bleibt. Die Blätter, die gesammelt werden, müssen jung, saftig und gesund sein. Sie dürfen keine Fette aufweisen, die oft von Viruserkrankungen herrühren, und sie dürfen auch nicht durch Insekten geschädigt sein. Beim Sammeln werden die Blätter nicht gedrückt, also nicht in den Korb oder in einen Beutel gequetscht, denn die Blätter beispielsweise von Spitzwegerich, Eibisch, Malve, von Schwarzen Johannisbeeren und Erdbeeren werden leicht muffig. Bei den Blättern des Fingerhuts nimmt der Glykosidgehalt durch Druck ab. Die Blätter werden daher in dünnen Schichten getrocknet, sodass sie nicht allzu oft umgewendet werden müssen.

Sie sollen dabei der Sonne nicht direkt ausgesetzt werden. Das gilt vor allem für die Blätter der Pflanzen mit ätherischen Ölen. Künstliche Wärme sollte 35 Grad Celsius nicht überschreiten.

Die Blüten

Die Blüten sind ein Verband verwandelter Blätter mit einem kurzen Stiel. Sie stehen einzeln oder bilden Blütenstände, zum Beispiel als Trauben, Rispen, Dolden, Wicken, Ähren, Köpfchen und Ähnliches. Die Blüten werden am besten bei trockenem Wetter mittags gesammelt.

Die Morgenstunden und feuchte Witterung eignen sich nicht zum Sammeln. Manchmal werden nur Teile von Blüten verwendet, wie zum Beispiel die Kronblättchen von Malven. Die Blüten werden mit der Hand gepflückt, oder es wird ein Kamm verwendet, beispielsweise zum Ernten der Kamille.

Die Blüten sind sehr empfindlich gegen das Schwitzen. Zum Sammeln und zur Lagerung sollten deshalb nie luftdichte Behälter aus Kunststoff verwendet werden.

Biochemisch verhalten sich die Blüten sehr labil und unterliegen sehr schnell den Einflüssen der Umgebung. Sie sollen auch nach dem Trocknen ihre ursprüngliche Farbe bewahren. Bei längerer Lagerung allerdings können sie sich braun verfärben und ihren Geruch verändern. Das macht sie praktisch unbrauchbar, und sie müssen dann durch frisches Pflanzenmaterial ersetzt werden.

193

Fasten nach der Klosterheilkunde

„Siehe da, was das Fasten bewirkt! Es heilt die Krankheiten, trocknet die überschüssigen Säfte im Körper aus, vertreibt die bösen Geister, verscheucht verkehrte Gedanken, gibt dem Geist größere Klarheit, macht das Herz rein, heiligt den Leib und führt schließlich vor den Thron Gottes."

Athanasios, Kirchenvater (295 bis 373)

Eines Tages – so wird erzählt – kam ein Mönch mit einer Frage zu dem berühmten Mönchsvater Poimen. Poimen zählt wie die Eremiten Antonius und Hieronymus zu den bedeutendsten ersten Mönchsvätern. Geboren etwa um das Jahr 340, lebte Poimen jahrzehntelang als Einsiedler in der sketischen Wüste

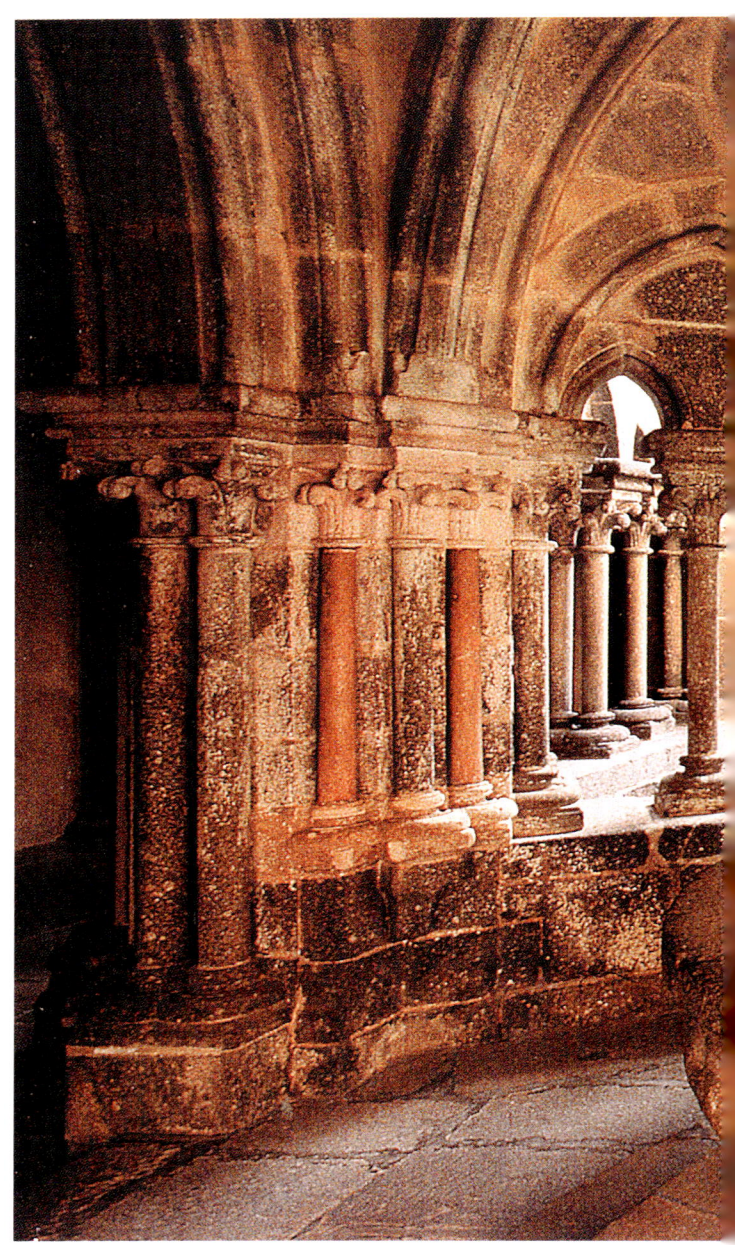

Der Kreuzgang mit Brunnenhaus des Zisterzienserklosters Zwettl. Dieses Kloster hat seine Pforten auch für die Allgemeinheit geöffnet und bietet neben Kursen zur Besinnung auch Fastenseminare an.

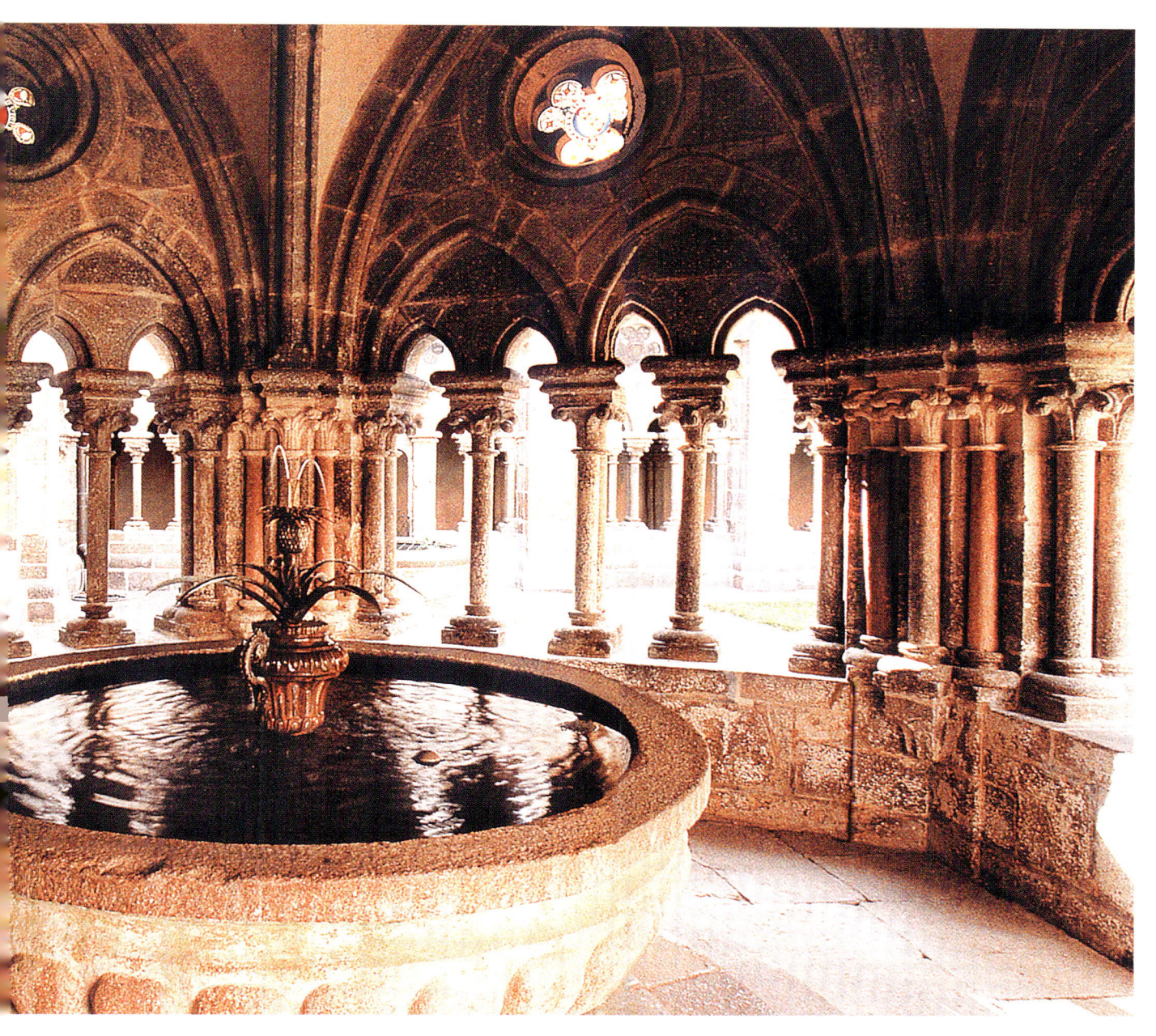

195

Unterägyptens. Er soll 110 Jahre alt geworden sein. Jener Mönch fragte Poimen: „Wie kann ich Gottesfurcht erlangen?" Poimen antwortete: „Wie können wir Furcht Gottes gewinnen, wenn wir den Bauch mit Käse füllen und die Vorratsgefäße mit Pökelfleisch?" Dass das seelische und geistige Leben elementar davon mitbestimmt wird, wie man isst oder fastet, das war in der Welt des frühen Christentums eine einfache Sache der Erfahrung – eine Erfahrung, die jeder machen konnte und immer wieder aufs Neue auch machte.

Fasten im frühen Christentum

Es ist die Welt der Wüste: fernab von den Städten der ausgehenden Antike mit all ihren Finessen einer hochgezüchteten Zivilisation, mit ihrer überfeinerten Kultur, ihrem heiteren und auch dekadenten Lebensgenuss. Noch einmal überrascht das rätselhafte Ägypten mit etwas Neuem, so noch nicht Dagewesenem: der Bewegung der Wüstenväter, dem christlichen Mönchtum in seiner frühesten Gestalt.

Zu Hunderten, schließlich zu Tausenden ziehen Gottbegeisterte, Männer wie Frauen, hinaus in die Wüste: in die oberägyptische Thebais, in die nitrische und in die sketische Wüste Unterägyptens. Höchst unterschiedliche Lebensformen erdenken sie sich, erfinden und erproben sie und verwerfen, was sich nicht bewährt. Viele leben als Einsiedler, entweder völlig allein, ganz auf sich gestellt, oder in kleinen Eremitenkolonien. Einsamkeit ist für den Einsiedler die Kraftquelle seines geistlichen Fortschreitens. Andere schlagen einen anderen Weg ein, leben in Gemeinschaft, bilden die ersten Klöster der christlichen Geschichte. Sie erfahren: Auch die Schwierigkeiten und Spannungen bei so engem Zusammenleben können ein höchst wirksames Erziehungsmittel für die nach spirituellem Fortschritt verlangende Seele sein.

Die Bewegung springt von Ägypten zum Vorderen Orient über, breitet sich über den Sinai nach Palästina hin aus, nach Syrien, Mesopotamien. Schließlich wird auch das Abendland erreicht: Martin von Tours, 316 geboren, dessen Gedenktag bis heute am

11. November gefeiert wird, gründet die ersten Klöster im westlichen Römerreich.
Überall aber – in Ost wie in West – bleibt man sich bewusst, dass Ägypten die Urzelle ist, wo das Ursprüngliche am reinsten gelebt wird. Und so kommen sie von weit her, Mönche und andere Pilger, Männer wie Frauen. Sie kommen aus Palästina ebenso wie aus Spanien, aus Gallien, Italien, aus der Hauptstadt Rom wie aus der Hauptstadt Byzanz. Sie kommen, um das Leben der Mönche in Ägypten kennen zu lernen, sich von der Unbedingtheit und Konsequenz ihres Strebens nach Gott anfeuern zu lassen. Sie kommen, um die Strenge ihrer Askese zu bewundern und mit eigenen Augen zu sehen, wie bedürfnislos sie in ihren Höhlen, Felsspalten, Erdlöchern, Hütten hausen. Wie sie sich mit einfachsten Handarbeiten den Lebensunterhalt verdienen, unablässig beten, die Heilige Schrift meditieren. Es sind wahre Helden der Entsagung und Entbehrung, geradezu „Heilige der Askese", was die Strenge ihrer Nachtwachen und das Fasten betrifft.

Heute ist ein solches Leben ohne alle Genüsse kaum anders als freudlos vorstellbar, und deshalb ist das Zeugnis eines Zeitgenossen aufschlussreich, der diese Väter selbst gesehen und beobachtet hat. Im Jahr 394 machte sich in Jerusalem eine kleine Reisegesellschaft auf den Weg nach Ägypten: eine Erkundungsreise zu den dortigen Mönchen, von denen bereits alle Welt sprach. Ergebnis dieser geistlichen Exkursion ist eine Art Reisebericht – die berühmte *Geschichte der Mönche in Ägypten.*

Das Buch tauchte um das Jahr 400 fast gleichzeitig

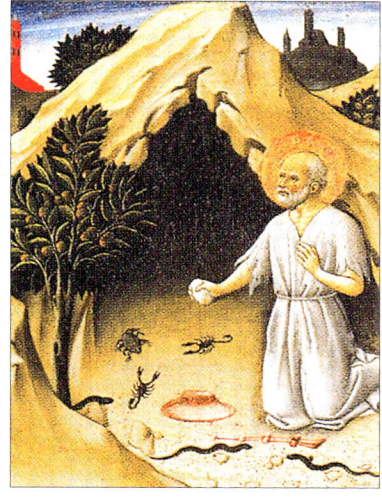

Christliche Mönchsväter zogen sich wie Hieronymus zum Fasten und zur Meditation in die Wüste zurück.

in einer lateinischen und einer griechischen Version auf, sodass man bis heute nicht weiß, was Urfassung und was Übersetzung ist. In 26 Porträt-Skizzen, die diese „Geschichte" bietet, ist eine dem Mönchsvater Apoll gewidmet, den die Reisegruppe in der thebaischen Wüste antraf: „Als er uns sah, beugte er sich zunächst nieder und warf sich auf die Erde. Dann stand er auf, begrüßte uns herzlich und führte uns in seine Behausung." So hielt er es mit allen ankommenden Brüdern. „Man muss vor ihnen nieder-

197

fallen", sagte er, „siehst du nämlich deinen Bruder, so siehst du den Herrn deinen Gott." Als er etwa 80 Jahr alt war, hatte er eine große Klostersiedlung von 500 Mönchen um sich versammelt. Sie vertrauten ihm ihre Seelen an, und er führte sie zu den Gipfeln der Tugend und der Beschauung. Nichts lehrte er, was sie ihn nicht selbst leben sahen.

Als Nahrung begnügte er sich mit dem, was gerade an Pflanzen aus der Erde aufschoss, und er aß kein Brot, keine süßen Früchte, auch keine Früchte von den Bäumen. Die Brüder, die bei ihm wohnten, nahmen keine Nahrung zu sich, bevor sie bei der nachmittäglichen Feier der göttlichen Mysterien (des eucharistischen Abendmahls) Gemeinschaft mit Christus gewonnen hatten. Dann zogen sie meistens in die Wüste hinaus und meditierten dort – die Texte auswendig vor sich hin sprechend – die Heilige Schrift. Viele begnügten sich sogar mehrere Tage lang allein mit dieser geistigen Speise, ohne alles Essen und Trinken – froh ihrer Einsamkeit mit Gott.

„Man muss sich fragen, ob es wohl sonst irgendwo auf der Erde ein solches Frohsein und ein solches körperliches Wohlbefinden gibt. Unter diesen Mönchen fand sich keiner, der traurig oder niedergeschlagen gewesen wäre."

Es gab Mönche, die besonders strenge Fastenaskese übten, die sich Jahre hindurch nur etwas Wasser und ein wenig Brot mit Salz erlaubten, dazu manchmal ein paar Tropfen Öl und gelegentlich wilde Kräuter. Selbst auf solch spärliche Nahrungsaufnahme verzichteten sie an jenen Tagen, an denen sie „fasteten" im buchstäblichen Sinn der Wüstenmönche: nämlich überhaupt nichts zu sich nahmen. Mancher Besucher bestaunte vor allem solche Fasten-„Künste" und maß dieser asketischen Leistung eine übertriebene Bedeutung zu. Das war jedoch nicht im Sinn der großen Mönchsväter, die zwischen dem Wichtigen und dem noch Wichtigeren genau zu unterscheiden wussten.

Der berühmte Johannes Cassian und sein Freund Germanus hatten zu diesem Punkt ein unvergessliches Erlebnis. Die beiden Freunde zogen als junge Mönche um das Jahr 385 von Bethlehem nach Ägypten – auch sie magnetisch angezogen vom Ruhm der dortigen Mönche. Was sie dort bei einem der Mönchsväter, der ihnen während der Fastenzeit gastfreundlich aufgetischt hatte, übers Fasten hörten, hat Cassian später be-

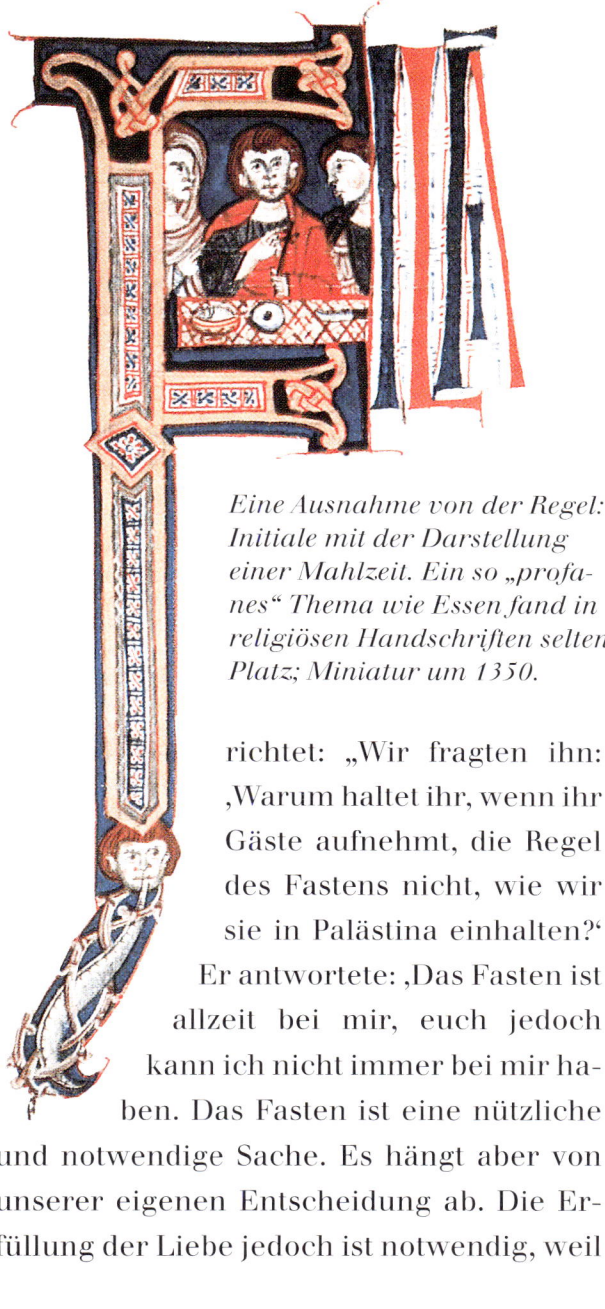

Eine Ausnahme von der Regel: Initiale mit der Darstellung einer Mahlzeit. Ein so „profanes" Thema wie Essen fand in religiösen Handschriften selten Platz; Miniatur um 1350.

richtet: „Wir fragten ihn: ‚Warum haltet ihr, wenn ihr Gäste aufnehmt, die Regel des Fastens nicht, wie wir sie in Palästina einhalten?' Er antwortete: ‚Das Fasten ist allzeit bei mir, euch jedoch kann ich nicht immer bei mir haben. Das Fasten ist eine nützliche und notwendige Sache. Es hängt aber von unserer eigenen Entscheidung ab. Die Erfüllung der Liebe jedoch ist notwendig, weil sie durch *Gottesgesetz* gefordert ist. In euch nehmen wir Christus auf. Mit ganzem Eifer muss ich darauf bedacht sein. Wenn ich euch entlasse, dann kann ich die Regel des Fastens wieder aufnehmen.' ‚Es können die Söhne des Brautgemachs (die Gefährten des Bräutigams bei der Hochzeitsfeier) nicht fasten, solange der Bräutigam bei ihnen ist; wenn er aber nicht mehr da ist, dann werden sie mit Recht fasten' (Matthäus 9, 15)."

Johannes Cassian hat diese Lektion nicht vergessen, zumal er mit seinem Freund Germanus rund 14 Jahre lang in die Schule der geistlichen Väter in Ägypten gegangen ist. Jahrzehnte später – inzwischen war er Abt eines von ihm gegründeten Klosters bei Marseille, wo er 430 auch gestorben ist – schrieb Cassian nieder, was er von den Mönchsvätern des Ostens gelernt hatte. Es sind die berühmten Werke, durch die dem christlichen Abendland die Weisheit der Wüste vermittelt wurde. Auf dem Weg über Cassian wurde die Spiritualität der östlichen Wüstenväter zu einer entscheidenden Wurzel der Mystik und Askese des Abendlands – auch im Bereich der Fastendisziplin.

Was Fasten für das spirituelle Leben der altchristlichen Kirche bedeutete, wie es ge-

199

wertet wurde, welchen Rang für Seele und Geist es besaß – für diese Fragen ist Cassian ein besonders authentischer Gewährsmann. Man hat an seinen Schriften getadelt, dass es ihnen an Originalität fehle. Aber nichts wollte Cassian weniger als „originell" sein. Er wollte lediglich ein treuer Überlieferer sein, der den Westen mit den Erfahrungen der ägyptischen Mönchsväter vertraut machte.

Fasten ist nicht das Wichtigste, beileibe nicht. Aber ohne Fasten geht überhaupt nichts! So ließe sich der Kern dieser altchristlichen Fastendisziplin beschreiben. Wie stark die mönchische Bewegung eine Art Gegen-Kultur zu der Lebensform der spätantiken Gesellschaft war, zeigt sich besonders am Ideal des Fastens. Eine der großen Mütter der Wüste – es gab nicht nur Wüstenväter, sondern auch Wüstenmütter –, Amma Synkletika, die im 3. Jahrhundert n. Chr. lebte, stellte die Regel auf: „Die Üppigkeit der Weltleute soll dich nicht reizen, als wäre sie etwas Wertvolles. Es geht doch dabei nur um Lust, denn bei ihnen ist die Kochkunst in Ehren, aber durch Fasten und einfache Speise bist du dem Überfluss ihrer Nahrung überlegen."

Die Lust gilt hier als verderblich, weil sie – so die damalige Auffassung – zu einer Jagd nach Genuss verführt, die das menschliche Leben aus dem Gleichgewicht bringt. Wer sich satt isst, hungert nicht mehr – und schon gar nicht nach geistiger Nahrung.

„Eine Seele im Überfluss spottet der Honigwabe", argumentiert Amma Synkletika mit einem Wort aus der Heiligen Schrift. Das heißt: Wer üppig lebt, sich alles gönnt, was er nur erlangen kann, den hungert bestimmt nicht nach Gott. Deshalb steht am Anfang des spirituellen Weges der Kampf gegen die Essgier und gegen jedes sonstige gierige Verlangen. Die erste Phase der Entsagung ist hart, doch Amma Synkletika tröstet auch: „Wer zu Gott geht, hat am Anfang Kampf und vielerlei Beschwerde. Danach jedoch ist die Freude unaussprechlich. Wie nämlich diejenigen, die Feuer anzünden wollen, zuerst vom Rauch belästigt werden und weinen müssen und auf diese Weise das Gewünschte erreichen, so müssen auch wir das göttliche Feuer in uns entfachen mit Tränen und Mühen."

Die Männer und Frauen in den Wüsteneien Ägyptens sind sich alle einig: Der Weg zu Gott kann nicht ohne Kampf abgehen. Und: Fasten gehört zur unvermeidlichen Kampfdisziplin. Denn hier geht es um einen Kampf,

200

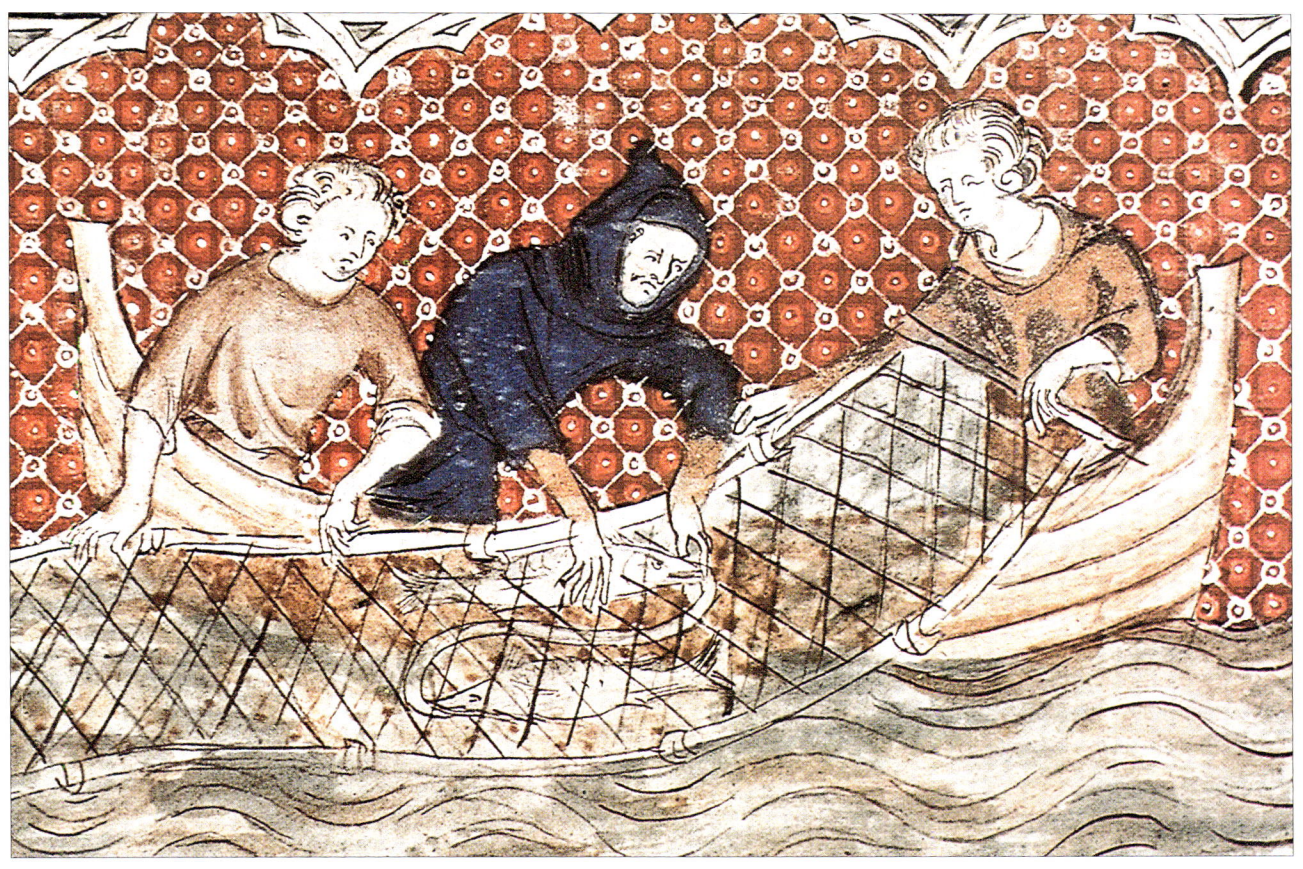

Mönche als Fischer. Mit dem Fischfang, Teil eines Bildzyklus aus dem 15. Jahrhundert, soll der Monat Februar dargestellt werden, denn zu dieser Zeit hatten die Fischer wegen der Fastenzeit am meisten zu tun.

den man nicht nebenbei führen kann. Es ist wie bei einem Wettlauf, bei dem die letzten Kräfte mobilisiert werden müssen – schon der Apostel Paulus sieht den für Christus Entschiedenen in einer Art geistigen Arena –, ein Bild, das die christlichen Asketen begeistert aufgriffen.

Ihr wisst doch, so schreibt Paulus den Korinthern sinngemäß, dass im Stadion zwar alle laufen, aber nur einer den Sieg erringt. So laufe ein jeder von euch so, dass ihm der

201

Preis zufallen kann. Freilich müsse er dann auch genauso enthaltsam leben wie ein Wettkämpfer, der in Olympia den Sieg erringen will. Der tut es für einen Siegeskranz, der am Ende verwelken wird. Auf die in der Arena Christi Laufenden wartet dagegen ein Kranz, der niemals welkt. Wie viel mehr Sinn hat es darum für ihn, für die bestmögliche Kondition zu sorgen!

„So laufe auch ich selber", sagt der Apostel, „und zwar nicht ins Ungewisse (kennt *er* doch sein Ziel!). Und ich führe die Faust, aber nicht, um durch die Luft zu schlagen (als wolle er einen Gegner treffen, der ihm gegenüber steht!). Nein: Kinnhaken versetze ich mir selbst und zwinge meinen Leib in Knechtschaft (damit er ihm dienstbar sei und ich seinerseits *ihn* vergewaltige)." Paulus will nämlich, wie er zum Schluss erklärt, nicht für andere der Künder sein, selbst aber als „untüchtig" gelten.

Denn um Tüchtigkeit geht es, darum, dass man *tauglich* werde für das Leben, das es zu leben gilt. Nichts anderes bedeutet „Tugend", denn „Tugend" kommt von „taugen", von „tauglich sein". Man ist nicht ohne weiteres in der richtigen Verfassung für den Kampf, den man auf dem Weg zur Vollendung des Lebens zu bestehen hat. Die richtige Kondition dafür muss erst errungen werden. Da gilt es zu „trainieren" – und nichts anderes wird durch das Wort „Askese" ausgedrückt, denn Askese heißt wörtlich „Übung".

Wenn Paulus in diesem Zusammenhang von Stadion oder der Arena spricht, so hat gerade dieser Vergleich für Johannes Cassian etwas Faszinierendes, denn es ist die Mentalität, die er bei den Mönchsvätern in der Wüste erlebt hat.

Der Kampf der olympischen Athleten bietet sich ihm deshalb als Parallele an, weil er verschiedene Phasen umfasst. Dem Endkampf gehen Ausscheidungskämpfe voraus. Bevor einem die Ehre zuteil wird, am Entscheidungskampf teilzunehmen, ist es unvermeidlich, sich in verschiedenen Vorkämpfen zu qualifizieren.

Das ist beim „Asketenkampf" nicht anders. Zunächst geht es in einer relativ einfachen Disziplin um die Stählung des kämpferischen Geistes. Der Kampf mit den größeren Lastern, zum Beispiel Zorn oder Trübsinn oder Habgier, wird nie zu gewinnen sein, wenn nicht zunächst einmal die Begierden des „Gaumens" oder „Bauches" fest unter Kontrolle gebraucht werden. Wer durch Maßlosigkeit ge-

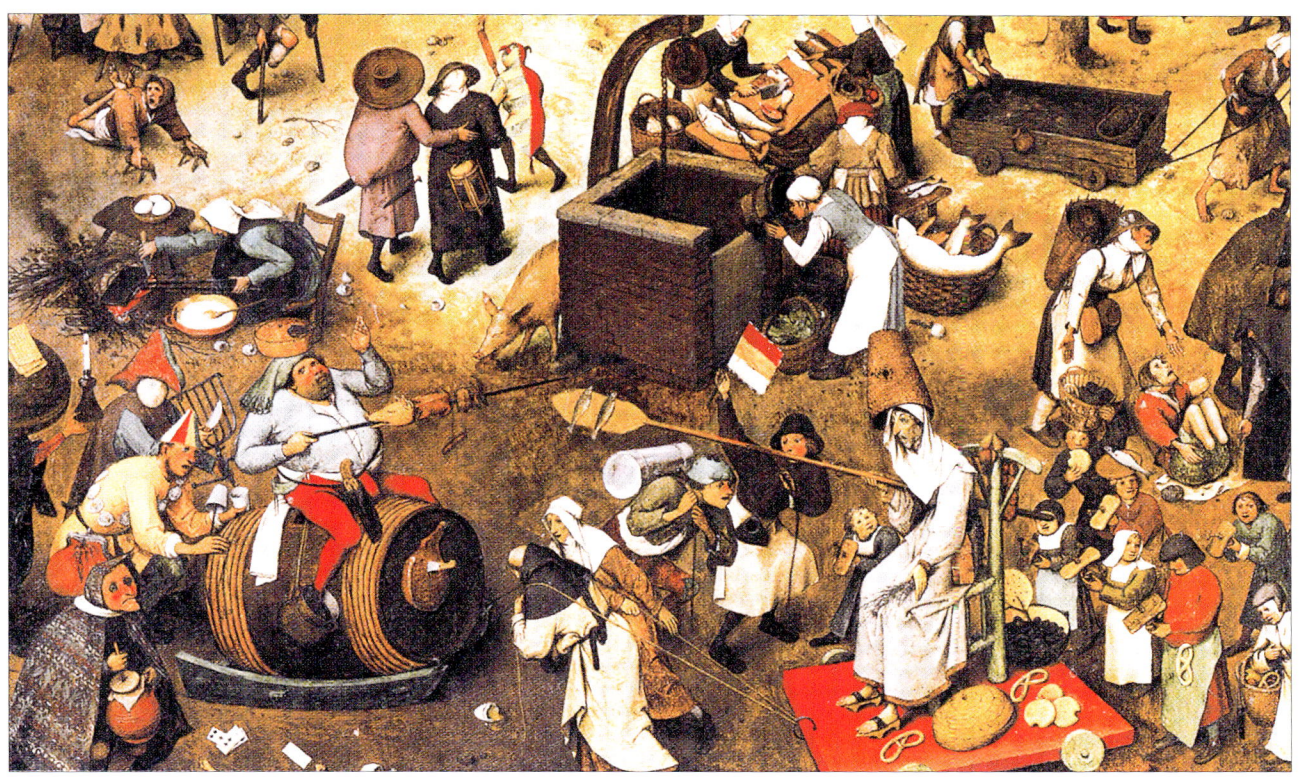

Der Kampf zwischen Völlerei und Fasten – Pieter Brueghel d. Ä. (1525 bis 1569) hat ihn drastisch dargestellt.

schwächt ist, wird, wenn es wirklich schwierig wird, nicht über die nötige Kampfeskraft verfügen. Fasten gilt also schon deshalb als ein wichtiges Instrument der Askese, weil die „Gier nach Essen und Trinken" als ein Laster betrachtet wird, das von vornherein für den spirituellen Kampf untüchtig mache.

In Cassians Katalog der „Acht Laster" nimmt die „Gastrimargie" die erste Stelle ein. „Schlemmerei" ist hier gemeint bis hin zur „Völlerei". Es geht nicht um den einfachen Appetit, wenn man Hunger hat, um das einfache Sichwohlfühlen, wenn der Hunger gestillt wird und es schmeckt. Unter Gastrimargie, bei der – so der Wortsinn – der Magen bis zur äußersten Grenze seiner Fassungskraft angefüllt wird, versteht Cassian

203

jene Gier, für die das Essen zum Selbstzweck wird, jenen Genusstrieb, dem man frönt, auch wenn der Körper nichts mehr braucht, jene Raffinessen, die den Gaumen kitzeln, obwohl der Magen längst genug hat. Der Bezug auf den Apostel Paulus ist nicht zu übersehen. Er hat gesagt: „Pflegt das Fleisch nicht so, dass es lüstern wird."

Exzessives Genießen ist nach biblischer Auffassung auch deshalb lasterhaft, weil dabei dem Menschen die Zügel aus der Hand geraten: Er kann sich selbst nicht mehr steuern – die sexuellen Begierden ebenso wenig wie Wut, Zorn, Eifersucht, Neid, Streitsucht, Habgier. Es liegt auch am Alkohol, aber nicht nur am Alkohol, wenn so manches Gelage am Ende in einen wüsten Tumult ausartet. Gieriges Versessensein auf Essen und Trinken ist viel mehr als nur eine kleine liebenswerte Schwäche. Es kann verhängnisvoll werden – nicht nur für die körperliche Gesundheit, sondern auch für die richtige Verfassung von Seele und Körper. Es ist, wie Cassian mit den altchristlichen Asketen sagt, ein „Stammlaster", das andere Laster im Gefolge hat.

Wie aber entsteht solche Gier, dieses süchtige Verlangen, zu schlemmen bis zur Völle-

rei? Wie der Alkoholismus mit exzessivem Trinken zu tun hat, hat die „Gastrimargie" mit exzessivem Genießen der Tafelfreuden zu tun. Nicht von irgendwo, sondern von daher komme die Verfressenheit! Sie komme von der „Heuchelei des Bauches, der fortwährend schreit, er hätte noch nicht genug, immer noch nicht genug, selbst wenn er ganz Ägypten verschlungen und den Nilstrom ausgesoffen hätte".

Der hier so unverblümt, so drastisch spricht, ist Johannes Klimakus, Johannes „von der Leiter", wie man ihn nennt. Geboren um etwa 570, hat der Abt auf dem Sinai ein berühmtes Buch *Himmelsleiter* über die Stufenleiter des geistlichen Lebens geschrieben. Er ist ein Klassiker der Spiritualität, denn in seinem Buch fasst er die Weisheit der frühen Mönchsväter zusammen. Deshalb gilt er als verehrungswürdige Autorität. Sein Fest wird in der Orthodoxen Kirche am vierten Fastensonntag gefeiert, sein Buch über die Stufen des geistlichen Lebens während der Fastenzeit in den Klöstern gelesen. Kli-

Für die Klosterküche gezogen: Lorbeer, Schnittlauch, Rosmarin und Petersilie. Neben Wasser sind Kräuter die wichtigsten Bestandteile der Fastenkur.

204

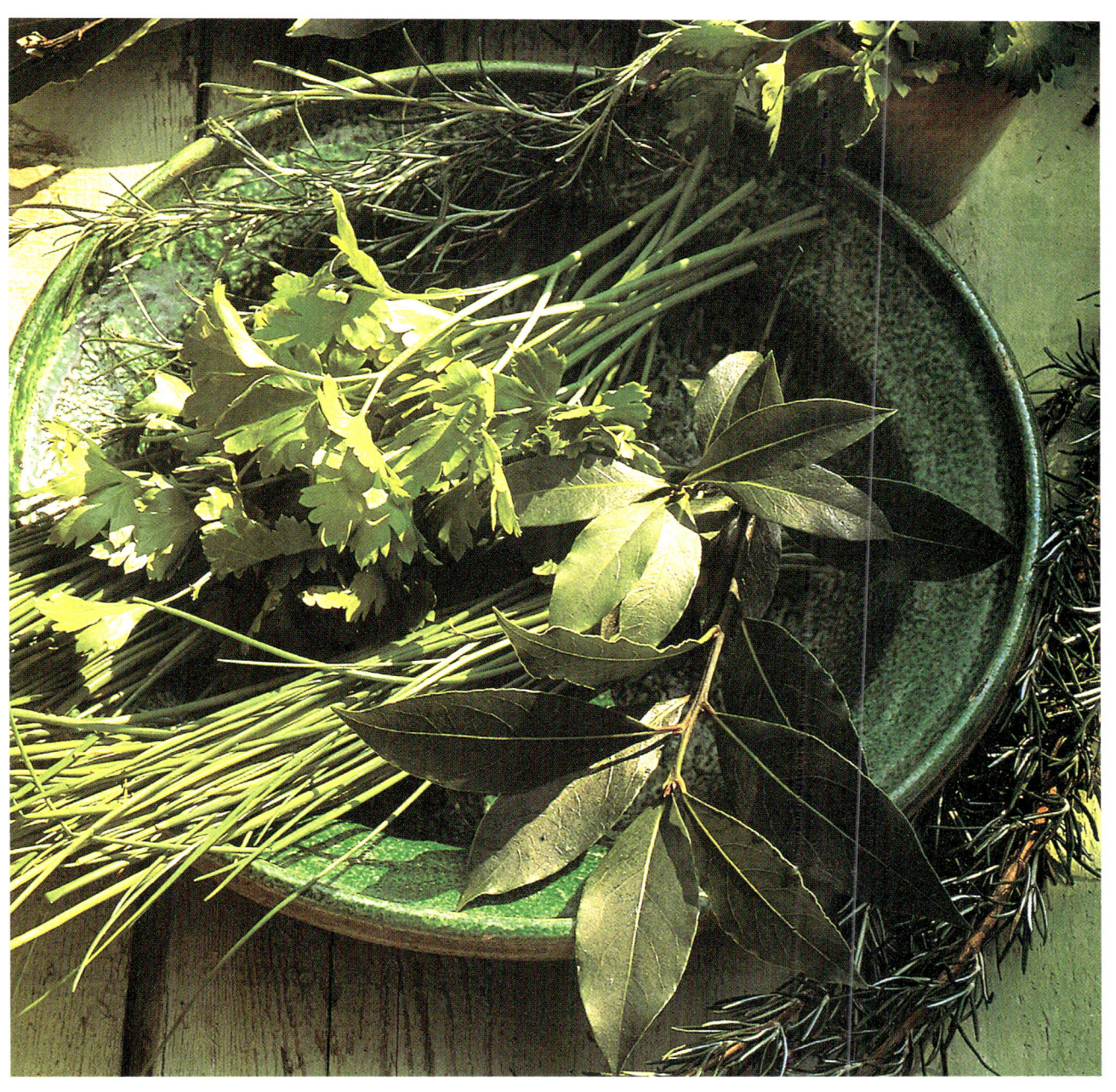

205

makus erläutert, woher die unbeherrschbare, diese versklavende Gier der Fresssucht komme:

„Du grausame Herrin des Menschengeschlechtes! Sage uns, woher bekommst du die Erlaubnis und die Macht, in uns einzugehen?" Sie aber antwortet vor Wut knirschend: „Was schmäht ihr mich? Ihr habt euch mir unterworfen. Die Tür, durch die ich bei euch eingezogen bin, ist die verlockende Süße der Speisen. Die Ursache aber solch unersättlicher Esssucht ist die böse Gewohnheit und eine gewisse Fühllosigkeit des Geistes."

Was man sich aber angewöhnt hat, kann man sich auch wieder abgewöhnen – wie Klimakus es ebenso drastisch verdeutlicht: „Wenn man Schläuche erweicht, erweitern sie sich und fassen mehr als gewöhnlich; werden sie aber vernachlässigt, so trocknen sie aus und fassen weniger. Wer seinen Bauch mit Speisen überfüllt, dehnt seine Eingeweide aus, wer aber mäßig zu leben strebt, verengt sie. Die verengten Eingeweide fassen weniger; und somit macht die Natur uns wie von selbst enthaltsam."

Und mit dem Körper regeneriert auch die Seele. Sie gewinnt ihre Überlegenheit über

die Essgier zurück, hört auf, Spielball unkontrollierbarer Begierden zu sein, ist wieder in der souveränen Position des Steuermanns, der sich der Elementarkräfte sinnvoll bedient und sich nicht von ihnen den Kurs vorschreiben lässt.

Zunächst mag es dem Fastenden scheinen, als vergewaltige er seine eigene Natur, in Wirklichkeit wird aber das harmonische Zusammenspiel der körperlich-seelisch-geistigen Kräfte wieder hergestellt. Klimakus gerät geradezu in Begeisterung, wenn er beschreibt, welch herrliche Erfahrungen der Fastende machen wird:

„Durch das Fasten verliert die Völlerei allen Reiz des Süßen, wodurch sie bisher den Menschen verführte. Das Fasten gibt der Nacht die Ruhe des Schlafes zurück und im Gebet seine Lauterkeit. Das Fasten ist ein Licht der Seele, die Wache des Geistes, die Erleuchtung des blinden Herzens, die Tür zur Einsicht über sich selbst, die Ursache eines erholsamen Schlafes, das Heil des Leibes, der Urheber der ewigen Ruhe, die Nachlassung der Sünden, das Tor zur Seligkeit des Paradieses."

Ein jegliches Fasten? Gilt das für jedes Fasten? Die altchristlichen Asketen waren mit

206

den Abgründen der menschlichen Seele zu vertraut, um nicht ebenso die im Fasten lauernden Versuchungen zu durchschauen. Die größte Gefahr sahen sie darin, dass das Fasten, statt aus dem Ego die Luft abzulassen, im Gegenteil es nur weiter aufbläht.

So einer brüstet sich dann, er „faste“, indem er weder etwas esse noch trinke, so und so viele Tage, und auch die übrige Zeit gönne er sich nur das Allernotwendigste – wie versessen darauf, die Strenge anderer Asketen noch zu übertrumpfen.

Von manchen Mönchen sind Geschichten dieser Art überliefert worden, aber man erzählte einander auch, wie solcher Fasten-Ehrgeiz am Ende zum seelischen Ruin geführt habe.

Eine weitere Gefahr sahen die Mönchsväter auch darin, dass mancher in aller Unschuld des Herzens einfach des Guten zu viel tat, sich strengere Entbehrung auferlegte, als ihm auf die Dauer körperlich und seelisch

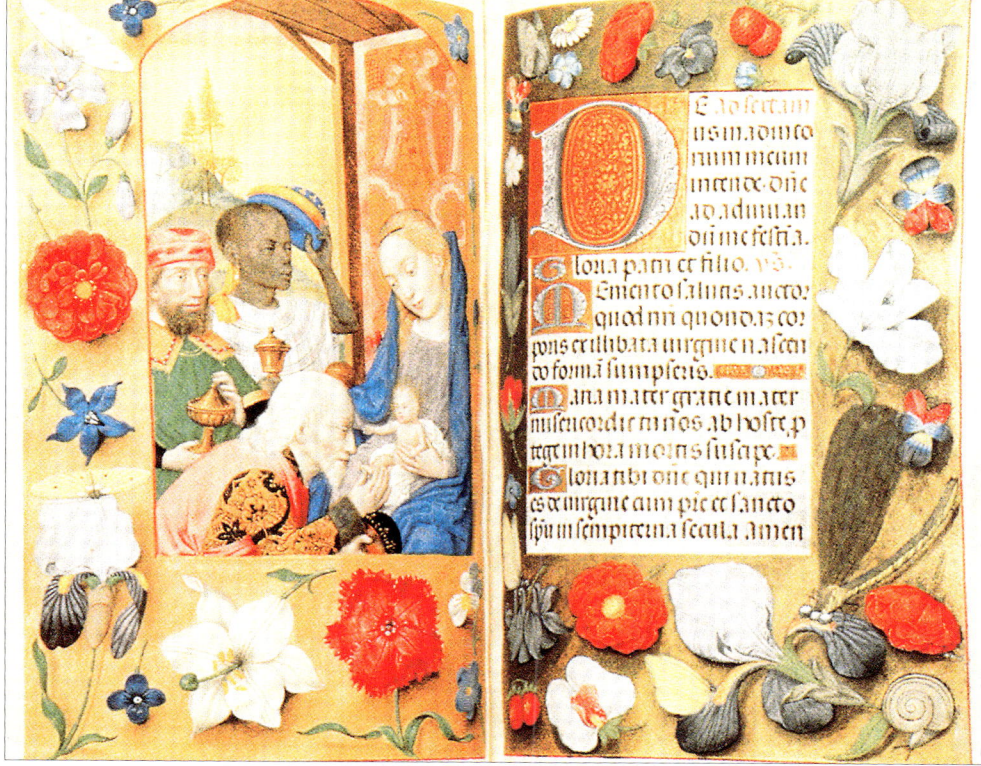

Beliebt zur Illustration von Fastenbrevieren und Horarien (Stundenbüchern) zu allen Zeiten: Pflanzen- und Blütendarstellungen; um 1550.

zuträglich war. Deshalb suchten sie nach dem richtigen Maß, nach dem „königlichen Weg“ der Askese:

Habe man – fastend – wieder gelernt, die Begierden zu zügeln, so sei man von neuem fähig, die leise Stimme im Innern zu vernehmen und sich von ihr führen zu lassen. Die

207

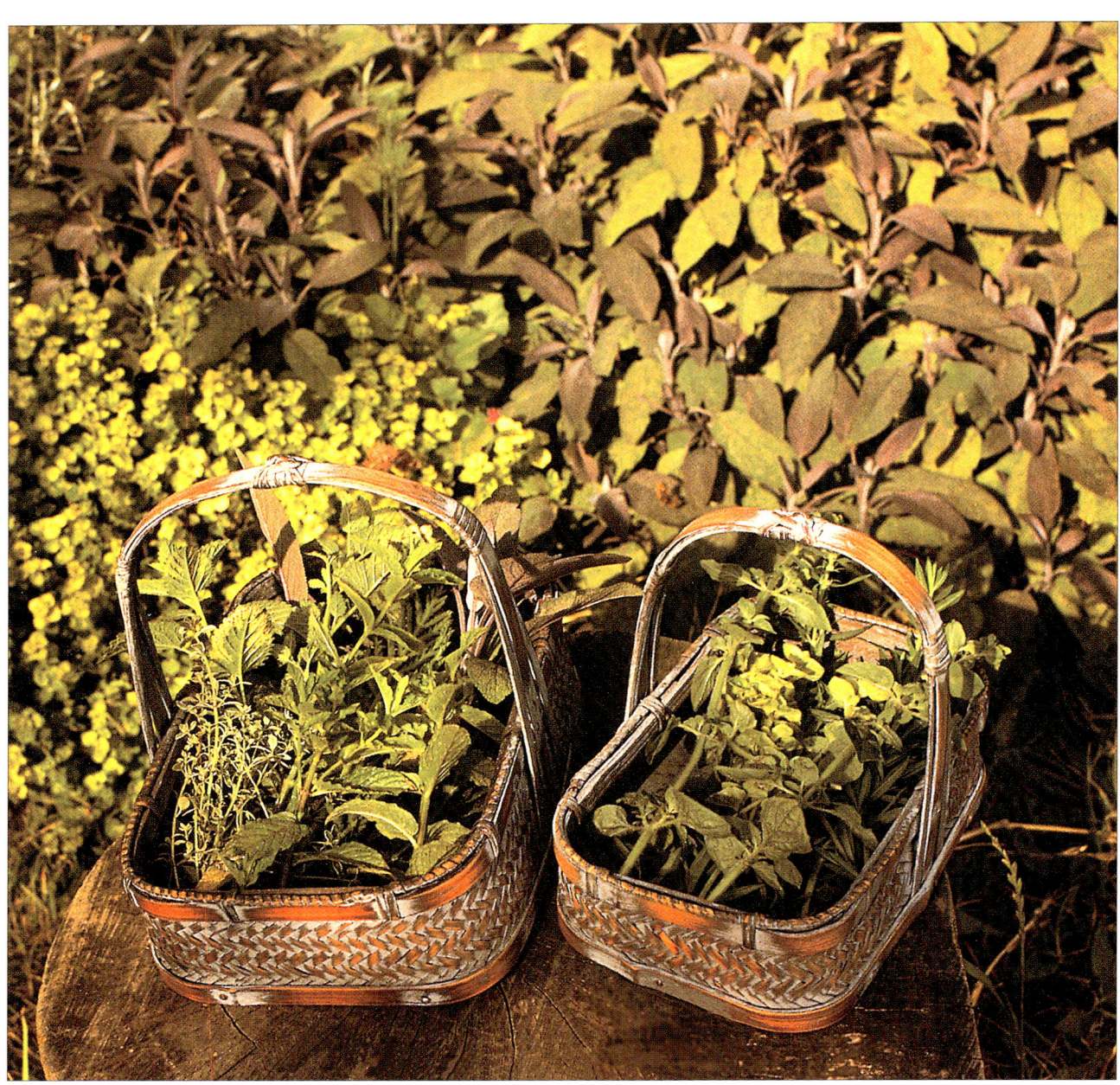

208

Heilige Schrift bietet für beides – das Essen wie das Fasten – ein Beispiel. Johannes der Täufer war ein großer Faster, er aß weder Fleisch, noch trank er Wein. Das gefiel den Leuten nicht, und sie sagten: „Er hat einen Dämon."

Es kam der Menschensohn, Jesus Christus, und tafelte mit Sündern, Dirnen und Zöllnern – Randgruppen der Gesellschaft, wie wir heute sagen würden. Das gefiel den Leuten erst recht nicht, und sie sagten: „Welch ein Fresser und Weinsäufer!"

Die Mönche ermutigen, sich weder an der Seite des Johannes noch an der Seite Jesu durch irgend jemanden irritieren zu lassen. So schreibt zum Beispiel Palladius, der von 388 bis 400 n. Chr. in der Wüste gelebt hat: „Fasten wir in vernünftiger Weise mit Johannes, selbst wenn die Leute sagen sollten: ‚Sie haben einen Dämon!', und trinken wir in Weisheit Wein mit Jesus, wenn es unser Körper nötig hat, auch wenn die Leute sagen: ‚Seht die Fresser und Weinsäufer!' Denn weder Essen noch Enthaltsamkeit sind das Maßgebliche, sondern der Glaube, der sich durch die Liebe in den Werken zeigt."

Für eine Fastenmahlzeit frisch geerntet: Kräuter aus dem Klostergarten.

Grundlos und zur Unzeit und unbedacht Fleisch zu essen und Wein zu trinken, das freilich würde nicht zu dem „Wettkampf" passen, den es zu bestehen gilt. Auch die Mönche erinnern hier an das Pauluswort, dass jeder „Wettkämpfer" enthaltsam

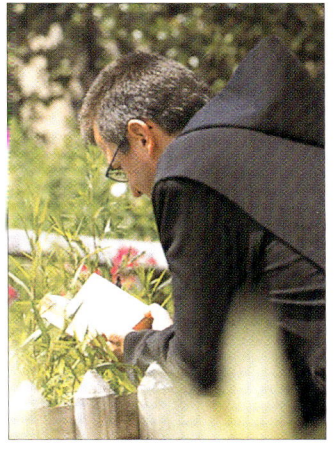

Jeder Mönch soll in der Fastenzeit wenigstens ein Buch lesen – so Benedikt von Nursia.

leben müsse. Und so nennt Palladius die Grundregel, an die man sich halten möge: „Ist der Körper gesund, so enthält man sich all dessen, was ihn mästet; ist er jedoch krank, empfindet er Schmerz, und nimmt er teil an Kummer und Not, so wird man dankbar gegenüber Gott Speise und Trank als Heilmittel gegen all das brauchen, was ihn quält, wird sich aber dessen enthalten, was der Seele schadet, nämlich des Zornes und Neides, des eitlen Wahns und Überdrusses, der üblen Nachrede, des Argwohns und der Falschheit."

209

Was beim Fasten im Organismus geschieht

Es gibt vermutlich niemanden, der die moderne Zauberformel nicht kennt: „Wer sich von Übergewicht befreit und abnimmt, lebt länger." Der statistische Zusammenhang erscheint so eindeutig, dass man sich zu der Annahme gezwungen sehen könnte, hier müssten auch Ursache und Wirkung übereinstimmen: Mit dem Anwachsen des Körperumfangs sinkt gleichzeitig die Lebenserwartung. Die Frage, warum das so ist, wird auf diese Weise allerdings nicht beantwortet. Darüber kann auch die Statistik kaum etwas aussagen. Noch deutlicher ausgedrückt: Wollte man sich allein auf eine in Zahlen zum Ausdruck kommende Wechselbeziehung verlassen, so käme man zu dem absurden Schluss, dass mit fortschreitender Reduzierung des Gewichts in Richtung Nullwert sich die Lebenserwartung dem Faktor Unendlich annähern müsse. Nun ist es aber so, dass es

Menschen mit Übergewicht, Normalgewicht und solche mit Untergewicht gibt. Was unter die eine oder die andere Kategorie fällt, richtet sich nach der Norm medizinischer Erkenntnisse.

Diese Norm aber lässt sich vor allem am Zustand des Darms ablesen. Darmgesundheit und Allgemeinzustand, so hat zum Beispiel schon Hildegard von Bingen erkannt, bedingen einander. Umgekehrt zieht ein kranker Darm den ganzen Organismus in Mitleidenschaft, wie die heutige Medizin bestätigt, denn in der Kurzfassung lautet eine medizinische Spruchweisheit: „Der Tod sitzt im Darm."

Deshalb hat eine Reihe von Ärzten sich der Sanierung des kranken Darms zugewandt. Mit besonderem Scharfsinn hat das in Anlehnung an die Klostermedizin der österreichische Arzt Dr. Franz Xaver Mayr getan, der dabei zu dem Schluss kam, Schädigungen des Darms seien „das verbreitetste, unbekannteste und folgenschwerste aller Übel". Denn nachweisbar seien es die Gifte im Darm, „die den Menschen krank, vorzeitig alt und hässlich machen".

Wird der Organismus aber vom Darm aus vergiftet, dann kann man ihn durch Umkehrung des Vorgangs auch wieder entgiften. Voraussetzung dafür ist, dass man die „Giftküche Darm" sauber bekommt.

Die wirkungsvollste Hilfe zur Entgiftung leistet ein altes Heilverfahren: das Fasten. Es war Bestandteil kultischer Bräuche, und jede große Religion weist darauf hin, dass Fasten Körper und Seele reinigt, den Geist empfänglicher macht für spirituelles Erleben.

Mikrokosmos Darm

❏ Benediktinerpater Kilian Saum, der dem Fasten nach der Klosterheilkunde mit Kompetenz und publizistischem Engagement zu neuer Popularität verholfen hat, bezeichnet den Darm zu Recht als „Mikrokosmos ganz besonderer Art" und das Nervensystem des Darms als „Darmhirn".

❏ Im Darm leben rund 500 verschiedene Arten von Bakterien, und die meisten von ihnen verrichten nützliche Aufgaben, helfen bei der Verdauung oder halten andere, schädliche Bakterien in Schach.

❏ Wie kompliziert das Wechselspiel mit den bakteriellen Bewohnern ist, sieht man bei Säuglingen, bei denen sich die Darmflora erst mühsam und nicht selten unter Schmerzen aufbauen muss.

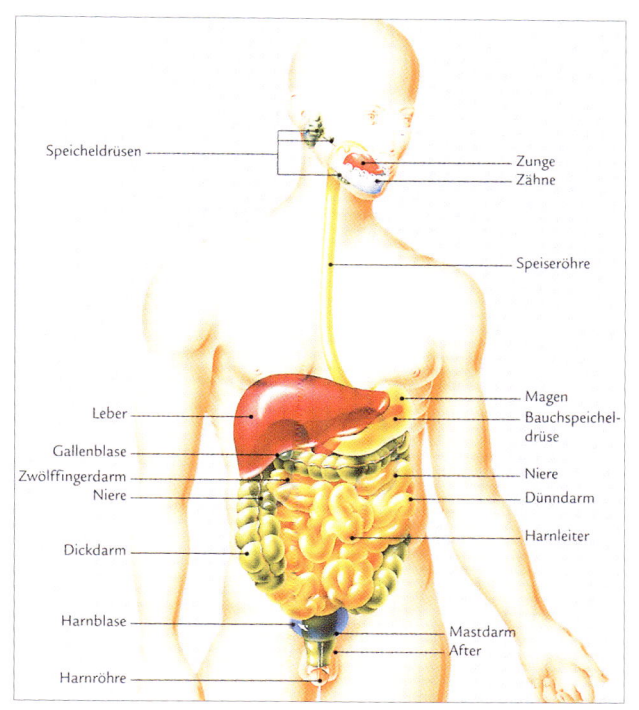

Die Verdauungsorgane des Menschen. Da der Darm rund 500 verschiedene Mikroben beheimatet, ist er ein Mikrokosmos ganz besonderer Art.

❏ Der Dünndarm ist im Magen-Darmtrakt der wichtigste Teil des Verdauungskanals, weil hier ein „Cocktail" aus Bauchspeichel-Enzymen und Gallenflüssigkeit mithilfe der Darmflora sein Werk verrichtet und im Dünndarm die eigentliche Funktion der Ernährung beginnt: die Aufnahme der Nährstoffe ins Blut.

211

❏ In der Klosterheilkunde wird das Nervensystem des Darms deshalb als „Darmhirn" bezeichnet, weil es neben dem sympathischen und parasympathischen System das dritte autonome Nervensystem des Organismus ist, das unabhängig vom Bewusstsein gesteuert wird. Entwicklungsgeschichtlich ist der Darm mit seiner hohen Dichte an Nervenzellen, der seine Aktivitäten – vorwiegend Muskelbewegungen, Hormonausschüttungen und Notreaktionen – selbst regelt, sogar älter als das Gehirn.

Schon im Mittelalter haben die Klosterärzte beobachtet, dass Fasten einen starken Einfluss auf die seelische Verfassung ausübt. Man darf diese Form der freiwilligen Nahrungsenthaltung aber keinesfalls mit Hungern verwechseln. Hungern ist eine meist unfreiwillige Unterversorgung mit Nährstoffen, die zu schweren körperlichen Schäden führen kann. Fasten dagegen ist eine Ausscheidungs- und Reinigungskur, bei der es zu einem gründlichen Abtransport der Schlacken aus dem Organismus kommt. Deshalb hat dieses Heilverfahren eine günstige Auswirkung bei fast allen Erkrankungen und

wird deshalb auch als „Operation ohne Messer" bezeichnet. Was die Lebenserwartung betrifft: Mönche, die sich regelmäßig ein strenges Fasten auferlegen, erreichen sehr oft das sprichwörtliche „biblische Alter".

Die Charakterisierung des Fastens als „Operation ohne Messer" weist aber auch darauf hin, dass es sich dabei um einen einschneidenden Eingriff in die Stoffwechselvorgänge unseres Organismus handelt. Deshalb sollten Fastenkuren auch immer von fachkompetenter Seite überwacht werden.

Ein Heilfasten darf auch nicht mit irgendwelchen Diäten verwechselt werden, wie sie alljährlich im Frühjahr in der Boulevardpresse wie Pilze aus dem Boden schießen. Bei diesen „Diäten" geht es immer nur um möglichst rasche Gewichtsabnahme. Die dabei angewandten Ratschläge und Maßnahmen zur Ernährung sind aber oft sogar gesundheitsschädlich.

Das Heilfasten dagegen zielt nicht in erster Linie auf den Gewichtsverlust und darf nicht nur als Abmagerungskur verstanden werden. Auch magere Menschen können davon profitieren. Sie nehmen dabei wenig oder gar

Mit der Kraft der Kräuter unterstützen Sie das Heilfasten.

212

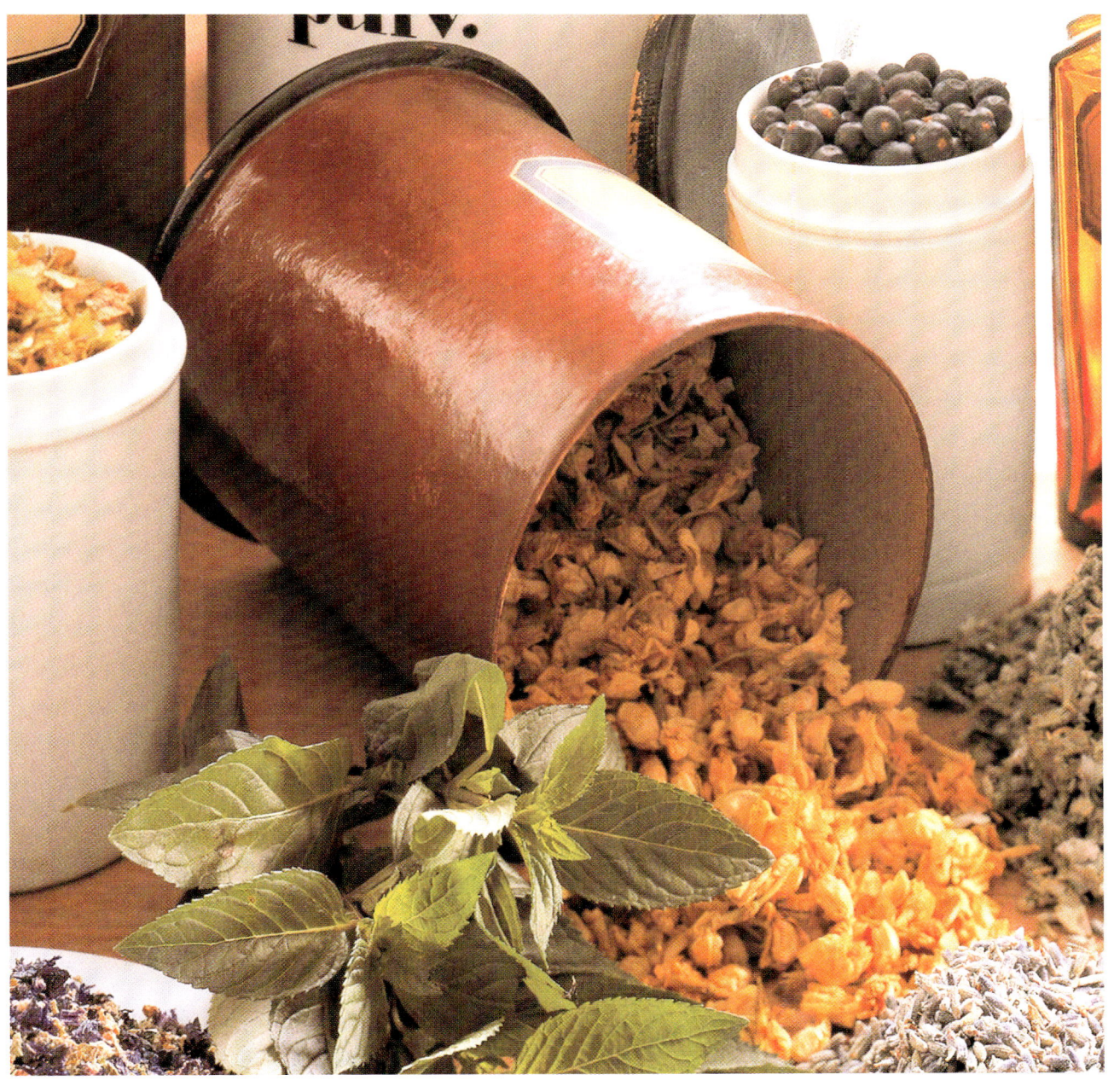

213

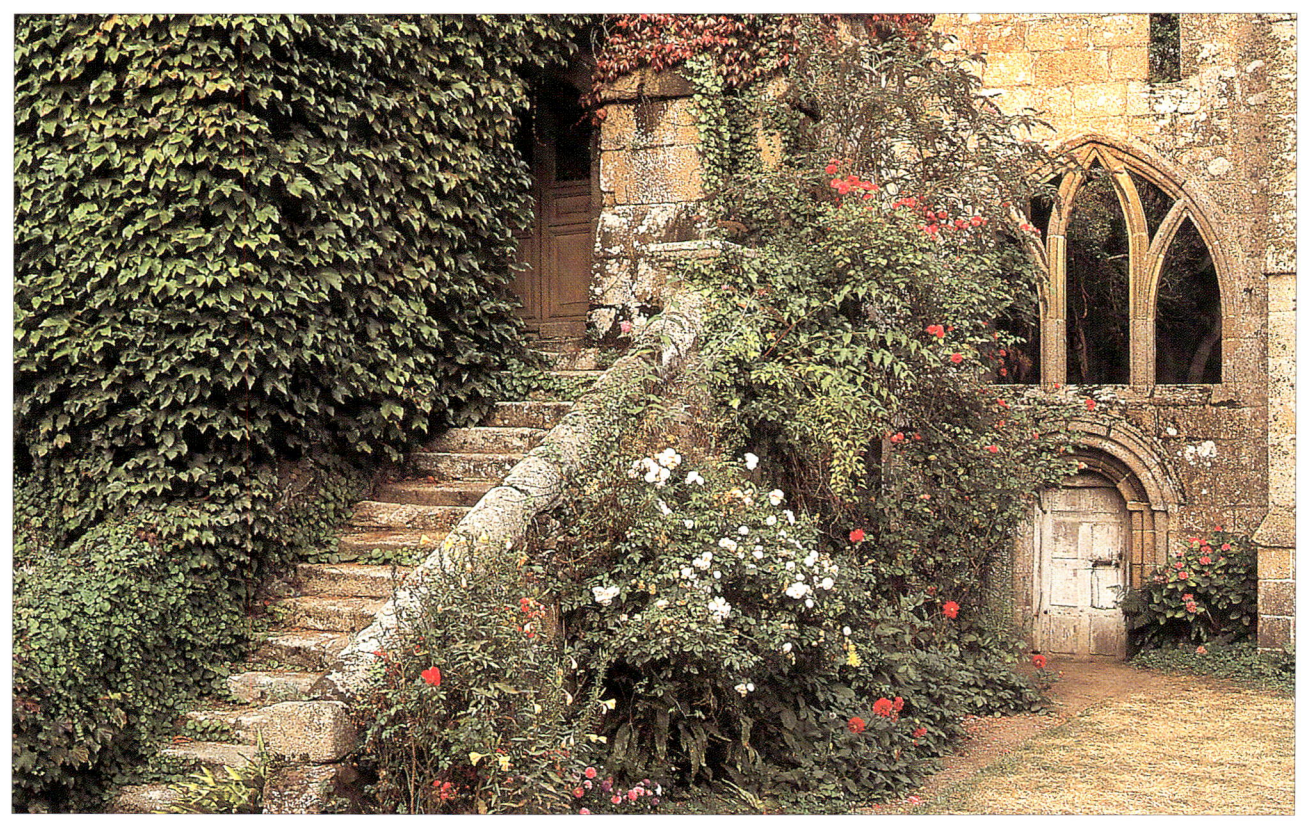

Während der Fastenkur in der Idylle eines Klostergartens zur eigenen Mitte finden. Oben und gegenüber: Klostergarten von Kloster Bronnbach bei Wertheim.

nicht ab, während Übergewichtige oft beträchtlich an Gewicht verlieren. Die Forderung der Fastenärzte, die sich an der Klostermedizin orientieren, zielt auch darauf ab, dass sich alle Menschen, unabhängig von Gewichtsproblemen, regelmäßig solch einer Entschlackung unterziehen. Zum Heilfasten haben die Klosterärzte durch Naturbeobachtung gefunden. Ein Beispiel soll dies veranschaulichen: Ein krankes Tier erlegt sich Schonung auf, indem es in seinem Wundbett ruht und keine oder nur ganz bestimmte Nahrung in kleinsten Mengen zu sich nimmt. Auch der instinktiv reagierende Mensch ver-

214

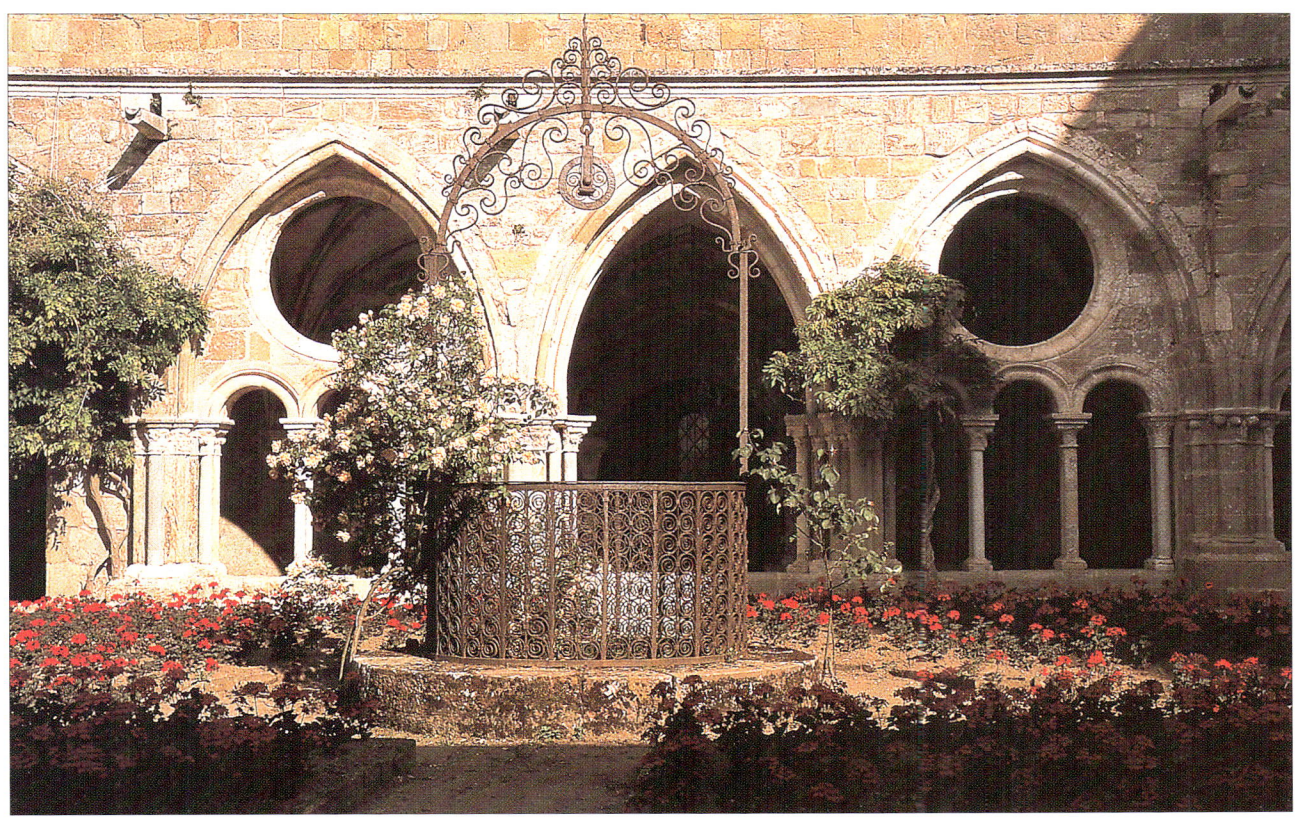

weigert im Vorstadium oder während einer Erkrankung die Aufnahme von Nahrungsmitteln oder nimmt nur einen geringfügigen Anteil ausgewählter Kost zu sich. Er belastet sich dadurch nicht weiter und setzt alle Kräfte zur Krankheitsbekämpfung frei. Diese Schonung gibt dem Körper die Möglichkeit zur Erholung. Sie führt zur Säuberung des Darms und zur Entgiftung des Or-

ganismus, bewirkt schließlich sogar eine bedeutende Steigerung der Abwehrkräfte gegen Krankheiten: Es kommt zu einer Mobilisierung der Selbstheilungskräfte. Heute können Ärzte messtechnisch eine gesteigerte Fähigkeit zur Abtötung von Krankheitserregern im Blutserum feststellen, außerdem eine gute Wundheilung und Blutgerinnung. Heilfasten beugt Krankheiten vor und lässt

215

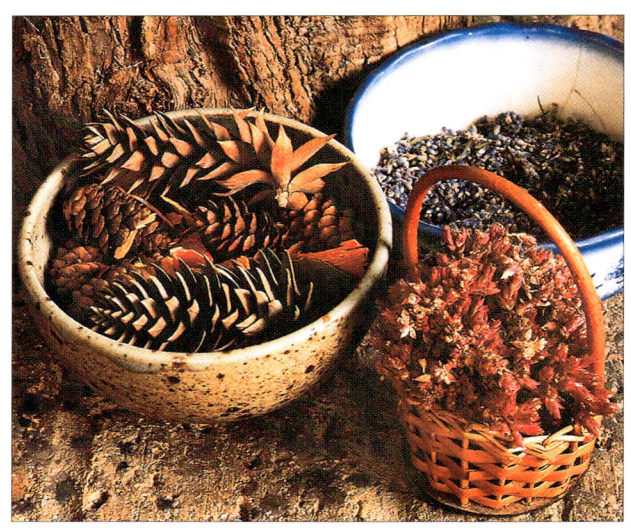

Aus den Kräutern in ihren Gärten gewinnen die Klostergärtner ätherische Öle für die Aromatherapie, mit der eine Fastenkur begleitet werden kann. Da Duftmischungen von spezifischen Kräutergerüchen abhängen, müssen die Kräuter vollkommen durchgetrocknet werden, um ihre ätherischen Öle zu entfalten.

Krankheiten schneller überwinden. Auch bei der Vorbereitung auf Operationen hat es sich bewährt.

Die Fastendauer beträgt im Allgemeinen zwei bis drei Wochen, eine weitere Woche dient der Wiedergewöhnung des Organismus an die Nahrung und die damit verbundenen Stoffwechselprozesse. Die bei uns bekanntesten Fastenkuren, die auf dem Erfahrungsschatz der Klostermedizin beruhen, sind die Mayr-Kur, die Buchinger-Kur, die Schroth-Kur und die Waerland-Kur. Gemeinsam ist diesen Kuren die Schonung des Organismus, der Abbau von Fettreserven und die Ausscheidung von Stoffwechselschlacken und Giftstoffen. Die Unterschiede liegen in den Hilfen, die man dem Verdauungstrakt und dem Körper während der Fastenzeit gibt. Wie aber erkrankt der Darm?

Durch zu vieles und zu häufiges Essen, auch dadurch, dass wir das Falsche zur falschen Zeit zu uns nehmen, sowie durch Zufuhr schädlicher Substanzen erkrankt der Darm. Vor einer zu großen Nahrungsmenge (Kalorien) wird heute zu Recht ständig gewarnt; die Veränderung der Nahrung durch chemische Zusätze und ihre Denaturierung, Nikotin, Alkohol- und Medikamentenmissbrauch sind ebenfalls erhebliche Risikofaktoren.

Es wird aber überhaupt noch nicht oder zu wenig beachtet, dass das in der Hektik des Alltags heute übliche hastige Verschlingen der Nahrung ohne gründliches Kauen eine mangelnde Einspeichelung und damit ein schlechtes Aufschließen der Nährstoffe zur Folge hat. Daraus aber resultiert der Beginn der Darmschädigung. Gleichermaßen kaum

216

bekannt ist, dass unser Verdauungsapparat verschiedene, sonst hochwertige Lebensmittel zu bestimmten Tageszeiten nicht oder nur unzureichend verarbeiten kann. Deshalb sollte man auf eine fettreiche, schwere Kost am Abend grundsätzlich verzichten.

Aus all diesen Gründen kommt es im Darm zu Fäulnis- und Gärungsprozessen. Es entstehen Gase und Zersetzungsgifte. Die normale Bakterienflora wird gestört, Schmarotzer überwiegen. Die Schleimhaut des Darms, sonst eine nur schwer überwindliche Barriere gegen alle Gifte, wird entzündet und durchlässig. Besonders der rund sieben Meter lange Dünndarm hat wesentliche Aufgaben der Ernährung und Entschlackung zu erfüllen. Seine Schädigung ist noch folgenschwerer als die des Dickdarms allein.

Mithilfe des Blutes und der anderen Körpersäfte werden die Organe unseres Körpers über den Verdauungsapparat ernährt und entgiftet. Das macht die Bedeutung seiner Aufgaben deutlich: nicht nur ohne Ernährung, sondern vor allem auch ohne Entgiftung wäre kein Leben möglich. Die Zellen würden in ihrem eigenen „Abwasser" zugrunde gehen. Schon bei nur ungenügendem Abtransport kommt es zu einer Schädigung des Gewebes. Sind aber wichtige Entgiftungsorgane wie der Darm nicht mehr voll funktionsfähig, dann muss das zu allgemeinen gesundheitlichen Schädigungen führen. Und nicht nur das: Der Darm, der sonst als „Kläranlage" des Organismus arbeitet, wird jetzt zur Giftquelle. Die angesammelten Schlacken und Gifte werden infolge der „Darmträgheit" nicht mehr restlos mit dem Stuhl ausgeschieden. Der Rückstau des Stoffwechselmülls macht den Darm zur Giftküche und führt über die durchlässig gewordene Darmschranke zur Selbstvergiftung unseres Organismus.

Dünndarmschäden sind heimtückisch, weil sie kaum lokale Symptome verursachen. Erst im fortgeschrittenen Stadium führen sie zu bekanntlich wenig beachteten Anzeichen wie Völlegefühl, Druckgefühlen, zu aufgetriebenen oder hängenden Bäuchen. Die im Darm gebildeten und ausgestreuten Schadstoffe werden im Körper mit Wasser und Fett gebunden und auf diese Weise dem Stoffwechsel entzogen. Das Bindegewebe quillt auf und wird mit Fett ausgepolstert.

Es klingt zunächst grotesk, ist kaum bekannt, aber dennoch wahr: Dicke sind „unterernährt". Es fehlt ihnen an wichtigen Nähr-

217

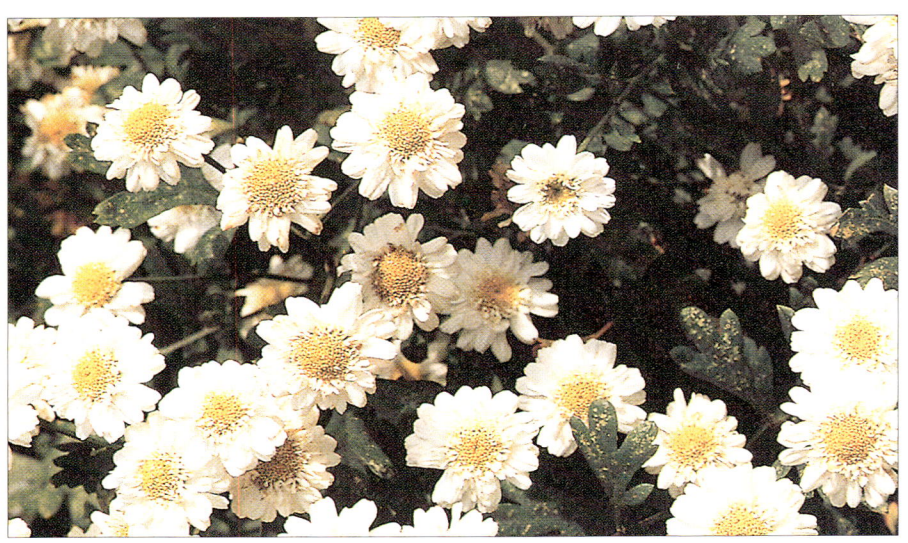

Mutterkraut. Zu Heilkuren und Fastenzwecken sammeln die Mönche die Blütenkörbe ab Juni bis August.

stoffkatalysatoren. Diese können von der gestörten Bakterienflora nicht mehr gebildet werden, oder sie werden von denen an ihre Stelle getretenen Parasiten verbraucht. Nicht eine gestörte Drüsenfunktion ist also meistens die Ursache der Fettpolster, sondern der überforderte, kranke Verdauungstrakt. Erst in der letzten Phase führen Darmschädigungen auch zu schweren Erkrankungen im Bereich des Verdauungstraktes selbst. Magen- und Darmgeschwüre können ebenso auftreten wie gefährliche Dünn- und Dick-

darmerkrankungen mit Bauchschmerzen, Durchfällen oder Verstopfungen. Auch die Leber, Galle und Bauchspeicheldrüse werden erheblich beeinträchtigt.

In diesen Fällen muss dann meistens der Chirurg eingreifen, oder es kommt überhaupt jede Hilfe zu spät: Der Nährboden für das Entstehen einer Krebsgeschwulst hat schon zu lange bestanden. Doch das Vorstadium der Erkrankung wurde nicht beachtet.

„Darmschäden sind heimtückische Prozesse", so bestätigen heutige Ärzte die Erkenntnisse, die die Klosterärzte schon lange vor ihnen gewonnen hatten. „Der Betroffene spürt dabei nämlich – abgesehen von schweren Stadien – wenig oder gar nichts. Durch die Regelmäßigkeit der Entleerungen getäuscht, suchen heute ungezählte Millionen Menschen vergeblich überall im Körper, aber nur nicht im Darm die Ursache ihrer Leiden." Das hängt auch damit zusammen, dass gerade die durch Darmerkrankungen ausge-

218

lösten Fernsymptome noch weniger als die lokalen Anzeichen auf den Darm als Ursache hinweisen. Kaum jemand denkt bei folgenden Symptomen an den Darm:

❏ schlechtes Àllgemeinbefinden,

❏ Missmut,

❏ Gereiztheit,

❏ Arbeitsunlust,

❏ Erregbarkeit,

❏ Nervosität,

❏ übler Körper- und Mundgeruch,

❏ Kopfdruck und Kopfschmerzen,

❏ Organbeschwerden in allen Bereichen, besonders morgens in den Nieren,

❏ Zahnfleischbluten und Zahnfleisch-schwund,

❏ Gelenkleiden,

❏ Nervenerkrankungen,

❏ kalte Hände und Füße,

❏ starkes Schwitzen,

❏ Schlafstörungen,

❏ Depressionen.

Doch alle diese Krankheitszeichen können durch Darmsanierung und Fasten nach der Klosterheilkunde zum Abklingen gebracht werden. Vor allem konnte aus solchen Heilerfolgen geschlossen werden, dass Gifte nicht nur den Körper, sondern in weitaus größe-

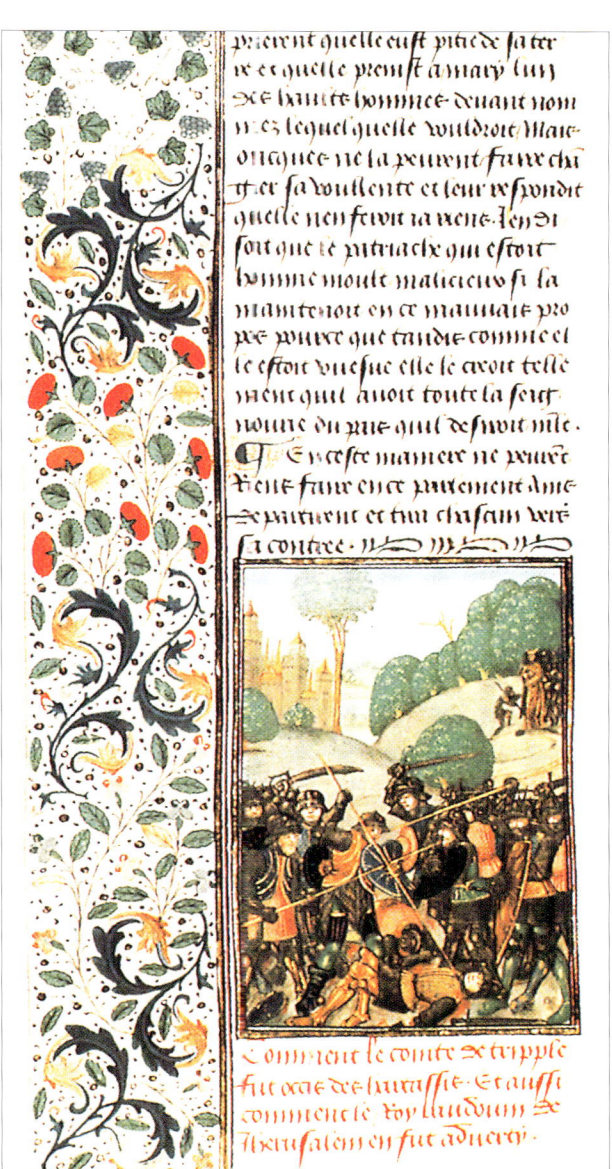

Aufwändige Pflanzenbordüre in einem mittelalterlichen Fastenbrevier zur Zeit der Kreuzzüge.

219

rem Ausmaß auch Geist und Seele in Mitleidenschaft ziehen. Über den Zusammenhang von Giften und Depression wird ja auch in der wissenschaftlichen Literatur mehr und mehr berichtet.

Ein weiterer Vorzug des Fastens nach der Klosterheilkunde: Es führt nicht nur zur Gesundung, es ist durch die Entschlackung der Haut auch die beste Kosmetik von innen. Die Zusammenhänge zwischen Schönheit und Verdauung werden heute mehr und mehr beachtet und in so genannten Beautyfarmen genutzt. Die Entgiftungsprozesse sind so wirkungsvoll, dass zum Teil sogar Hautschäden verschwinden.

Aufschlussreich ist zum Beispiel der Fall einer Kosmetikerin, die jahrelang vergeblich gegen ihre Akne ankämpfte. Trotz Verwendung von diversen Cremes und Puder unterschiedlichster Herkunft und dem beharrlichen Auftragen von Hautmasken bildete sich der Ausschlag nicht zurück. Doch Fasten half ihr: Nach vier Wochen Heilfasten in einem Benediktinerkloster erzielte sie einen durchschlagenden Erfolg.

Im Verlauf einer solchen Fastenkur treten individuell unterschiedliche Reaktionen auf. Meistens sind nur die ersten Tage von Hungergefühl und Müdigkeit begleitet. Doch dann gewöhnen sich fast alle an das Fasten und wirken erstaunlich frisch. Man muss bedenken, dass die/der Fastende nicht etwa schon am ersten Tag von der eigenen Substanz lebt. Im Darm sind noch genügend Nährstoffe zurückgeblieben, die jetzt verwertet werden.

Während der Fastenkuren kann es auch zu so genannten Kurkrisen kommen. Diese zeigen sich durch Kopfschmerzen, Appetitlosigkeit, Übelkeit, Schlaflosigkeit, Schwindelgefühl, Benommenheit, bleierne Müdigkeit, schlechte Laune, Gereiztheit, Niedergeschlagenheit und ein allgemeines Schwächegefühl. Solche Krisen währen jedoch nicht lange, manchmal wenige Stunden, gelegentlich ein bis zwei Tage.

Um auch diese Risiken zu minimieren und um die Gifte rasch zur Ausscheidung zu bringen, empfiehlt sich das Trinken großer Mengen Flüssigkeit, Bürsten, Wechselduschen, Bewegung an frischer Luft. Je mehr durch solche Maßnahmen der Körper unterstützt wird, umso schneller stellt sich auch wieder Wohlbefinden ein.

Die Fastenärzte sind sich darin einig, dass Fasten nach der Klosterheilkunde ein Entgiftungs-Heilverfahren erster Ordnung ist. Der Kurverlauf und die Erfolge geben ihnen Recht, wenn auch noch wenige wissenschaftliche Feststellungen und Messungen über die dabei ablaufenden Stoffwechselprozesse vorliegen. Der Fastenspezialist Dr. Otto Buchinger bemerkte dazu zusammenfassend: „Man begnügt sich eben mit dem großen und überzeugenden Erfahrungsschatz der Klosterärzte. Bedarf dieser, vom Standpunkt des Fastentherapeuten und des Fastenden, überhaupt noch einer wissenschaftlich-exakten Untermauerung?"

Spirituell motiviertes Fasten

Viel essen und reden sind häufig genutzte Mittel, ungelöste Fragen und Probleme zu verdrängen, zu vergessen und tief im Innersten sitzende Unzufriedenheit zu überdecken. Hier liegt nach der Klosterheilkunde die Chance des Fastens, wenn es mit Zeiten der Stille und mit meditativen Übungen verbunden wird. Fastend werden die vielen Ersatz-

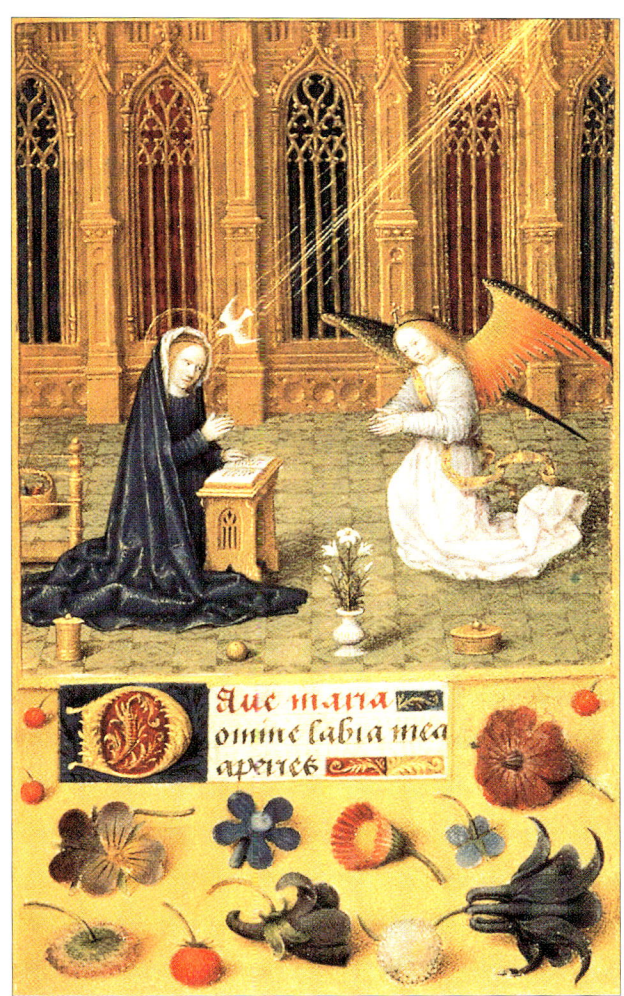

In der Illustration dieses Fastenbreviers um 1480 dienen Erdbeeren und wilde Stiefmütterchen als schmückende Motive.

befriedigungen aus der Hand gelegt, die uns oft genug betäuben und blind machen. „Das

221

Fasten deckt mir auf, wer ich bin", sagt zum Beispiel Benediktinerpater Anselm Grün, und seine Erkenntnis deckt sich mit der Erfahrung Mahatma Gandhis.

Anlässlich eines Fastens, das er im November 1925 als stellvertretende Buße für ein Vergehen im Ashram Sabarmati auf sich nahm, bekannte Gandhi, dass das Fasten ein Teil seines Wesens sei. Er könne auf diesen Teil seines Wesens ebenso wenig verzichten wie auf seine Augen. Was die Augen für die äußere Welt seien, das sei das Fasten für die Erforschung der inneren Welt.

Spirituell motiviertes Fasten heißt, uns und unseren Weg besser zu erkennen, und das bedeutet auch, uns als begrenzt abhängig und zugleich als frei zu erfahren. Dieser scheinbare Widerspruch bedarf einer kurzen Erläuterung: Im Fasten leben wir sozusagen aus unserem „Depot", existieren also buchstäblich aus uns heraus. Neben der allgemein gemütsaufhellenden Wirkung des Fastens liegt in dieser Erfahrung der Grund für das Gefühl der Freiheit und einer gewissen Überlegenheit.

Andererseits und nicht weniger existenziell schärfen wir während des Fastens unsere Sinne dafür, dass wir von anderen Menschen, von Wasser und Luft, von Pflanze und Tier abhängig sind und dass wir auf Dauer gar nicht ausschließlich aus uns selbst leben können und dies im Grunde auch nicht wollen. Diese Erfahrung kann uns dankbar machen.

„Die Zeugnisse aller Zeiten und aller Kulturen bestätigen, dass das Fasten seelische Kräfte, außernatürliche ‚magische' Kräfte und Zustände auslöst, die den Kontakt mit der Überwelt begünstigen." Dieser Satz in Régameys Buch *Wiederentdeckung des Fastens* (siehe Serviceteil Seite 315) macht auf den ersten Blick stutzig.

Warum setzt der Autor das Wort *magisch* in Anführungszeichen? Aus dem Zusammenhang wird jedoch schnell deutlich: Régamey weist hier auf eine Gefahr hin, nämlich die Gefahr der Überheblichkeit – die Gefahr, das Fasten zu einer magischen Zauberformel zu machen, um sich Gottes zu bemächtigen und seiner auf eine dingliche Weise habhaft zu werden. Muss das so sein? Gibt es neben der schwarzen nicht auch die weiße Magie, helle und vielleicht vergessene Kräfte

Gemüse und Kräuter fehlen in keinem Klostergarten und stärken auch Besucher von Fastenseminaren, die heute viele Klöster anbieten.

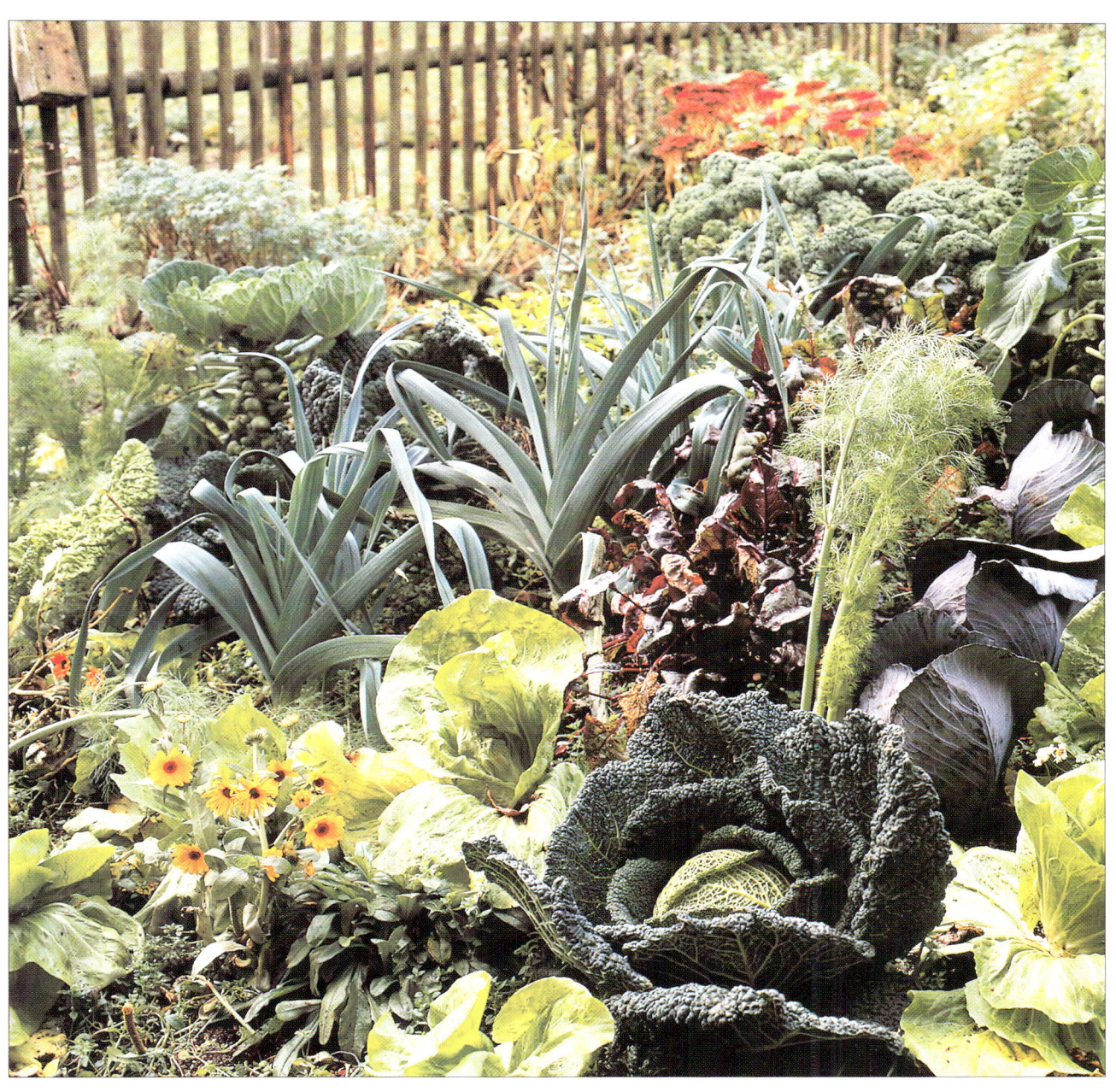

223

bei Menschen, die vor allem durch das Fasten aktiviert werden? Die Frage kann unter bestimmten Voraussetzungen bejaht werden, und das soll im Folgenden auch kurz erläutert werden.

Die mit dem Fastenvorgang physiologisch mitbegründete Wende nach innen, das *Zu-sich-Kommen* und *Bei-sich-Sein* sowie die eigenartige Verfassung in den Stunden der Nacht, die fastende Menschen besinnlich wachend wie Mönche oder schlafend in tiefen wegweisenden Träumen verbringen, vermögen die Offenheit für die Transzendenz zu aktivieren und lassen sie hören und sehen, was Menschen sonst *überhören* und *übersehen*. Angelus Silesius hat dies so ausgedrückt:

Wer seine Sinne hat
ins Innere gebracht,
der hört, was man nicht red't,
und siehet in der Nacht.

Einige Zeugnisse der Bibel und der mönchischen Tradition belegen diese durch das Fasten begünstigte *Hellhörigkeit* und *Hell-sichtigkeit*. Der Prophet Daniel erhält nach einem dreiwöchigen Fasten eine Offenbarung, und zwar ausdrücklich als Antwort auf das Fasten, das er stellvertretend für andere auf sich genommen hat (Daniel 10). Von Moses und Elias, den beiden hervorragenden Vertretern des Gesetzes und der Prophetie, ist bekannt, dass ihnen auf ein 14-tägiges Fasten hin auf dem Berg Horeb eine überwältigende Gotteserfahrung zuteil wurde (Deuteronomium 9 beziehungsweise 1 Könige 19).

Die Wüstenväter (siehe Seite 184 ff.), die schon früh erkannt hatten, dass das Vielessen die „scharfe Sicht des Herzens" (Cassian) abstumpft, wurden nicht müde, im Interesse einer größeren Klarsicht und Einsicht das Fasten zu propagieren. Laut Philoxenes (5. Jahrhundert) beginnt der vom „Schleier der Herzverfettung" befreite Mensch zu erkennen, „dass noch etwas anderes existiert als das, was er sieht und greift".

Auch die heutigen Mönche lehren uns, dass es in der Tat noch etwas anderes als das gibt, was wir mit den Augen sehen und mit den Händen fassen können. Anhand einiger Stichworte soll verdeutlicht werden, wie Fasten uns hilft, neben oder besser in der Welt des Sicht- und Greifbaren jene Wirklichkeit zu erfahren, die wir als *Gott, höhere Macht* oder *inneres Licht* bezeichnen.

224

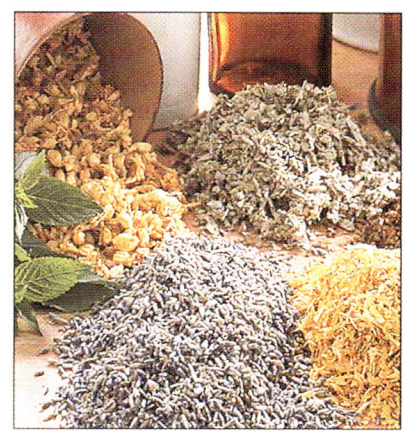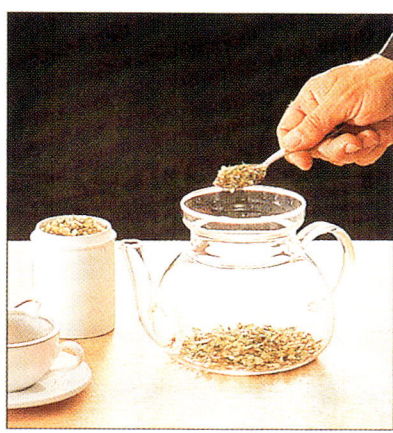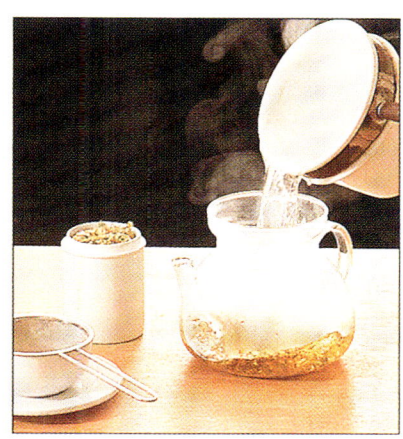

*Heilkräutertee für die Fastenkur zubereiten.
Links: Je nach Rezept verwendet man Blüten,
Blätter, Kraut oder die Wurzel der Heilpflanze.
Mitte: Falls nicht anders angegeben, liegt die Do-
sierungsempfehlung für einen Erwachsenen im
Durchschnitt bei ein bis zwei Teelöffeln pro Tasse.
Rechts: Den Tee mit kochendem Wasser über-
gießen. Je nach Rezept zugedeckt ziehen lassen
und im Anschluss abseihen.*

Die wichtigsten Fastenregeln
nach der Klosterheilkunde

❏ *Sanfter Einstieg*: Vor dem eigentlichen
Fasten den Körper drei bis vier Tage mit
Schonkost entlasten, um so den Orga-
nismus auf die Fastenkur vorzubereiten.

❏ *Keine feste Nahrung*: Sechs Tage lang nur
Kräutertees (Zubereitung siehe oben), Ge-
müsebrühe und Getreidecremes zu sich
nehmen. Dazu viel Wasser trinken.

❏ *Loslassen vom Alltag*: Alle Verpflichtun-
gen möglichst vor dem Fasten abschlie-
ßen und sich vor Reizüberflutung ab-
schirmen: kein Handy, kein Radio, kein
Fernsehen und keine laute Musik. Auf
Genussmittel wie Alkohol und Nikotin, die
der Gesundheit nur schaden, verzichten.

❏ *In sich hineinhören*: Bewusst auf Körper
und Seele achten und das tun, was sie
verlangen.

❏ *Ausscheidungen fördern*: Mithilfe von Heilkräutertee und Wasser Darm entleeren,
Leber und Lunge stärken, Nieren spülen
und viel schwitzen.

❏ *Viel Bewegung*: Spazieren gehen, gezielte
Gymnastikübungen machen oder schwimmen, um Kreislauf und Stoffwechsel anzuregen.

225

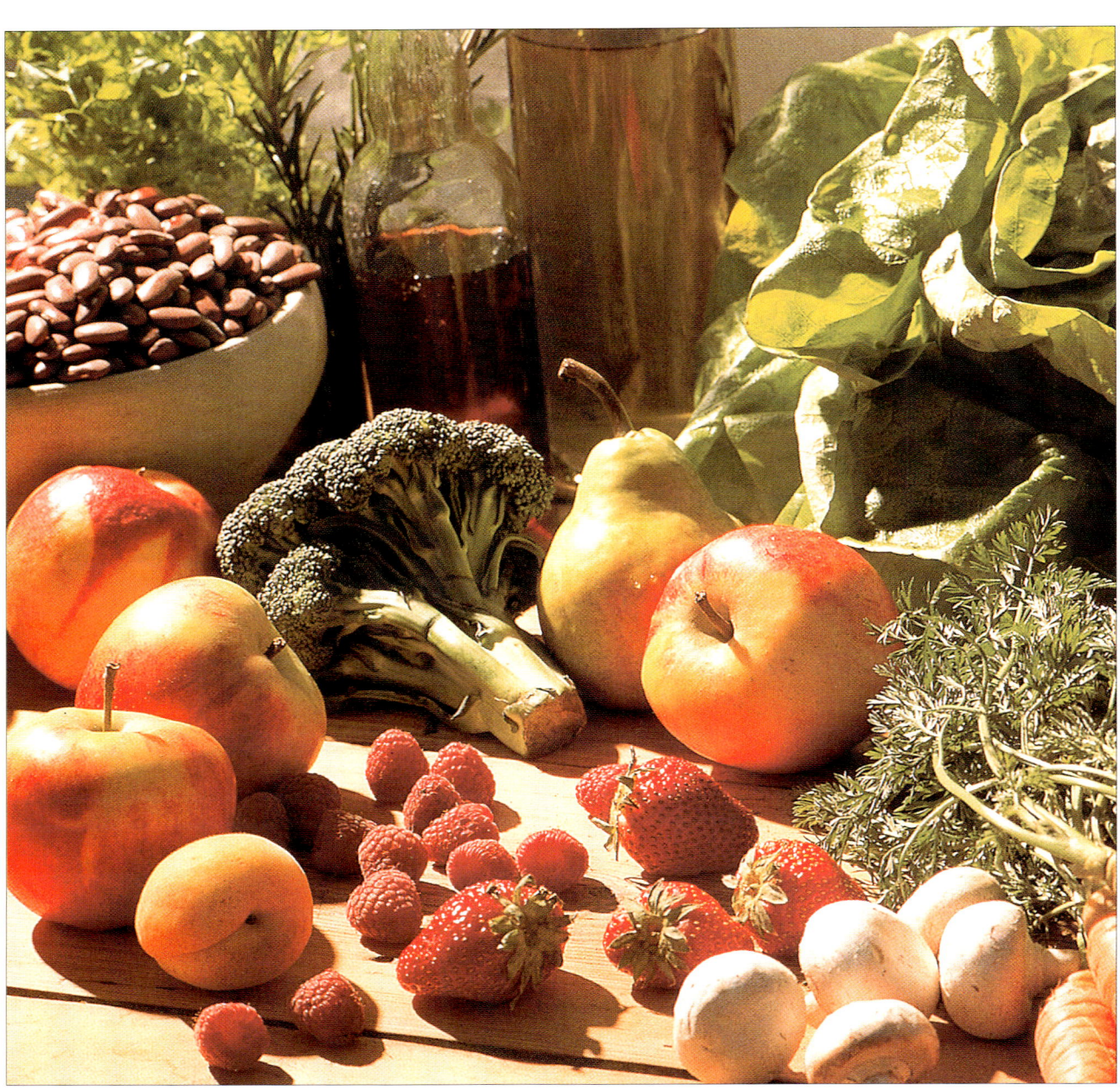

226

□ *Ruhezeiten einplanen*: Bei Streck- und Atemübungen sowie durch Meditation zur Ruhe kommen, Körper und Seele bewusst Zeit lassen.

□ *Ausreichend schlafen*: Das Einschlafen mit festen Ritualen erleichtern, mit erbaulicher Lektüre, mithilfe einer Duftlampe, ebenso mit Schlaftees und Entspannungsbädern.

□ *Aufbautage nach dem Fasten behutsam angehen*: Das Essen ausgiebig und bewusst genießen, den Kostaufbau nur langsam steigern.

Man muss kein Pessimist sein, um festzustellen, dass in unserer Zeit Hoffnungslosigkeit, Unsicherheit und Orientierungslosigkeit stark verbreitet sind. Viele Menschen erwarten von der Zukunft nichts mehr oder nichts Gutes. In unserer westlichen Welt wird zunehmender Werteverfall beklagt, Resignation macht sich breit.

In dieser Situation kommt dem Fasten eine wichtige Rolle zu. Fasten, verbunden mit Gebet und Meditation, hat nämlich viel mit Hoff-

Obst und Gemüse liefern neben Vitaminen wertvolle Mineral- und Ballaststoffe. Für Berufstätige, die einen Fastentag in ihrer Arbeitswoche einlegen wollen, sind Obsttage ideal.

nung zu tun. Ein unschuldig Gefangener, dem es gegeben war, aus dem auferlegten Hungern einen freiwilligen Akt und damit ein echtes Fasten zu machen, hat dies so erfahren: „Ich glaube, dass man schließlich auch einen tiefen und grundlegenden Zusammenhang zwischen dem Fasten und der Hoffnung hervorheben muss. Fasten heißt, sich der ‚Weisheit dieser Welt‘ entgegenzustellen und gewissermaßen das Sein dem Tun vorzuziehen, das übernatürliche ‚Du wirst haben‘ dem natürlichen ‚Da hast du‘.“

Die Mönche sehen es ähnlich: In der Spannung von „Da hast du“ und „Du wirst haben“ steht der Mensch. Er ist versucht, der Spannung auszuweichen, zu Gunsten des Appells: „Iss und trink, denn morgen bist du tot.“ Er kann aber auch die Spannung aushalten, mehr noch, er kann sie fruchtbar und schöpferisch werden lassen. Die Mönche veranschaulichen es so: Dank der durch das Fasten gestärkten Hoffnung vermag der Mensch die von ihm ersehnte „neue Schöpfung“ und ihre Ordnung der Freiheit und des Friedens aus dem „Noch-nicht“ in das „Schon-jetzt“ wirklich hereinzuholen: das Reich Gottes. Das Reich Gottes ereignet sich nämlich nicht erst am Ende der Welt, also nach der hori-

227

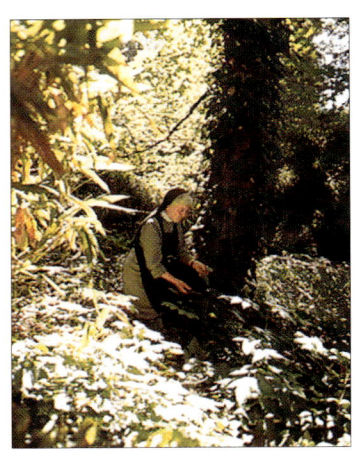

Da Fasten die Sinne öffnet, macht es empfänglicher für spirituelles Erleben.

zontalen, beliebig langen Ausdehnung dieser Zeit und Geschichte. Die Mönche artikulieren: „Das Reich Gottes ist schon da! Es ist in uns, und das Fasten öffnet uns die Augen dafür."

Die spirituellen Fastenerfahrungen der Einsiedler und Mönche zusammenfassend, sagt zum Beispiel Isaak von Ninive:

„Tatsächlich wird man, sobald man begonnen hat zu fasten, unmittelbar im Geist dazu gedrängt, mit Gott ins Gespräch einzutreten. Der Körper, der fastet, kann es nicht ertragen, die ganze Nacht auf seinem Lager zu verbringen, denn das Fasten drängt ganz naturgemäß dazu, in Gesellschaft Gottes zu wachen, nicht nur bei Tage, sondern sogar des Nachts. Der Leib eines Menschen, der fastet, hat keine große Mühe, gegen den Schlaf anzukämpfen." Diese Worte entlocken allen, die schon einmal gefastet haben, ein verständnisvolles Nicken. Wie ist dieses buchstäbliche Wachsein in der Nacht und wie ist die eigenartig empfängliche, offene

und zum Beten animierende Haltung am Tag zu erklären?

Die Umschaltung auf die innere Ernährung bedeutet eine relativ hohe Energie-Einsparung, die es erlaubt, während des Fastens auch nach wenig Schlaf frisch und erholt aufzustehen. Beim Fasten kommt es außerdem zu einer Reduzierung der Adrenalinmenge im Körper, was eine entspannende Wirkung hat. Andererseits steigt der Noradrenalinspiegel, was seinerseits stimulierend und stimmungsaufhellend wirkt und beim Schlafen das Träumen fördert.

Die Mönche empfehlen ebenso wie gute Fastenärzte, vor allem die nächtlichen Stunden der wachen, gehobenen Stimmung besinnlich lesend und nachdenkend zu verbringen. Denn „nicht selten melden sich so aus der Verdrängung wichtige Erkenntnisse zu Wort oder tauchen ganz neue Ideen auf und bringen Lösungen von Problemen, nach denen man vorher lange vergeblich gesucht hat" (Pater Anselm Grün).

In diesem Zusammenhang müssen auch die Fastenträume erwähnt werden. Sie sind oft so nachhaltig, dass man gar nicht anders kann, als sie am Morgen aufzuschreiben. Die Fastenträume bewegen sich gleichsam in

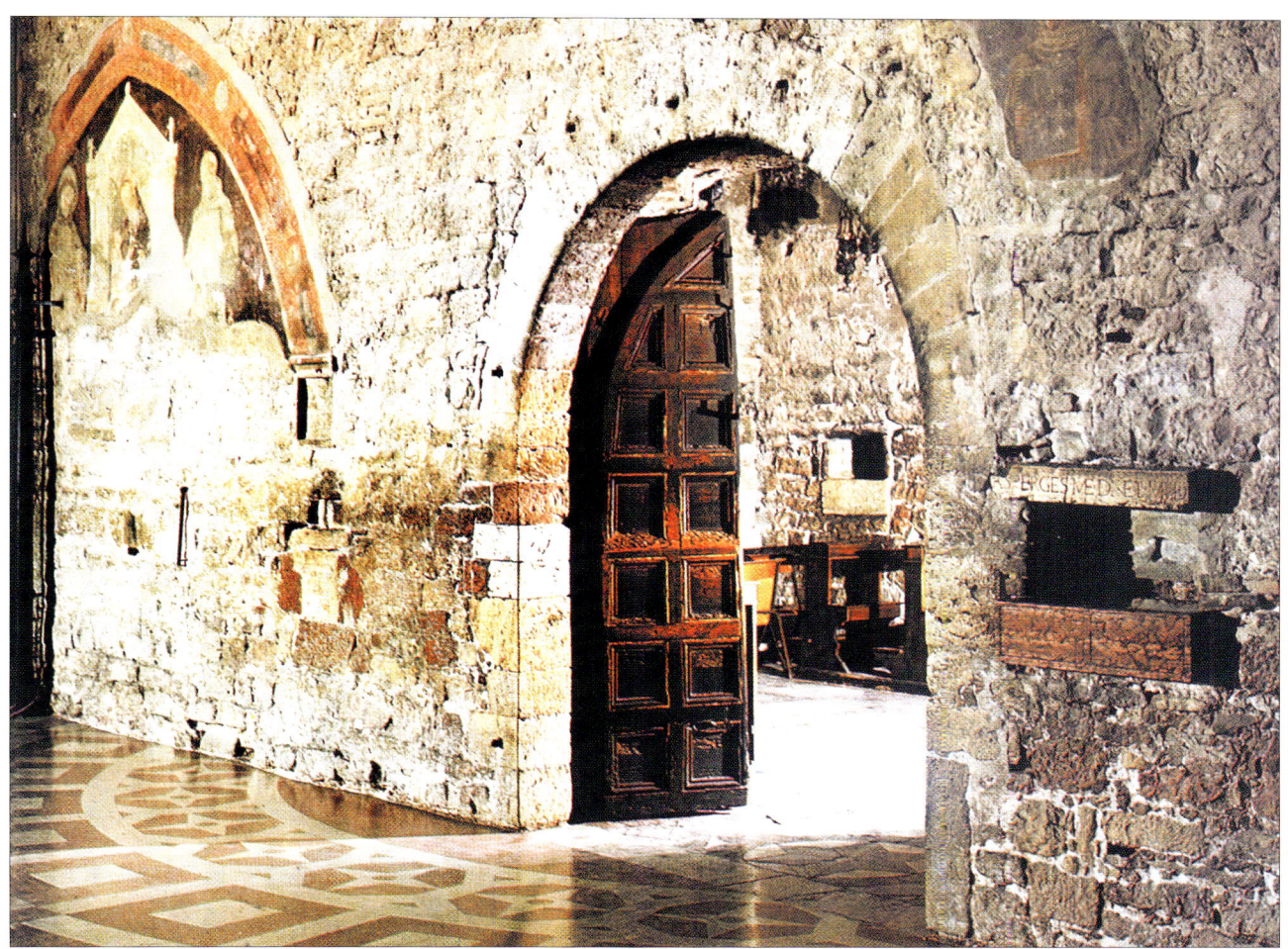

allen Etagen unseres Seelenraums und wirken klärend und erhellend.

Wir sehen also, dass das Fasten dank der *Wende nach innen* einerseits die Selbstfindung und Selbsterkenntnis und andererseits die Öffnung und ein eigenartiges Wachsein

Franz von Assisi (1182 bis 1226) lebte spirituell orientiertes Fasten in besonderer Weise. Nach der Legende erhielt er dabei vom Kreuz herab den Auftrag, zerfallene Kirchen zu erneuern. Darunter war auch die Kapelle von Portiuncula bei Assisi, wo sich der Ordensgründer niederließ, sein Leben als Prediger begann und Jünger um sich scharte.

229

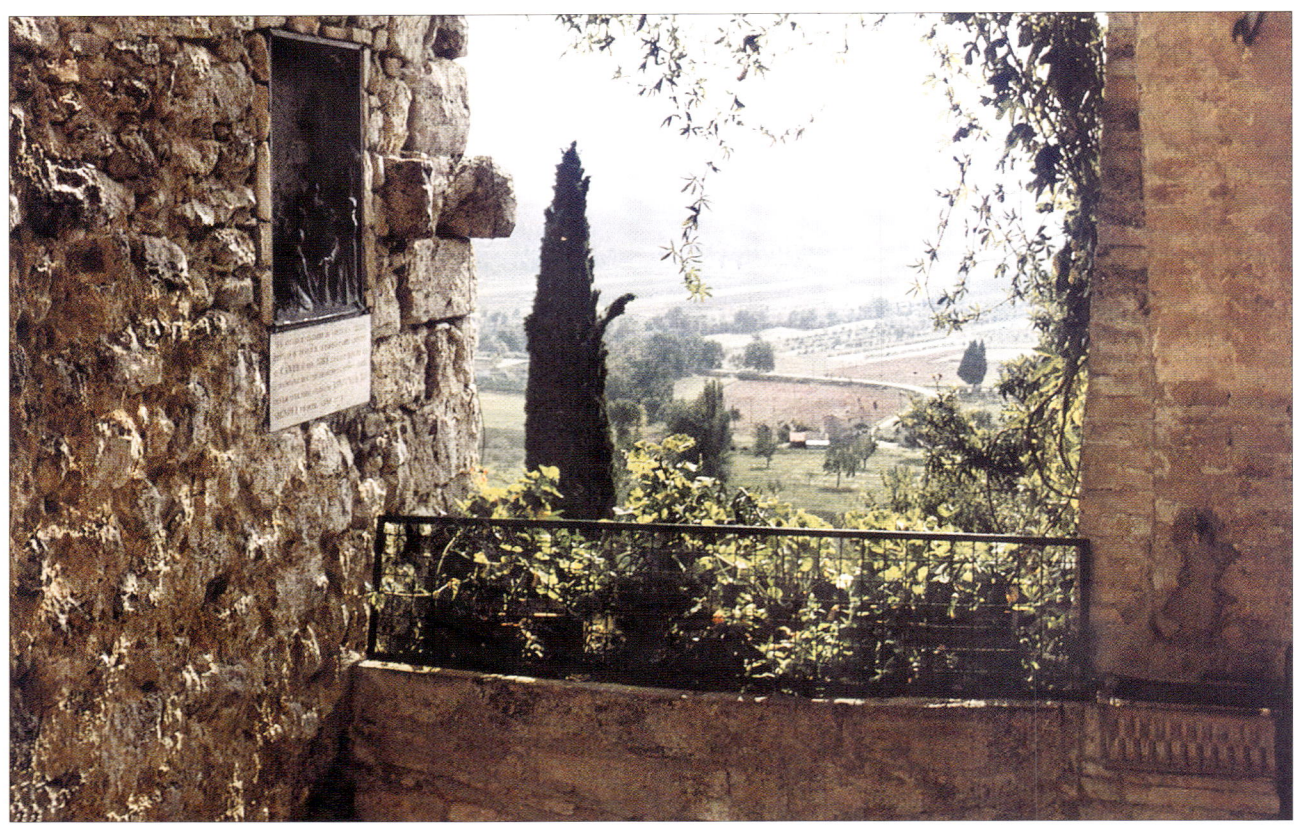

Hier im Kloster S. Damiano, im so genannten Gärtchen der heiligen Klara, *wo der Blick weit ins umbrische Land geht, soll der berühmte* Sonnengesang *des Franz von Assisi entstanden sein.*

auf die Transzendenz hin fördert. Das spirituell orientierte Fasten wird aber nur dann zum eigentlichen *Heilfasten*, wenn die Gesetze des Körpers und der Seele sowie die medizinischen und psychologischen Erkennt-

nisse entsprechend beachtet werden. Auch darin verfügen die Mönche über einen reichen Erfahrungsschatz.

Wie aus den bisherigen Ausführungen über das Fasten hervorgeht, bezieht es seine Kraft aus der Verbindung von natürlichen, körperlich-seelischen und medizinisch überprüfbaren Fakten einerseits sowie aus einer tieferen, ganzheitlichen und spirituellen Mo-

230

tivation andererseits. Beide Dimensionen durchdringen, ergänzen und bedingen sich gegenseitig. Wollten wir die Frage stellen, was zuerst da war, das medizinische oder das spirituell motivierte Fasten, müsste die Antwort lauten: Das Fasten ist gleich ursprünglich wie Religion. Es hat Letztere begünstigt, so wie Religion ihrerseits durch kluge Regeln das Fasten kultiviert und es vor Auswüchsen geschützt hat.

In heutiger Zeit haben kundige Nonnen und Mönche, für die Beten und Fasten zusammengehören wie Einatmen und Ausatmen, wie oben und unten, wie Himmel und Erde, einen übergeordneten, umfassenden Begriff für das gesundheitlich und spirituell motivierte Fasten geprägt: *Heilfasten*. Dabei umfasst der Wortstamm *Heil* folgende Aspekte:

- ❏ das medizinische Heilen (*curare*),
- ❏ das körperlich-seelische Heil- und Ganzsein (*integritas*),
- ❏ das von Gott zugesagte Heil (*salus*),
- ❏ das vom Profanen ausgesparte Heilige (*sanctum*).

In einem Satz ausgedrückt, lässt sich das Fasten nach der Klosterheilkunde so kennzeichnen: Es ist das Verdienst der Mönche, zwei wesentliche Dimensionen des Fastens ver-

eint zu haben – das Fasten als Therapie und das spirituell motivierte Fasten.

Es ist zu hoffen, dass sich weiterhin in Fastenangeboten die neuen medizinischen Erkenntnisse und die alten religiösen, christlichen und außerchristlichen Einsichten zu einer umfassenden Motivation verbinden. Dies geschieht dort, wo dieser Empfehlung der Mönche entsprochen wird:

„Nicht die (medizinische) Technik, sondern das Motiv ist es, das das Fasten heiligt. Der Arzt, der über Heilfasten spricht, sollte der seelsorgerischen Erfahrung nicht ermangeln und der Seelsorger nicht gänzlich der ärztlichen."

Über das Fasten und entsprechende Fastenkuren nach der Klosterheilkunde sind in letzter Zeit ausgezeichnete Bücher erschienen (siehe Serviceteil Seite 313 ff.). Dazu zählt vor allem das Buch *Fasten nach der Klosterheilkunde – Durch Entgiften und Entsäuern zu neuer Vitalität und Lebenskraft*. Da dieses Buch Fastenprogramme für jeden Typ enthält, die die Erfahrungen der Nonnen und Mönche mit neuen wissenschaftlichen Erkenntnissen verbinden, sei es hiermit zur weiteren Beschäftigung mit dem Fasten besonders empfohlen.

231

Erhaltung der Gesundheit

Früher wurde Gesundheit als die Abwesenheit von Krankheit definiert. Nach dieser Definition waren alle Menschen, die sich nicht über Krankheiten oder Anzeichen von Schmerzen beschwerten, „gesund".

Heute wissen wir, dass Gesundheit weitaus mehr als nur ein krankheitsfreies Zwischenspiel ist. Gesund sein bedeutet in unserer schwieriger und anstrengender gewordenen Zeit, einen Körper zu besitzen, der auf ein maximales Leistungspotenzial eingestellt ist, einen Kopf, der zu klarem Denken befähigt, Wissen und Imagination ideal verbindet, und eine Seele, die mit sich und der Welt im Einklang ist. Zu viele Menschen befinden sich jedoch in einer Grauzone

Im Benediktinerkloster Niederaltaich, Niederbayern, wurde erstmals die Idee „Kloster auf Zeit" realisiert. – Blick in den Klausurgang des Klosters, der zu den einzelnen Wohnzellen der Mönche führt.

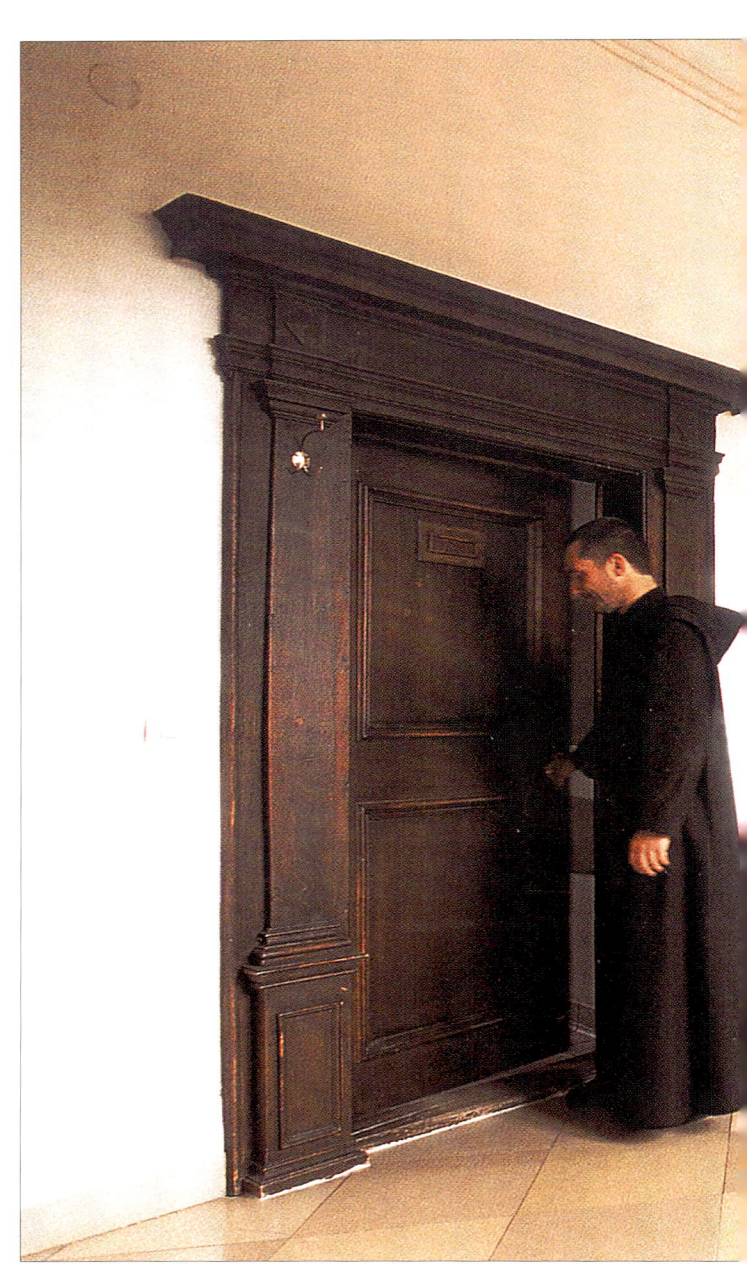

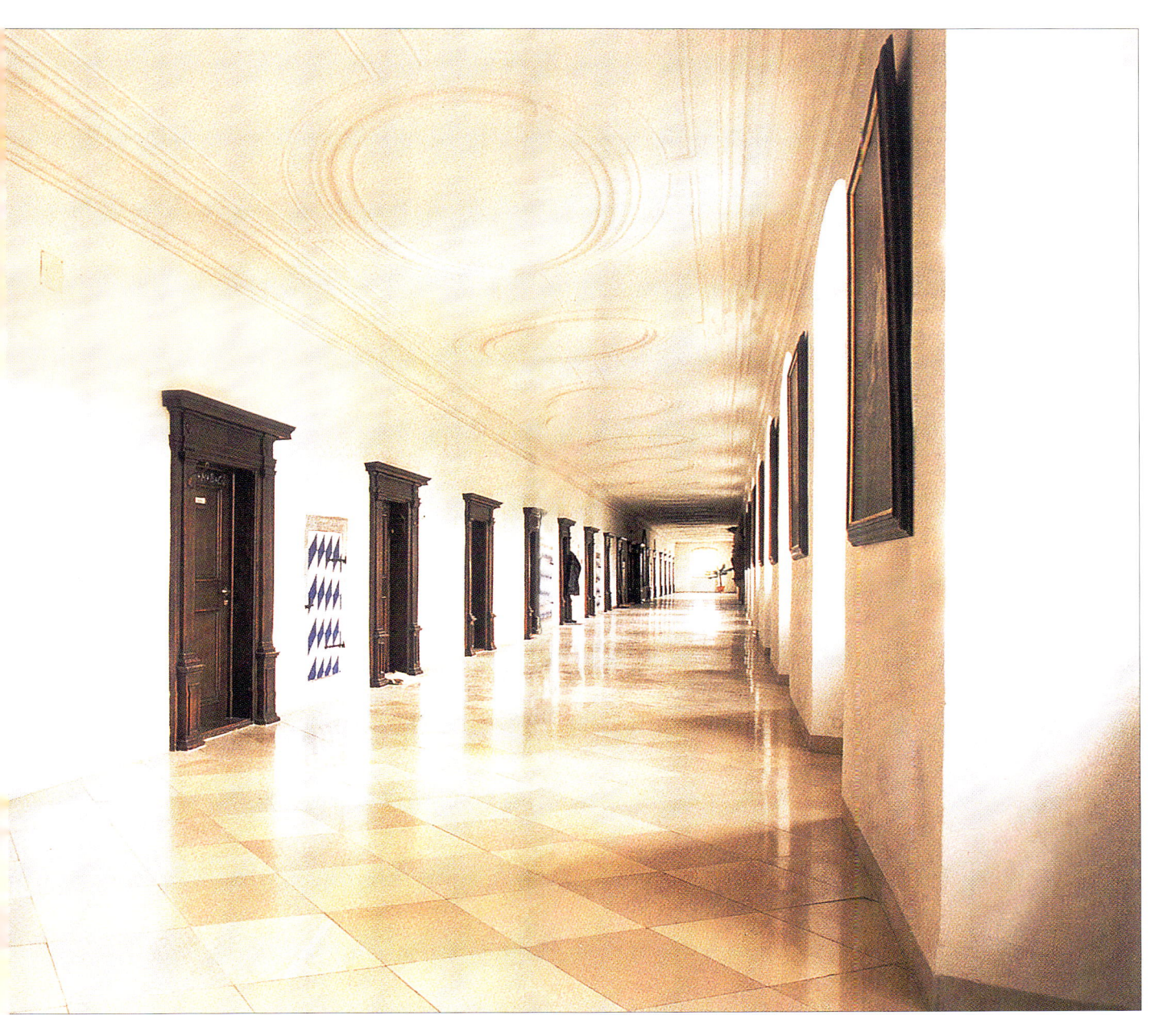

233

zwischen Gesundheit und Krankheit – einem Bereich, in dem sie, wenn sie nach ihrem Befinden gefragt werden, meistens antworten: „Danke, gut." Dieses Wort „gut" kann alle möglichen Krankheitssymptome verdecken: Niedergeschlagenheit, Ermüdungserscheinungen und „Durchhänger".

Denn viele Menschen sind heute im alltäglichen Kampf um Erfolg und Anerkennung, in dem ihnen viel abverlangt wird, überfordert – oder überfordern sich selbst. Sie missachten die Signale ihres Körpers. Sie finden nicht die richtige *Balance* für ihr Leben. Sie verbrauchen, sie verplempern, sie verpulvern oft mehr Energie als zur Verfügung steht. Das kann auslaugen.

Es liegt auf der Hand: Gesund ist und gesund bleibt, wer klug mit seiner Energie umgeht. Energie ist unser Treibstoff – unsere Lebenskraft. Gesundheit und Lebensenergie lassen sich mit einem Bankkonto vergleichen: Man kann jeden Tag davon abheben, man kann sein „Gesundheitskonto" auch überziehen. Aber eines Tages muss man alles zurückzahlen – mit Zins und Zinseszins.

Ein weiteres Gesundheitsrisiko besteht darin, dass viele Menschen auf der Suche nach dem Glück sind, fest sogar davon überzeugt, ein

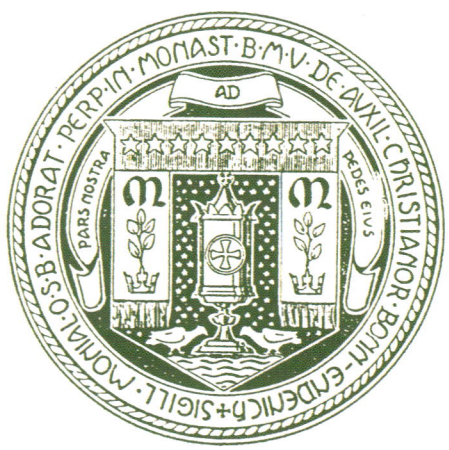

Siegel des Klosters Mariahilf, Bonn, in dem heute 18 Benediktinerinnen leben. Die beiden Tauben am Fuß der Monstranz symbolisieren die ewige Anbetung und das beschauliche Leben.

Recht auf Glück zu haben, aber nicht wissen, wie sie das Glück finden können. Sie haben materiell zwar alles, was sie brauchen, aber es fehlt ihnen die Lebenskunst zum Glücklichsein. Eine Ordensfrau, eine Benediktinerin, sieht es so: „Die meisten Menschen leben in mehreren Welten zugleich. Sie überfordern sich, verlieren die Balance und die Einheit in ihrem Leben, finden nicht zum Glück und werden deshalb sogar krank." Und sie fährt fort: „Als Ordensfrau ist mir die Stille lieb und teuer. Denn Stille ist der Weg, auf dem ich zusammen mit dem anderen – für mich ist das Gott – die Einheit in mir wieder herstelle."

Klöster, Orte der Stille und Gastfreundschaft

Die Weisheit dieser Ordensfrau ist beeindruckend, denn Stille finden in Zeiten, in denen Vieles auf uns einstürzt, bedeutet innerlich ruhig und gelassen werden, zu sich selbst finden und aus der konzentrierten Kraft dieser Stille gesund und vital nach außen zu wirken. Mönche aller Religionsgemeinschaften empfehlen deshalb, für einige Tage im Jahr oder öfter qualifizierte „Auszeiten" im Kloster zu nehmen, wo Hektik und Stress vor der Tür bleiben und neue Energie getankt werden kann.

Immer mehr Menschen realisieren diese Empfehlungen des zeitweisen Rückzugs in die Stille eines Klosters. Sie kommen aus allen sozialen Schichten und suchen nach innerer Einkehr: einfache Menschen, Spitzenmanager, Wissenschaftler, Sportler, Studierende und Familien. Sie eint die Suche nach intensiver Ruhe, die ihnen die Konzentration auf das Wesentliche ihrer gegenwärtigen Situation oder ihres künftigen Lebens erlaubt. Die Klöster, die ihre Pforten für alle offen halten, die Abstand vom Alltag finden und von der Oberfläche in die Tiefe gehen wollen, haben in der Rolle dienender Gastfreundschaft – wenn auch mit unterschiedlichen Schwerpunkten im Lauf ihrer Geschichte – eine jahrhundertealte Tradition.

Das Wort „Hospital" geht auf den lateinischen Begriff *hospitalitas* zurück und bezeichnet die Tugend „dienender Gastfreundschaft". Sie war schon im frühen Mönchtum sehr ausgeprägt und nach dem Willen Benedikts von Nursia ein wesentliches Leitziel klösterlichen Lebens. Das erklärt auch, weshalb es bereits im frühen Mittelalter und in der Folgezeit zur Gründung von „Hospitälern" als Einrichtungen für Fremde, Pilger, Kranke, Arme und überhaupt für Hilfsbedürftige kam, getragen von der Umsetzung der Tugend „dienender Gastfreundschaft".

Die Bibel enthält viele Hinweise auf diese Tugend der Gastfreundschaft.

Schon die ersten Christen haben die Gastfreundschaft im biblischen Sinn großzügig verwirklicht, nach dem sich in der Aufnahme eines Gastes Ähnliches vollzieht wie in der Aufnahme des apostolischen Wortes die Be-

235

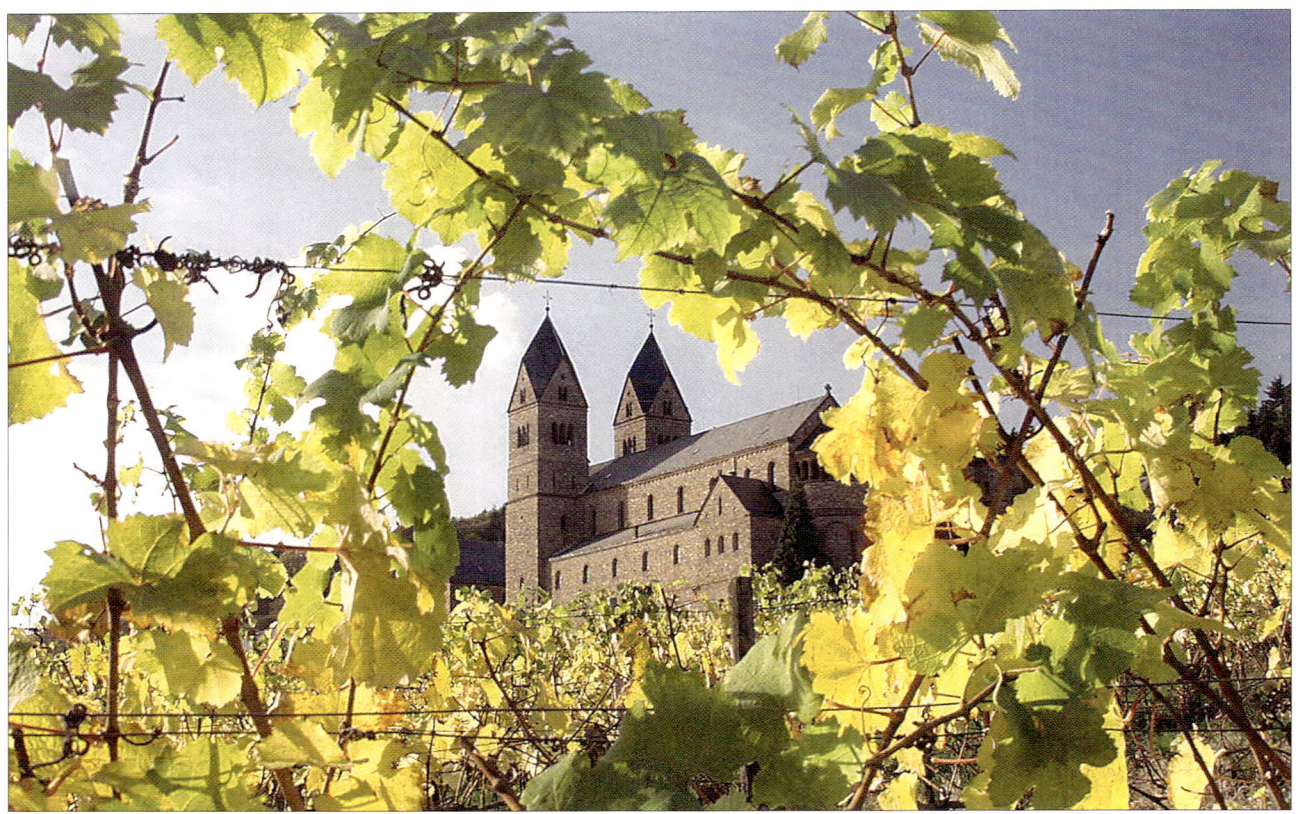

Abschalten, dem Stress des Alltags entfliehen – immer mehr Menschen finden Ruhe und Erholung durch einen Urlaub in einem Kloster wie der Abtei St. Hildegard in den Weinbergen oberhalb von Rüdesheim.

gegnung mit Christus. Clemens rühmt an den Korinthern zum Beispiel „die großzügige Weise ihrer Gastlichkeit" (1 Clemens 1,2). Chrysostomos berichtet, die Gemeinde von Antiochien habe täglich 3000 Witwen, Fremde und Kranke gekleidet und gespeist. Der Kirchenvater Basileios der Große hatte vor den Toren von Caesarea eine ganze Stadt als „Hospitium" und Werk der Barmherzigkeit aufgebaut.

Besondere Ausprägung erlangte die *hospitalitas* jedoch in der Mönchsregel Benedikts (*Regula Benedicti*), die zutreffend auch als „Grundbuch dienender Gastfreundschaft des

236

Herbergs- und Pilger- wesens" bezeichnet wird. Im Kapitel 53 der benediktinischen Regel heißt es:

„Alle ankommenden Gäste sollen wie Christus aufgenom- men werden, weil die- ser selbst einst spre- chen wird: Ich war ein Fremdling, und ihr habt mich aufgenom- men. Der Obere soll wegen der Gäste das reguläre Fasten brechen. Der Aufnahme von Armen und Pilgern werde vor allem die größte Sorgfalt zugewandt, denn in ihnen wird Christus besonders aufgenommen."

Auf diese Weise hat „dienende Gastfreund- schaft" hohe Pflege gefunden und ist auch nach dem Aufkommen des Gaststättenwe- sens im mönchisch-caritativen Selbstver- ständnis bis heute von unersetzlichem Wert geblieben. So steht zum Beispiel in der Hos- pizordnung des Würzburger Juliusspitals: „Es ist Gott wohlgefällig, wenn wir für die armen Menschen in unserem Lande eine

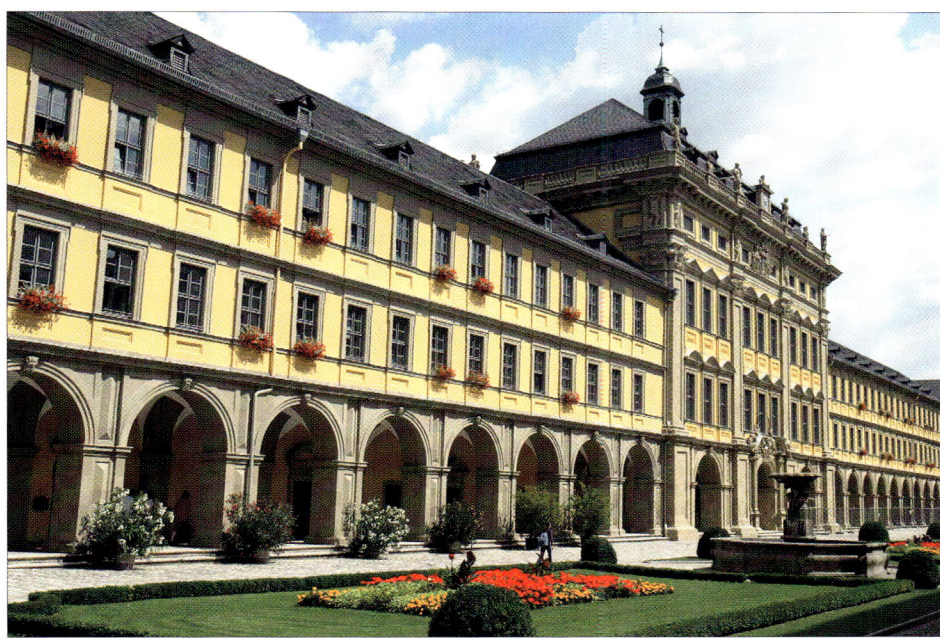

Blick auf das Würzburger Juliusspital. Seine Gründung im Jahr 1576 durch Julius Echter steht in der großen Tradition der Klosterheil- kunde und der „dienenden Gastfreundschaft".

Wohnung herrichten und dieselbe mit ge- ziemendem Unterhalt versehen."
Viele Klöster besitzen heute wie die Benedik- tinerabtei Neresheim Hospize für ihre Gäste

Die folgenden Seiten: Neresheim, die berühmte Abteikirche, erbaut von Balthasar Neumann. Linke Seite: Blick durch die Vierungsrotunde zum Chor. Rechte Seite: Langhausgewölbe mit einzigartigen Fresken von Martin Knoller.

237

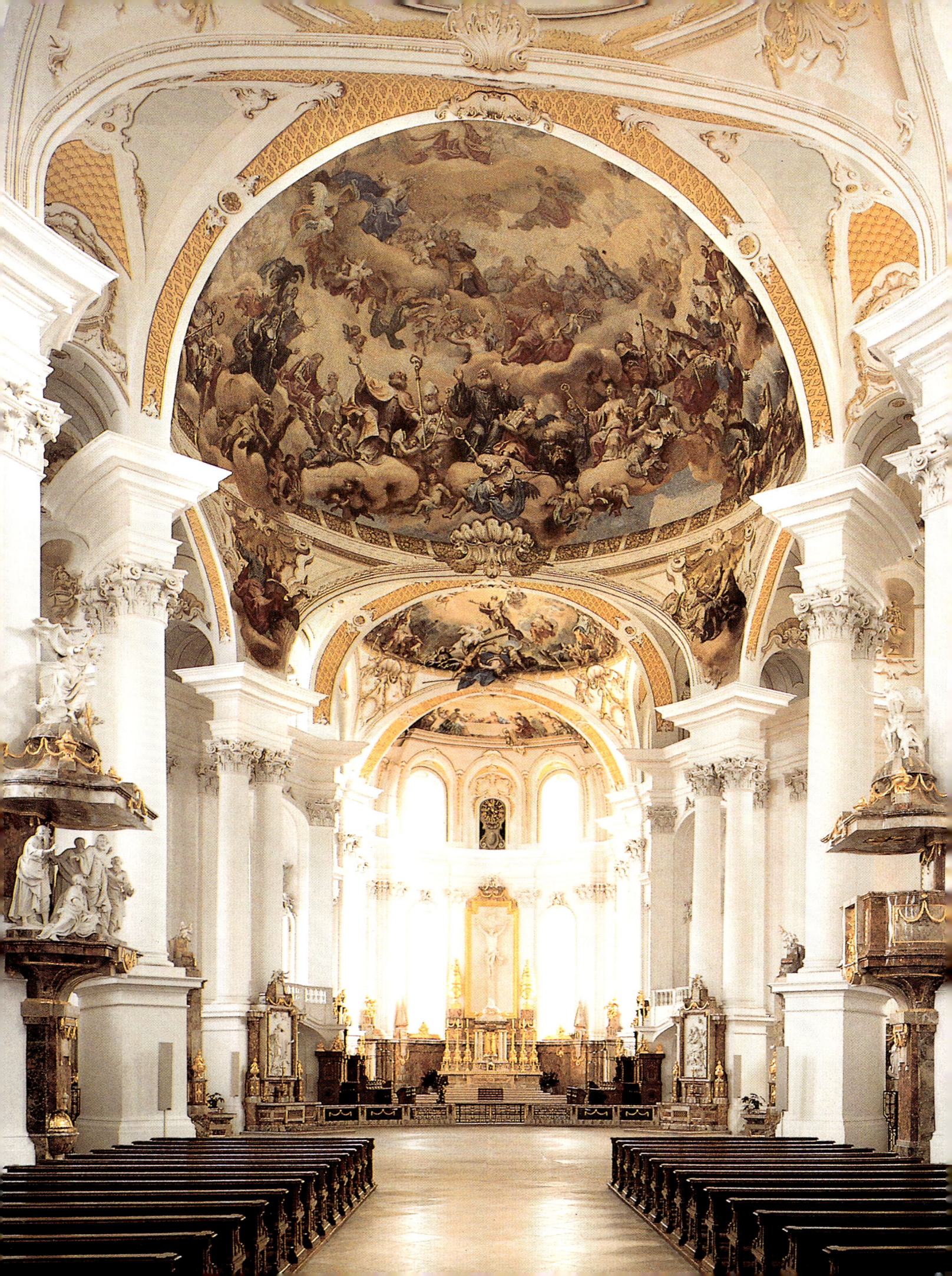

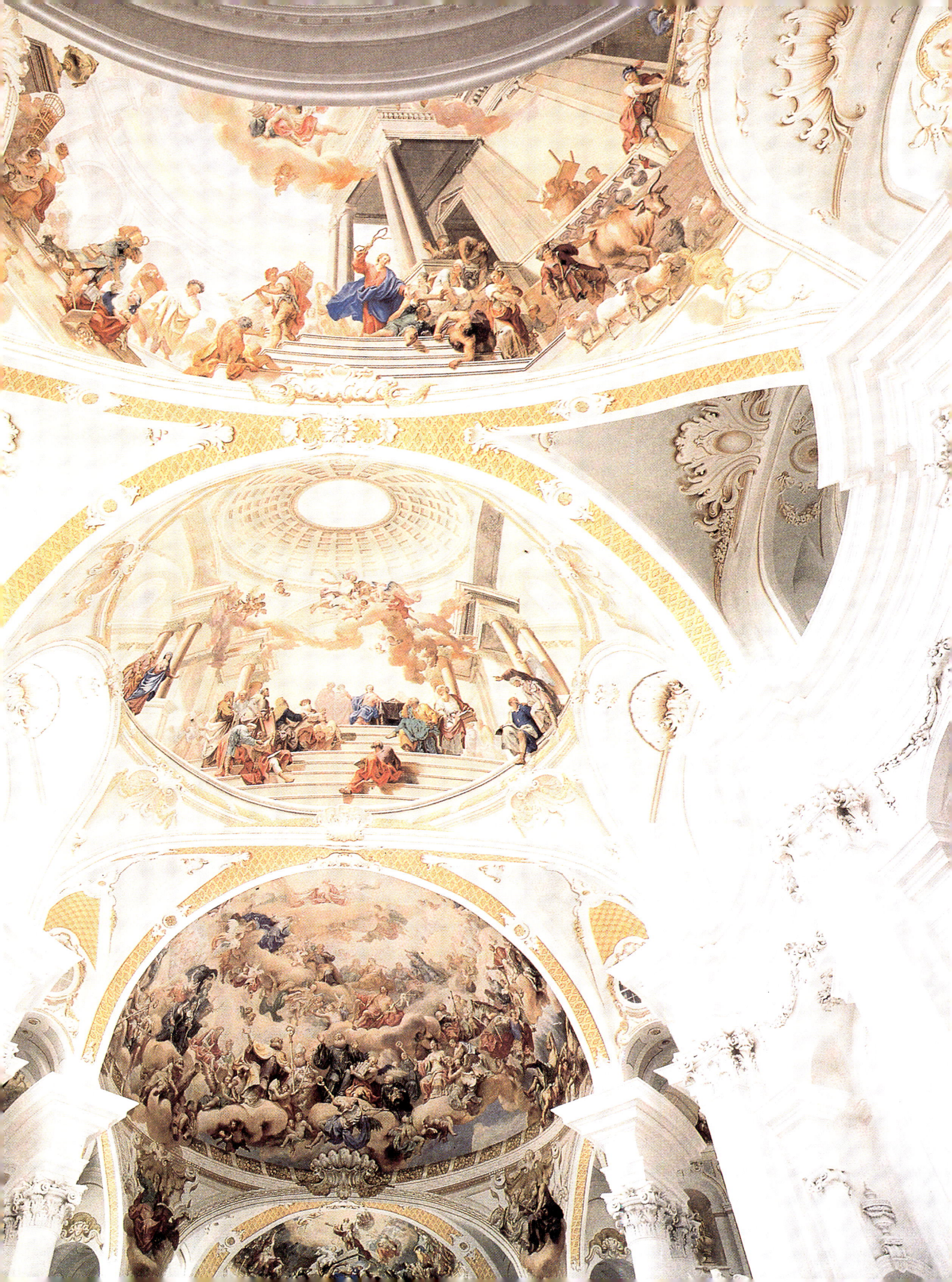

mit modernen Tagungsräumen sowie Gastronomie und Unterbringung zu erschwinglichen Preisen. Unter den Leitworten „Besinnung, Bildung und Begegnung" bietet so das Klosterhospiz der Benediktinerabtei Neresheim in seinem *Neresheimer Programm* (siehe Seite 239 ff.) seit 1968 jedes Jahr etwa 100 Veranstaltungen für Meditation und innere Einkehr an. Dazu kommen Gasttagungen von Verbänden und Unternehmen, die ebenfalls hier eine Quelle gegen das spirituelle Verdursten in der Hektik des Alltags entdeckt haben. Seit 1991 ergänzt das Martin-Knoller-Haus, benannt nach dem Freskenmaler der berühmten Neresheimer Abteikirche, als Jugend- und Familienbegegnungsstätte das Neresheimer Klosterhospiz.

Zu Gast in der Stille des Klosters

Ähnlich wie in der Benediktinerabtei Neresheim öffnen sich überall die Klöster, um die Entdeckung des Inneren zu fördern und manchmal auch, um gefährlichen ideologischen Irrwegen wie Fundamentalismus oder Scharlatanerie vorzubeugen.

Überall sammeln Menschen durch „Urlaub im Kloster" Erfahrungen für ihre Gesundheit, die sie in der Hetze des Alltags nicht mehr für möglich gehalten haben. Im *Manager Magazin* berichtet zum Beispiel ein Manager, wie er sich zunächst als Exot in einem Kreis fühlte, in dem sich alle duzten und wo er seit einem ersten Experiment auf dem Weg zur inneren Einkehr inzwischen Stammgast ist: im Benediktinerkloster von Ottobeuren. Er hatte wie andere vor ihm und aus anderen sozialen Schichten ebenfalls erkannt: Hinter Klostermauern gibt es keine unrealistischen Heilslehren, sondern Erfahrungswerte, die jahrhundertelang die Gesellschaft geprägt haben und die etwas von dem vermitteln, das über die Erwartungen des Einzelnen hinaus auf einen Weg zurück zu den spirituellen Quellen weist.

Das sind mehrere gute Gründe, um über das Angebot „Kloster auf Zeit" zu informieren, wie es heute nicht nur von Klöstern in Deutschland, sondern ebenso umfassend auch in der Schweiz und in Österreich angeboten wird (siehe dazu auch Adressen im Serviceteil Seite 295 ff.).

240

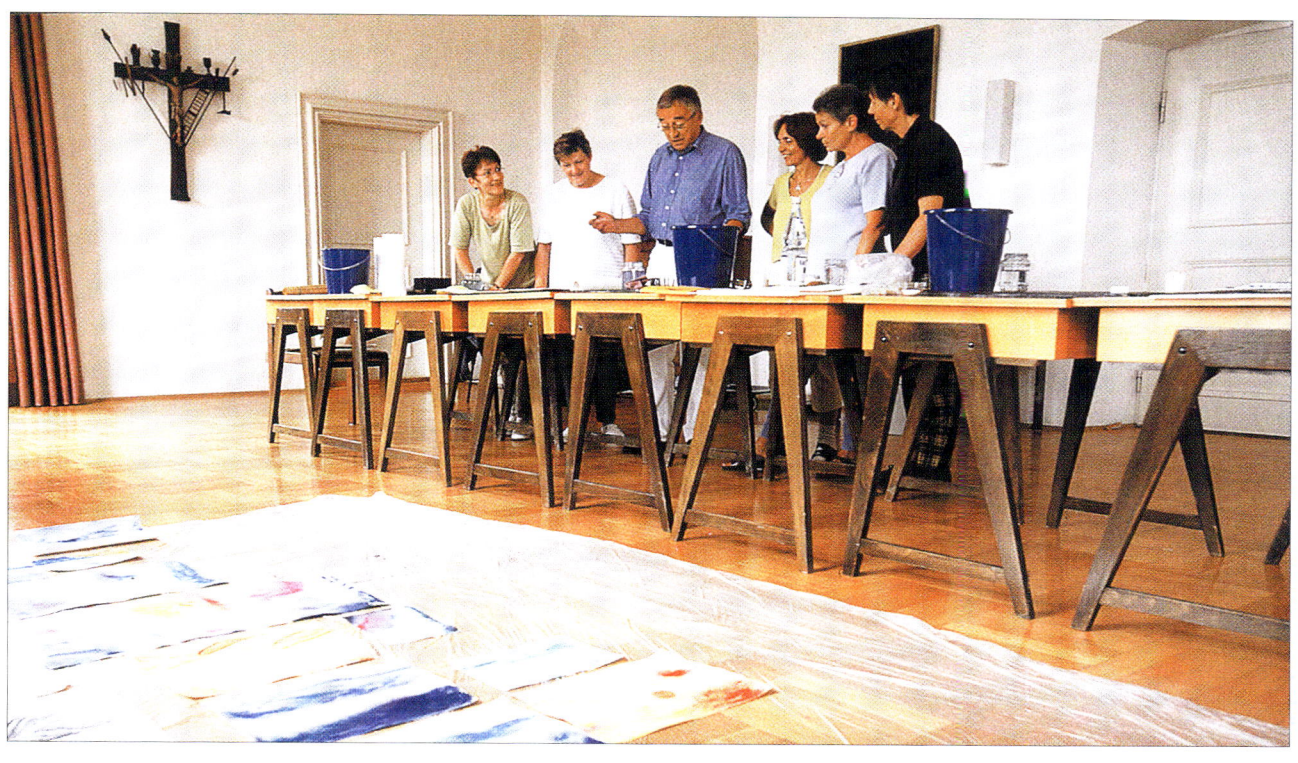

In der Benediktinerabtei Ottobeuren wurden erstmals auch in deren Gästehaus einem allgemeinen Publikum Kurse zu den Themen „Meditation" und „innere Einkehr" angeboten, die neue Kräfte wecken. – Die Abbildung zeigt eine Gruppe beim meditativen Malen.

Nachdem ein deutscher Unternehmer auf seinen Auslandsreisen andere Kulturen und Religionen kennengelernt hatte, fiel ihm auf, dass in den Gesellschaften buddhistischer Länder Spiritualität einen wesentlichen Teil des Lebens darstellt. So hörte er zum Beispiel auch, dass dort Menschen aus allen Gesellschaftsschichten regelmäßig für eine bestimmte Zeit im Kloster leben, um geistige Kräfte für den Alltag zu gewinnen, darunter auch hochkarätige Unternehmer und Politiker, die sich vor wichtigen Entscheidungen in Klöster zurückzogen.

Da es um 1960 im deutschsprachigen Raum noch kein vergleichbares Angebot gab,

241

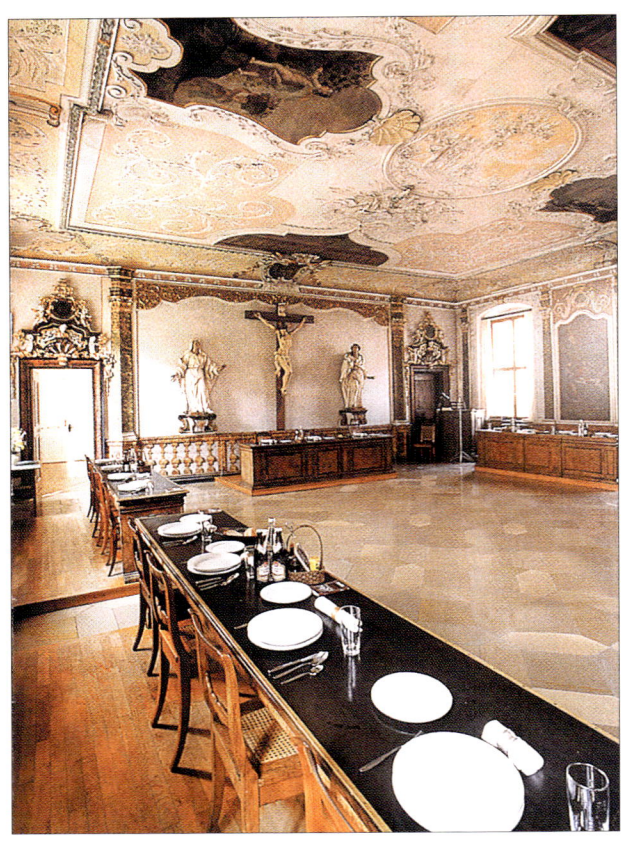

Blick in den Speisesaal (Refektorium) der Bene-diktinerabtei Ottobeuren.

wandte sich dieser Unternehmer an den Abt des Benediktinerklosters Niederaltaich in Niederbayern. Er konnte den Abt sofort für seine Idee „Kloster auf Zeit" gewinnen, und dieser Unternehmer verfasste ein Rund-schreiben, das er und die Niederaltaicher

Benediktiner Anfang 1962 gezielt an Adres-saten versandten, bei denen sie aufgrund persönlicher Kenntnisse ein gewisses Inter-esse voraussetzen konnten. Dieses Rund-schreiben mit dem Motto „Benediktiner-kloster auf Zeit" enthielt nicht nur eine Ein-ladung zu einer qualifizierten Auszeit im Kloster, sondern stellte mit folgendem In-halt, der hier auszugsweise wiedergegeben wird, das ganze Programm vor:

„Hiermit möchte ich Menschen der heutigen modernen Welt, insbesondere Persönlichkei-ten, die an verantwortungsvoller Stelle in un-serem öffentlichen Leben und in der Wirt-schaft stehen, ferner die akademische Jugend zu einem Klosterleben von etwa zwei bis drei Wochen Dauer einladen.

In der buddhistischen Religion ist das Klos-terleben auf Zeit üblich, Könige, Staatsmän-ner, Ärzte, Wirtschaftsführer, aber auch An-gestellte und Arbeiter leben für kurze Zeit wie Mönche in einem Kloster, um sich zu konzentrieren. In diesem Zusammenhang darf ich auf den von den Vereinten Nationen einstimmig zum neuen Generalsekretär er-nannten Burmesen U Thant hinweisen. Eine Beobachtung in den europäischen und euro-päisch beeinflussten Ländern zeigt, dass die

242

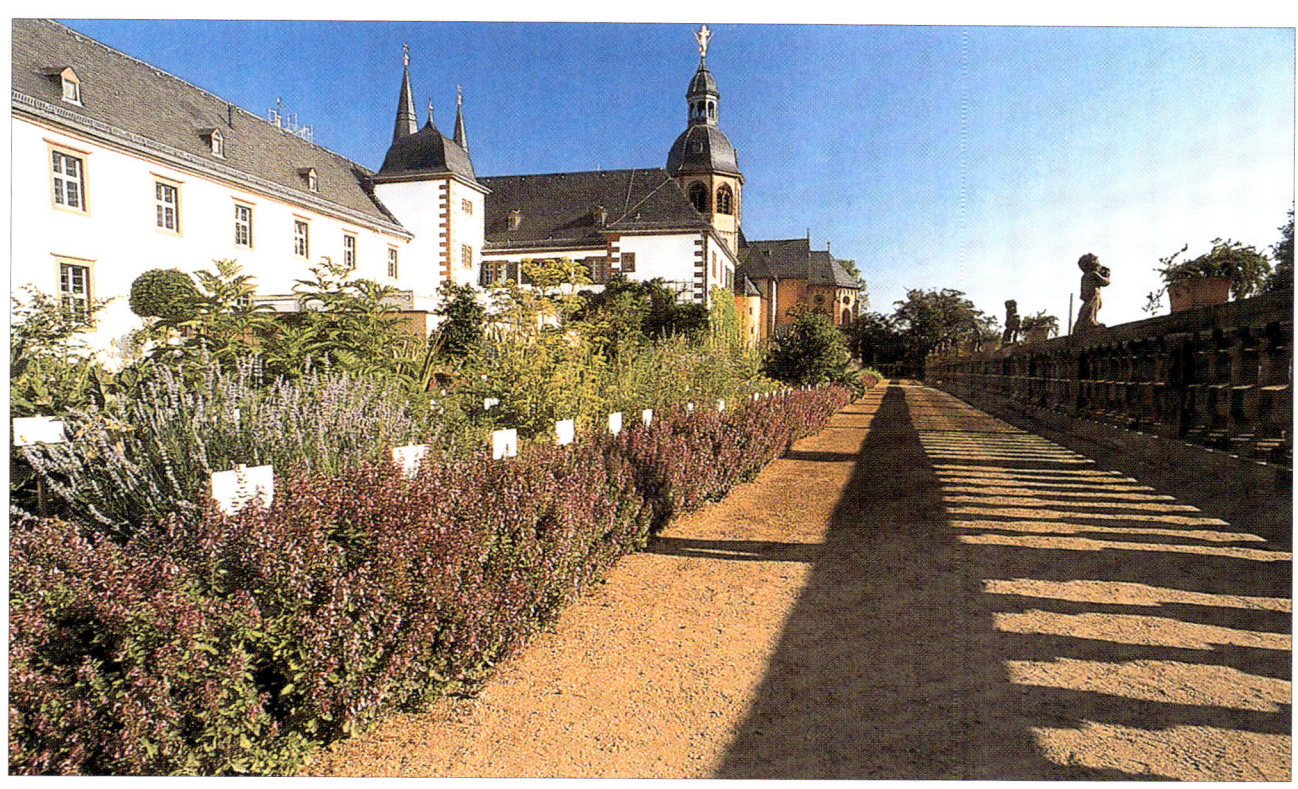

Zu allen Zeiten zogen die Ordensleute in ihren Klöstern wie hier in Seligenstadt am Main Kräuter und Gemüse. Klosterapotheke und -küche profitieren gleichermaßen noch heute von dieser Praxis, ebenso die Gäste der Klöster.

Materialisierung des gesamten Denkens und Lebens der Menschen immer größeren Umfang angenommen hat. Gleichzeitig treten aber auch erfreulicherweise schon Reaktionen auf, und ich konnte mit vielen Menschen erkennen, dass eine große Sehnsucht besteht, sich von der materialistischen Zielstrebung zu entfernen und wieder nach innen zu kehren.

Durch kürzlich von mir unternommene Reisen in die USA und insbesondere in die Sowjetunion hat sich diese Erkenntnis verstärkt. Daraus erwuchs der Plan, diese Sehnsucht vieler Menschen nach Entmaterialisierung und Sinnfindung in einem kurzen Klosterle-

243

ben auf Zeit zu erfüllen. Die Benediktiner-abtei Niederaltaich, bekannt durch ihre Arbeit im Dienst der Einigung der getrennten Christen, hat sich bereit erklärt, den Versuch eines solchen Klosters auf Zeit zu ermöglichen. Der heilige Benedikt kennt drei Hauptbeschäftigungen seiner Mönche: Gotteslob – Lesung – Arbeit.

Dementsprechend feiern die Mönche auf Zeit das Gotteslob vom Frühoffizium der Laudes bis zu der den Tag abschließenden Komplet mit den Mönchen. Sie nehmen mit ihnen auch die Hauptmahlzeiten im Refektorium der Abtei ein. In dem bei der Abtei liegenden St. Guntherhaus erhalten sie Wohnung und widmen sich der Lesung. Sie erhalten dazu Unterweisung über Wesen und Praxis des spirituellen Lebens, Einführung in das Gebetsleben, in den Gebrauch der Heiligen Schrift. Es wird Gelegenheit gegeben werden, über konkrete Probleme des Lebens in einer sich verändernden Welt zu sprechen.

Die Teilnahme am Klosterleben auf Zeit soll keine Flucht vor der Welt bedeuten. Sie soll den Menschen beruhigen und verinnerlichen, soll ihn bescheidener und einfacher machen, damit er nach Beendigung der kurzen Klosterzeit mit größerer Ausgeglichenheit und neuer Energie in diese turbulenten Zeitläufe zurückkehren kann.

Wie oft erleben wir es, dass viele unserer gehetzten Mitmenschen erst im Krankenhaus oder Sanatorium erfahren, dass sie bei ihrem materiellen und nervenaufreibenden Vorwärtskommen vergessen haben, dass ein *gesunder Körper* und eine *gesunde Seele* die Basis unseres ganzen Lebens sind. Das Kloster auf Zeit soll hier helfend eingreifen. So bitte ich alle, die sich angesprochen fühlen, an der ersten Zusammenkunft im Benediktinerkloster Niederaltaich in der Zeit vom 7. bis 27. März 1962 teilzunehmen.

Wenn das erste *Kloster auf Zeit* in Niederaltaich erreicht, was angestrebt wird, ist anzunehmen, dass sich auch andere Klöster im deutschen Sprachraum dem Vorhaben anschließen werden. Erst soll aber gewissermaßen – um einen Ausdruck aus der Technik zu gebrauchen – ein Modell laufen, um Erfahrungen zu sammeln. Dies ist auch der Grund, warum diese Einladung ausdrücklich vertraulich und persönlich zu behandeln ist. Eine vorzeitige und übereilte Erörterung unseres ernsten Anliegens etwa in der Presse könnte nur schaden. Erst nach glücklicher

244

und zufriedenstellender Durchführung eines oder mehrerer Versuche ist der Zeitpunkt gekommen, die Öffentlichkeit zu informieren." (Oschwald 2000, Seite 313)

Der Abt des Niederaltaicher Klosters legte einen Brief bei, in dem er den Plan nicht nur begrüßte, sondern auch die Position des Klosters dazu erläuterte.

Das Programm *Kloster auf Zeit* wurde sofort zu einem Erfolg, sodass auch bald andere Klöster diese Idee aufgriffen und umsetzten. Pater Vinzenz Michael Proß hat eine größere wissenschaftliche Arbeit über das Niederaltaicher Programm verfasst und darin eine ganze Reihe von Briefen von Teilnehmern ausgewertet, die inzwischen auch in anderen Klöstern die Chance *Kloster auf Zeit* nutzten. Als wesentlichen Punkt, so analysierte Pater Vinzenz in seiner Arbeit, hätten fast alle Teilnehmer die Zeiten des Schweigens und die Hinführung zur Stille sowie das Erleben des Schweigens in seiner Spannung zum Gemeinschaftsleben hervorgehoben: „Sehr *heilsam* war das Schweigen. Hier scheiden sich die Geister in einem selbst."

Die stressfreie Atmosphäre drückte ein Teilnehmer mit folgender Zuschrift aus: „Auch wenn ich mich nicht als übermäßig religiös

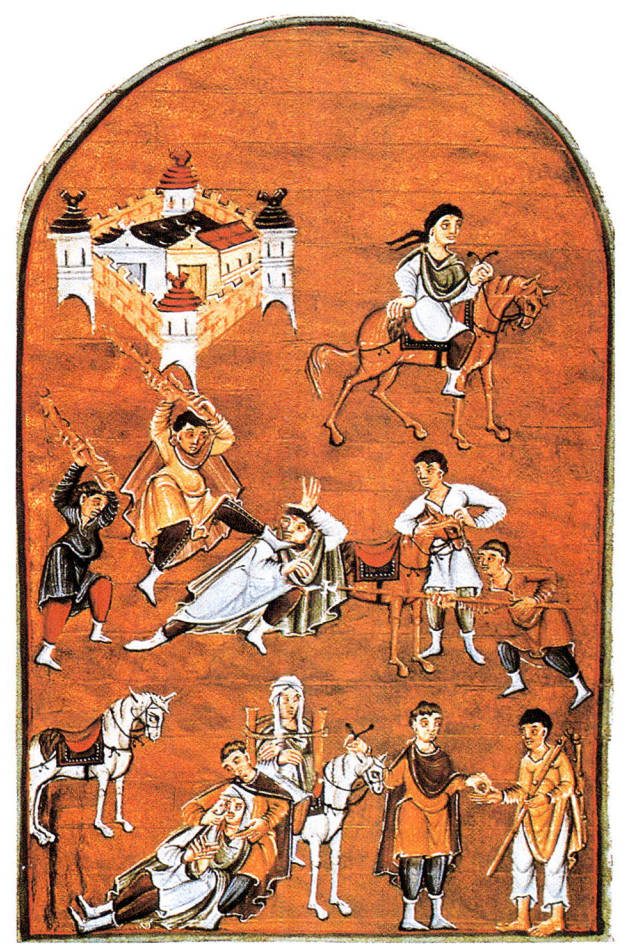

Szenische Darstellung des biblischen Gleichnisses vom Barmherzigen Samariter im Evangeliar Kaiser Ottos III.

bezeichne beziehungsweise über ein ausgeprägtes Religionswissen verfüge, genieße ich die stressfreie, würdevolle Atmosphäre, die

245

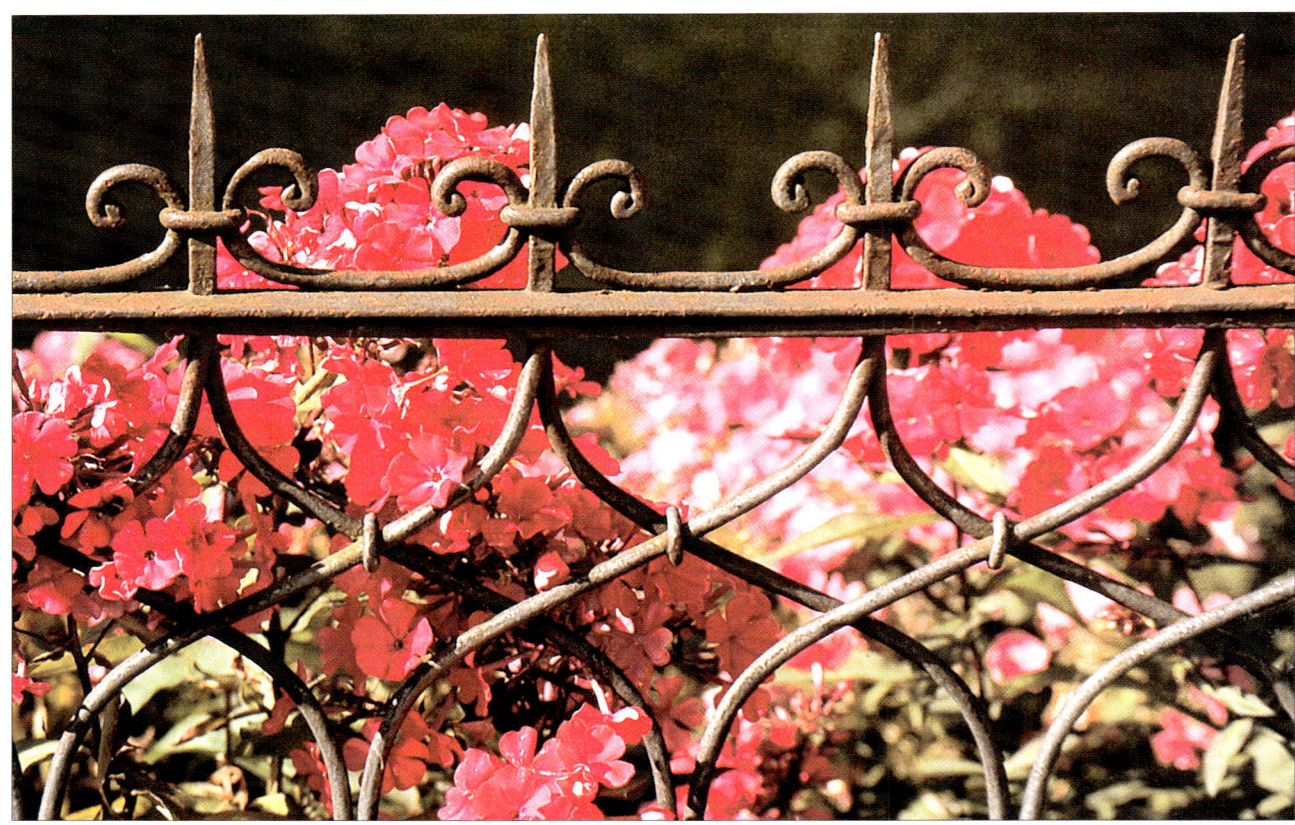

Oben und Seite gegenüber: Klostergarten des Klosters Einsiedeln in der Zentralschweiz.

einfach der Seele gut tut und Geborgenheit ausstrahlt und mir die Möglichkeit bietet, Kraft zu tanken für die nächsten Runden im Alltagsringen."

Einige Teilnehmer hoben als besonders positive Erfahrung hervor: „Dieses Angebot tut gut. Ich fühle mich wohl. Ich werde zu nichts gezwungen, ich darf zuhören, ohne Stellung nehmen zu müssen." Andere teilten mit, dass „in sich hineinhorchen", sich mit ihren „Stärken und Schwächen auseinander setzen und auf diese Weise sich selbst finden mit Konsequenzen für den Alltag: sich zurücknehmen, beim Gespräch den anderen zuhören lernen, beim Umgang mit anderen spontan Anerkennung zukommen zu lassen. Über-

246

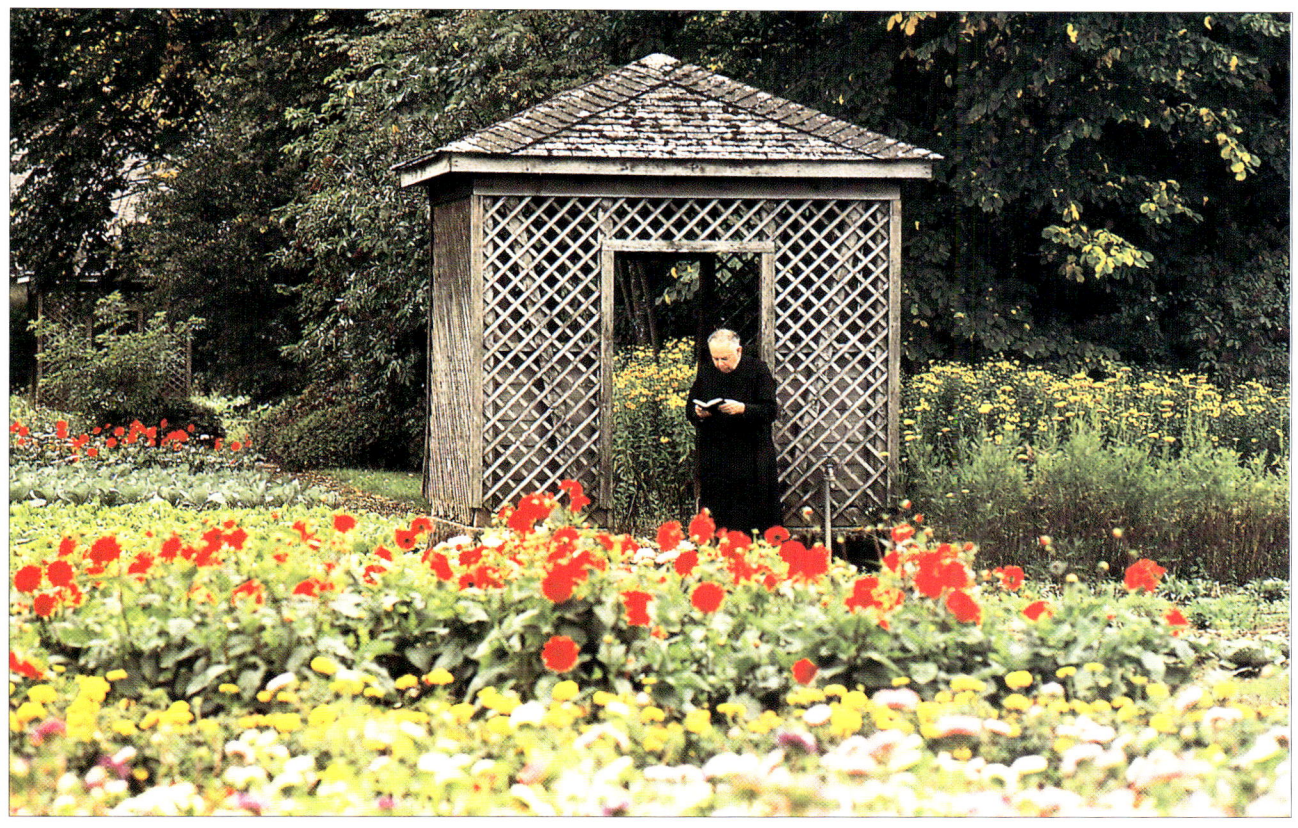

haupt das Anderssein des anderen verstehen zu lernen."

Das *Kloster auf Zeit* bietet die Möglichkeit, die Dinge des Alltags neu zu bestimmen und ihnen eine neue Bedeutung zuzumessen. Die Entdeckung, dass es wichtigere Dinge gibt, „als nur hinter Geld, Status beziehungsweise Befriedigung durch Konsum herzuhetzen", unterstrich ein Kursteilnehmer.

„Außerdem hilft es, Werte wie menschliche Nähe beziehungsweise Güte in eine Alltagswelt zu übertragen, die weitgehend durch Rücksichtslosigkeit, Egoismus und Kälte geprägt ist." Angesichts solcher Erfahrungen bedarf es kaum noch des Hinweises, dass sich heute im deutschen Sprachraum qualifizierte Auszeiten im Kloster immer größer werdender Beliebtheit erfreuen.

247

Auf keinen Fall will das *Kloster auf Zeit* eine Art Volkshochschule sein. Es geht nicht um Vermittlung eines festen Lebenslaufes, sondern um die Vermittlung erprobter und gelebter Spiritualität im Miteinanderleben, begleitet von geistigen und geistlichen Impulsen. Schon gar nicht soll Nachhilfe in Religionsunterricht vermittelt, sondern vielmehr sollen Wege aufgezeigt werden, Abstand von Stress und Hektik zu finden und von der Oberfläche in die Tiefe zu gelangen. Durch das *Kloster auf Zeit* entstehen erfahrungsgemäß neue, kraftvolle Impulse, und das Innenleben wird mit einem Mehr an hoffnungsfroher Heiterkeit und lebensbejahender Zuversicht erfüllt.

Im Rahmen einer größeren Umfrage nach der Motivation heutiger Teilnehmer an qualifizierten Auszeiten im Kloster stellte sich mehrheitlich heraus, dass das *Kloster auf Zeit* vor allem vor schwierigen Lebensentscheidungen aufgesucht wird. Das ist auch der Grund dafür, dass die meisten Teilnehmer aus einem Lebensalter kommen, das mit zentralen Lebensübergängen verbunden ist: vor dem Eintritt oder Austritt aus dem Berufsleben, in der Lebensmitte, vor größeren beruflichen und persönlichen Ent-

scheidungen oder in der Ahnung vom Lebensende. Die Kursteilnehmer kehren durchweg mit besonderen Vorsätzen nach Hause zurück. Dazu gehören konkrete Konsequenzen aus der Erfahrung der Stille:

- ❏ Erlebtes weitererzählen und damit andere begeistern.
- ❏ Erlebtes Glück an die Familie und die Mitmenschen weitergeben.
- ❏ Manche Themen weiter bearbeiten.
- ❏ Arbeits- und freie Tage sinnvoller gestalten.
- ❏ Ein bewussteres Leben führen.
- ❏ Zeichen setzen in der alltäglichen beruflichen und persönlichen Umgebung.
- ❏ Egoismus überwinden – wiederbelebte Wertvorstellungen wie menschliche Nähe und Güte im Alltag leben.
- ❏ Sich selbst zurücknehmen, dem anderen zuhören lernen.
- ❏ Dem anderen vermitteln: Es ist gut, dass es dich gibt.
- ❏ Eine gelassene, ruhige und hilfsbereite Verfassung gegenüber den Mitmenschen aufrechterhalten.
- ❏ Die anderen in ihrem Anderssein verstehen lernen und ihnen mit mehr Verständnis und Liebe begegnen.
- ❏ Mehr Selbstdisziplin aufbringen.

Außer ihrem Programm *Kloster auf Zeit* mit mehrwöchigem Aufenthalt bieten die Klöster auch Meditationskurse, Besinnungstage und Fastenkurse an, und zwar jeweils an drei bis sieben Tagen in ihren Hospizen und Gästehäusern.

Meditationskurse und Besinnungstage

Für Suchende nach Ruhe und Einkehr – Christen aller Konfessionen und Nichtchristen – öffnen viele Klöster heute (Adressen siehe Serviceteil Seite 295 ff.) ihre Pforten und bieten Einführungs-, Aufbau- und Fortgeschrittenenkurse zur Meditation an, ebenso Besinnungstage im Rahmen ökumenischer Veranstaltungen sowie Kurse und Seminare mit besonderen Schwerpunkten.

Am Beispiel des *Neresheimer Programms*, das unter den Stichworten *Besinnung – Bildung – Begegnung* aufs ganze Jahr verteilt einlädt und von Frauen, Männern, Familien und Jugendlichen wahrgenommen wird, soll

Kloster und Hospiz Neresheim laden ein zu Ruhe und Erholung, zur Selbstfindung und zur Regeneration von Geist und Körper.

das reichhaltige Angebot veranschaulicht werden, das viele Klöster heute bereithalten. Damit entsprechen sie den Wünschen all der Menschen, die in unserer oft beziehungsarmen Gesellschaft auf der Suche nach neuem Lebenssinn, nach sich selbst, nach besserem Verständnis anderer und nach Gott sind.

Meditations-Einführungskurse

„Innehalten – in sich, in Gott Halt finden"
Meditation, eutonische Übungen, Einzelgespräche, meditativer Tanz (vier Tage)

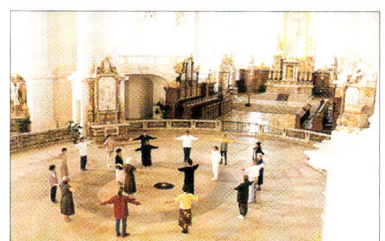

Raum- und Selbsterfahrung: Tanz in der Klosterkirche.

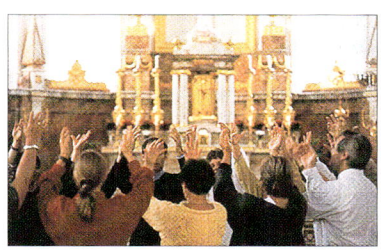

Sursum corda –
Erhebet die Herzen!

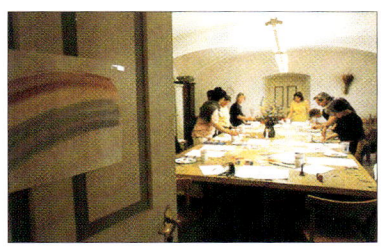

Quellen der Kreativität.

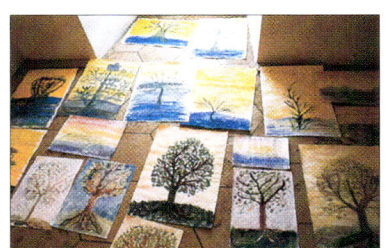

Lebensbäume.

249

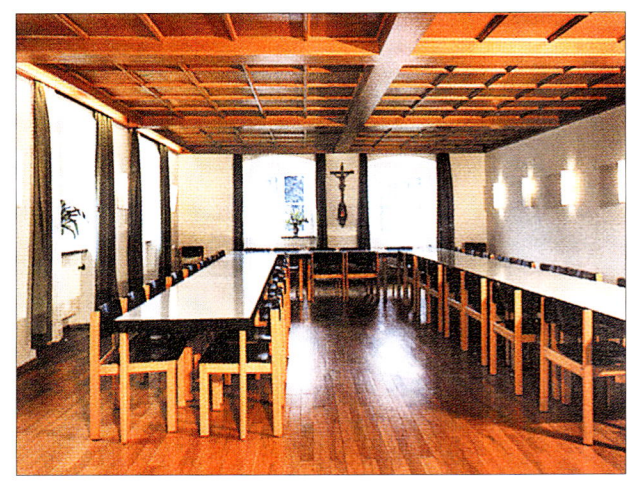

*Tagungsraum im Gästehaus „Zum Löwen",
das nah beim Neresheimer Benediktinerkloster
liegt und wie das Klosterhospiz von diesem
verwaltet wird.*

„Gebet und Meditation als Hilfen im Alltag"
Verschiedene Gebetsformen anwenden und
zur Meditation werden lassen. Stellen aus
der Bibel und Psalmen im Herzen bewegen,
durch Körper- und Atemübungen vertiefen,
Wandlung erfahren. Vortrag, Einzelgespräche, Gottesdienst (vier Tage)

„Schöpfen aus den Quellen des Heils"
Meditation, eutonische Übungen, Impulsreferat, meditativer Tanz, Schweigezeiten, Gebetszeiten, Einzelgespräche, Gottesdienst
(vier Tage)

„Ruhig werden – mit mir in Einklang kommen"
Meditation, eutonische Übungen, Vorträge,
Einzelgespräche, meditativer Tanz, Gottes-
dienst (vier Tage)

„Gelassenheit einüben"
Schweigekurs, Zen-Methode nach Pater
Hugo M. Enomiya-Lassalle, fleischloses
Essen, Meditation, Lockerungsübungen, Vor-
träge, Einzelgespräche, Gottesdienst (fünf
Tage)

„Zur Mitte finden – aus der Mitte leben"
Meditation, eutonische Übungen, Impulsreferat, meditativer Tanz, Schweigezeiten, Gebetszeiten, Einzelgespräche, Gottesdienst
(vier Tage)

„Vom Segnen und gesegnet werden"
Die Kraft des Segens entdecken und anwen-
den, heil sein an Körper und Seele. Vortrag,
Körper- und Atemarbeit, Einzelgespräche,
Gottesdienst (vier Tage)

„Loslassen – auf den Grund kommen"
Meditation, eutonische Übungen, Vorträge,
Einzelgespräche, meditativer Tanz, Gottes-
dienst (vier Tage)

250

Meditation, Atem-Übungen, eutonische Übungen, Vorträge, meditatives Tanzen, Einzelgespräche, Schweigen, Gebetszeiten, Gottesdienst (vier Tage)

„Ich ließ meine Seele ruhig werden und still"
Meditation, eutonische Übungen, Impulsreferat, meditativer Tanz, Schweigezeiten, Gebetszeiten, Einzelgespräche, Gottesdienst (vier Tage)

„All meine Quellen entspringen in Dir"
Meditation, eutonische Übungen, meditativer Tanz, Bibelgespräch, Vorträge, Gottesdienst, Einzelgespräche (drei Tage)

Meditations-Aufbaukurse
„Hilfe für den Alltag, Kraft schöpfen, Erschöpfung heilen"
Meditation, Eutonie und Atemarbeit, Vorträge, Beratung und Einzelarbeit für Problemlösungen, Gottesdienst (drei Tage)

„In der Stille liegt die Kraft"
Schweigekurs, Zen-Methode, fleischloses Essen, Meditation, Lockerungsübungen, Vorträge, Einzelgespräche, 4 x 20 Minuten Meditation pro Tag (fünf Tage)

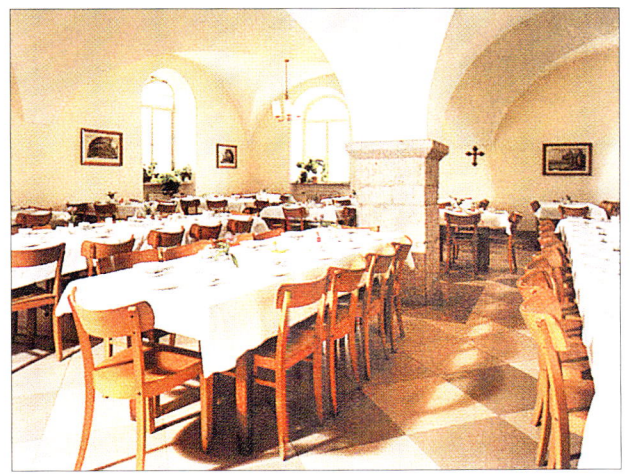

Speisesaal des Klosterhospizes Neresheim. Kloster und Klosterhospiz laden ein zu innerer Einkehr und zum Auftanken neuer Energie. Eine solide Küche, bei der weitgehend eigene Erzeugnisse aus dem landwirtschaftlichen Betrieb und den Gärten des Klosters Verwendung finden, sorgt für das leibliche Wohl.

„Was meinem Leben Tiefe gibt"
Schweigen, Meditation, eutonische Übungen, Vorträge, Einzelgespräche, meditativer Tanz, Meditation eines biblischen Textes, Gottesdienst (fünf Tage)

„Der Weg ist das Ziel"
Schweigekurs, Zen-Methode, fleischloses Essen, Lockerungsübungen, Vorträge, Einzelgespräche, 5 x 30 Minuten Meditation pro Tag (fünf Tage)

251

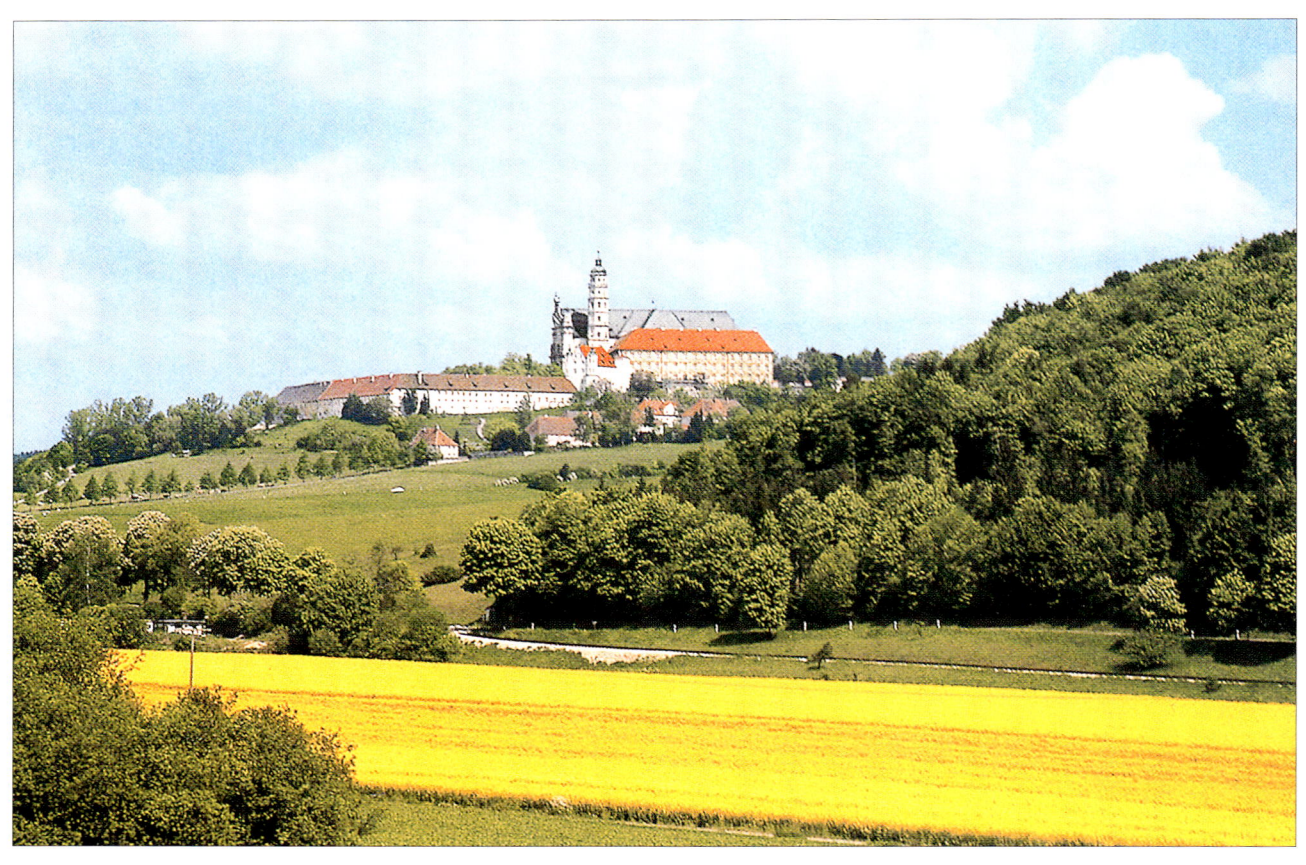

Die Gesamtanlage des Benediktinerklosters Neresheim.

„Gelassenheit – Weisheit – Güte"
Schweigekurs, Zen-Methode, fleischloses Essen, Lockerungsübungen, Vorträge, Einzelgespräche, 5 x 30 Minuten Meditation pro Tag (fünf Tage)

„In der Stille zum Grund des Lebens kommen"
Schweigen, Meditation, eutonische Übungen, Vorträge, Einzelgespräche, meditativer Tanz, Meditation eines biblischen Textes, Gottesdienst (vier Tage)

„Sterben, Wiedergeburt und Auferstehung"
Schweigekurs, Zen-Methode, fleischloses

252

Essen, Lockerungsübungen, Vorträge, Einzelgespräche, 5 x 30 Minuten Meditation pro Tag (fünf Tage)

„Macht euch zum Stalle auf"
Vorbereitung auf Weihnachten, Meditation, Körperübungen, meditativer Tanz, Vorträge, Bibelgespräch, Einzelgespräche, Gottesdienst (fünf Tage)

Fortgeschrittenenkurse für Geübte
Strenger Kurs
„Gott allein – Theresia von Avila"
Meditation, Vorträge, Einzelgespräche, Gottesdienst (sieben Tage)

Zen-Sesshin
„Im Erkennen seiner Selbst zum Grund des Lebens erwachen"
Zen-Jou, Teishou, Dokusan, Gottesdienst (sechs Tage)

Strenger Meditationskurs
„Die Seligpreisungen der Bergpredigt"
Schweigekurs, Zen-Methode, fleischloses Essen, Lockerungsübungen, Vorträge, Einzelgespräche, 8 x 30 Minuten Meditation pro Tag (sechs Tage)

Strenger Meditationskurs
„Jesus als Zen-Meister"
Schweigekurs, Zen-Methode, fleischloses Essen, Lockerungsübungen, Vorträge, Einzelgespräche, 8 x 30 Minuten Meditation pro Tag (sechs Tage)

Ökumenische Veranstaltungen
Benediktinischer Kreis Neresheim
„Impulse aus der Benediktusregel für Christen in Alltag und Familie"
Veranstaltung für evangelische und katholische Christen, die in ihrem Alltag nach größerer Verbindlichkeit ihres geistlichen Lebens suchen (sechs Tage)

Ökumenische Begegnung mit Meditation
„Das Gebet als Quelle der Einheit"
Begegnung evangelischer und katholischer Christen, Meditation, eutonische Übungen, Vorträge, Einzelgespräche, Gebetszeiten (drei Tage)

Ökumenische Begegnung mit Meditation
„Christen beten um die Gemeinschaft am Tisch des Herrn"
Meditation, eutonische Übungen, Vorträge, Einzelgespräche, Gebetszeiten (drei Tage)

253

Kurse für verschiedene Gruppen

Wochenende für Trauernde
„Alles hat seine Zeit"
Besinnung, meditative Übungen, Einzel- und Gruppengespräche, Gebetszeiten, Gottesdienst (drei Tage)

Besinnungswochenende für Frauen
„Ganz Frau, ganz ich – auf der Suche nach der ‚Rolle' meines Lebens"
Ein Wochenende für Frauen, um aus dem Alltag herauszutreten und zur Ruhe zu finden, mit den eigenen Lebensthemen in Berührung zu kommen, sich auf andere Frauenleben einzulassen (drei Tage)

Biografieseminar für Frauen
Besinnung, schriftliches Sammeln und Ordnen der eigenen biografischen Daten und Ereignisse (fünf Tage)

Wochenende für Stieffamilien
„Deine Kinder – meine Kinder – unsere Kinder? Patchworkfamilie als Herausforderung und Chance"
Ein Besinnungswochenende für „neu zusammengesetzte" Familien nach Trennung, Scheidung oder Tod. Gespräche, kreative Methoden und besinnliche Elemente (drei Tage)

Meditationskurs für Eltern und Kinder
„Wege zu mir – Wege zueinander – Wege zu Gott"
Meditation, eutonische Übungen, meditativer Tanz, Gebetszeiten, Gottesdienst (vier Tage)

Partnerschaftswochenende
„Die besten Jahre"
Besinnung, Einzel- und Gruppengespräche (drei Tage)

Sakraler Tanz
Tänze, Körperübungen, Dehnungs- und Lockerungsübungen, Improvisation, Körpergebet, Meditation, getanzte Andacht (vier Tage)

Qi Gong als Weg der Mitte
Bewegung in innerer Stille, Loslassen im Tun, Qi-Gong-Form, Meridianmassage, taoistische Atemübungen, sich erden (fünf Tage)

Mit Neresheim spirituell verwandt: Benediktinerkloster Blaubeuren. Der Hochaltar dieses Klosters ist ein Meisterwerk Ulmer Malerei und Skulptur im 15. Jahrhundert.

254

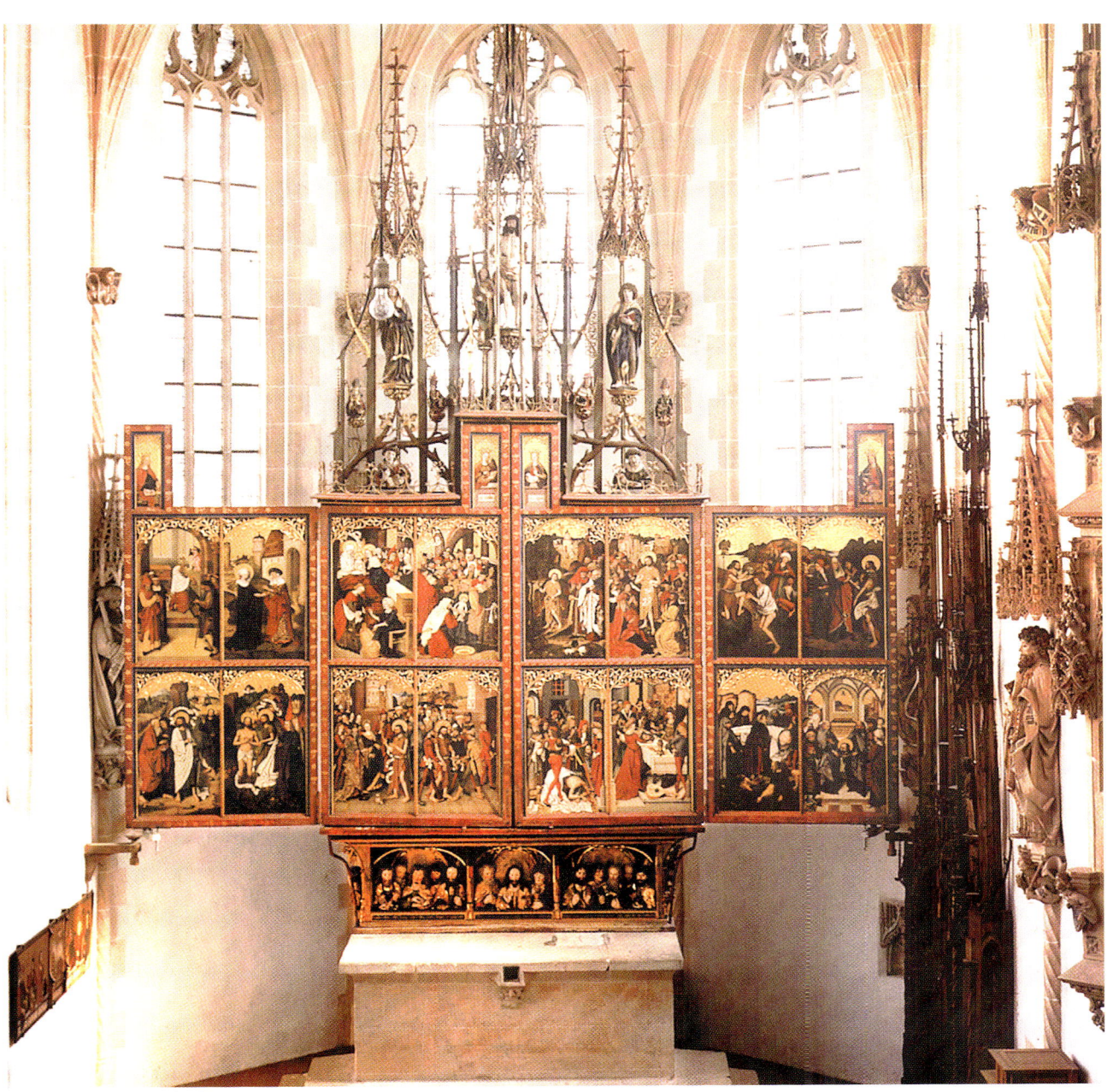

255

Ikonen malen
Mal-Technik, Theologie und Symbolik der Ikone (sieben Tage)

Geistliches Wochenende
„Die soziale Frage in Europa"
Vorträge, Diskussion, Bibelgespräch, Gebetszeiten, Meditation (zwei Tage)

Fastenkurs mit Meditation
Methode: Dr. Buchinger/Dr. Lützner
„Neuen Geschmack am Leben finden"
Meditation, eutonische Übungen, Impulsreferat mit Austausch, Einzelgespräche, Gebetszeiten, Gottesdienst, meditativer Tanz, Wandern (sieben Tage)

Wege zu sich selbst
„Lebenskraft aus Lebenskrisen"
Besinnung, Impulsreferat, Einzel- und Gruppengespräche, meditativer Tanz, Elemente aus der Transaktionsanalyse, Gebetszeiten (drei Tage)

Familiensystemisches Semiar
Methode Bert Hellinger
„Wenn Vergebung schwer fällt"
Meditation, lösungsorientiertes Familienstel-

len, Blockaden zum Fließen bringen, seelische Verletzungen heilen, Befreiung erfahren, mit neuer Kraft und neuem Vertrauen weitergehen (drei Tage)

Meditatives Zeichnen
„Zeichen der Stille"
Besinnung, Gespräch (drei Tage)

Meditieren und Wandern
„Geh aus mein Herz und suche Freud'"
Meditation, eutonische Übungen, meditativer Tanz, bewusstes Wandern in der Natur, Impulsreferat mit Erfahrungsaustausch, Schweigezeiten, Gebetszeiten, Gottesdienst (fünf Tage)

Einkehrwoche
„Einkehr in biblischen Gärten"
Meditation, Körperübungen, kreatives Tun, meditatives Tanzen, Vorträge, Bibelgespräche, Gottesdienst (sieben Tage)

Erholungswoche
„In der Erde verwurzelt – dem Himmel nahe sein"
Meditation, Bibelgespräch, Tanzen, Malen (sieben Tage)

Wege zur Mitte
„Behutsam – bedachtsam – leise"
Aus Übungen der Stille spielerisch ins Zeichnen, Malen, Tanzen und Gestalten finden. Künstlerische Vorkenntnisse sind nicht erforderlich, Material wird gestellt (drei Tage)

Durchatmen
Körperbezogene Meditation – Atem- und Körperarbeit (drei Tage)

Besinnliches Wochenende zur Vorbereitung auf Weihnachten, „Alle Jahre wieder ..."
Besinnung und Gespräch, Gebetszeiten, kreatives Tun, Bibliodrama, Gottesdienst (drei Tage)

„Im Kloster Weihnachten feiern"
(Vier Tage)

Angebote für Jugendliche und junge Erwachsene
Musikalischer Workshop für neue geistliche Lieder
(Drei Tage)
Ora-et-labora-Tage für Jugendliche und junge Erwachsene von 16 bis 25 Jahren

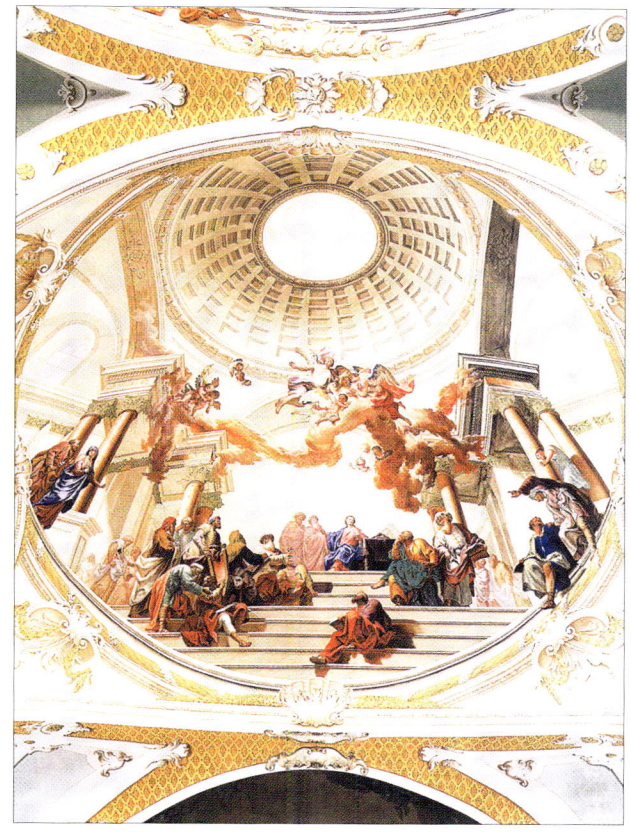

Das berühmte Kuppelfresko in der Abteikirche Neresheim: Der zwölfjährige Jesus lehrt im Tempel, von Martin Knoller, 1775.

Gebete und Hinführung zu Spiritualität und Meditation, Einzel- und Gruppengespräche, Arbeiten im Klosterbereich, Teilnahme an der Liturgie und den Stundengebeten der Mönche, Kreativität und Spiel, Perspektiven für die Zukunft (sechs Tage)

257

Klösterlich Kulinarisches für die Gesundheit

„Essen und Trinken hält Leib und Seele zusammen", weiß der Volksmund, doch dahinter verbirgt sich weit mehr, denn seit vielen

Klostergarten des Klosters Marienstern in Panschwitz-Kukau, Sachsen.

Jahrhunderten schon bereichern die Klöster auch die Ess- und Trinkkultur wesentlich und tragen damit zur Förderung unserer Gesundheit bei.

Sogar Bezeichnungen für die Mahlzeiten und bestimmte Tischsitten gehen auf Verhaltensweisen in den Klöstern zurück. So leitet sich zum Beispiel das italienische Wort für Mahlzeit *pietanza* direkt aus dem Klosterleben ab. *Pietas* war die Bezeichnung für den Nahrungsbeitrag, den die Gläubigen den Mönchen aus Pietät gewährten, und

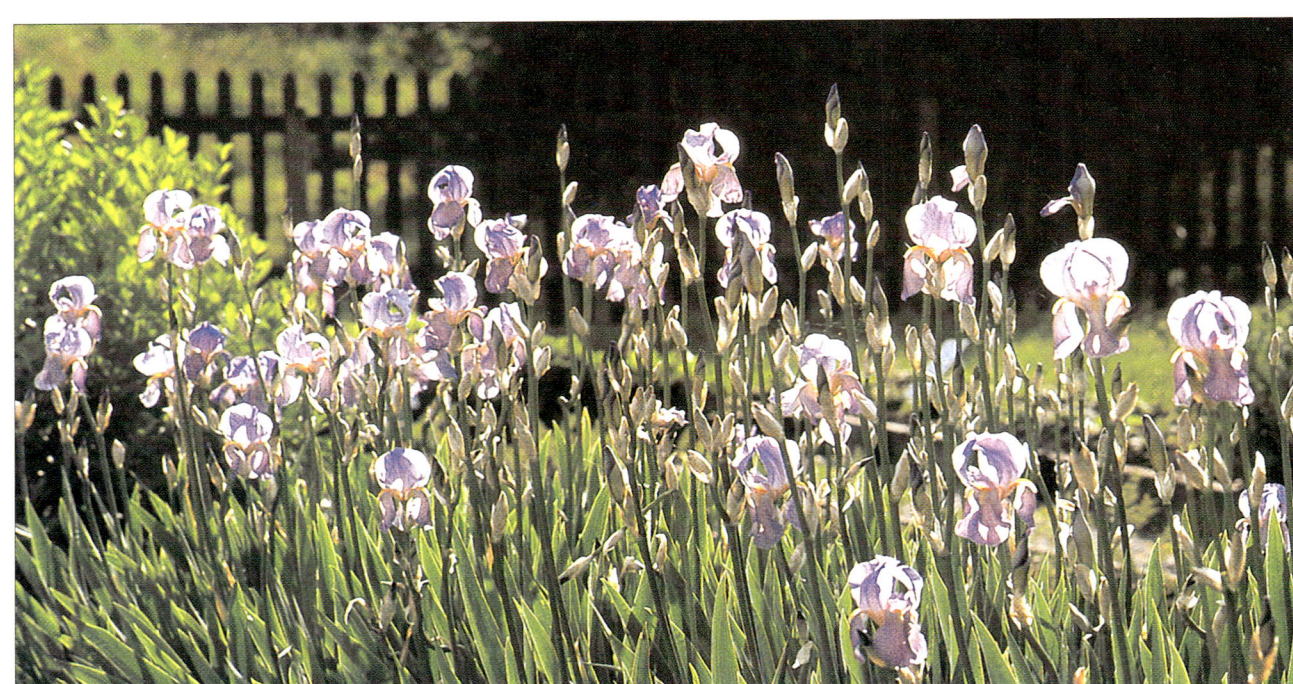

zwar je für zwei Personen auf *einem* Teller und das Getränk in *einem* Becher. Vor diesem Hintergrund lässt sich auch erklären, weshalb es bis heute ungehörig ist, zum Beispiel mit vollem Mund zu trinken, und weshalb wir uns mit einer Serviette den Mund abtupfen, bevor wir trinken. Die Mönche prägten als Erste diese Sitte. Um Essensreste am gemeinsamen Becher zu vermeiden, tranken sie mit leerem Mund und tupften

Klostergarten auf der Insel Reichenau, Reichenau-Mittelzell.

mit einer Tischserviette ihren Mund ab – eine absolute Rarität zu einer Zeit, als ansonsten der Ärmel der Bekleidung dafür herhalten musste.

Ebenso leitet sich das englische Wort *break-fast* aus dem Klosterleben ab, denn es bedeutet nichts anderes als das Fasten (*fast*) zu brechen (*to break*). So erinnert auch dieses Wort noch heute an das Fasten nach der Klosterregel Benedikts: Man brach nur einmal innerhalb von 24 Stunden das Fasten, indem man im Refektorium (Speisesaal)

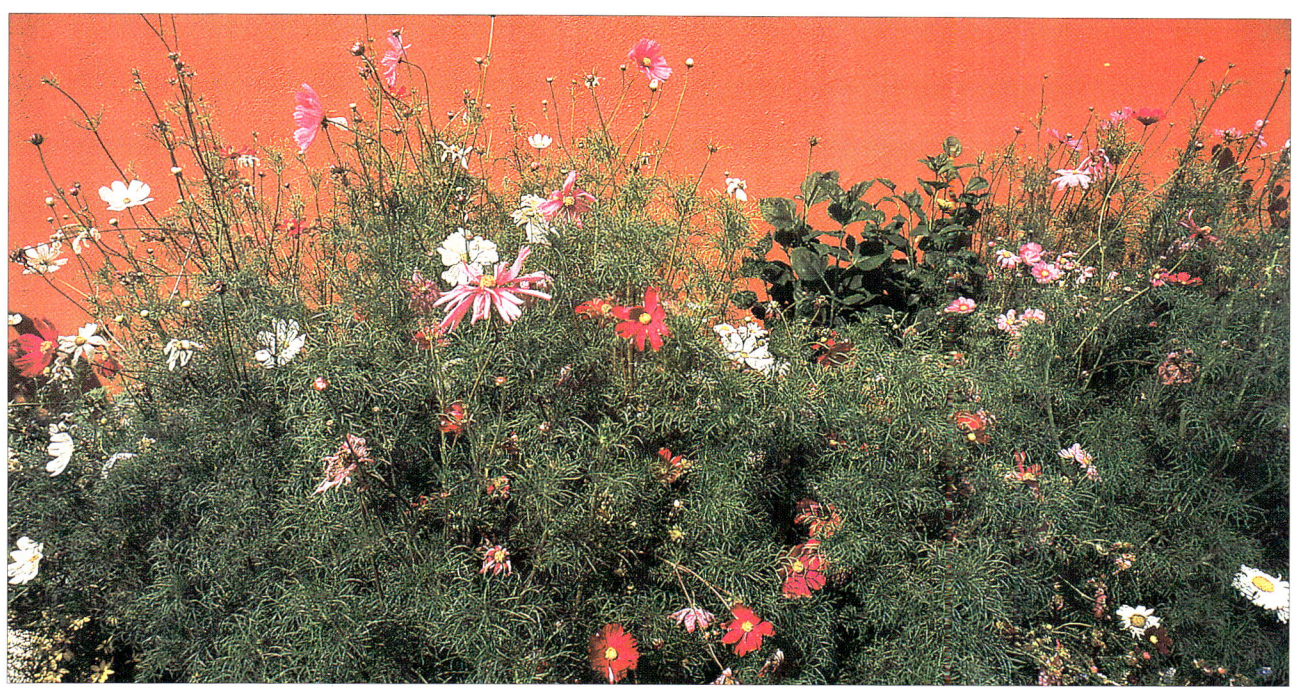

259

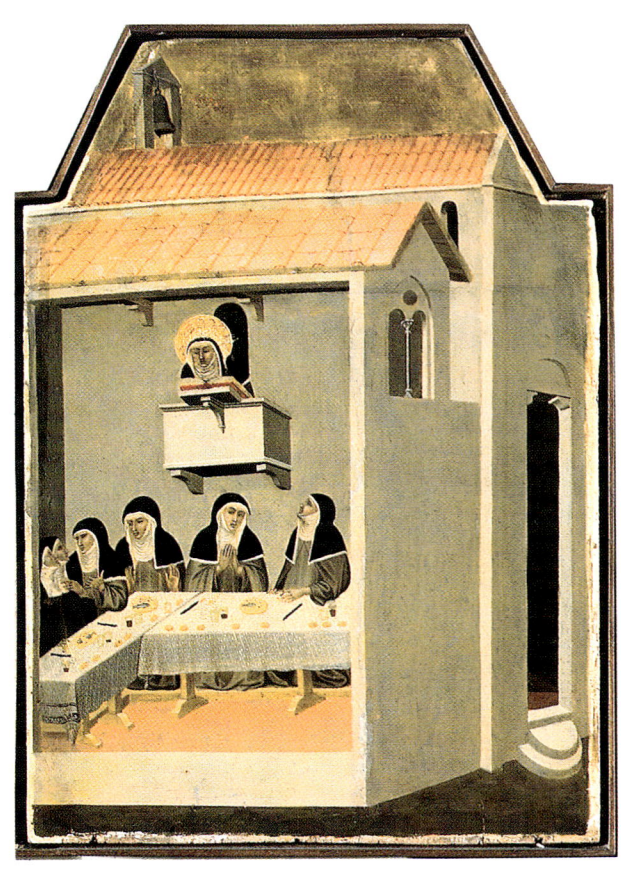

„Vorlesen bei Tisch" war und ist noch heute Teil monastischer Askese, um selbst während der Nahrungsaufnahme zur Meditation anzuregen. Das Tafelbild um 1350 zeigt die heilige Humilitas, die eine Passage aus der Bibel vorliest.

zum *breakfast* zusammentraf und das Fasten mit dieser einzigen Mahlzeit „brach". Auch unser Begriff *Dinieren* – im Französischen *diner*, im Italienischen *desinare* – geht bis in die Zeit des ersten Fastenbrechens zurück, er leitet sich aus dem Lateinischen *disiunare* ab und bedeutet *trennen, brechen*.

Das sind nur einige Beispiele, die veranschaulichen, wie die Klosterkultur Einfluss auf alltägliche Sitten und Gebräuche genommen hat.

Generell ging es in der Tischkultur der Mönche von Beginn an um den bewussten Genuss der Mahlzeiten – eine Lebenspraxis, die heute wieder auf der Empfehlungsliste der Ärzte und Ernährungsberater ganz oben steht, nämlich die Mahlzeiten nicht zu bloßem Kalorientanken verkommen zu lassen, was häufig in der Hektik des beruflichen Alltags geschieht, sondern das Essen zu einer Achtsamkeitsübung zu machen, wie sie in den Klöstern seit Jahrhunderten gepflegt wird. Das ist auch ein Stück Lebensqualität, die erheblich zu unserem Wohlbefinden beiträgt und die wir uns stets aufs Neue bewusst machen sollten. Im Folgenden nun ein kleiner Streifzug durch die Klosterküchen und ihre Speisepläne von anno dazumal und heute.

Die Kost in den mittelalterlichen Klöstern war überwiegend vegetarisch, Gemüse, Salate, Kräuter und Obst beherrschten den Speiseplan.

Täglich gab es Vitamine, Mineralstoffe und ebenso reichlich andere wertvolle Pflanzenstoffe – das Ideal einer gesunden Ernährung, wie sie auch heute empfohlen wird, weil sie sich seit vielen Jahrhunderten bewährt hat.

Frisches Obst gab es in der Regel als Nachtisch zum Mittag- oder zum Abendessen, ebenso wie man abends gerne Kräuter und Salate, angemacht mit Essig und Öl zum Brot aß. Um das viele Obst aus der alljährlichen Ernte im Herbst vor dem Verderben zu bewahren, kamen als Erste Nonnen in den Klöstern auf die Idee, es durch Einkochen zu konservieren und zu leckeren Konfitüren zu verarbeiten. Und Mönche waren es, die als Erste auf die Idee kamen, Äpfel und Birnen aus den klösterlichen Obstgärten zu Most zu verarbeiten. Apfelmost war schon bei den Mönchen im Mittelalter wegen seines gesundheitlichen Wertes besonders geschätzt.

Vorherrschend in der Klosterküche war auch die Zwiebel, die Karl der Große einführte, ebenso der Knoblauch. Im Folgenden zum Ausprobieren ein paar typische Rezepte aus der vegetarischen Klosterküche:

Sauerampfersuppe

1 Hand voll Sauerampfer
1 Zwiebel, fein gehackt
2 Esslöffel Butter
100 Gramm Dinkelmehl
$1^1/_4$ Liter Fleischbrühe
1 Messerspitze Muskat, Salz, Pfeffer
125 Milliliter Sahne
1 Eigelb

Die frischen Blätter des Sauerampfers klein hacken und zusammen mit der gehackten Zwiebel in Butter andünsten. Langsam das Dinkelmehl unterrühren und zu einer goldgelben Schwitze verarbeiten. Nach und nach Fleischbrühe angießen und etwa 15 Minuten bei geringer Hitze köcheln lassen.

Gefüllte Steinpilze

Schöne, gleichmäßig große Steinpilze putzen, den Stiel ausdrehen und die Hüte mit folgender Masse füllen:
eingeweichte Brötchen mit angedünsteter Zwiebel und Petersilie
fein gehackten Pilzstielen
Ei, Salz und Pfeffer gut vermengen

Die gefüllten Pilze in eine mit Butter gefettete Form geben, mit Zitronensaft etwas beträufeln und im Rohr backen, mit Rahmsauce servieren.

261

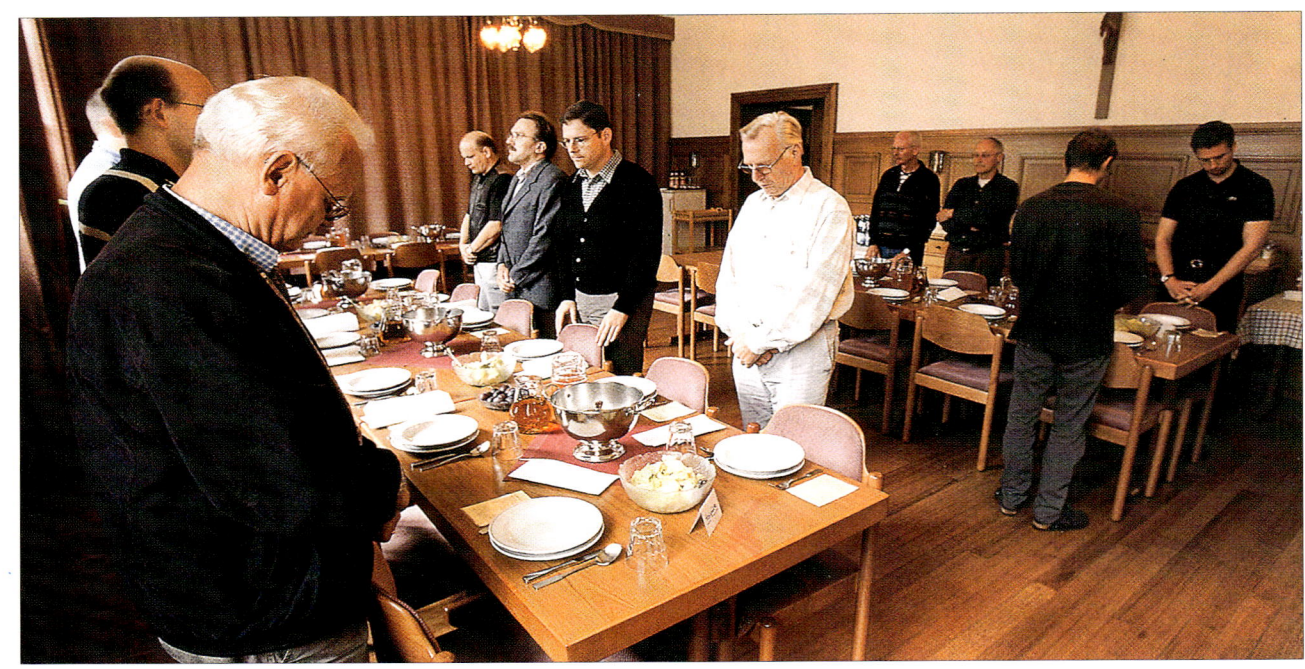

Bei einer „Auszeit" für einige Tage oder Wochen im Kloster bleiben Stress und Hektik vor der Tür. Auch bei den Mahlzeiten herrschen Stille und Besinnung.

Kastanienauflauf

250 Gramm Kastanien

$1^1/_4$ Liter Milch

1 Päckchen Vanillezucker

30 Gramm Butter

45 Gramm Zucker

$1^1/_4$ Liter Milch oder Sahne

5 Eigelb

5 Eiweiß, zu Eischnee geschlagen

20 Gramm Butter für die Form

Die Kastanien quer einschneiden, mit Wasser bedeckt aufsetzen, salzen, zum Kochen bringen und 10 Minuten kochen, abgießen und schälen, dabei auch das braune Häutchen abziehen. In der Milch etwa 40 Minuten weich kochen und durch ein Sieb drücken. In einem Topf Milch oder Sahne mit Vanillezucker und Butter erhitzen. Den Kastanienbrei und den Zucker hinzufügen und zu einem dicken Mus kochen. Die Masse ab-

262

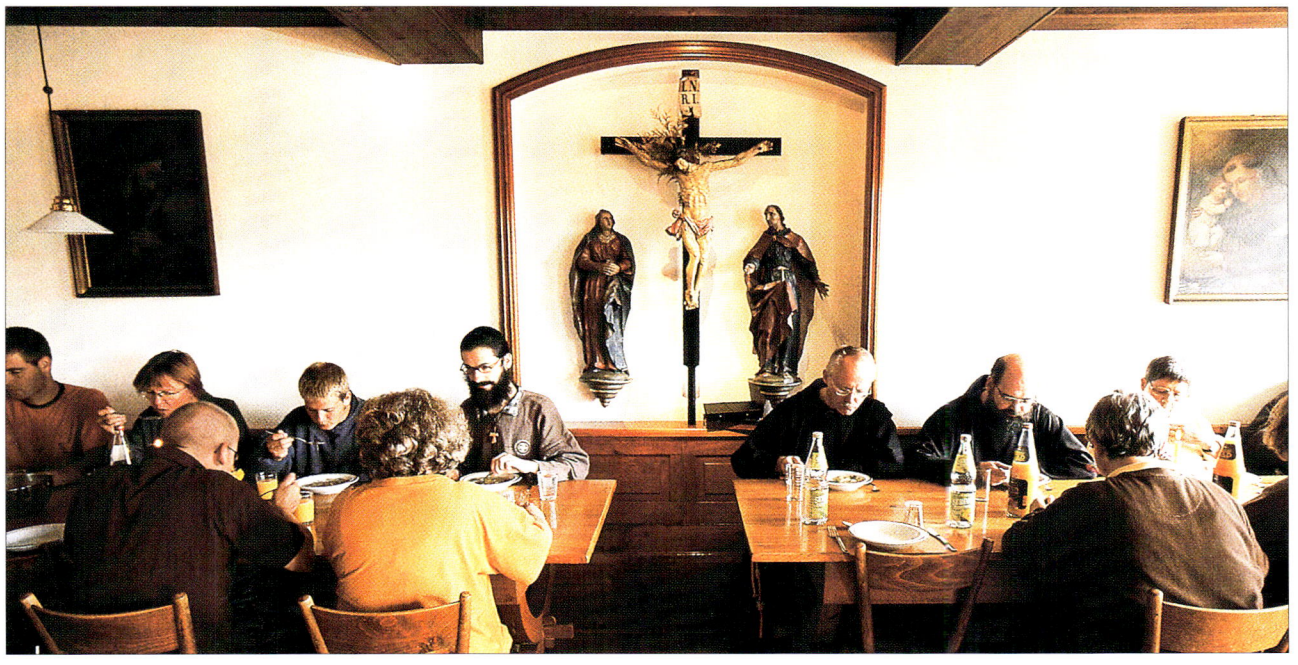

Im „Kloster auf Zeit" bei der gemeinsamen Mahlzeit mit den Mönchen.

kühlen lassen, nach und nach die Eigelbe zugießen. Den Eischnee unter die Kastanienmasse heben und alles in eine gefettete Auflaufform füllen. Bei mittlerer Hitze etwa 30 bis 35 Minuten backen.

Weitere Rezepte aus der Klosterküche zu originellen Gerichten mit Bier siehe Seite 274 ff. Neben viel Gemüse, Kräutern und Obst ist Brot seit altersher ein Grundnahrungsmittel auch in den Klöstern. Benedikt bestimmte, dass die normale tägliche Ration aus einem Pfund Brot bestehen solle: „Ein reichlich bemessenes Pfund Brot genüge für den Tag, ob man nur eine Mahlzeit hält oder Mittag- und Abendessen einnimmt. Essen die Brüder auch am Abend, hebe der Cellerar (Wirtschaftsleiter des Klosters) ein Drittel dieses Pfundes auf, um es ihnen beim Abendtisch zu geben." Es gab *gewöhnliches Brot (panis solitus)* und das bessere, noch *schmackhaftere Brot (panis delicior),* das vor allem an Fest-

263

tagen gereicht wurde. Darüber hinaus gab es Backwerk wie die Brezel, die ebenfalls im Kloster erfunden wurde und einen Mönch mit gekreuzten Armen darstellen soll.

Die Mönche und Nonnen verstanden es zu allen Zeiten auch, sich das asketische Leben mit mancherlei Leckerem zu versüßen. Dem klösterlichen Hang zum Süßen entsprangen neben Gebäck auch Pastillen in allen möglichen Geschmacksrichtungen, kandierte Früchte, Gelees und verschiedene Marmeladesorten.

Eier, Milch und Milchprodukte sind in der Regel Benedikts weder ausdrücklich erlaubt noch wie das Fleisch vierfüßiger Tiere eindeutig verboten. Ob Eier, Milch und Käse für Mönche gestattet seien, wurde im frühen Mittelalter einige Zeit diskutiert, weil es sich um tierische Produkte handelt. Strenge Asketen verzichteten auf diese Kost. Doch erklärt Hildemar, dass sie nicht aus dem Fleisch, sondern aus der Nahrung des Tieres entstünden und daher kein Fleisch seien, wie Wein kein Rebstock und Öl kein Holz sei. Dementsprechend galten sie als erlaubt. Eier und Käse werden oft gemeinsam genannt. Sie sind in manchen Quellen als Feiertagskost angegeben, auch finden sie

eigene Erwähnung als Kräftigungsmittel für Kranke und besonders für die zur Ader Gelassenen. Doch blieben – zumindest bei den Benediktinern – Eier und Käse nicht auf diese besonderen Anlässe beschränkt, sondern kamen zu allen Zeiten im Großteil des Jahres fast regelmäßig auf den Tisch.

Bienenhonig und Imkerei haben ebenfalls große klösterliche Tradition. Honig diente nicht nur dazu, das asketische Leben zu versüßen, sondern auch als wirksame Arznei. Bereits der römische Heilkundige Plinius der Ältere (23 bis 79 n. Chr.) empfahl täglichen Honiggenuss zur Gewährleistung eines langen und gesunden Lebens, denn für Plinius war Honig eine „Himmelsmedizin für Augen, Eingeweide und gegen Geschwüre". Deshalb spielte der Honig auch wegen seiner vielen wertvollen Inhaltsstoffe in der Klostermedizin eine große Rolle: als kräftigendes und konzentrationsförderndes Tonikum ebenso wie zur Stärkung der Abwehrkräfte, gegen Erkältungen und Schlafstörungen sowie zur Wundbehandlung. Viele Klöster haben sich deshalb seit ihrem Bestehen auf die Imkerei spezialisiert und bieten noch heute den besten Bienenhonig weit und breit an. Honig aus kloster-

264

eigener Herstellung gilt als echte Delikatesse. Im Serviceteil Seite 311 finden Sie Bezugs-

Die Kunst der Bienenzucht, bereits in der Antike bekannt, wird seit dem Mittelalter in den Klöstern besonders gepflegt.

quellen für klostereigenen Bienenhonig wie den Lavendelhonig.

Weinbau und Brauereiwesen haben besonders große klösterliche Traditionen, weshalb ihnen zwei eigene Kapitel gewidmet sind.

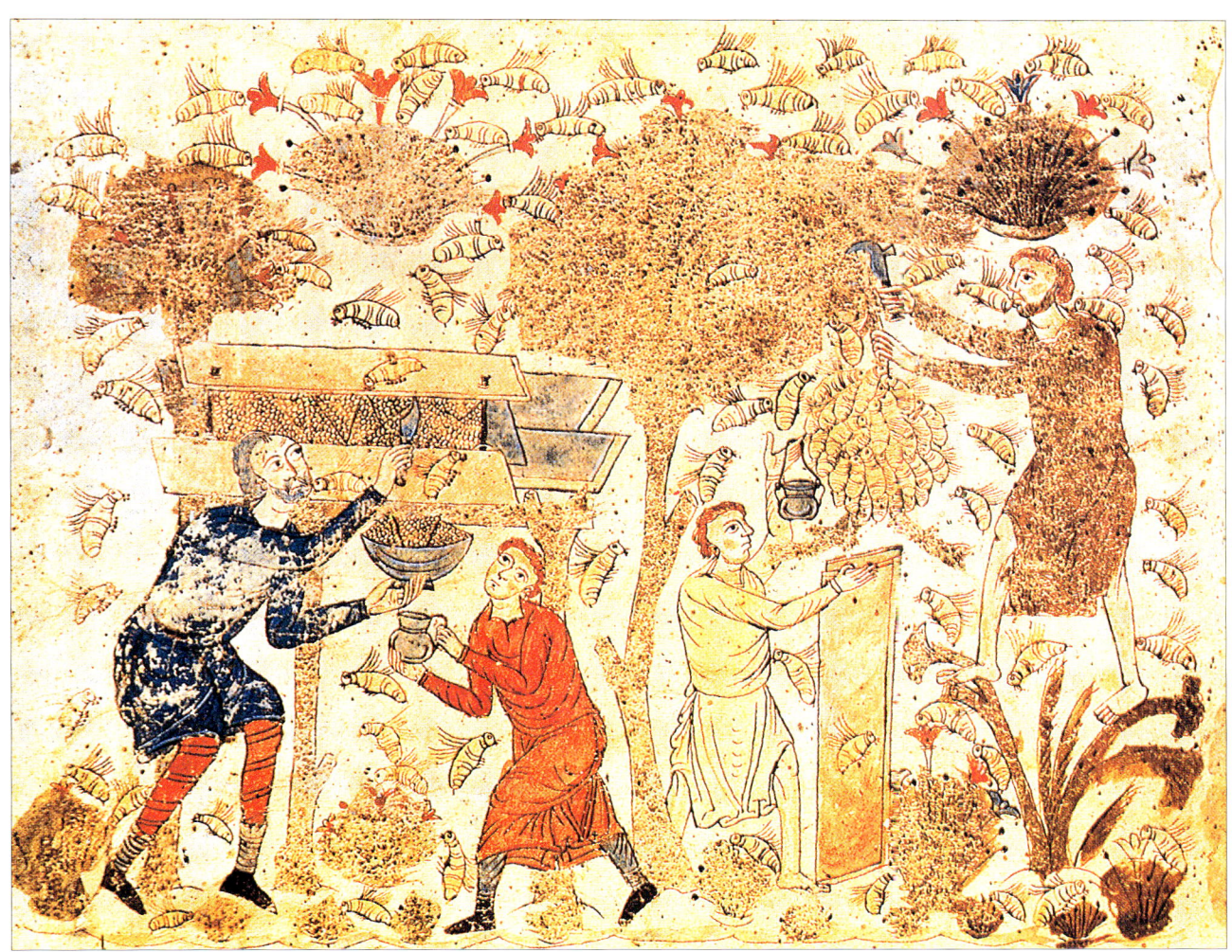

Klosterbier – mehr als ein Getränk

Benedikt erwähnt zweimal im Kapitel über das Maß der Getränke die örtlichen Bedingungen, derentwegen es erforderlich sein könne, dass der Abt die Weinration erhöht, was aber auch „ohne Murren" der Mönche ertragen werden müsse, falls das Land keinen Wein hervorbringe.

Auf den ersten Teil dieser Bestimmung beriefen sich die Cluniazenser, wenn sie ihre größeren Weinrationen verteidigten. Den zweiten Teil missachtet schon der strenge Benedikt von Aniane ganz offenkundig, indem er das Biertrinken gestattet, wo kein Wein vorhanden ist. Ihm folgen die in Mitteleuropa sich niederlassenden lothringischen und hirsauischen Reformmönche.

Bier, „flüssiges Brot" in der Fastenzeit, wie geschaffen für die Mönche und wie viele meinen, die Motivation dafür, dass das europäische Mönchtum das Bierbrauen für sich entdeckte. Das geschah jedoch vor einem anderen Hintergrund und hatte viel mit der Trinkwasserqualität im frühen Mittelalter zu tun.

In den frühen Ordensgemeinschaften vor Benedikt von Nursia galt zunächst die Bestimmung, nur Wasser zu trinken. Die Qualität des Trinkwassers verschlechterte sich jedoch zusehens. Das Wasser war mit vielen Krankheitserregern verseucht, und sein Genuss barg die Gefahr schwerer Erkrankungen, in erster Linie durch Cholerabakterien verursacht. Das führte dazu, dass den Mönchen schließlich das in der jeweiligen Region übliche Getränk gestattet wurde. Häufig war dies Wein oder Bier, beides Getränke, die einen Gärprozess durchlaufen, der schädliche Bakterien tötet und es ermöglicht, die erforderlichen Flüssigkeitsmengen gefahrlos zu sich zu nehmen, wenn dies maßvoll geschah.

Benedikt von Nursia, der sein Kloster im mediterranen Süditalien gegründet hatte, legte demzufolge in seiner Ordensregel den Genuss von Wein fest. Wo jedoch aufgrund der Klima- und Bodenverhältnisse Weinbau nicht möglich war, verlegte man sich aufs Bierbrauen. Das hatte auch Vorzüge in der landwirtschaftlichen Nutzung, denn Gerste ist einfacher zu kultivieren als der Rebstock und

266

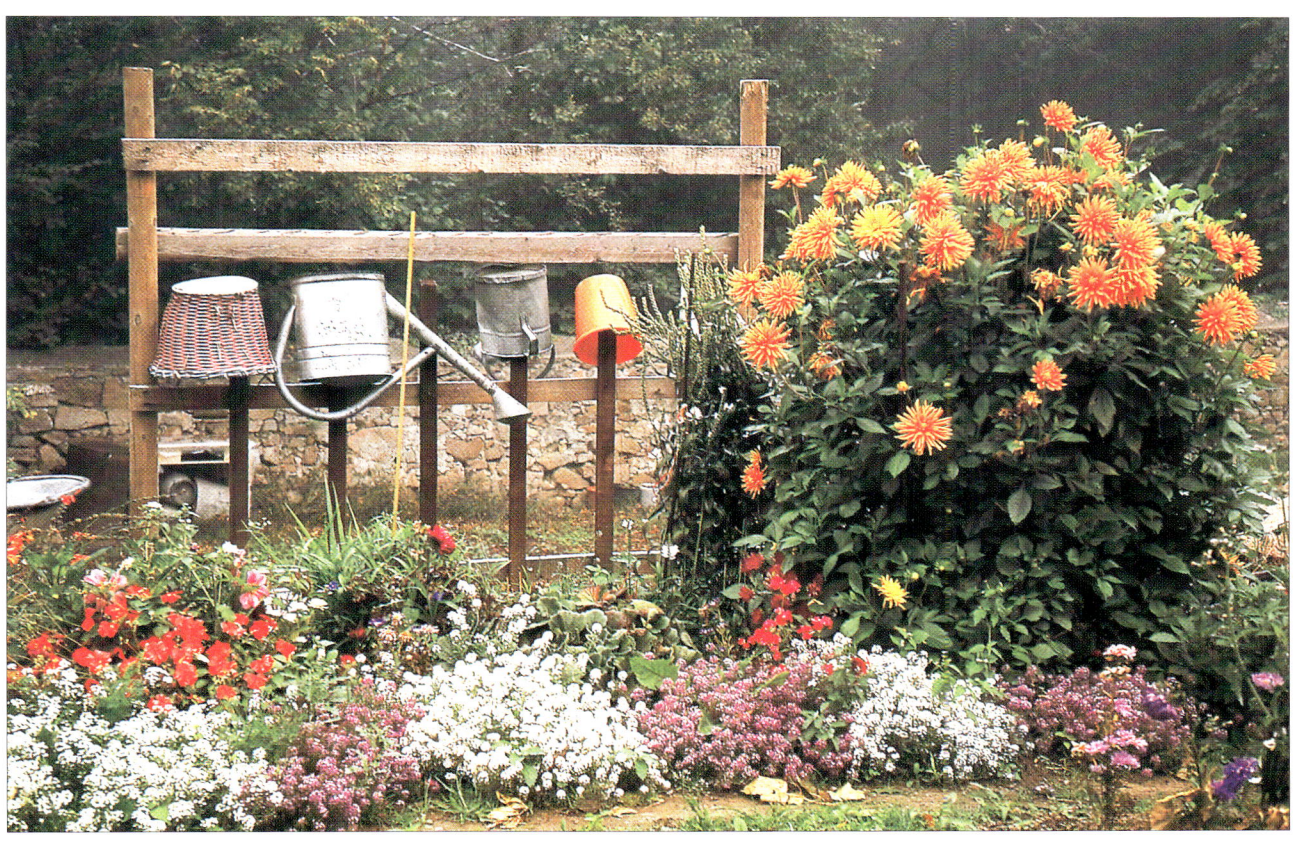

Klostergarten des Klosters Diesbar-Seußlitz, Sachsen.

zugleich nahrhaft für das klösterliche Vieh. Für viele Klöster war so die kombinierte Nutzung der Ländereien und der Brauerei die ideale landwirtschaftliche Lösung, die auch die Ernährung sicherstellte.

So erfreute sich das Bierbrauen in den Klöstern bald großer Beliebtheit, denn außer im Schutz vor verseuchtem Wasser liegt sein Produkt auch im hohen Nähr- und Gesundheitswert begründet.

Die Gesundheitsregeln aus Salerno geben zum Beispiel nicht ohne Grund zu bedenken, dass Bier nicht nur die „Kräfte erhöhet", sondern auch „das Fleisch im Körper mehret". Bier, nahrhaft und dabei wohlschmeckend, war Mönchen wie Nonnen stets

267

erlaubt, denn schließlich galt und gilt bis heute: „Flüssiges bricht das Fasten nicht." Und, falls es sich um Reben- oder eben Gerstensaft handelte, diente Bier auch der Gesundheit, denn der gesundheitliche Wert von Bier war auch den Klosterärzten bestens bekannt.

Sie nutzten Bier, pur oder mit Honig gemischt, gegen Schlafstörungen sowie gegen Erkältungen und Husten, mit Kümmel, Anis und anderen verdauungsstärkenden Heilpflanzen versetzt, gegen Verdauungsbeschwerden. Bier wurde aufgrund seiner anregenden Wirkung auf die Harnausscheidung auch zur Entwässerung und bei Nierenleiden erfolgreich eingesetzt sowie zur Stärkung der Nerven. Auch Hildegard von Bingen beschäftigte sich eingehend mit den vielen guten Kräften des Bieres und empfahl es vor allem schwermütigen Menschen, weil „Bier den Mut hebt und die Seele erneuert". Und Hildegard merkt dazu ergänzend an: „Zu jeder Zeit aber, ob im Sommer oder Winter, soll sich der Mensch vor übermäßigem Trinken hüten. Wie zu reichlicher Regen dem Erdreich durch das viele Wasser schadet, so schadet auch übermäßiges Trinken dem menschlichen Organismus."

Bierbrauen war zwar schon in Ägypten im 3. Jahrtausend v. Chr. ein hochangesehenes Handwerk, aber zu uns nach Mitteleuropa gelangte das Bier erst über die Griechen und Römer. Von Tacitus (um 55 bis 116) wissen wir einiges über die Germanen, zum Beispiel dass sie ganz gern ein „Hörnchen Bier" über den Durst tranken. Tacitus kam sogar zu dem Schluss, dass man den Germanen ebenso gut mit der Lieferung von *cervisia* (Bier) den Garaus machen könne wie mit dem *pilum* und dem *gladius* (Speer und Schwert).

Uns befremdet heute vor allem die Art des Gebräus, das sich die Germanen so gut schmecken ließen. Sie nahmen als Bierwürze alles, was ihnen als geeignet erschien, zum Beispiel Eichenrinde, Eschenlaub und Ochsengalle.

Diese ungewöhnlichen „Bierverfeinerungen" änderten sich auch noch nicht wesentlich, als die ersten Mönche nach Germanien kamen. Diese experimentierten aber weiter, unter anderem mit Wacholder, Blaubeeren und Pilzen.

Ein großer Schritt in Richtung unserer heutigen Biere war jedoch im Jahr 786 spätestens vollzogen, als in einer Urkunde Pippins III.

268

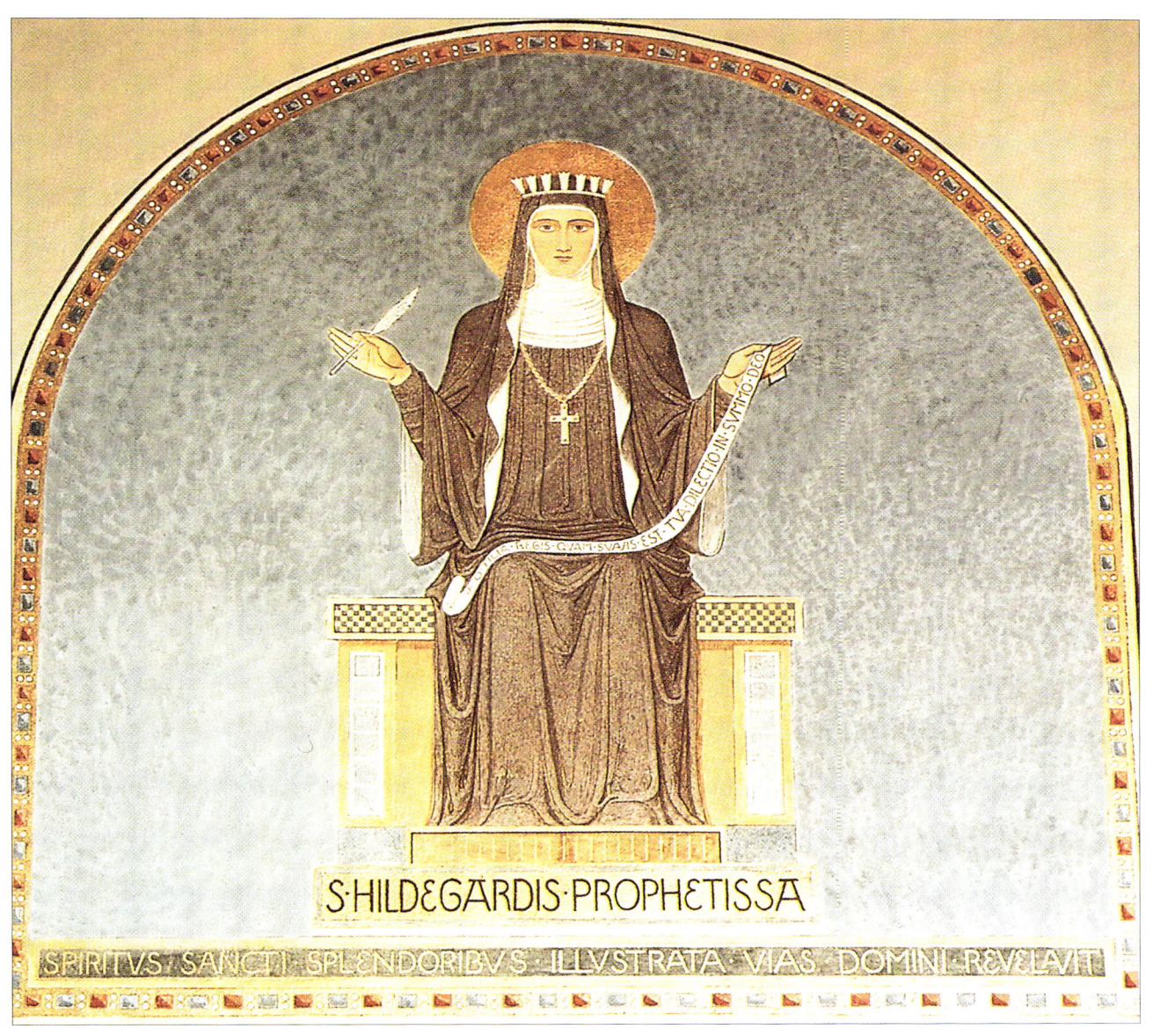

„Hildegard die Prophetin. Durch die Eingebungen des Heiligen Geistes erleuchtet, offenbarte sie die Wege des Herrn." – Mosaik im Seitenschiff der Abteikirche in Rüdesheim-Eibingen.

269

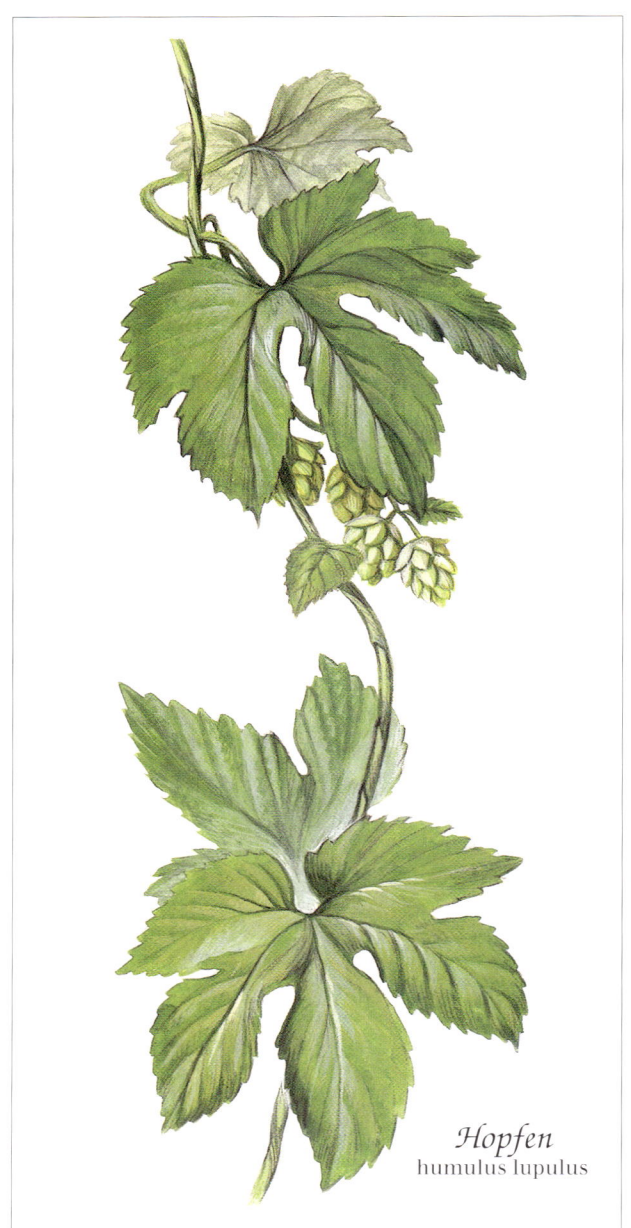

Hopfen
humulus lupulus

zum ersten Mal Hopfengärten in den Klöstern erwähnt wurden. Außerdem belegen diverse Quellen, dass die Mönche ihr Handwerk systematischer als die privaten Hausbrauereien betrieben. Die Mönche überlieferten ihre durch Versuch und Irrtum erworbenen Erfahrungen schriftlich. Und die Qualität der Klosterbiere wurde dank des Hopfens immer besser.

Für die Mönche und Nonnen war es auch eine Überlebensfrage, gutes und kräftiges Bier zu brauen, denn wie sonst hätten sie die langen Fastenzeiten überstehen sollen? Im warmen Italien war Fasten noch einigermaßen erträglich, aber im kalten Germanien? Dennoch wurden für die Mönche und Nonnen im Norden die Fastenregeln nicht wesentlich gelockert. So kam es zu den ersten Starkbieren, und der Ausdruck „Bier ist flüssiges Brot" war geboren. Ein Glück für die Mönche, dass auch der Grundsatz „Flüssiges bricht das Fasten nicht" galt. Dem Papst, der diesen Grundsatz hätte abändern können, wurde das Starkbier in weiser Voraussicht vorenthalten. Vielleicht trifft ja die alte Geschichte tatsächlich zu, die Klosterbraumeister noch heute gerne erzählen: Das im Mittelalter in Klöstern erfundene, nahrhafte Starkbier soll nur deshalb einem päpstlichen Verbot entgangen sein, weil es auf dem langen Weg im Fässchen über holprige Wege von Deutschland nach Rom sauer geworden sei. Nachdem am Heiligen Stuhl davon probiert worden war, hatte der Papst Mitleid mit den Mönchen.

Im Jahr 817, auf dem Aachener Konzil, wäre aber das Bier fast doch für die Mönche verboten worden, wäre nicht ein findiger Kopf auf die rettende Idee gekommen, Bier als Heiltrank zu deklarieren. Also wurde auf dem Konzil bezüglich des Biers nur noch festgelegt, wo die Obergrenze des täglichen mönchischen Verbrauchs zu liegen habe. Demnach bekam auch in den ärmsten Klöstern ein Mönch täglich über einen Liter Bier, neben einem guten viertel Liter Wein. In reichen Klöstern gestand man den Ordensleuten oft die dreifache Biermenge und mehr täglich zu. Und nicht wenige Klöster machten gute Geschäfte mit Bier.

Das galt auch für die Brauerei im Kloster Weihenstephan bei Freising. Als ihr Gründungsjahr wird das Jahr 1040 angegeben, doch Hopfen haben die Benediktiner dort schon viel früher angebaut. Weihenstephan ist außerdem der älteste erhaltene und noch brauende Bierbetrieb der Welt. Im Jahr 1803

wurde die Klosterbrauerei von weltlichen Herren übernommen, mit einer Landwirtschaftsschule verbunden, und heute gehört Weihenstephan zur Technischen Universität der Stadt München.

Von 1629 an brauten auch die Paulaner, die Mönche aus Neudeck bei München, ihr erstes Starkbier. Das war schon mitten im Dreißigjährigen Krieg, der in Deutschland tiefgreifende Veränderungen mit sich brachte. Auch Nonnen arbeiteten schon sehr früh in den Klosterbrauereien tüch-

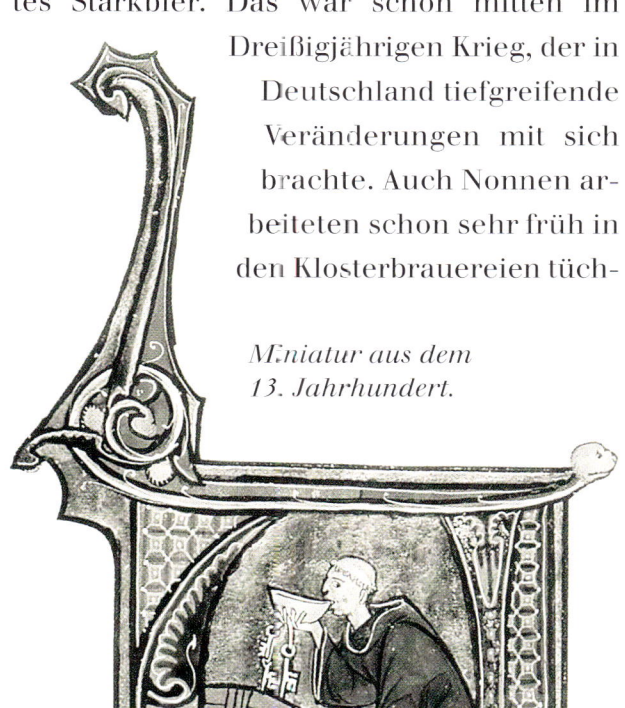

Miniatur aus dem 13. Jahrhundert.

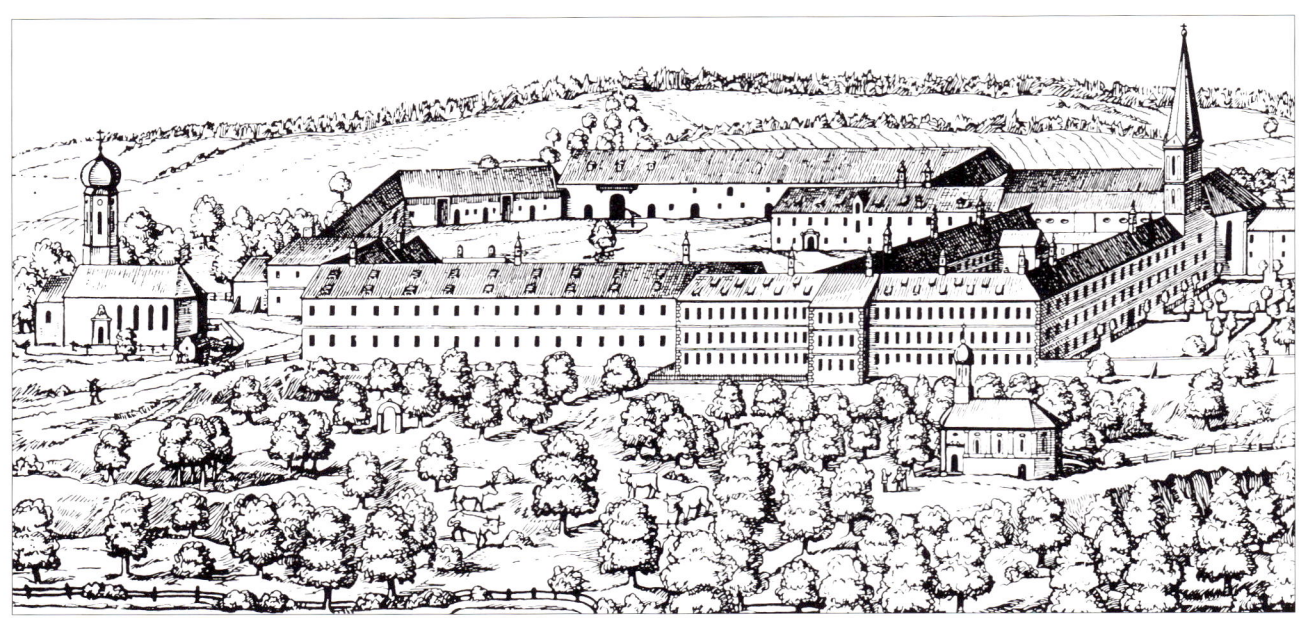

*Schon 1040 braute man in der Abtei Weihen-
stephan Bier; Stich um 1550.*

tig mit, und das ist heute noch so, denn allein in Bayern brauen noch rund ein Dut-
zend Klosterbrauereien Bier. So bestand
zum Beispiel 1975 eine 27-jährige Franzis-
kanerin aus Mallersdorf bei München ihre
Braumeisterprüfung als Beste von 30 sonst
nur männlichen Brauern. Jetzt ist Schwester Doris nicht nur Braumeisterin, sondern
sogar Leiterin der Mallersdorfer Klosterbrauerei.

Besonders berühmt werden sollte das Andechser Klosterbier. Vor dem Hintergrund
des beginnenden Massentourismus auf den
Heiligen Berg Andechs als Wallfahrtsort wurden zwischen 1972 und 1983 Zug um Zug
zuerst Fass- und Flaschenkeller, dann das
Sudhaus mit Gär- und Lagerkeller von den
beengten Raumverhältnissen in unmittelbarer Nähe des Bräustüberls befreit.

Das Verdienst eines in die Zukunft weisen-
den wirtschaftlichen Ausblicks auf die Jahre
nach 1972 kommt Pater Daniel Gerritzen zu,
dem „Vater" sozusagen der ökonomischen
Modernisierung der Andechser Klosterbrauerei. Der Klosterbetrieb stand in den späten
sechziger und frühen siebziger Jahren an

272

einem Scheideweg: entweder totale Aufgabe dieses Wirtschaftszweigs oder Modernisierung im Zuge der Expansion.

Dabei kam zur wirtschaftlichen Notwendigkeit des Lebensunterhalts von Kloster Andechs und Sankt Bonifaz der soziale Gesichtspunkt der Erhaltung und Vermehrung von Arbeitsplätzen. Aber Andechs befand und befindet sich gegenüber den Stadtbrauereien in der günstigen Lage, sich nicht mit beengten Raumverhältnissen arrangieren zu müssen, sondern genießt den Vorteil einer so genannten „Grünen Wiese".

So mangelte es nicht an Fläche, und damit waren größere Schwierigkeiten erst gar nicht vorhanden, indem der Brauereikomplex am Fuß des Berges neu erstand, nach intensiven Vergleichen mit dem Bayerischen Landesamt für Denkmalpflege.

So findet sich heute modernste Brauereitechnologie in unauffällige Hülle verpackt, die sich durchaus der Natur organisch einfügt.

Mit seinen fünf Biersorten erreicht Andechs einen Jahresausstoß von über 80 000 Hektolitern und zieht jährlich über eine Million Besucher an.

Andechser Klosterbier wird aber nicht nur in Andechs freudig konsumiert, sondern ist

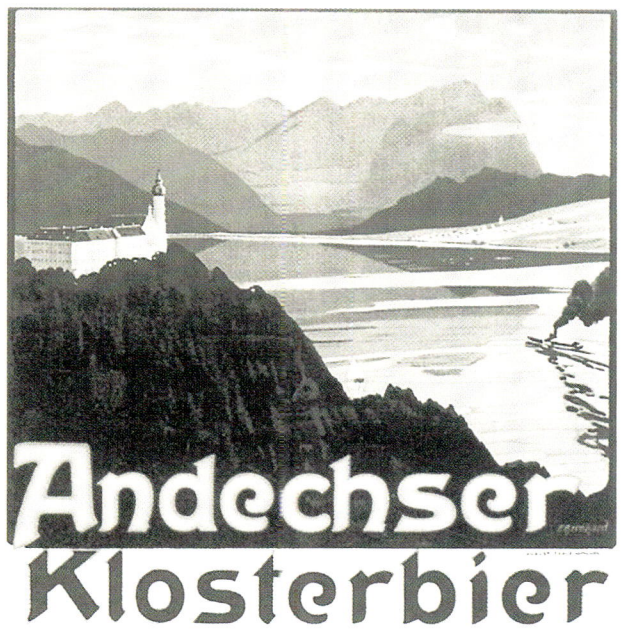

auch als Verkaufsartikel sehr beliebt. Beachtliche sieben Achtel des erwähnten Jahresausstoßes von mehr als 80 000 Hektolitern gehen in den Vertrieb. In Flensburg wie in Garmisch-Partenkirchen gibt es Getränkemärkte, die Andechser Klosterbier führen, abgefüllt in der 1990 auf den modernsten Stand der Technik gebrachten Flaschenfüllanlage. Dabei hat sich Andechs auf den Preiskampf der großen Brauereien nicht eingelassen, das Andechser Klosterbier ist kein Billigbier geworden und strebt dies auch nicht an.

273

In Andechs wurde immer nach dem „Bayerischen Reinheitsgebot" von 1516 gebraut, das heißt, es werden nur die drei Grundstoffe Gerstenmalz, Hopfen und Wasser verwendet, und dies soll auch in Zukunft so bleiben.

Auch über die nationalen Grenzen hinaus hat das Andechser Klosterbier seit September 1990 wirtschaftliche Bedeutung erlangt. Von der *Andechs Trading Company* wird es in Lizenz auch in Amerika gebraut. Das Benediktinerkloster Mount Angel in Oregon, 1880 von der Schweiz aus besiedelt, hat nach dem Zweiten Weltkrieg Sankt Bonifaz und Andechs unterstützt, woraus sich eine fruchtbringende Beziehung entwickelte. Das amerikanische Kloster war bisher allein auf Spenden angewiesen und musste auch die Ausgabe für eine Philosophisch-theologische Hochschule, die der Niederlassung angeschlossen ist, bestreiten. Für die Andechser Benediktiner waren dies ein Pilotprojekt und Erfahrungen auf neuem Gebiet.

Die zunehmende Eigendynamik der Andechser Klosterbetriebe erforderte inzwischen eine zusätzliche Anstellung von Laien. Die Aufgabenfelder in Brauerei, Bräustüberl und auch bei den an sie angeschlossenen klösterlichen Handwerks- und Produktionsbetriebe sind in zweifacher Hinsicht als Arbeitgeber für das Umland von Andechs bemerkenswert. Die Klostergutsverwaltung gibt 170 Menschen Arbeit, von denen gut ein Drittel mit ihren Familien in Erling lebt; darüber hinaus fördern die klösterlichen Betriebe den lokalen Einzelhandel.

Doch nicht nur im Kloster Andechs, dessen Brauerei als Beispiel ausführlich beschrieben wurde und in allen übrigen Klöstern, in denen man mit der Braukunst seit langem vertraut ist, greift man auch dann zum Bier, wenn es darum geht, leckere Fitness-Gerichte damit zu zaubern. Im Folgenden eine Auswahl zum Ausprobieren aus Schwester Benediktas Rezeptsammlung:

Bierwecken

500 Gramm Weizenvollkornmehl
(Typ 1700 oder 1050)
$\frac{1}{2}$ Liter helles Bier
400 Gramm dunkles Weizenmehl (Typ 1700 oder 1050)
1 Esslöffel Salz
je 1 Prise Koriander und Kümmel
100 Gramm
geräucherter Speck

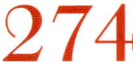

1 kleine Zwiebel

30 Gramm Hefe

1 Esslöffel Zucker

Fett für das Blech

Bier zum Bepinseln

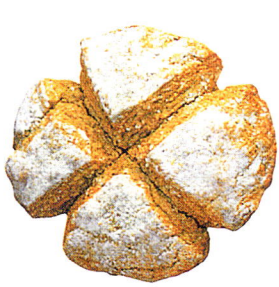

Vollkornmehl mit dem Bier verrühren und 10 bis 12 Stunden stehen lassen. Backofen auf 220 Grad Celsius vorheizen. Das dunkle Mehl, Salz, Koriander und Kümmel dem Vorteig zugeben und unterarbeiten. Speck klein schneiden, in der Pfanne erhitzen und darin die geschälte und klein gewürfelte Zwiebel hellbraun anrösten. Zwiebel und Speck zu dem Teig geben. Hefe mit dem Zucker und etwas warmem Wasser anrühren und zu dem Teig geben. Teig mit dem Knethaken gut durcharbeiten. An einem warmen Ort gehen lassen, bis der Teig etwa doppelt so hoch wie ursprünglich ist. Etwa 12 Wecken formen und auf einem gefetteten Blech im vorgeheizten Backofen backen. Nach 10 Minuten Temperatur auf 200 Grad Celsius zurückstellen und die Wecken in weiteren 30 Minuten braun backen. Dabei mehrmals mit Bier bepinseln. Auskühlen lassen und frisch mit Butter und Radieschen zu einem kühlen Bier servieren.

Forelle in Biersud

4 küchenfertige Forellen

1 Liter helles Bier

1 Liter Wasser

1 Prise Salz

1 Prise Pfeffer

2 Lorbeerblätte

3 Nelken

10 Senfkörner

4 Wacholderbeeren

1 Zwiebel

2 Karotten

Forellen unter fließendem Wasser waschen und abtropfen lassen. Bier und Wasser in einen großen, flachen Topf gießen. Salz, Pfeffer, Lorbeerblätter, Nelken, Senfkörner und zerdrückte Wacholderbeeren zugeben. Zwiebel schälen und in Ringe schneiden, Karotten putzen und grob schneiden. Zwiebelringe und Karottenstücke in den Sud geben und alles aufkochen lassen. Hitze reduzieren und die Forellen 20 Minuten darin ziehen lassen. Dazu gibt es Salzkartoffeln und Endiviensalat.

Räucheraal in dunkler Biersauce

Etwa 700 Gramm Räucheraal

$^1/_2$ Liter dunkles Bier

1 Lorbeerblatt

275

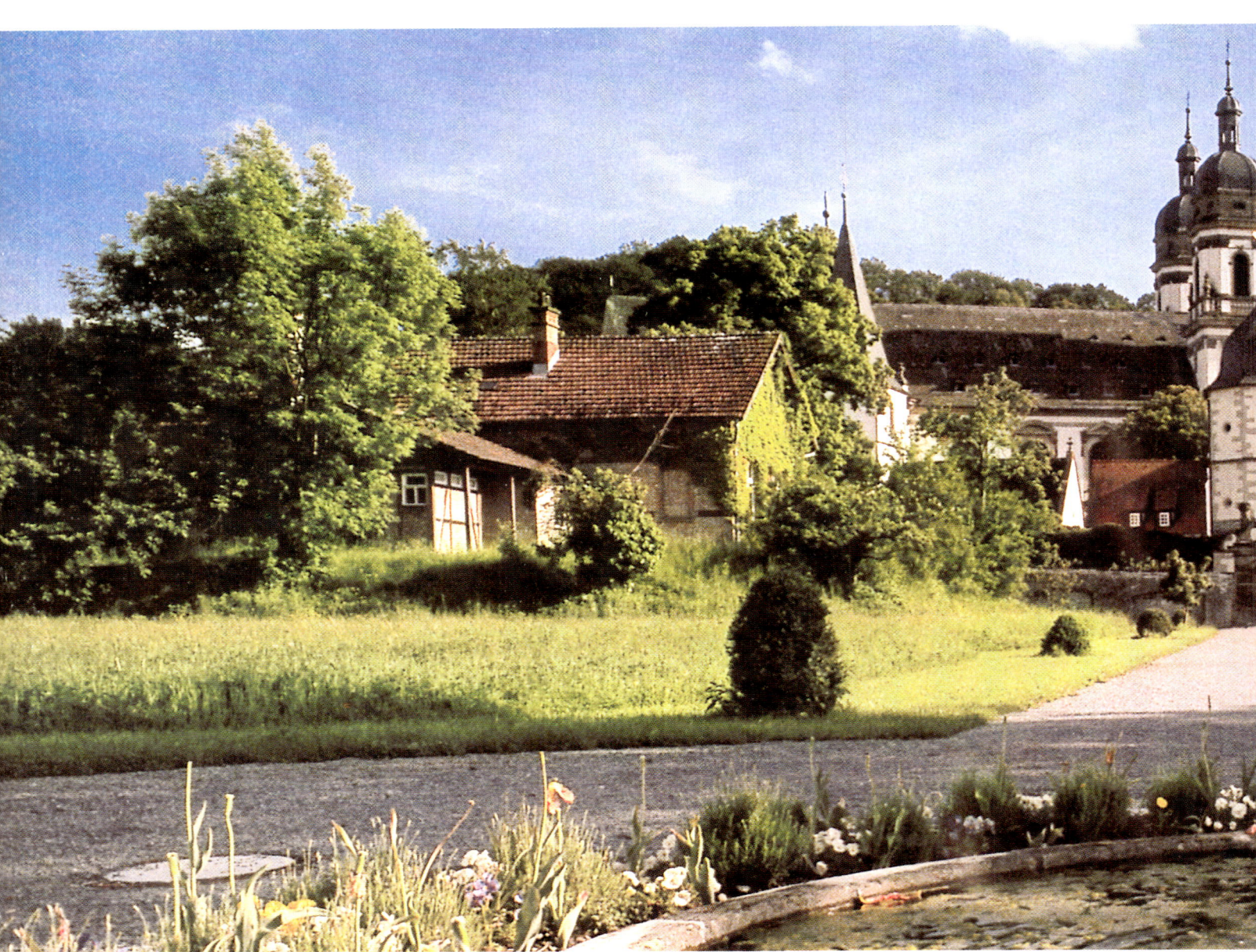

Panoramablick auf Kloster Schöntal, Hohenlohe, das heute als Gäste- und Bildungshaus genutzt wird.

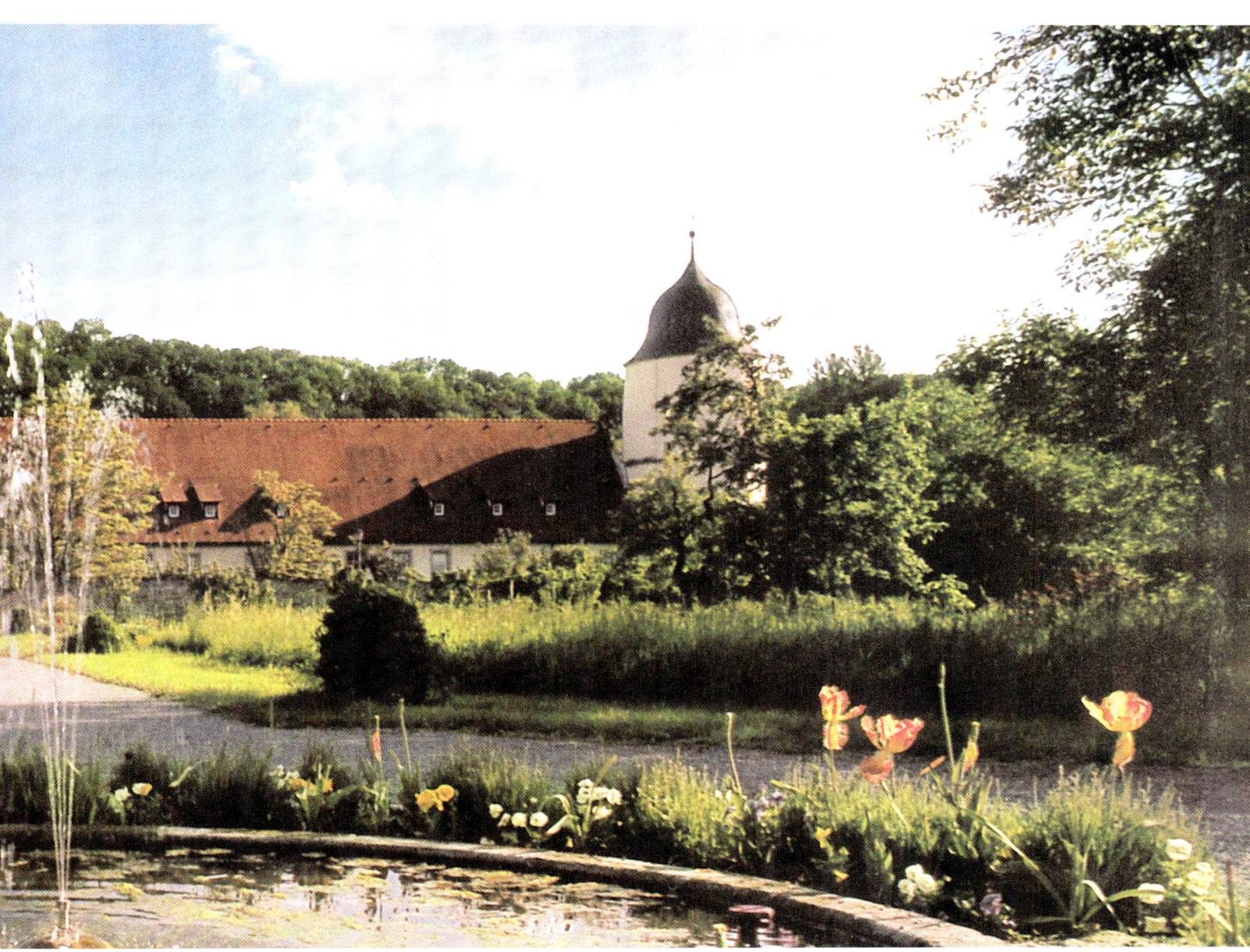

277

1 kleine Zwiebel
1 Zitronenscheibe
1 Esslöffel Butter
Salz nach Belieben
Pfeffer nach Belieben
1 Eigelb
1 gestrichener Esslöffel Speisestärke
$^1/_8$ Liter Milch

Aal enthäuten, von der Hauptgräte befreien und in etwa vier Zentimeter große Stücke schneiden. Das Bier mit dem Lorbeerblatt, der in Ringe geschnittenen Zwiebel, der Zitronenscheibe und der Butter aufkochen, mit Salz und Pfeffer abschmecken. Die Aalstücke einlegen und etwa sieben Minuten ziehen lassen. Eigelb mit Speisestärke und Milch verrühren und damit die Sauce legieren. Sehr gut schmecken zum Aal Kartoffelklöße, grüner Salat und als Getränk ein dunkles Weizenbier.

Bierhähnchen

1 Hähnchen
4 Esslöffel Öl
20 Milliliter Gin
$^1/_2$ Liter helles Bier
4 Wacholderbeeren
Salz nach Belieben

Pfeffer nach Belieben
100 Gramm Bauchspeck
2 Zwiebeln
100 Gramm Champignons
4 Esslöffel gehackte Petersilie
200 Gramm Crème fraîche

Das Hähnchen vierteln, waschen und trocken tupfen. Im heißen Fett anbraten, mit Gin übergießen und flambieren. Hähnchenteile herausnehmen, den Bratenfond mit Bier ablöschen, mit zerdrückten Wacholderbeeren, Salz und Pfeffer würzen. Den klein geschnittenen Speck in einer Pfanne erhitzen, die geschälten und klein geschnittenen Zwiebeln darin anbraten und zu der Biersauce geben. Die Hähnchenteile ebenfalls dazugeben und alles bei kleiner Hitze 70 Minuten schmoren. 15 Minuten vor Ende der Garzeit die geputzten und feinblättrig geschnittenen Champignons dazugeben. Hähnchenteile mit Petersilie bestreut anrichten. Die Crème fraîche zu der Sauce rühren und die Sauce separat zum Fleisch reichen. Mit Stangenweißbrot und hellem Bier servieren.

Ente in Gemüsebier

1 Ente (circa 2 bis 2,5 Kilogramm)
Salz nach Belieben

278

Pfeffer nach Belieben
getrockneter Thymian
getrockneter Oregano
je 200 Gramm Porree,
Knollensellerie
und Karotten
1 Zwiebel
1 Bund Petersilie
1 Apfel
4 Esslöffel Bratfett
$^1/_2$ Liter helles Bier
etwas Bier zum Begießen

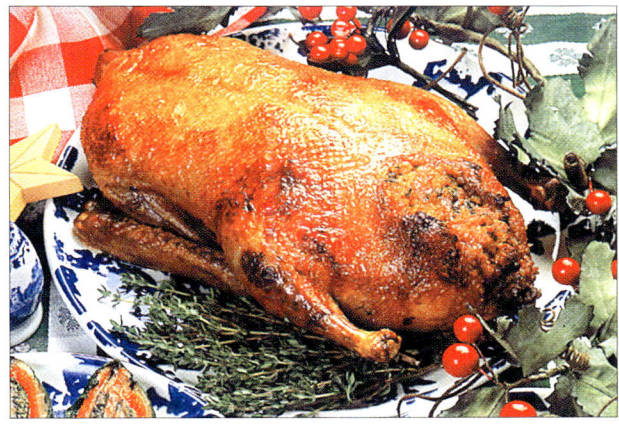

Die küchenfertige Ente innen und außen waschen und trocken tupfen. Überflüssiges Fett herauslösen und beiseite legen. Ente mit den Gewürzen einreiben. Gemüse und Petersilie putzen, waschen und klein schneiden. Apfel schälen, vom Kernhaus befreien und ebenfalls klein schneiden. Apfel- und Gemüsestücke miteinander vermengen und die Ente mit einem Teil davon füllen. Den Vogel zunähen und im heißen Bratfett von allen Seiten in der Pfanne anbräunen. Herausnehmen und beiseite stellen. In der Pfanne das ausgelöste Entenfett zerlassen, das restliche Gemüse darin einige Minuten dünsten. Mit dem Bier ablöschen, dabei den Bratenfond gut ablösen. Die Hälfte dieser Menge in ein großes Bratgeschirr geben, die Ente darauf legen und den Rest des Gemüses zugeben. Die Ente im nicht vorgeheizten Backofen bei 220 Grad Celsius 2 bis 2$^1/_2$ Stunden schmoren. In der letzten halben Stunde öfter mit Bratflüssigkeit und frischem Bier begießen. Ente herausnehmen und warm stellen. Sauce entfetten, durch ein Sieb passieren und mit Salz, Pfeffer, Thymian und Oregano abschmecken. Dazu gibt es Apfelrotkraut, Kartoffelklöße und als Getränk Exportbier.

Rehrücken nach Klosterbierbrauerart
1 Rehrücken (circa 1,5 Kilogramm)
Für die Beize:
2 Karotten
1 Petersilienwurzel
1 Sellerieknolle

279

2 Zwiebeln

6 Wacholderbeeren

1 Lorbeerblatt

1 Teelöffel Thymian

8 schwarze Pfefferkörner

2 Teelöffel Salz

$\frac{1}{2}$ Liter Wasser

$\frac{3}{4}$ Liter Bockbier

200 Gramm Bauchspeck

2 Esslöffel Bratfett

200 Milliliter saure Sahne

evtl. 1 Esslöffel Speisestärke

Rehrücken waschen, trocken tupfen und enthäuten. Für die Beize: Karotten, Petersilienwurzel und Sellerie putzen und klein schneiden, die Zwiebeln abziehen und würfeln. Das Gemüse mit den Gewürzen in einem großen Topf oder Bräter mit dem Wasser und $\frac{1}{2}$ Liter Bier aufkochen und etwa 30 Minuten weiter köcheln lassen. Nach dem Abkühlen das restliche Bier zugießen, Rehrücken einlegen und zugedeckt 2 Tage an einem kühlen Ort ziehen lassen. Rehrücken aus der Beize nehmen, abtrocknen. Gemüse durchseihen und beiseite stellen. Backofen auf 180 Grad Celsius vorheizen. Den klein geschnittenen Bauchspeck im Bratfett goldgelb werden lassen, dann den Rehrücken darin von allen Seiten anbraten. Fleisch herausnehmen und den Bratfond mit etwas Beize ablöschen. Das Gemüse zugeben und 5 Minuten kochen lassen. Den Rehrücken darauf legen und alles im vorgeheizten Backofen 1 Stunde garen, dabei ab und zu mit dem Bratfond und etwas von der restlichen Beize übergießen. Fleisch von den Knochen lösen, schräg aufschneiden, anrichten und warm halten. Bratfond durch ein Sieb passieren, falls nötig noch etwas Beize zugeben, aufkochen lassen und mit der Sahne binden. Wer die Sauce gern etwas sämiger wünscht, kann sie mit Speisestärke eindicken.

Steak nach Klosterbraumeisterart

80 Gramm Schweineschmalz

2 Karotten

2 Zwiebeln

4 Schweinesteaks

2 Esslöffel Mehl

$\frac{3}{4}$ Liter dunkles Bier

Salz nach Belieben

Pfeffer nach Belieben

Selleriesalz nach Belieben

Die Hälfte des Schmalzes in der Pfanne zerlassen und die klein geschnittenen Karotten und Zwiebeln darin anbraten, herausneh-

280

men und beiseite stellen. Wieder etwas Fett in der Pfanne zerlassen und das Fleisch darin scharf anbraten. Fleisch zu den Karotten und Zwiebeln geben, Bratfett abgießen. Restliches Schweineschmalz in der Pfanne erhitzen, das Mehl darüber stäuben, braun werden lassen und mit dem Bier ablöschen. Angebratenes Fleisch, Karotten und Zwiebeln in die Sauce geben, mit den Gewürzen abschmecken und alles zugedeckt bei mittlerer Hitze 30 Minuten schmoren. Dazu werden grüner Salat, Spätzle oder Semmelknödel gereicht und dunkles Bier getrunken.

Klösterlicher Weinbau zur Förderung der Gesundheit

Als allgemein gebräuchliches Getränk gilt seit Benedikt von Nursia der Wein auch für Mönche. Der Vater des abendländischen Ordenswesens schloss sich damit der im Mittelmeerraum herrschenden Gepflogenheit an,

um seine Mönche nicht zu überfordern. Benedikt kannte aber auch die ältere Tradition, dass Mönche eigentlich keinen Wein trinken sollten. Die Ausführlichkeit seiner Bestimmungen zeigt, dass Benedikt von Nursia diese Erlaubnis des Weingenusses nicht leicht gab und er es für erforderlich hielt, viele Sicherungen einzubauen.

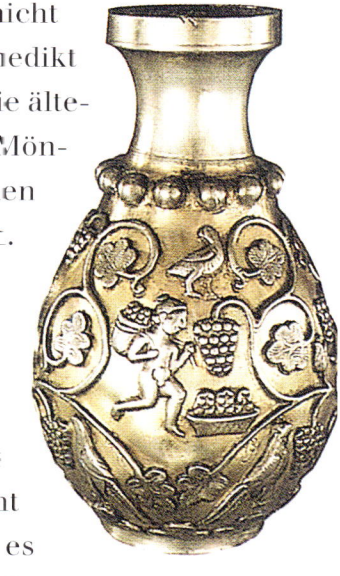

Weingefäß aus dem frühen Mittelalter, um 800.

Auch hier setzte Benedikt von Nursia zwar eine Norm fest, eine Hemina (entspricht etwa 0,4 Liter), lässt aber nach beiden Seiten Spielraum.

Der Wein wird in den Quellen sehr häufig erwähnt, vielfach auch im Zusammenhang mit den verschiedenen Trinkzeiten. Bei den Benediktinern des Hochmittelalters war es üblich geworden, die vom Ordensvater Benedikt nur ausnahmsweise gewährte Vergrößerung der Weinration häufiger zu gestatten, sei es einfach als zusätzlicher Trank oder an

281

Festtagen. In Cluny jedoch wurde auch dann zusätzlich Wein gegeben, wenn einem Mönch die Ration nicht ausreichte. Auch wurde ihnen die Möglichkeit gegeben, zusätzlich zur vorgeschriebenen Ration Wein verdünnt zu trinken, wenn sie Durst hatten.

Diese Anordnungen, die es den Mönchen ersparen sollten, dass sie Durst litten, sind mancherorts ausgenutzt worden. Die Klagen, dass manche Mönche zu viel tränken, wären sonst nicht verständlich. Bernhard von Clairvaux (1090 bis 1153), der den Zisterzienserorden zu hoher Blüte brachte, aber auch Petrus Abaelard (1079 bis 1142) erhoben warnend ihre Stimmen. Solche Klagen über die Trunksucht der Mönche stehen in den Quellen aber nur vereinzelt. Es waren zwar massive Angriffe, die aber die Klöster, in denen Ordnung herrschte, nicht treffen konnte. Manche mittelalterlichen Autoren versuchen – wenn auch mit Bedauern – übermäßigen Weingenuss zu entschuldigen: Man solle es nicht verurteilen, wenn an Festtagen, an denen es größere Mühen gibt, ein wenig mehr getrunken werde, da ja auch Benedikt gestattet hätte, bei größerer Arbeit mehr zu trinken. Alles brauche Flüssigkeit, auch die Mönche, die den Schlaf unterbrechen, um Psalmen zu singen. „Glaubst du, dass dies eine kleine Arbeit sei, den Körper nicht ermüde, das Fleisch nicht austrockne?" Der Verfasser, ein Mönch, war oft selbst „vom Chordienst so ausgetrocknet und ermüdet", dass er „von Durst geplagt" mehr Wein zu sich nahm als die übliche Hemina.

Die Kartäuser tranken wenig Wein und diesen stark mit Wasser verdünnt, ebenso die Zisterzienser. In Fastenzeiten gab es keinen Wein. Die seitenlangen Ausführungen des Petrus Abaelard über die Gefährlichkeit und Verwerflichkeit des Weintrinkens sind jedoch nur Warnungen vor dem Übermaß. Die Wanderprediger unter den Mönchen lehnten den Wein strikt ab.

Der in den Ländern mit größerem Weinkonsum verbreiteten Sitte entsprach es, dass auch in den Klöstern der Wein meist mit Wasser verdünnt wurde. Die cluniazensischen und lothringischen Reformmönche fügten allerdings nur während des Sommerhalbjahres dem Wein Wasser bei, wohl wegen des größeren Flüssigkeitsbedarfes, während man im Winter den Wein unverdünnt trank. Dagegen erlaubten die strengeren Orden der Askese wegen grundsätzlich nur gewässerten Wein, so die Kartäuser und Zisterzienser.

Wir erfahren aus den Quellen auch, dass vor allem die Benediktiner Wert auf die Qualität des Weines legten und mehrere Qualitäten unterschieden. Dazu muss angemerkt werden, dass man in den mittelalterlichen Klöstern weniger die Weinqualität im heutigen Sinn beachtete, sondern man verbesserte diesen durch Zusätze. Man versetzte ihn vor allem mit Honig und Kräutern oder Gewürzen und nannte ihn daher *Würzwein*, *pigmentum* oder *claretum*. Den cluniazensischen Verordnungen zufolge durften Würzweine unter Umständen sogar bei den alltäglichen Trinkzeiten serviert werden. Doch dies war nicht an jedem beliebigen Tag freigestellt, sondern galt für Feiertage. Die Feiertage und andere festliche Anlässe, an denen Würzwein getrunken werden durfte, sind in vielen Quellen besonders hervorgehoben. Vor allem waren die Würzweine als Stärkung während des Fastens beliebt, sei es in Form der *caritas* (frei vom Fasten) an den Sonntagen der Fastenzeit, sei es an den Fasttagen selbst. Würz- und Kräuterweine dienten außerdem als Medizin für Kranke. Vor allem Hildegard von Bingen sprach dem Wein allgemein und den Kräuterweinen im Besonderen große Heilkräfte zu. Wein hilft nach Hildegards Erfahrung gegen

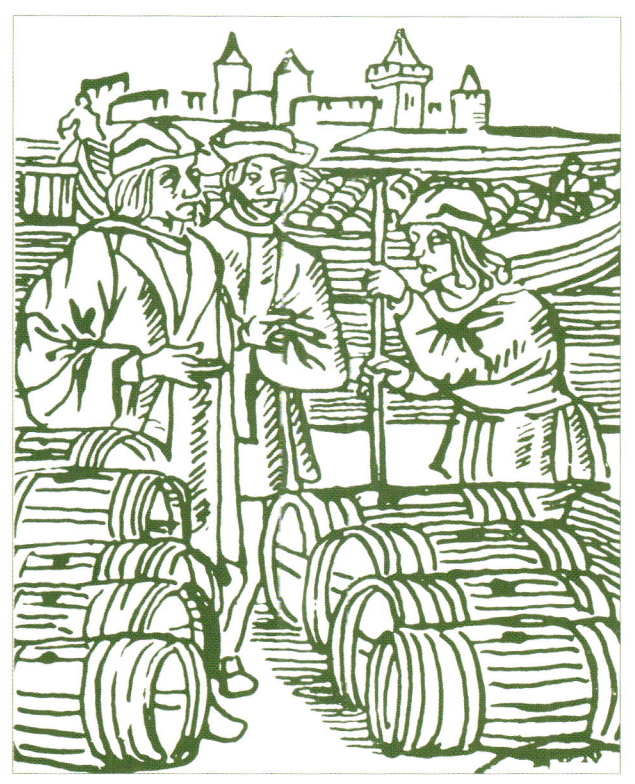

Mittelalterlicher Weinhafen, um 1350.

„Magenschmerzen, kräftigt die Lunge und reinigt das Blut". Entsprechend finden sich bei ihr Dutzende von Rezepturen, nach denen Heilkräuter im Wein zu kochen und dieser mit Honig zu versetzen sei, um schließlich als Arznei eingenommen zu werden. Die Würzweine wurden in den Klöstern auf verschiedene Art hergestellt. Meist fügte

283

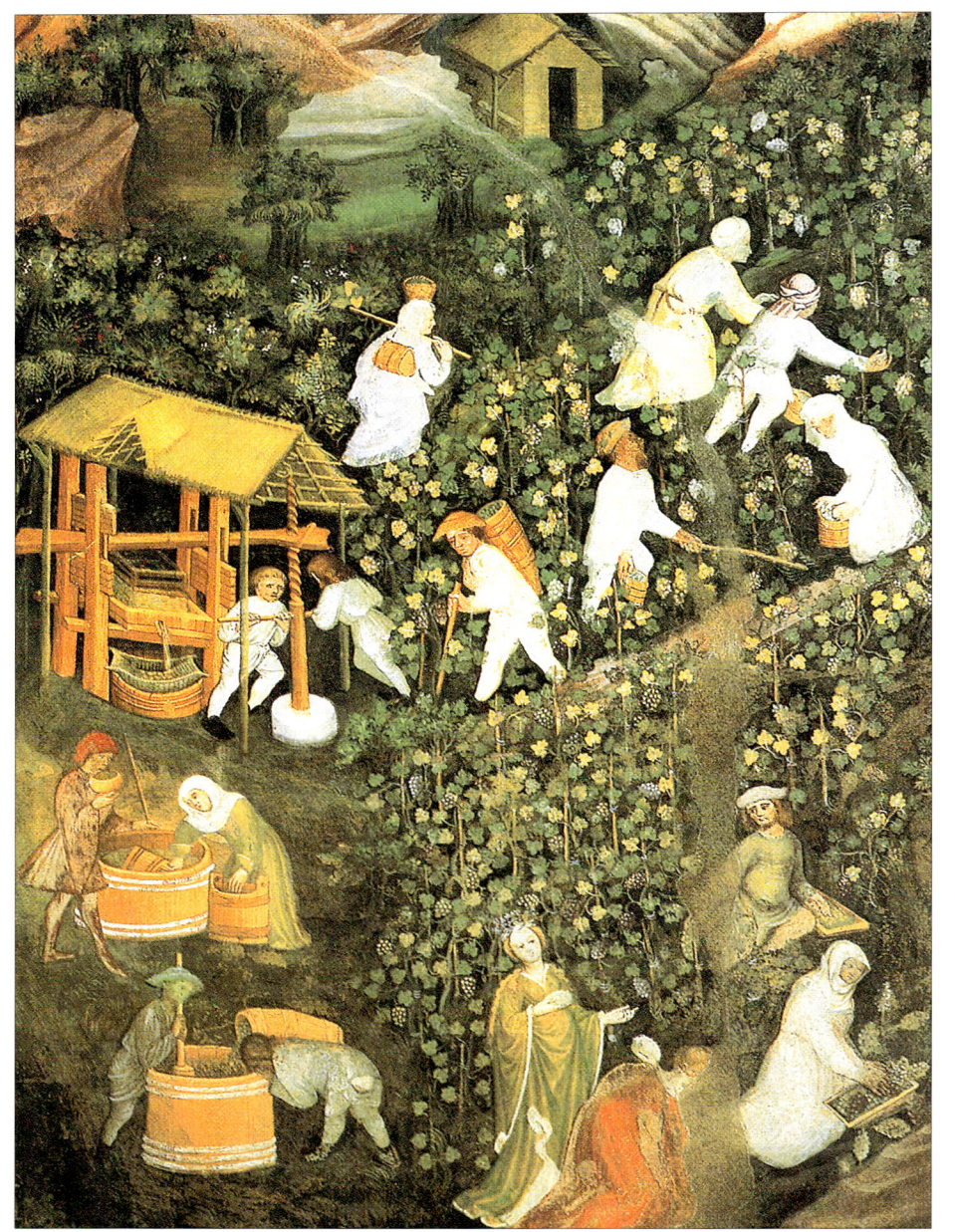

man – wie es auch Hildegard empfahl – Honig hinzu. In Kräuterweine wurden einheimische Kräuter, die man im Klostergarten anpflanzte oder in der Natur sammelte, zum Auslaugen hineingehängt. Welche Kräuter dazu genommen wurden, ist außer bei Hildegard in anderen Quellen kaum vermerkt, mit Ausnahme des Wermut, der wohl am häufigsten Verwendung für Kräuterweine fand. Das eigentliche *pigmentum* aber erhielt man dadurch, dass ein Säckchen mit pulverisierten scharfen Gewürzen in den Wein gehängt wurde.

Weinlese der Ordensleute im Mittelalter; 13. Jh.

284

Was die Rebkultur und die Verbreitung des Weinbaus selbst betrifft, so leisteten die Mönche schon im Mittelalter auch auf diesem Gebiet hervorragende Arbeit. Die Rebkultur und ihre Verbreitung zählen zu den größten Kulturleistungen der Mönche. In vielen Gegenden waren die Klöster die Keimzellen der Rebkultur, zum Beispiel das berühmte Zisterzienserkloster Eberbach im Rheingau oder das Benediktinerkloster Einsiedeln in der Schweiz. Bruder Eduard Fuchs, Kellerbruder vom Kloster Einsiedeln und Dipl. Ing., berichtet Folgendes:

Mittelalterlicher Weinkeller; Illustration um 1400.

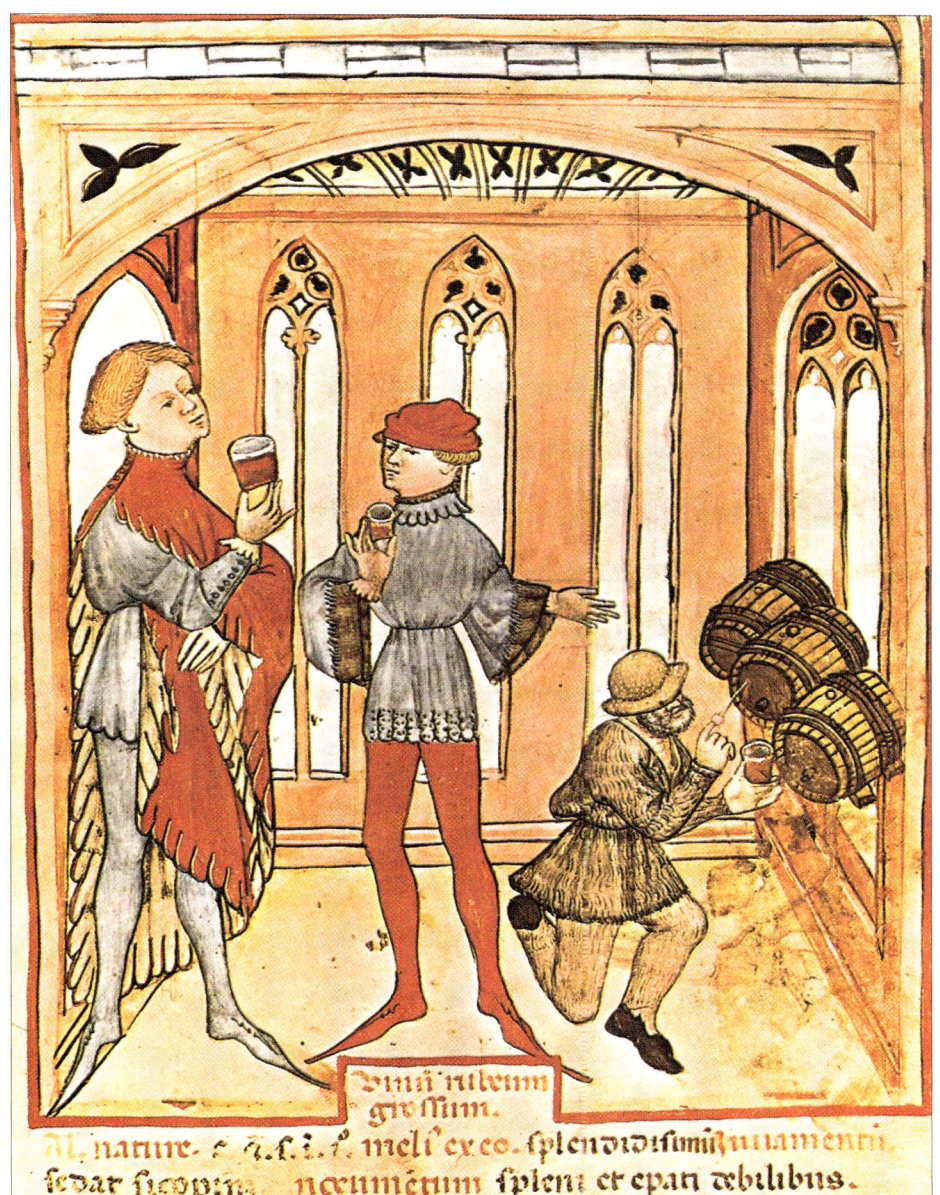

285

„Die erste Nachricht über den Weinbau des Klosters Einsiedeln erscheint in den Konstitutiones (Verordnungen) am Ende des 12. Jahrhunderts. Dort heißt es, ‚deinde planatores vineae facti sumus in Luogatun' (wir ließen in der Luegeten einen Weinberg anlegen). Dieses Gelände, etwas oberhalb von Pfäffikon gelegen, trägt heute den Namen Weingarten.

Im Urbar (Verzeichnis der Einkünfte aus einem Grundstück) von 1217 wird der Rebbau erwähnt. Aus dem Urbar geht auch hervor, dass das Kloster am Zürichsee zahlreiche Rebberge besaß, namentlich in Meilen, Stäfa, Männedorf und Erlenbach sowie diverse kleinere Rebflächen in der March und den Höfen. In den Höfen wurde der Weinbau vom Kloster nicht im großen Stil geführt, und das Rebland war stark zerstückelt. In diesem Gebiet kaufte das Kloster aber Rebland hinzu, so vor allem in der Leutschen.

Wie oben erwähnt, besaß das Kloster Rebland in Meilen, Stäfa und anderen Orten am Zürichsee, von wo es den so genannten ‚nassen Zehnten' bezog. An diesen Orten mit größeren Zehnteneinnahmen errichtete das Kloster so genannte Zehntentrotten. In guten Jahren lieferte Meilen circa 500 bis 600 Eimer Wein, Männedorf 200 Eimer und Stäfa 200 bis 250 Eimer. Abt Joachim Eichhorn forderte 1558 die Leute in der Kirche auf, den Weinzehnten getreulich abzuliefern, da es trotz Verordnungen für Trottmeister, Trottknechte und Schiffsleute zu Unstimmigkeiten gekommen war.

Im späten Mittelalter war der Wein ein verbreitetes Getränk und diente häufig als Zahlungsmittel, zusammen mit anderen Naturalien. Diese Weinabgaben wurden zuerst nach Pfäffikon zum Schlossturm geliefert und dort eingelagert, bis sie dann nach Einsiedeln weiter transportiert wurden. 1556 gingen zum Beispiel von Stäfa, Männedorf und Meilen insgesamt 886 Eimer Wein ein, davon wurden 129 im Schloss Pfäffikon selber verbraucht, 578 Eimer wurden nach Einsiedeln geliefert, 53 Eimer dienten für diverse Zahlungen aller Art, und ein Rest blieb am Lager. An die Weintransporte nach Einsiedeln erinnert noch der ‚Winmännerweg'.

Die Weine des Mittelalters waren von anderer Art, als wir uns das heute vorstellen.

Madonna von 1650 in der Lambertuskirche in Bockenheim. Maria gilt wie die Schutzpatrone Urban, Kilian, Laurentius, Bartholomäus und Rochus als Schutzpatronin für den Weinbau.

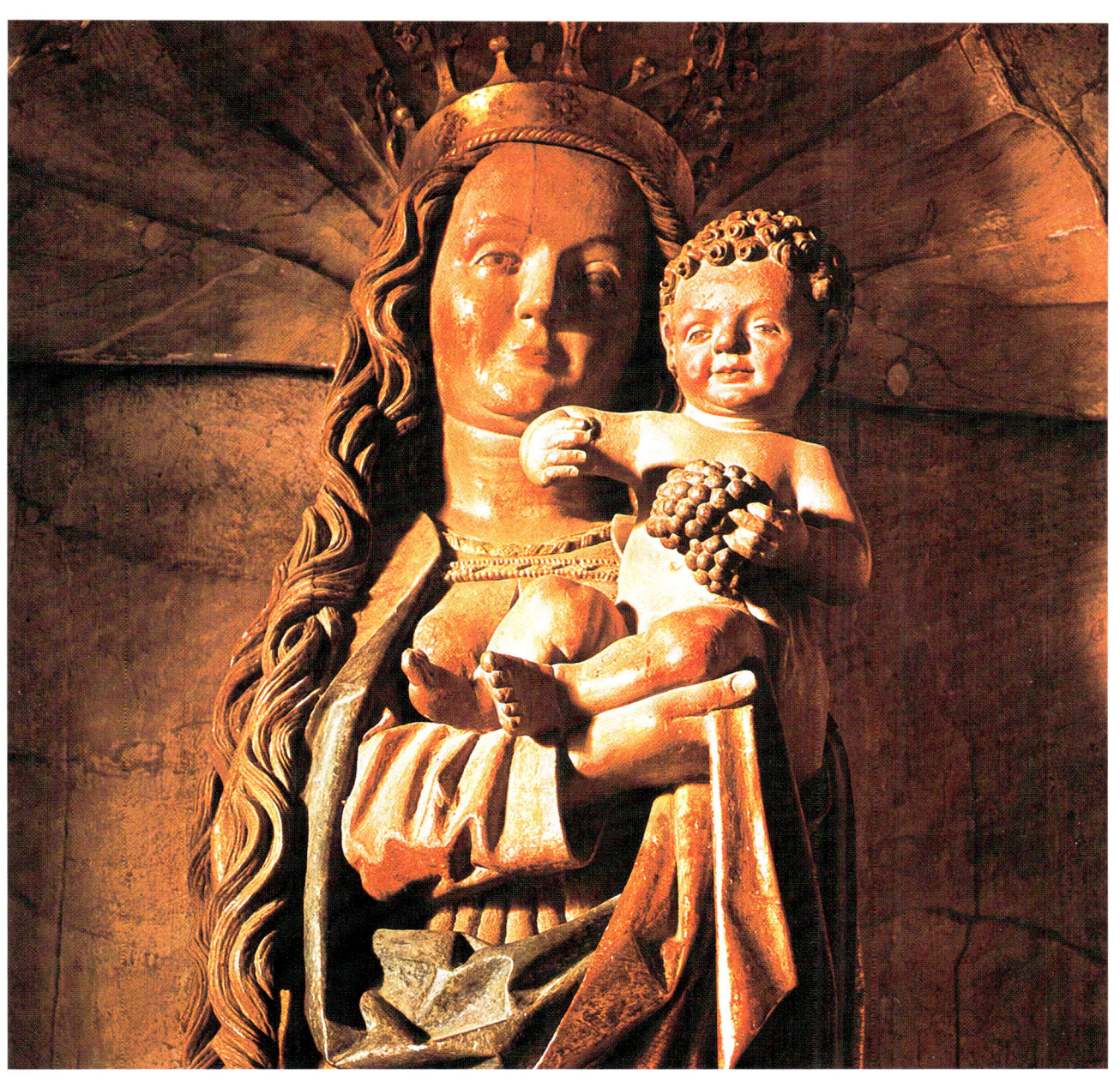

287

Grundsätzlich enthielten die Weine viel mehr Säure und Gerbstoff. Das führte dazu, dass sie ziemlich gut haltbar waren. Solche Weine wurden oft jahrelang in Fässern gelagert, bis sie durch die fortschreitende Oxidation etwas harmonischer wurden, jedoch vermutlich fast sämtliche fruchtigen Aromen und subtileren Ausprägungen verloren. Geschmacklich und geruchlich dürften sie einem modernen, ganz trockenen Sherry sehr ähnlich gewesen sein.

Es war auch üblich, die Fässer nicht ganz zu füllen; die großen Fässer hatten im oberen Teil eine Öffnung, den so genannten Wecker, der anzeigte, bis wohin das Fass gefüllt werden sollte. So entstand ein Kahmhefeteppich. Beim Sherry wird diese Methode noch heute bewusst angewandt."

Überallhin brachten die Mönche den Weinbau: die Zisterzienser von Heiligenkreuz nach Clos-Vougeot, die Mönche von Rioja nach Sancerre; die Cluniazenser von Clos de Bèze – bis heute einer der großen Burgunderweine – nach Egri Bikaner in Ungarn, von Wilberton in England nach Einsiedeln und Dezaley in der Schweiz.

Auch in Italien, wo die Kultivierung der Trauben weniger unter den Barbareneinfällen gelitten hatte, zeigten sich die Mönche auf diesem Gebiet besonders aktiv: Den verschiedenen Benediktinerordensgemeinschaften verdanken wir Weine wie die der Colli Euganei, den Freisa, den Gargano, den Greco di Geraze und den Greco di Tufo, den Mantonico oder den Santa-Magdalena aus dem Ober-Etschgebiet. Die Mönche von Grottaferrata haben uns den Frascati geschenkt, die Zisterzienser den Gattinara, die Kartäuser den Capri, die rauen Ritter von Rhodos den Bardolino, den Soave und den Valpolicella, die Templer den Locorotondo aus Apulien, und schließlich darf auch der Lacrima Christi nicht vergessen werden, den wir den Jesuiten verdanken. Viele gelungene und weniger gelungene, auf jeden Fall aber mit viel Intelligenz durchgeführte Experimente ließen die Mönche, die Benediktiner von Cluny oder Cîteaux, die Kartäuser, die Ritter von Rhodos, die Karmeliter und Jesuiten über

„Der Wein und die Gesundheit des Menschen" – ein Thema, so alt wie der Weingenuss und den Klosterärzten bestens vertraut. Die Abbildungen auf folgenden Seiten: Der Blau- oder Spätburgunder (Seite 289) ergibt einen vollen samtigen Wein von großem Körper, der Lemberger (Seite 290) einen dunkelroten bis violetten Wein von kräftiger Farbe.

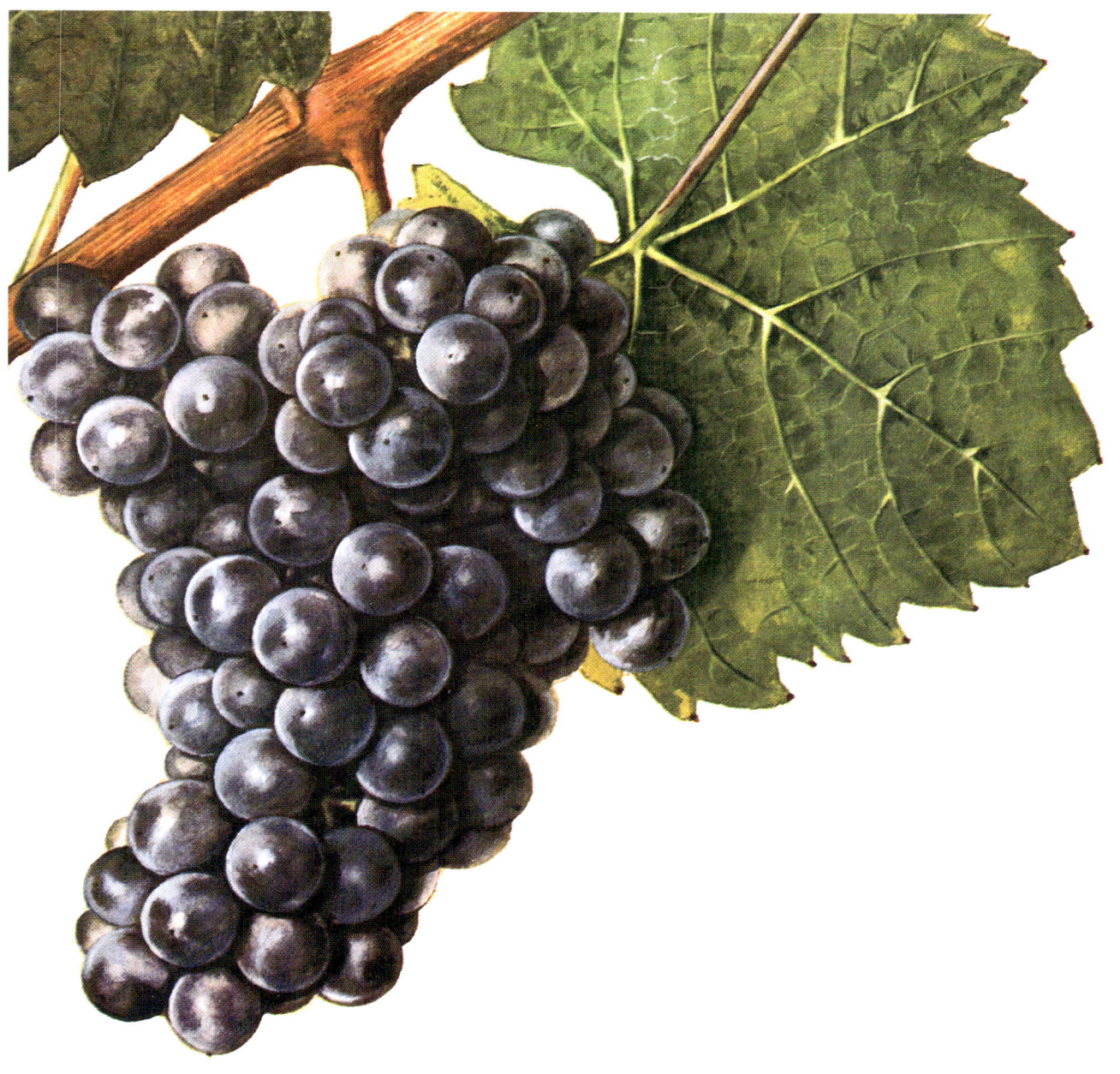

289

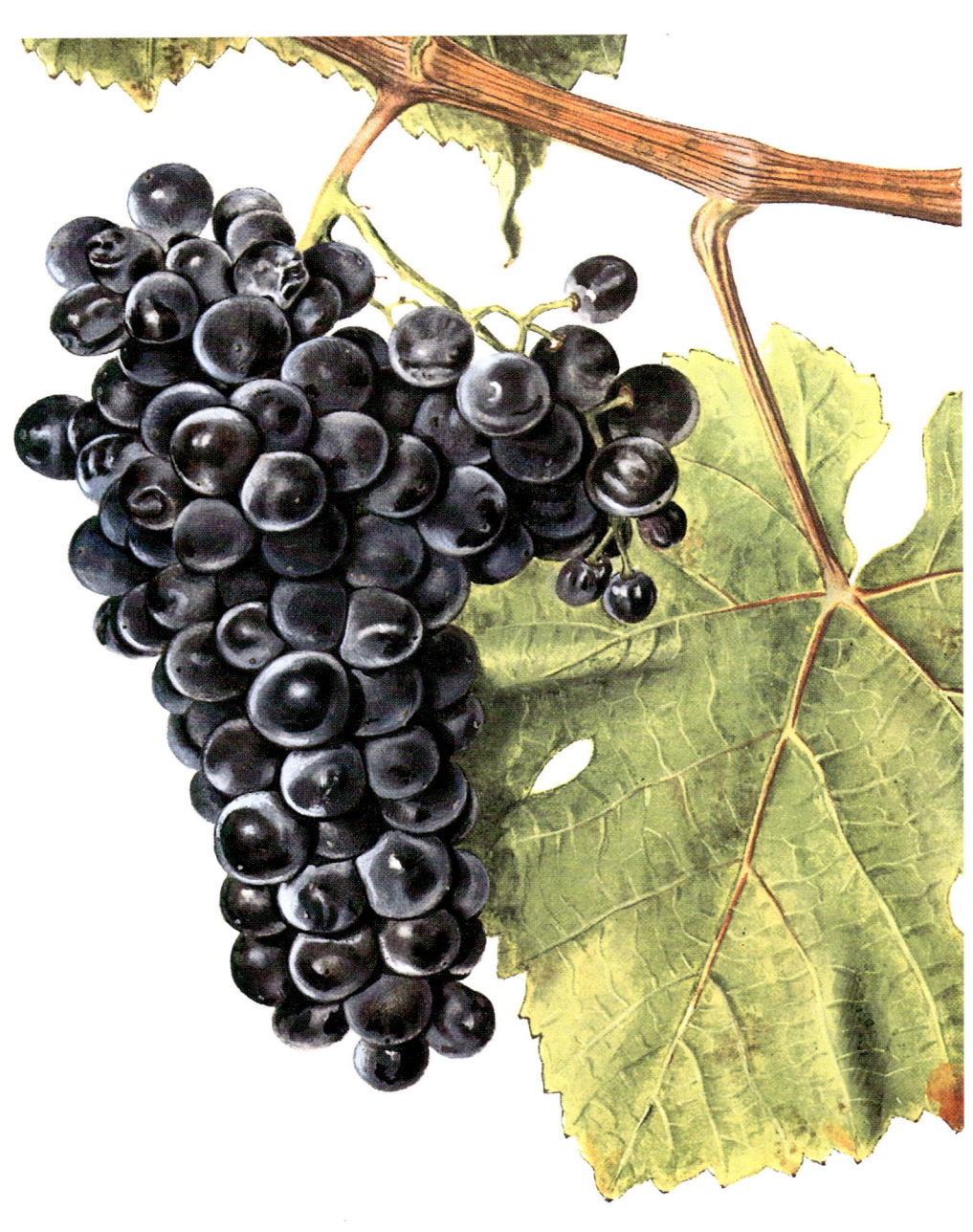

290

Jahrhunderte hinweg zu den unumstrittenen Meistern des Weinbaus werden.

Den Zisterziensern Deutschlands verdanken wir den terrassenförmigen Weinanbau. Das erste Schriftstück, in dem die schwierigen und komplexen Techniken des Weinanbaus behandelt werden, ist Teil der Gründungsakte der Abtei von Muri in der Nähe von Zürich und geht auf das 11. Jahrhundert zurück. Warum zeigten die Mönche so großes Interesse an der Weinrebe?

Der erste und wohl wichtigste Grund ist der, dass Wein als Messwein benötigt wurde. Im Mittelalter war außerdem der Transport der Weine auch mit großen Risiken verbunden, hohe Zölle mussten entrichtet werden, die Qualität des „Blutes der Weinreben" war ungewiss, und zudem wurde der Wein auf den damaligen Straßen erheblich durchgerüttelt, weshalb der Transport auf dem Wasserweg bevorzugt wurde. Ein weiterer Unsicherheitsfaktor waren das Kriegsvolk und die Räuber entlang der Hauptstraßen, die eine ständige Bedrohung darstellten. Obendrein lebten die Mönche fern der bewohnten Gebiete, die Zufuhr von Wein war daher immer sehr teuer und unsicher. Vor diesem Hintergrund ist es verständlich, dass die Mönche überall dort, wo sie sich ansiedelten, systematisch Weinanbau betrieben, auch in Gegenden, die auf den ersten Blick weniger geeignet erscheinen. Das trifft zum Beispiel für die Champagne, für Belgien und für England zu, wo insgesamt allein circa 300 verschiedene Rebsorten angebaut wurden, ebenso für Irland, Schottland, Dänemark, Pommern und Polen. Man kann sich sehr gut vorstellen, welcher Wein (*piquette*) in den Weinfässern unter derartigen klimatischen Bedingungen zustande kam. Das ist andererseits auch eine Erklärung dafür, warum viele nördlich gelegene Abteien Weinberge in günstigeren Gebieten kauften – eine zusätzliche Art der Förderung der Kultur der Weinreben.

Der zweite Grund: Über Jahrhunderte war es Brauch, dass die Gläubigen – und nicht nur die Geistlichen – mindestens dreimal jährlich in Form von Brot und Wein die Kommunion empfingen. Außerdem erhielten die Gläubigen jeden Sonn- und Festtag am Ausgang der Kirche einen Schluck Wein.

Den dritten Grund könnten wir als „theologisch" bezeichnen: In der Bibel gibt es viele Stellen, die sich auf den Wein beziehen, auf die Rebe, auf die Weinpresse, den Weinbauer,

291

und alle sind sehr positiv und voll des Lobes. Im Bewusstsein der Gläubigen war stets auch, dass Noah, der Vater der Weinrebe, ein „gerechter Mann vor Gott" war und dass Jesus auf der Hochzeit von Kana Wasser in Wein verwandelt hat, ebenso der Rat des Apostels Paulus an Timotheus: „Trink nicht nur Wasser, sondern nimm auch etwas Wein, mit Rücksicht auf deinen Magen und deine häufigen Krankheiten" (1 Timotheus 5,23). Darauf beruht nicht nur die Klosterweinmedizin, sondern es sind auch noch Spuren davon in den heutigen volksmedizinischen Arzneibüchern enthalten.

Ein weiterer Grund für die Verbreitung sowie den Erfolg des Weines und des Weinanbaus ist darin zu sehen, dass der Wein über lange Zeit das Getränk der Römer und damit der Eroberer und Kolonisatoren war. Auch dies verlieh dem Wein in Europa ein besonderes Prestige unter allen Völkern des Imperiums. Cervoise, Cidre oder Met zu trinken, bedeutete in ihren Augen eine Herabsetzung, eine „Verrohung". So hatte sich die Vorliebe für den Wein trotz der vielen kriegerischen Überfälle erhalten, und es gibt Beweise dafür, dass auch die einfachen Leute kräftig Wein tranken – und dies nicht nur an Festtagen. Insgesamt tranken Bauern und Handwerker, auch wenn sie arm waren, nicht gerne Wasser, dem sie nicht sehr gewogen waren. Zudem sah man sich durch das tägliche Verhalten der Mönche ermutigt. Der heutige Brauch, dass zu bestimmten Anlässen die Stadt zu einem Glas Wein einlädt, ist ein lebendiges Zeichen für die Bedeutung, die der Wein in der von den Mönchen geprägten mittelalterlichen Zivilisation hatte und noch heute hat: Viele Geistliche und weltliche Wohlfahrtsstiftungen sind dem Weinbau verbunden, oder sie beziehen sogar aus dem Weinbau einen Teil ihrer Finanzmittel. Beispiele hierfür sind das Pilgerhospiz in Einsiedeln in der Schweiz, aber auch das Julius-Spital in Würzburg, die Heiliggeiststiftung in Freiburg i. Br. und das Nikolaus-Cusanus-Stift in Bernkastel an der Mosel. Die Mönche empfehlen den Wein und sehen seine Vorzüge so:

Der Wein, in Maßen genossen, hat viele positive Wirkungen auf die Seele des Menschen. Er fördert die psychische Erlebnisfähigkeit und schenkt ein tieferes Empfinden für die schönen Dinge des Lebens.

Mäßiger Weingenuss gefährdet beim gesunden Menschen weder die Leber noch andere

Organe. Es ist sogar wissenschaftlich bewiesen, dass maßvoller Weingenuss die Gesundheit fördern und die Lebenserwartung erhöhen kann.

Sich in geselliger Runde bei einem Glas Wein zu treffen, in der Familie oder im Gasthaus, ist in den deutschsprachigen Weinländern eine gute, alte Sitte. Beim Wein gedeihen Fröhlichkeit und Humor. Beim Wein finden Freunde zueinander. Andererseits bekommt der Wein auch viel besser, wenn man ihn in angeregter Stimmung genießt. Wo gesungen und gelacht wird, entsteht keine stupide Trunkenheit. Der Einzelne steht dort unter der Kontrolle der Gemeinschaft.

Die alte Art der weinfrohen Geselligkeit – so die Mönche weiter – scheint heute immer mehr abhanden zu kommen. Vielen Menschen ist überhaupt die Fähigkeit verloren gegangen, miteinander zu sprechen, einander zuzuhören und sich zu verstehen. Das Gespräch mit den Mitmenschen, das früher die Kommunikation schlechthin war, droht in unserer Zeit von den modernen Kommunikationsmitteln, vor allem von Fernsehen und Internet, überflutet und erdrückt zu werden. In dem Maß, in dem die Menschen immer dichter beieinander leben müssen,

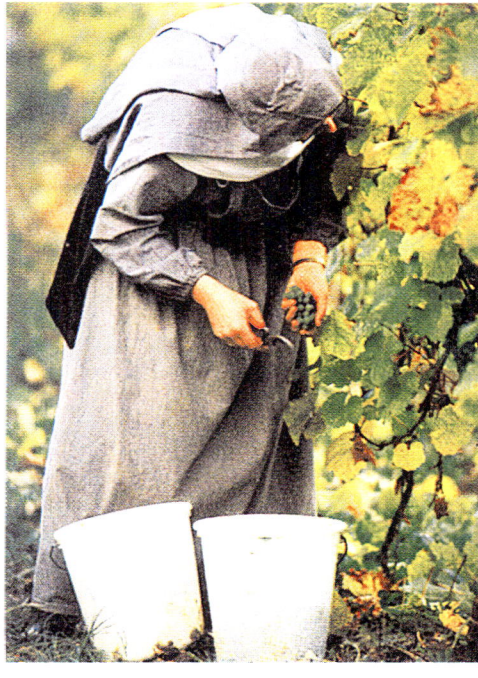

Nonne bei der Weinlese im Rheingauer Rüdesheimer Klosterberg.

wächst die Vereinsamung des Einzelnen. In der Massengesellschaft, die sich sonst alle moralischen und unmoralischen Freiheiten herausnimmt, haben immer mehr Menschen Hemmungen, dem Mitmenschen frei und offenherzig zu begegnen. Hier liegt, wie die Ordensleute es sehen, eine mögliche kulturelle Aufgabe des Weines in unserer Zeit. Er muss die Menschen zueinander führen und ihnen, wie Goethe es nannte, die „sklavischen Zungen" lösen.

Und diese Fähigkeit hat der Wein. Er beweist sie bei den vielen Festen von Vereinen und Kirchengemeinden und vor allem bei den vielen Weinfesten und Dorfhocks, die heutzutage in unseren Winzerdörfern gefeiert werden. Die Menschen zueinander zu bringen, ist tatsächlich eine kulturelle Aufgabe,

293

denn Kultur, dass sind nicht nur gotische Dome, Malerei und klassische Musik.

Kultur zeigt sich im Zusammenleben der Menschen, im Verständnis der Erwachsenen und der Jugend, zwischen Einheimischen und Zugezogenen. „Hängen Sie also den Wein nicht zu hoch auf! Er soll kein elitäres Getränk sein. Er soll vielmehr für alle Menschen da sein, die verstehen, damit umzugehen. Wenn der Wein diese Funktion erfüllt, leistet er einen großen Beitrag zur sozialen Gesundheit unserer Gesellschaft", sagt ein Benediktinerpater.

Der Weinfreund sollte deshalb stets bedenken: Nur in Maßen, nicht in Massen genossen, hat der Wein seine guten Seiten. Die Entspannung beim abendlichen Weingenuss kann zwar dazu beitragen, die Alltagsprobleme mit mehr Distanz zu sehen, aber der Wein selbst löst keine Lebensprobleme. Wer deshalb glaubt, seine Schwierigkeiten und Probleme in Ehe, Familie oder Beruf dadurch meistern zu können, dass er unsinnig viel trinkt und damit der Wirklichkeit entflieht, ist auf dem völlig falschen Weg und steuert in den Alkoholismus.

Es sollte die Pflicht aller sein, auf einen zivilisierten, vernünftigen und mäßigen Weinkonsum hinzuwirken. Nur so ist zu erreichen, dass der Wein von anderen alkoholhaltigen Getränken abgehoben bleibt und auch den Menschen unserer Zeit zum Segen und nicht zum Fluch wird. Weitere Goldene Regeln aus den Klöstern:

Trinken Sie, wenn Sie irgendwo zu Gast sind, nie den angebotenen Wein, ohne die Herkunft, die Sorte und den Jahrgang zur Kenntnis zu nehmen. Bieten Sie umgekehrt Ihren Gästen nie Wein an, ohne diesen in der Tischrunde wie einen neu hinzu kommenden Gast vorzustellen. Ein guter Wein hat nach Herkunftsgebiet, Sorte, Jahrgang und Qualitätsstufe eine Individualität und verdient es, dass diese respektiert wird.

Trinken Sie selbst keinen Wein in Erregung oder aus Ärger. Isolieren Sie sich beim Weintrinken nicht bewusst von Ihren Mitmenschen, sondern suchen Sie die Geselligkeit und das Gespräch. Sie werden feststellen: Der Segen des kultivierten und mäßigen Weingenusses lässt nicht lange auf sich warten!

Schon die Äbtissin Hildegard von Bingen sprach dem Wein große Heilkräfte zu: „Er kräftigt die Lunge, reinigt das Blut und erweitert seine Bahnen."

Service
Gast im Kloster

Die folgenden Adressen von Klöstern und klosterähnlichen Einrichtungen umfassen den gesamten deutschsprachigen Raum und weisen auf deren Angebote für „Kloster auf Zeit", Meditationskurse, Besinnungstage und Rückzugsmöglich-
keiten in die Stille hin. Die Adressen sind nach
Postleitzahlen geordnet. Wo dies nicht möglich
oder sinnvoll war, erfolgte die Anordnung alphabetisch nach Ortsnamen.

Deutschland

Klosterstift St. Marienthal
Internationales Begegnungszentrum
St. Marienthal 10
02899 Ostritz
Tel. 035823/77-0
Fax 035823/77-250
Zisterzienserinnenabtei. Das Begegnungs-
zentrum bietet Übernachtungsmöglichkeit
in Einzel- und Doppelzimmern sowie die
Möglichkeit zu Besinnung und Meditation in
der Klosterkirche

Dominikanerkloster St. Albert
Georg Schumann Str. 336
04159 Leipzig-Wahren
Tel. 0341/467660
Kloster auf Zeit

Oratorium des heiligen Philipp Neri
Franz Mehring Str. 4
15230 Frankfurt/Oder
Tel. 0335/22769
Gemeinschaftsleben nach Absprache möglich

Benediktinerinnenabtei St. Gertrud
15806 Alexanderdorf (zwischen Trebbin und
Sperenberg)
Tel. 033703/315
Kloster auf Zeit, Einzel- und Gruppenexerzitien.
Unterkunft für Frauen nach Vereinbarung

Kloster St. Teresa
der Unbeschuhten Karmeliten
Schützenstr. 12
16547 Birkenwerder (bei Berlin)
Neugründung 1986, Gästehaus,
Exerzitien, Urlaub

Benediktinerkloster Nütschau
23843 Travenbrück
Tel. 04531/50040
Fax 04531/5004100
Im Haus St. Ansgar und Jugendhaus St. Benedikt
Einkehrtage

295

Benediktinerinnenpriorat
Kloster Marienrode
31139 Hildesheim Marienrode
Tel. 05121/42001
Kloster auf Zeit, Exerzitienhaus

Mutterhaus
der Barmherzigen Schwestern
vom heiligen Vinzenz von Paul
Kanalstr. 22
36037 Fulda
Tel. 0661/2850
Fax 0661/28579
Mitfeier der Messen

Benediktinerabtei zur heiligen Maria
Nonnengasse 16
36037 Fulda
Tel. 0661/22061
Gästehaus oder Unterkunft in der Stadt,
Tage der Stille

Bonifatiuskloster der Oblaten
der Makellosen Jungfrau Maria
36088 Hünfeld
Tel. 06652/940
Fax 06652/9488
Vor allem Aufenthaltsangebote für Gruppen

Redemptoristenkloster St. Klemens
Auf der Rinne 17
37308 Heilbad Heiligenstadt
Tel. 03606/608030
Tagesaufenthalt

Benediktinerinnenabtei vom Heiligen Kreuz
Carolus Magnus Str. 9
37688 Beverungen
Tel. 05273/9040
Fax 05273/90470
Kloster auf Zeit, Einzel- und Gruppen-
gespräche, Mitarbeit bei freier Unterkunft und
Verpflegung

Benediktinerkloster Huysburg
Huysburg 2
38838 Röferhof
Tel. 039425/203
Tage der Einkehr

Kloster Neuwerk der Salvatorianerinnen
Dammer Str. 165
41066 Mönchengladbach
Tel. 02161/6681
Nur Gottesdienstangebot

Kloster Knechtsteden der Spiritaner
41540 Dormagen
Tel. 02133/82063
Missionshaus mit Kursen

296

Kloster Burlo der Oblaten
der Makellosen Jungfrau Maria
46325 Borken
Tel. 02862/3020
Fax 02862/30218
Früheres Internat wird als Gästetrakt genutzt

Prämonstratenserkloster St. Johann
Abtei Hamborn
An der Abtei 4
47166 Duisburg
Tel. 0203/558212
Mitleben nach Einzelabsprache möglich

Benediktinerabtei Gerleve
48727 Billerbeck
Tel. 02541/8000
Fax 02541/800233
Einige Plätze im Kloster,
daneben Gäste- und Exerzitienhaus

Provinzhaus Marienhain
der Schwestern Unserer Lieben Frau
Landwehrstr. 2
49377 Vechta
Tel. 04441/4077
Fax 04441/7562
Besinnungstage, Meditationstage

Herz-Jesu-Kloster der Benediktinerinnen
vom Heiligsten Sakrament
Brühler Str. 74
50968 Köln
Tel. 0221/392962
Zehn Gästezimmer für Einzelbesucher

Benediktinerabtei Kornelimünster
Oberforstbacher Str. 71
52076 Aachen
Tel. 02408/3055
Fax 02408/3056
Kein Programm
Über Aufenthalte gibt der Gastpater Auskunft

Benediktinerabtei St. Michael
Michaelberg
53721 Siegburg
Tel. 02241/1290
Tage im Kloster

Missionspriesterseminar
der Gesellschaft des Göttlichen Wortes
(Steyler Missionare)
Arnold-Janssen Str. 30
53757 St. Augustin
Tel. 02241/1971
Einblicke in Missionsarbeit

297

Benediktinerinnenabtei Maria Heimsuchung
Hermann Josef Str. 6
53925 Kall
Tel. 02441/4340
Programm „Tage im Kloster"

Kloster und Hermann-Josef-Kolleg
der Salvatorianer
Hermann-Josef Str. 4
53925 Kall
Tel. 02441/8890
Fax 02441/88928
Gästehaus für Erholungssuchende

Abtei Maria Frieden der Zisterzienserinnen
von der strengen Observanz (Trappistinnen)
53949 Dahlem
Tel. 02447/1474
Aufenthalt nur nach Einzelabsprache

Benediktinerabtei St. Matthias
Matthiasstr. 85
54290 Trier
Tel. 0651/31079
Männer und Frauen als Gäste zum Mitleben
sowie Exerzitien

Zisterzienserabtei Himmerod
54534 Großlittgen
Tel. 06775/4110
Kloster auf Zeit, Unterkunft in einem Gastflügel

Benediktinerkloster Jakobersberg
55435 Gau Algesheim
Tel. 06725/3040
Fax 06725/304100
Kloster auf Zeit für Jugendliche

Kloster Bethlehem der Klarissen-
Kapuzinerinnen von der Ewigen Anbetung
Hermannstr. 29
56076 Koblenz-Pfaffendorf
Tel. 0261/73357
Strenge Klausur, nur Gottesdienstteilnahme

Arenberger Dominikanerinnen
Kloster Arenberg
Cherubine-Williman-Weg 1
56077 Koblenz
Tel. 0261/64010
Fax 0261/64613454
Kloster auf Zeit für Frauen zwischen 18 und
35 Jahren (nach Absprache auch älter) unter
dem Motto „Erholen, begegnen, heilen"

Kloster Allerheiligenberg der
Oblaten der Makellosen Jungfrau Maria
Am Allerheiligenberg 63
56112 Lahnstein
Tel. 02621/7478
Gottesdienstbesuche

298

Benediktinerabtei Maria Laach
56653 Maria Laach (bei Andernach)
Tel. 02652/590
Seehotel für Feriengäste,
Gastflügel für Exerzitien

Mutterhaus Kloster Grafschaft der
Barmherzigen Schwestern vom
heiligen Karl Borromäus
57392 Schmallenberg
Tel. 02972/3980
Kloster auf Zeit

Zisterzienserabtei
57629 Marienstatt (bei Hachenberg)
Tel. 02662/7081
Einzelgäste und Gruppen mit Interesse
am religiösen Leben

Benediktinerabtei Königsmünster
Klosterberg 11
59872 Meschede
Tel. 0291/29950
Fax 0291/2995100
Unterkunft für Männer und Frauen für
Exerzitien, Kloster auf Zeit, Ora-et-Labora-
Tage, Abteigespräche, Mitleben in einem
„Oase" genannten Programm

Benediktinerinnenabtei Engelthal
63674 Altensstadt
Tel. 06047/6088
Gästehaus das ganze Jahr über geöffnet,
Tage der Besinnung, Kurse für junge Frauen
ab 16 Jahre, Einzelgespräche

Benediktinerabtei St. Mauritius
66636 Tholey
Tel. 06853/2001
Klosterunterkunft ohne Programm

Kloster Oggersheim der Franziskaner-Minoriten
Kappellengasse 10
67071 Ludwigshafen
Tel. 0621/682407
Kloster auf Zeit

Benediktinerabtei Neresheim
73450 Neresheim
Tel. 07326/8501 (Kloster)
Tel. 07326/8502 (Hospiz)
Einzelgäste in der Klausur möglich,
Kloster auf Zeit

Benediktinerabtei Grüssau
Postfach 160
74200 Bad Wimpfen
Tel. 07063/97040
Fax 07063/970433
Mitleben in der Klausur

Provinzhaus Hegne der Barmherzigen
Schwestern vom Heiligen Kreuz
Konradistr. 4
78476 Allensbach (bei Konstanz)
Tel. 07533/8070
Fax 07533/707123
Gästehaus für Besinnungstage und Ferien

Claretiner Missionshaus Dreifaltigkeitsberg
Dreifaltigkeitsberg
78549 Spaichingen
Tel. 07424/3081
Tage der Stille, Gesprächsangebote

Bendiktinerabtei St. Bonifaz
Karlstr. 34
80333 München
Tel. 089/551710
Tage der Stille, breites Vortragsangebot

Benediktinerkloster Andechs über Starnberg
Bergstr. 2
82346 Andechs
Tel. 08152/3760
Bekannt für die Klosterbrauerei seit 1455.
Nur geringes Angebot an Gästezimmern.
Wochenendangebote für Jugendliche

Dominikanerinnenkloster
81444 Schlehdorf (Kochel/Murnau)
Tel. 08851/1810
Kloster auf Zeit

Benediktinerabtei Ettal
82488 Ettal (Nähe Garmisch)
Tel. 08822/74-0 (Pforte)
Tel. 08822/74302 (Gastpater)
Kloster auf Zeit

Kloster Reisach
der Unbeschuhten Karmeliten
Klosterweg 20
83080 Oberaudorf
Tel. 08033/1465
Aufenthalt nach Einzelabsprache

Benediktinerinnenabtei Frauenwörth
im Chiemsee
83256 Frauenchiemsee
Tel. 08054/521
Fax 08054/7967
Gästehaus und Privatunterkünfte auf der Insel,
Teilnahme an Gebeten

Redemptoristenkloster
Kirchplatz 10
83536 Gars am Inn
Tel. 08073/3880
Fax 08073/388333
Tagesaufenthalte

Kloster der Salesianerinnen
83623 Dietramszell (bei Holzkirchen)
Tel. 08027/801
Kloster auf Zeit, aber ohne Programm

Kloster Benediktbeuern
Don-Bosco-Str. 1
83671 Benediktbeuern
Tel. 08857/88-0
Fax 08857/88-376
Mitleben in der Klausur

Zisterzienserinnenabtei Seligenthal
Bismarckplatz 14
84034 Landshut
Tel. 0871/8210
Fax 0871/821194
Gästezimmer, Einzelgespräche,
Meditationsübungen

Kloster Seyboldsdorf der
Magdalenerinnen von der Buße
Klosterweg 7
84137 Vilsbiburg
Tel. 08741/6422
Kloster auf Zeit

Benediktinerabtei Scheyern
85298 Scheyern (bei Pfaffenhofen)
Tel. 08441/7520 (Pforte)
Tel. 08441/752128 (Gastpater)
Fax 08441/752210
Kloster auf Zeit

Zisterzienserinnenabtei Oberschönefeld
86459 Gessertshausen
Tel. 08238/2028
Einkehrtage für kleine Gruppen

Erzabtei der Missionsbenediktiner
86941 St. Ottilien/Oberbayern
Tel. 08193/710
Exerzitien, Unterkunft in Klostergasthof

Benediktinerabtei Ottobeuren
Sebastian Kneipp Str. 1
87724 Ottobeuren
Tel. 08332/798-0
Fax 08332/798-60
Kloster auf Zeit

Benediktinerabtei St. Martin
88250 Weingarten
Tel. 0751/50960
Teilnahme am Leben der Mönche

Bendiktinerinnenabtei St. Erentraud
88276 Berg (bei Ravensburg)
Tel. 07505/316
Gästehaus, Meditationskurse

Benediktinerinnenkloster Habsthal
88356 Ostrach (bei Sigmaringen)
Tel. 07585/656
Einzelaufenthalte zur Einkehr

301

Benediktinerabtei St. Martin
88631 Beuron (Oberes Donautal)
Tel. 07466/170
Fax 07466/17107
Klostergastflügel, mehrere Unterkunfts-
möglichkeiten in Klosternachbarschaft, kein
gesondertes Programm für „Kloster auf Zeit"

Mutterhaus der Barmherzigen Schwestern vom
heiligen Vinzenz von Paul
Margarita-Linder-Str. 8
89617 Untermarchtal
Tel. 07393/300
Fax 07393/30269
Bildungshaus mit breitem Angebot,
Besinnungstage

Kloster Schwarzenberg
der Franziskaner-Minoriten
91443 Scheinfeld (Markt Bibart)
Tel. 09162/438
Großes Bettenangebot für Einzelne
und Gruppen für Besinnungstage

Benediktienerabtei
Klosterplatz 1
92334 Berching
Tel. 08462/1308
Fax 08462/27325
Gästehaus, Exerzitien, Einkehrtage, Maltage

Franziskanerkloster
Klostergasse 8
92345 Dietfurt (Oberpfalz)
Tel. 08464/1333
Meditationsübungen

Benediktinerabtei St. Georg und Martin
Asamstr. 32
93309 Kehlheim
Tel. 09441/5060
Fax 09441/12393
Kloster auf Zeit

Benediktinerabtei Braunau
Asamstr. 7
93352 Rohr
Tel. 08783/513
Fax 08783/516
Einzelpersonen können am Klosterleben
teilnehmen

Redemptoristenkloster Mariahilf
93413 Cham
Tel. 09971/7517 (Kloster)
Tel. 09971/1517 (Exerzitienhaus)
Angebot religiöser Freizeiten,
Unterkunft in Hotels der Stadt

Kloster St. Dominikus der Missions-
dominikanerinnen vom Heiligsten Herzen Jesu
93426 Roding
Tel. 09461/2165
Einzelne Gäste werden aufgenommen

Zisterzienserinnenabtei St. Josef
Abteistr. 1
94136 Thyrnau
Tel. 08501/286
Fax 08501/1326
Kloster auf Zeit

Benediktinerinnenabtei St. Gertrud
94167 Tettenweis
Tel. 08534/784
Kloster auf Zeit

Prämonstratenserabtei
94336 Hunderdorf
Tel. 09422/5040
Jugendhaus, im Kloster selbst Teilnahme am
Mönchsleben auf Zeit

Benediktinerabtei Schweiklberg
94474 Vilshofen
Tel. 08541/2090
Fax 08541/209219
Tage im Kloster zu innerer Einkehr
und Besinnung

Abtei Niederaltaich, Kloster auf Zeit
94557 Niederalteich
Tel. 09901/208-0
Abt. Emmanuel Jungclaussen Kloster
Tel. 09901/208206
Fax 09901/208209
Kloster auf Zeit, Meditations-
und Besinnungstage

Missionshaus Bug der Missionsbrüder
des heiligen Franziskus von Assisi
Schlossstr. 30
96049 Bamberg
Tel. 0951/56214
Fax 0951/55245
Einfache Zimmer, Mitleben jederzeit möglich

Mutterhaus der St.-Franziskus-Schwestern
von Vierzehnheiligen
96231 Staffelstein
Tel. 09571/1076
Kloster auf Zeit

Benediktinerabtei Münsterschwarzach
97359 Münsterschwarzach (bei Volkach)
Tel. 09324/201
Gästehaus, Exerzitien, Kloster auf Zeit

Evangelische Klöster

Cella St. Hildegard der Evangelischen
Schwesternschaft Ordo Pacis
An den Ziegelteichen 5
21217 Seevetal
Tel. 04105/40453
Tage der Stille

Außenkommunität der Christusbruderschaft
Selbitz, Kloster Wülfinghausen
31832 Springe
Tel. 05044/1035
Kloster auf Zeit

Haus der Stille
35753 Greifenstein
Tel. 06449/6798
Besinnungs- und Gebetstage

Hans Asmussen Haus
der St. Jakobus Bruderschaft
Gichenbacher Str. 9
36129 Gersfeld
Tel. 06656/8566
Gruppenexerzitien

Gethsemanekloster
Gut Riechenberg 1
38644 Goslar
Tel. 05321/21712
Einkehrtage

Kommunität Gnadenthal der Jesus-Bruderschaft
Hof Gnadenthal
65597 Hünfelden
Tel. 06438/81-0
Fax 06438/81-240

Christusbruderschaft
Krankenhausstr. 26
93167 Falkenstein
Tel. 09462/885
Fax 09462/5351
Mitarbeit, Stille Tage

Christusbruderschaft
Wildenberg 23
95152 Selbitz
Tel. 09280/680 (Mutterhaus)
Tel. 09280/6850 (Gästehaus)
Fax 09280/6868
Kommunität auf Zeit

Schloss Schwanberg-Communität Casteller Ring
Schwanberg
97348 Rödelsee
Tel. 09323/320
Fax 09323/32116
Kloster auf Zeit

Schloß Craheim der Lebensgemeinschaft
für die Einheit der Christen
97488 Stadtlauringen
Tel. 08724/2073

304

Approbiertes evangelisch lutherisches Priorat
Sankt Wigberti
Kirchgasse 108
99634 Werninghausen/Thüringen
Tel. 036376/50226
Kloster auf Zeit

Österreich

Die Klöster und klosterähnlichen Einrichtungen
in Österreich unterscheiden sich in ihren Angeboten kaum von den deutschen.

Kapuzinerkloster
Tegetthoffstr. 2
1010 Wien
Tel. 01/5126853
Fax 01/512686316
Einzelaussprache, keine Unterkunft

Dominikanerkloster
Postgasse 4
1010 Wien
Tel. 01/5129174
Fax 01/512917450
Kloster auf Zeit

Abtei Unserer Lieben Frau zu den Schotten
Freyung 6
1010 Wien
Te. 01/53498
Fax 01/53498/19
Kloster auf Zeit

Kloster der Dienerinnen des
Heiligsten Herzens Jesu
Keinergasse 37/Baumgasse 20
(Herz-Jesu-Krankenhaus)
1030 Wien
Tel. 01/7122684
Fax 01/7122684350
Besinnungstage

Exerzitien und Bildungshaus Lainz der
Gesellschaft Jesu
Lainzer Str. 138
1130 Wien
Tel. 01/8047593
Fax 01/8049743
Exerzitien, breites Angebot für Einkehrzeiten

Kollegium Kalksburg der Gesellschaft Jesu
(Jesuiten)
Promenadeweg 3
1230 Wien-Kalksburg
Tel. 01/884158
Fax 01/88415820
Tage der Stille

305

St. Gabriel SVD (Gesellschaft des
Göttlichen Wortes) Steyler Missionare
2340 Mödling
Tel. 02236/46351
Fax 02236/46356
Einzelvereinbarungen

Zisterzienserstift
3180 Lilienfeld/Niederösterreich
Tel. 02762/52204
Gästeaufnahme für stille Tage

Benediktinerstift
Am Klosterberg 1
3353 Seitenstetten/Niederösterreich
Tel. 07477/42300
Fax 07477/4230050
Kloster auf Zeit, Ostern im Kloster

Benediktinerstift Abt Berthold
Dietmayr Str. 1
3390 Melk/Niederösterreich
Tel. 02752/2312
Kloster auf Zeit

Benediktinerstift
3511 Furth bei Göttweig/Niederösterreich
Tel. 02732/855810
Fax 02732/85581266
Kloster auf Zeit nach Vereinbarung

Benediktinerstift
Benediktinerabtei 1
3591 Altenburg/Niederösterreich
Tel. 02982/3451
Fax 02982/3451-13
Kloster auf Zeit und Einzelaufenthalte

Zisterzienserstift
3910 Stift Zwettl/Niederösterreich
Tel. 02822/550
Fax 02822/55050
Kloster auf Zeit

Zisterzienserstift
4073 Wilhering/Oberösterreich
Tel. 07226/23110

Prämonstratenser Chorherrenstift
4160 Aigen/Oberösterreich
Tel. 07281/88010
Kloster auf Zeit

Augustiner Chorherrenstift
Stiftstr. 1
4490 Florian/Oberösterreich
Tel. 07224/89030
Fax 07224/890260
Tagesbesuche

Benediktinerstift
4550 Kremsmünster/Oberösterreich
Tel. 07583/275216
Fax 07583/275288
Kloster auf Zeit während der Karwoche

Zisterzienserstift
4553 Schlierbach 1/Oberösterreich
Tel. 07582/81282
Fax 07582/81009
Kloster auf Zeit

Benediktinerstift
Klosterplatz 1
4650 Lambach/Oberösterreich
Tel. 07245/32551
Fax 07245/3235119
Kloster auf Zeit

Mutterhaus der Kongregation der
Armen Schulschwestern vom Dritten Orden
des heiligen Franziskus Seraphicus
Salzburger Str. 18
4840 Vöcklabruck/Oberösterreich
Tel. 07672/72667
Fax 07672/7266750
Kloster auf Zeit

Redemptoristinnenkloster St. Anna
4910 Ried/Innkreis
Tel. 07752/2450
Stille Tage für Einzelne

Augustiner Chorherrenstift
4981 Reichersberg/Oberösterreich
Tel. 07758/2313
Fax 07758/231332
Unterkunft in Gästehaus, Kurse

Missionshaus Liefering der Herz-Jesu-Missionare
Schönleitenstr. 1
5013 Salzburg
Tel. 0662/432270
Fax 0662/4322750
Mitleben im Kloster

Benediktinerinnenabtei Nonnberg
Nonnberggasse 2
5020 Salzburg
Tel. 06222/841607
Kloster auf Zeit

Benediktinerklostergut Aich
Winkl 2
5340 St. Gilgen
Tel. 06227/2318
Fax 06227/231833
Klosterurlaub

Exerzitienhaus Kleinholz
der Missionare vom kostbaren Blut
Lindenallee 13
6330 Kufstein/Tirol
Tel. 05372/62620
Exerzitienhaus, Urlaubsangebote

307

Klein-Theresien Karmel
Treietstr. 18
6830 Rankweil/Vorarlberg
Tel. 05522/42349
Einzelgespräche, Mitfeiern der Gottesdienste,
keine Unterkunft

Franziskanerkloster
Franziskanerplatz 14
8010 Graz/Steiermark
Tel. 0316/77172
Hotelunterkunft in der Stadt, Einzelgespräche

Zisterzienserstift
8103 Rein/Stiermark
Tel. 03124/51621
Fax 03124/5162134
Tage der Besinnung im Kloster

Kloster der Dominikanerinnen von Bethanien
8302 Nestelbach/Steiermark
Tel. 03133/2223
Gottesdienstteilnahme, Einzelgespräche

Superiorat der Benediktienrabtei St. Lambrecht
8630 Mariazell/Steiermark
Tel. 03882/2595
Breites Hotelangebot im größten österreichischen
Marienwallfahrtsort. Im Kloster nur Einzelge-
spräche und Exerzitien

Benediktinerabtei
8732 Seckau/Obersteiermark
Tel. 03514/52340
Mitleben, Theologische Tagungen, Gästeunter-
bringung im Kloster und in einem Klostergasthof

Benediktinerabtei
Hauptstr. 1
8813 Lambrecht
Tel. 03585/2305
Fax 03585/2305-20
Kloster auf Zeit

Benediktinerstift St. Blasius
8911 Admont/Steiermark
Tel. 03613/2312-203
Fax 03613/2312-221
Ferien und Kursprogramm

Ursulinenkloster
Ursulinengasse 1
9010 Klagenfurt/Kärnten
Tel. 0463/5135160
Gottesdienstteilnahme in der Klosterkapelle

Kloster Maria Loretto der Töchter
der Göttlichen Liebe
Wölzing 19
9433 St. Andrä/Kärnten
Tel. 04358/2101
Klosterbesuche, Unterkunft im nahe liegenden
Gästehaus

Servitenkloster
9655 Maria Luggau/Kärnten
Tel. 04716/601
Exerzitienangebote

Schweiz

Die Angebote und Bedingungen unterscheiden
sich auch in der Schweiz und im Fürstentum
Liechtenstein kaum von den deutschen.

Kapuzinerkloster
Kapuzinerstr. 18
4502 Solothurn
Tel. 065/227133
Kloster auf Zeit

Priesterheim Mariawil der Redemptoristen
Bruggerstr. 142
5400 Baden
Tel. 056/224295
Einzelvereinbarungen

Kloster der Dominikanerinnen von Bethanien
6066 St. Niklausen/Obwalden
Tel. 041/665366
Gästehaus für Tage der Besinnung

Kloster der Missionare von der heiligen Familie
6106 Werthenstein/Luzern
Tel. 041/711265
Einzelvereinbarungen

Zisterzienserinnenabtei St. Katharina
6274 Eschenbach/Luzern
Tel. 041/893738
Fax 041/891332
Beschränktes Angebot für Interessierte am
Klosterleben

Kloster der Schwestern von der Göttliche
Vorsehung aus dem regulierten Dritten Orden
des heiligen Franziskus
Mutterhaus Sonnhalde
6283 Baldegg/Luzern
Tel. 041/883161
Stille Ferientage

Kapuzinerinnenkloster Maria Opferung
6300 Zug/Zug
Tel. 042/219618
Kloster auf Zeit

Lassalle-Haus Bad Schönbrunn
der Gesellschaft Jesu
6313 Edlibach/Zug
Tel. 041/7571414
Fax 041/7571413
Breites Angebot an Kursen und geistlichen
Übungen

Benediktinerabtei
6390 Engelberg/Luzern
Tel. 041/941349
Gottesdienstteilnahme

Kapuzinerkloster
Postfach 22
6415 Arth am See/Schwyz
Tel. 041/821270
Einkehrtage

Franziskanerinnenkloster St. Josef
6436 Muotathal/Schwyz
Tel. 043/471114
Einzelvereinbarungen

Mutterhaus der Barmherzigen Schwestern
vom Heiligen Kreuz
6440 Ingenbohl-Brunnen/Schwyz
Tel. 043/342000
Fax 043/342266
Besinnungstage

Allerheiligenkloster der Kapuziner
6460 Altdorf
Tel. 044/20222
Kloster auf Zeit

Benediktinerabtei
7180 Disentis/Graubünden
Tel. 081/9475145
Fax 081/9475801
Klosterunterkunft nach Einzelvereinbarung

Dominikanerinnenkloster
7408 Cazis/Graubünden
Tel. 081/811432
Gebetsteilnahme, Einzelgespräche

Benediktinerkloster
8376 Fischingen/Thurgau
Tel. 073/411003
Besinnungstage

Zisterzienserinnenabtei Mariazell-Wurmsbach
8715 Bollingen/St. Gallen
Tel. 055/283232
Fax 055/287289
Mitleben

Benediktinerpriorat St. Otmarsberg
8730 Urznach/St. Gallen
Tel. 055/711161
Fax 055/722623
Besinnungstage, Einzelexerzitien

Franziskanerkloster Mariaburg
8752 Näfels/Glarus
Tel. 058/342818
Kloster auf Zeit

Kloster Maria Zuflucht der Dominikanerinnen
des Zweiten Ordens
8872 Weesen/St. Gallen
Tel. 058/1625
Kloster auf Zeit

310

Fürstentum Liechtenstein

Kloster St. Elisabeth der Anbeterinnen
des Blutes Christi
9494 Schaan/Fürstentum Liechtenstein
Tel. 075/2321783
Fax 075/24519
Kloster auf Zeit

Gutes aus Klöstern – Bezugsquellen

Neben Honig, Weinen, Likören, Konfitüren und anderem Guten aus klösterlicher Herstellung finden Sie unter folgenden Adressen in Deutschland, Österreich, Südtirol und der Schweiz auch Tonika zur Erhaltung und Stärkung der Gesundheit.

Manufactum Hoof & Partner KG
Gutes aus Klöstern
Hiberniastr. 5
45731 Waltrop
Tel.: (02309) 939000
(für Bestellungen: 939050)
Fax: (02309) 939850
E-Mail: info@manufactum.de
www.manufactum.de

Klosterladen des Klosters Weingarten
Kirchplatz 3
88250 Weingarten
Tel.: (0751) 50960
Fax: (0751) 5096201
E-Mail: klosterladen@kloster-weingarten.de
www.kloster-weingarten.de

Klosterladen des Klosters Ettal,
Benediktinerabtei Ettal
82488 Ettal
Tel.: (08822) 74430
Fax. (08822) 74432
E-Mail: klosterladen@kloster-ettal.de
www.kloster-ettal.de/klosterladen/

Bier und Spirituosen können auch bestellt werden bei:
Ettaler Klosterbetriebe GmbH
Abteilung Brauerei und Destillerie
Kaiser-Ludwig Platz 1
82488 Ettal
Tel.: (08822) 74-450 oder -413
Fax: (08822) 74-412
E-Mail: heimdienst@kloster-ettal.de
E-Mail: klosterbrauerei@kloster-ettal.de

Klosterladen der Abtei Münsterschwarzach
Schweinfurter Straße 40
97359 Münsterschwarzach
Tel.: (09324) 20-0
Fax. (09324) 20-211
E-Mail: abtei-muensterschwarzach@t-online.de

311

Klosterladen des Benediktinerinnenklosters
Melchtal
6067 Melchtal OW/Schweiz
Tel.: (0041/41) 6697020
Fax: (0041/41) 6697027
E-Mail: osb@kloster-melchtal.ch

Weinkellerei des Klosters Einsiedeln
Kellerei Kloster Einsiedeln
8840 Einsiedeln/Schweiz
Tel.: (0041/55) 4186244
E-Mail: klostereinsiedeln.kellerei@active.ch

Augustinerchorherrenstift Kloster Neustift
(neben Weinen auch diverse Destillate und
Kräutertees)
Stiftskellerei Neustift
Stifstraße 1
39040 Vahrn/Brixen/Italien
Tel.: (0039/0472) 836189
Fax: (0039/0472) 837305
E-Mail: weine@kloster-neustift.it
www.klostern-neustift.it

Augustinerchorherrenstift Kloster Neuburg
Stiftsweingut
Stiftsplatz 1
3400 Klosterneuburg/Österreich
Tel.: (0043/2243) 411-522
Fax: (0043/2243) 411-550

Klosterladen des Klosters Neuburg
(Onlineshop): www.stift-klosterneuburg.at
In Deutschland:
Vinothek Stift Kloster Neuburg
Brunnengasse 1
94032 Passau
Tel. (0851) 35732

Viele Informationen und Adressen von Klöstern,
Orden und Stiften Österreichs, bei denen man
eigene Produkte aus Weinkeller, Destillerie und
Gärtnerei beziehen kann, sind erhältlich über:

Klösterreich Geschäftsstelle
Prof.-Kaserer-Weg 333
c/o ITA, 3491 Straß/Österreich
Tel.: (0043/2735) 5535-0
Fax: (0043/2735) 5535-14
E-Mail: info@kloesterreich.at
www.kloesterreich.at

Unter der Internetadresse www.benediktiner.de
finden Sie außerdem weltweit Links und Adressen zu sämtlichen Benediktinerklöstern.

Quellen- und Literaturverzeichnis

Abtei Maria Laach (Hrsg.): Benediktinisches Klosterleben – Geschichte und Gegenwart, Berlin 1929

Bamberg, Corona: Was Menschsein kostet. Aus der Erfahrung frühchristlicher Mönche gedeutet, Mainz 2001

Barbaric, Slavko: Mit dem Herzen fasten, Wien 2002

Benedikt von Nursia: Die Benediktusregel. Regulae Benedicti, Beuron 2001

Bilgri, Anselm/Gerard, Klaus-Wilhelm: Das Kloster Andechs Fastenbuch. Auf der Suche nach dem Wesentlichen, Augsburg 2002

Baader, Gerhard/Keil, Gundolf (Hrsg.): Medizin im mittelalterlichen Abendland, Darmstadt 1982

Blome, Juerg: Transkription, Übersetzung und systematisch-botanische Bearbeitung der Kräuterbuch-Handschrift *Circa instans*, Würzburg 1981

Brooke, Christopher: Die große Zeit der Klöster 1000–1300, Freiburg i. Br. 1976

Braun, Erwin (Hrsg.): Regimen Sanitatis Salernitanum. Gesundheitsregeln der Schule von Salerno, Basel 1981

Buchinger, Otto: Mystik und Fasten, Hannover 1956

Cube, Johannes von: Hortus sanitatis, Mainz 1491

Das Erbe der Klostermedizin. Symposion der Deutschen Gesellschaft für Geschichte der Pharmazie e. V. im Kloster Eberbach, Eltville am Rhein am 10.9.1977

Duft, Johannes: Notker der Arzt. Klostermedizin und Mönchsarzt im frühmittelalterlichen St. Gallen, St. Gallen 1972

Duft, Johannes/Gössi, Anton/Vogler, Werner: Die Abtei St. Gallen, St. Gallen 1986

Eco, Umberto: Kunst und Schönheit im Mittelalter, München 1995

Fintelmann, Volker (Hrsg.): Kompendium Phytopharmaka, Mainz 2001

Freyer, H.-P. Michael: Europäische Heilkräuterkunde. Ein Erfahrungsschatz aus Jahrtausenden, Würzburg 1998

Frohn, Birgit: Klostermedizin, München 2001

Goltz, Gerlinde: Mittelalterliche Pharmazie und Medizin. Dargestellt an Geschichte und Inhalt des Antidotarium Nicolai, Stuttgart 1976

Gleba, Gudrun: Klosterleben im Mittelalter, Darmstadt 2004

Grün, Anselm: Im Zeitmaß der Mönche. Vom Umgang mit einem wertvollen Gut, Freiburg i. Br. 2003

Grün, Anselm: Fasten. Beten mit Leib und Seele, Münsterschwarzach 2001

Hales, Mick: Klostergärten, München 2000

313

Harig, Georg/Schneck, Peter: Geschichte der Medizin, Berlin 1990

Hasitschka, Josef: Admonter Herbarium, Regensburg 2001

Hildegard von Bingen: Causae et curae. Ursachen und Behandlung der Krankheiten, Heidelberg 1982

Hildegard von Bingen: Heilmittel. Erste vollständige und wortgetreue Übersetzung, in der alle Handschriften berücksichtigt sind. Übersetzt von Marie-Louise Portmann. Herausgegeben durch die Basler Hildegard-Gesellschaft, Basel 1984

Herrlinger, Robert: Geschichte der medizinischen Abbildung. Von der Antike bis um 1600, München 1967

Hogg, James: Die geheimnisvolle Welt der Klöster, Augsburg 1998

Hohensee, Wolfgang: Sieben Wochen für die Seele. Ein spiritueller Fastenbegleiter, Gütersloh 2002

Holste, Thomas/Keil, Gundolf (Hrsg.): Der Theriakkrämer – Ein Beitrag zur Frühgeschichte der Arzneimittelwerbung, Pattensen/Hannover 1976

Jetter, Dieter: Grundzüge der Hospitalgeschichte, Darmstadt 1973

Keil, Gundolf (Hrsg.): Würzburger Fachprosa-Studien. Beiträge zur mittelalterlichen Medizin-, Pharmazie- und Standesgeschichte, Würzburg 1995

Kinder, Terryl N.: Die Welt der Zisterzienser, Würzburg 1997

Krauß, Rüdiger: Fasten und Lebenskultur. Neue Aspekte, Anregungen, Erfahrungswerte, Königstein 1996

Lanczkowski, Johanna: Kleines Lexikon des Mönchtums und der Orden, Stuttgart 1993

Laotse, Tao Teh King: Vom Geist und seiner Tugend, München 1926

Lautenschläger, Gabriele: Hildegard von Bingen. Die theologische Grundlegung ihrer Ethik und Spiritualität, Stuttgart-Bad Cannstatt 1993

Lützner, Hellmut: Wie neugeboren durch Fasten, München 2002

Müller, Irmgard: Die pflanzlichen Heilmittel bei Hildegard von Bingen, Salzburg 1982

Müller, Peter: Leben spüren. Mein spiritueller Fastenbegleiter, München 1999

Niedermann, Maximilian (Hrsg.): Marcelli – De Medicamentis Liber, Berlin 1968

Nigg, Walter: Vom Geheimnis der Mönche, Zürich 1990

Oschwald, Hanspeter/Milovanovic, Mirko: Zeit für Klöster. Orte der Ruhe und Besinnung, München 2003

Pfeiffer, Wolfgang M. (Hrsg.): Asiatische Medizin in Europa, Heidelberg 1984

Oschwald, Hanspeter: Der Klosterurlaubsführer, Freiburg i. Br. 2000

Platte, Adelheid und Karlheinz: Das Lorscher Arzneibuch – Klostermedizin in der Karolingerzeit, Lorsch 1990

Purk, Erich: Weniger ist mehr. Der spirituelle Fastenbegleiter, Stuttgart 2002

Raab, Peter (Hrsg.): Meditieren – Wie und wo. Ein Führer mit 500 Adressen von Lehrern, Häusern und Zentren, Freiburg i. Br. 1996

Régamey, O. P.: Wiederentdeckung des Fastens, München 1963

Reichle, Franz (Hrsg.): Das Wissen vom Heilen, Bern/Stuttgart/Wien 1997

Reier, Herbert: Leben, Krankheiten und Heilungen im Mittelalter (800–1400), Kiel 1987

Salzburger Äbtekonferenz (Hrsg.): Die Benediktusregel, Beuron 1996

Saum, Kilian/Mayer, Johannes G./Uehleke, Bernhard: Fasten nach der Klosterheilkunde. Durch Entgiften und Entsäuern zu neuer Vitalität und Lebenskraft, München 2004

Schipperges, Heinrich: Der Garten der Gesundheit, München und Zürich 1985

Schipperges, Heinrich: Die Kranken im Mittelalter, München 1993

Schipperges, Heinrich: Eine „Summa Medicinae" bei Avicenna. Zur Krankheitslehre und Heilkunde des Ibn Sina, Berlin/Heidelberg 1987

Schipperges, Heinrich (Hrsg.): Geschichte der Medizin in Schlaglichtern, Mannheim 1990

Schipperges, Heinrich: Hildegard von Bingen, München 1995

Schnabel, Rainer: Die Klöster Altbayerns als Stätten praktischer und wissenschaftlicher Pharmazie. Von den Anfängen bis zur Aufhebung der Klöster durch die Säkularisation (1802–1804), München 1964

Schott, Heinz (Hrsg.): Meilensteine der Medizin, Dortmund 1996

Schwaiger, Georg/Heim, Manfred: Orden und Klöster, München 2002

Shengelia, Michael/Wirth, Wolfgang: Volk ohne Krankheit. Die Schätze der georgischen Volks- und Klostermedizin, Steyr 1990

Seewald, Peter: Die Schule der Mönche. Inspirationen für unseren Alltag, Freiburg i. Br. 2002

Sigerist, Henry E.: Studien und Texte zur frühmittelalterlichen Rezeptliteratur, Leipzig 1923

Steindl-Rast, David: Die Achtsamkeit des Herzens. Ein Leben in Kontemplation, München 1997

Stoffler, Hans-Dieter: Der Hortulus des Walahfrid Strabo. Aus dem Kräutergarten des Klosters Reichenau, Sigmaringen 2000

Strohmaier, Gotthard: Avicenna, München 1999

Tschudy, Julius Franz: Der heilige Benedikt und das benediktinische Mönchtum, St. Ottilien 1979

Urbel, de Justo Pérez: Isidor von Sevilla. Sein Leben, sein Werk und seine Zeit, Köln 1962

Vandewiele, L. J. (Hrsg.): Circa Instans von Platearius, Niederlande 1970

Wesener, Joseph: Von der Pflege und Erhaltung der Gesundheit. Ein Lehrgedicht der Schule von Salerno, Paderborn 1806

Zander: Von der Leichtigkeit der Religion. Kleine katholische Kalorienkunde, Düsseldorf 1999

Zimmermann, Gerd: Ordensleben und Lebensstandard, Münster 1973

Namen- und Sachregister

Bildnachweis

Abtei St. Hildegard (12), akg-images (10), Christian von Alvensleben (1), AMS-Archiv (52), Archiv Zodiaque (6), Bayerische Staatsbibliothek (10), Benediktinerabtei Neresheim (2), Bibliothèque Nationale (3), British Library (1), Garden Picture Library (2), Alexander Haselhoff (4), Hans Heer (1), Terryl N. Kinder (1), Kloster Andechs (1), KNA (3), Helmuth Nils Loose (7), Leonard von Matt (1), Barbara S. Michael (1), Mirko Milovanovic (10), Wolfgang Müller (3), Kai-Uwe Nielsen (4), Nils Reinhard (1), Reiser / Bilderberg (1), Werner Richner (9), Sammlung William H. Helfand (3), Sammlung Eshmole (1), Sammlung Van der Wielen (1), Schweizerisches Pharmazie-historisches Museum (1), Ronald Sheridan (1), Hans Siwik (5), Staatsbibliothek zu Berlin – Preußischer Kulturbesitz (1), Stiftsarchiv Admont (8), Stiftsbibliothek St. Gallen (3), Vatikan / Fondo Barberiniano (1), VEMAG Verlags- und Medien AG (32), Visual Arts Library (2), Wallraf-Richartz-Museum / Rheinisches Bildarchiv (1), Württembergische Landesbibliothek (1), Württembergisches Landesmuseum (1)